U0396347

医学进步的法律挑战及应对

主　编：刘建利
副主编：高　翔

东南大学出版社
·南京·

图书在版编目(CIP)数据

医学进步的法律挑战及应对/刘建利主编. —南京:东南大学出版社,2021.9
ISBN 978-7-5641-9625-7

Ⅰ.①医… Ⅱ.①刘… Ⅲ.①医学-技术发展-关系-法学-理论研究 Ⅳ.①R②D90

中国版本图书馆 CIP 数据核字(2021)第 161441 号

医学进步的法律挑战及应对
Yixue Jinbu De Falü Tiaozhan Ji Yingdui

主　　编：刘建利	
出版发行：东南大学出版社	
社　　址：南京四牌楼 2 号	邮编：210096
出 版 人：江建中	
网　　址：http://www.seupress.com	
经　　销：全国各地新华书店	
印　　刷：兴化印刷有限责任公司	
开　　本：787 mm×1092 mm　1/16	
印　　张：22.75	
字　　数：570 千字	
版　　次：2021 年 9 月第 1 版	
印　　次：2021 年 9 月第 1 次印刷	
书　　号：ISBN 978-7-5641-9625-7	
定　　价：108.00 元	

本社图书若有印装质量问题,请直接与营销部联系。电话:025-83791830

《东南法学文存》

总　序

　　东南大学法学院承三江、中央之学脉,恢复法科教育已逾廿载。本年,正值复建学院十岁,气象初成。立院之本,在育人海海,不厌其倦;求道之志,在为学旦旦,不厌其精。院龄尚短,但朝气蓬勃;资历虽浅,贵求是创新。

　　办学之路艰,偏隅之处更甚。幸东南法学学人多年来孜孜以求,不懈励进,东南大学法学院已发展为法学学术研究重镇。学院立基宪法与行政法、刑事法学等传统法学学科领域上深厚理论、实践优势,笃志交叉学科办学、科研之积淀,于工程法、交通法以及医事法等特色领域辟径拓新,为我国法科教育和法学研究事业贡献良多。大学之所谓,实汇大师矣。学院一贯注重优秀学人的吸纳培养,以"双江双杰"为代表的高端人才优势尤为突出。多人次入选国家百千万人才工程、教育部新世纪优秀人才支持计划、江苏省"333高层次人才培养工程"、江苏省教育厅"青蓝人才工程"、东南大学"校优青计划"等。有名士,更聚英才。东南大学法学院教学科研队伍的年轻化、国际化建设成效显著,先后引进多位专业领域内知名学者,同时吸引了一大批海内外知名高校优秀博士毕业生。中青年教师已逐渐成为学院教学、科研工作的中坚力量,人才梯队的层次构筑更加合理化,这为学术人才长期储备、学术研究可持续奠定了坚实基础。

　　秉人才适其才、尽其用的科研组织管理理念,响应国家关于推动高校智库建设的指导方针,东南大学法学院致力于科研活动的平台化建设。在传统法学学科教研室组织构架的基础上,发挥自身交叉学科研究的优良传统,不囿传统学科分野,聚焦问题,有的放矢。先后创建"反腐败法治研究中心""交通法治与发展研究中心""中国法治发展评估研究中心"等国内具有较大影响力的专业化学术研究平台。通过各个学术研究平台,更加科学高效地整合配置院内科研力量,引导多元化的科研团队建设,初步形成各学科教研室与各专门研究平台的多维度、立体化管理,实现科研人才在既有传统学科类别的基本框架下,充分挖掘个人研究的兴趣专长,在更加多样的科研团队间相互自由流动,更加有力地促进了学院内研究者之间的交流与沟通。为各个研究者开拓研究视野,创新研究思路,实现学术研究资源、信息的共享,不同观点、思想的碰撞,提供了更多的机会与便利,营造出法学院浓厚的学术氛围以及良性竞争的学术环境。

　　立足自身法学学术研究的深厚基础,以交叉学科、特色领域研究为着眼点,法学院一直致力于积极推动相关领域的学术交流、研讨活动。广邀海内外博学有志之士,共议善治良法之题。先后举办"海峡两岸工程法治""城市停车治理论坛""法治发展量化评估研讨会""刑事法治指数的指标构建与修订研讨会""员额制与司法改革实证研讨会""医疗纠纷预防与处理法律机制研究"等一系列法学学术或实践议题研讨活动,为国内外相关领域研究打造优质的学术交流平台,获得积极的社会反响和良好的学术声誉。

当然,孤芳自赏必固步自封。兴办论坛研讨,绝非单纯搭台唱戏。热闹止于一时,深思方存长久。东南大学法学院希冀借此文存,将共同参与学术探究诸君的所思所言,付梓出版。一来,为不吝赐言的海内外专家学者记录下观点交锋、思想碰撞之盛况,力图重现那一场场精彩绝伦的学术盛宴。二来,记录亦为传播。结集成书,将精彩涂墨于文卷,便于重复研读,反复思虑,为没能即时参与的研究者提供可资借鉴的材料,为今后更加深入细致的探讨研究提供有益的帮助,为进一步开展交流讨论提供论题论理的文献基础。最后,也是满足东南大学法学院的一点小小私心,记录下学院学术研究走过的道路,厘清本院法学学术上论理学养发展变迁的脉络。不为流芳,但求自我审视,自我检讨,自我激励。

一言可蔽之:治学明德,止于至善。

是为序。

东南大学法学院

2016 年 5 月

序　言

近年来,"冷冻胚胎继承案""头脑移植骚动事件""基因编辑婴儿案"等各种各样的因医学进步而引发的法律事件不断涌现,传统的医疗伦理和法律已经滞后于这些日新月异的尖端医疗技术的发展,很难对其做出合理规制。尖端医疗就像是一把双刃剑,既可以造福于人类,也可以侵害法益,甚至给人类带来灾难。因此,我国的法律制度必须要对其做出适当调整,建立起行之有效的规制框架。但是,如果法律过度干涉,又将会阻碍医学发展,影响未来的人类福祉。究竟该如何合理应对因医学进步而引发的法律挑战,已成为我国医事法治中一项亟待解决的棘手问题。

为响应党的十九大报告中提出的健康中国战略,贯彻《"健康中国 2030"规划纲要》的要求,东南大学法学院于 2018 年 9 月 8 日组织召开了"中国医事法论坛"。60 多位来自国内外医事法理论和实践战线的专家学者围绕会议主题"尖端医疗技术的法律挑战及应对"进行了深入探讨。与会人员多种学科背景融合,跨领域、跨部门,呈现了一场理论与实践紧密结合的学术盛宴。

加强知识产权保护是完善产权保护制度最重要的内容,也是对提高中国经济竞争力最大的激励,在中国特色社会主义进入新时代、健康中国理念日益深入人心的背景下,如何切实推进医药知识产权法治保护,解决好医药知识产权司法保护现实问题,亦是需要研究的重大课题。2018 年 9 月 17 日,由东南大学法学院、泰州市人民检察院、《人民检察》杂志社和泰州医药高新区检察院共同主办的中国(泰州)国际医药博览会医药知识产权分会在江苏泰州医药高新区顺利召开。会议邀请到该领域的众多知名专家、学者、司法实务人员,结合泰州市打造"中国医药城"的目标,理论联系实践,深入研讨了新时代医药知识产权司法保护的相关问题。

这两次会议的顺利召开为推动医事法治发展提供了有益的参考借鉴,意义重大。为了更好地与学界分享会议成果,特从这两次参会论文中精选了部分优秀文稿以论文集的形式予以出版。由于各论文创作于 2018 年之前,为了便于读者清晰把握相关问题的讨论发展轨迹,除必要文字修改外,基本以参会论文原稿面貌出现,未能反映《民法典》及《刑法修正案(十一)》等最新的法律变化,恳请读者甄别和谅解！本书的出版离不开东南大学法学院领导和同事所给予的大力支持和帮助。同时,本书在统稿和校对过程中得到了法学院研究生姜锴明、吴晶、阮芳芳、邹淑蓉、袁佳音等同学的协助,在此一并表示诚挚的感谢！

刘建利　高　翔

目　录

第一章 人工辅助生殖法律问题

死后人工生殖的生命法学思考[*]

赵　敏^{**}

随着人工生殖技术的发展,精子及受精卵冷冻保存技术的进步和普及给予人类更多自由选择生殖空间的主动权,死后人工生殖问题也凸现出来。死后生殖是指在夫妻一方死亡后,另一方或家人利用死者的生殖细胞进行人工生殖生育子女的情形。如2006年11月成都某女子试图取用亡夫精子进行人工生殖[1],2005年9月10日我国台湾报道的丈夫去世后妻子取精生子案[2],日本2006年最高裁判所案例——丈夫死后妻子取冷冻精子人工生殖子女案[3],这些案例都引起当地社会极大关注,因其不但对社会既有伦理及社会关系提出挑战,更涉及许多生命法律问题。本文对死后人工生殖的相关法律问题进行分析与探讨。

---

* 原文首发于《山东科技大学学报(社会科学版)》2009年第6期。

** 赵敏,女,湖北中医药大学人文学院教授,硕士生导师。

〔1〕 据成都媒体报道,2006年11月1日,刘某驾车出车祸身受重伤,3日,住在重症监护室的刘某被宣告为脑死亡。同天,刘某新婚妻子王某提出保存刘某精子,为刘某生子。11月6日5时,成都锦江保健医院两名医生实施取精手术,取出有活力的精子若干,冷冻封存,等待实施试管婴儿手术。

〔2〕 2005年9月7日,我国台湾地区孙吉祥因公殉职,其女友李幸育强烈要求死后取精,为未婚夫留下后代。台湾卫生主管部门起初坚决反对,认为死后取精"于'法规'不合""无'法'可依";但是有"民意代表"认为没有明确规定取精是否可行,所以死后取精并不违法。9日台湾行政主管部门负责人谢长廷指示卫生主管部门"先行取精"。台湾卫生主管部门默许,生殖中心立即施行手术,摘取了孙吉祥的睾丸、副睾丸及贮精囊等组织,并完成萃取、冷冻程序。此间台湾卫生主管部门两度召开专家会议,竭力劝说李幸育冷静考虑半年再作子决定。李幸育意志坚定,初衷不改,而孙吉祥家属经过反复权衡后,决定放弃保存精子,12月22日,保存了104天的孙吉祥精子被销毁。

〔3〕 本案丈夫(A)患有慢性骨髓性白血病接受骨移植手术,手术前,提取了精子冷冻保存,1999年10月丈夫突然死亡,妻子(B)在获得丈夫父母赞同后实施了体外受精。2001年5月,成功产下原告(孩子)。妻子以孩子是自己同亡夫的婚生子的身份提请出生登记,但登记机关认为,孩子在A死亡后逾300日始得出生,不能推定为AB的婚生子,做出了不予受理的处分。B不服,向某家事法院提起诉讼。2001年12月,法院做出判决:"由于原告是B在AB的"婚姻关系业已消灭后受孕所生之子,因此不能认定为婚生子,驳回B的诉讼要求。2003年11月,一审法院以"不满足认领的要件"驳回诉讼请求,原告不服上诉。二审高松高等法院于2004年7月判决撤销一审判决,认可了诉讼请求。2006年9月4日,日本最高法院对该案做出终审判决,推翻了二审判决,驳回原告请求亡父认领的诉讼请求。

一、死后人工生殖对法律的挑战

(一) 死后人工生殖挑战生育权的归属

在自然生育中,夫妇合意决定生育,生育权归属于夫妻,这既是社会伦理也是法律规定。但在死后人工生殖的情况下,生存的夫妻一方独自决定生育,这就对夫妻共有的生育权提出了挑战,实际上把它授权给了其中生存的一方。

随着社会的发展,对生育权的判断已经超越仅仅是人格权的认识,生育与否不仅仅是当事人自己的自由。从国际人权公约和各国立法趋势来看,生育自由越来越受到责任、义务以及法律的限制,自由且负责任地行使生育权成为趋势。目前,大多数国家和地区的婚姻家庭法都把生育权赋予了夫妻共同体,把生育权归属于身份权范畴,属于夫妻共同的身份权。生育权是基于配偶关系派生的身份权利,配偶关系从而成为生育权的前提和基础,生育权则是配偶权的派生和延伸,而人工生育只是生育权的行使方式[1]。也就是说,生育权的主体是夫妻共同体,属于互为配偶的夫妻,双方共同支配,决定是否生育、何时生育等一系列问题,那么当一方死去,生存的另一方显然不具有独立决定生育的权利,所以死后生殖依然离不开夫妻的合意,这是生育权本质的体现;但具有亡者明确同意死后生殖的意思表示,也未必能够实现死后生殖。这就需要在生育权的自由与责任之间进行权衡,做出选择。

(二) 死后人工生殖动摇生殖细胞的支配权

传统上,除非是死者生前的性交行为所致的受孕,死后再不会产生自然血亲的后代。然而,生殖技术的进步使得死亡与生育不再绝对地对立,只需保存有存活的精子、卵子或者受精卵,即使是去世后若干年,他或她仍然保有为人父母的可能性,这就是死后人工生殖。就男子而言,死后生殖有两种类型。其一,死亡后提取精子实施的死后生殖。从技术上讲,人死亡后一定期间内,从尸体提取的精子仍具有生殖能力。其二,利用死者的生殖细胞,借助人工辅助生殖技术生育子女。

死后人工生殖问题涉及生殖细胞这样一个敏感物质的法律上的支配权问题。从生物学上讲,精子与卵子是人体的生殖细胞,是作为法律主体自然人的身体的构成部分,在人的身体具有生命且未与人体分离前,它当然不是法律上的物,支配权属于自然人本身。但是,当人死亡后,谁能够支配尸体和生殖细胞? 生殖细胞是否仅仅作为物可以被继承? 生存的一方是否有权决定其使用,是否有权支配它,是否具有用死者遗留的配子或胚胎进行生育的权利? 虽然法律没有明确的规定,但根据现代民法及继承法的法理,遗产只能是被继承人死亡时所遗留的个人合法财产。生殖细胞尽管可以脱离人体而被自由处分,但其终究不是一般的物,其具有孕育生命的可能性,不可以作为继承的标的[2]。夫妻中存活的一方包括相关亲属应该不能像继承一般财产一样继承生殖细胞,并自由支配甚至运用于人工生殖中。而

---

[1] 杨芳、姜柏生:《死后人工生殖的民法问题研究》,载《河北法学》2006 年第 11 期,第 112 页。

[2] 张燕玲:《生殖细胞的法律地位与权利归属新探》,载《唯实》2007 年第 5 期,第 71 - 74 页。

死后生殖却把生殖细胞的支配权直接赋予了死者的配偶或亲属,这明显违背了现行法律的规定和公序良俗。

(三) 死后人工生殖导致现有的亲子、亲权法律关系混乱

现有社会的亲子、亲权法律关系是以自然生育为基础设定,以孩子孕育时父母存活且有合法婚姻为前提,所以自然生育时,亲子关系在法律上确定很容易,指的是建立在合法婚姻基础上具有血缘或法律拟制从而形成的一定社会关系,例如具有自然血亲的亲子关系,由于收养而形成的养子女与养父母关系,再婚形成的继子女与继父母之间的关系。而死后生殖,在孩子孕育时,夫妻中的一方已经死亡,使子女的孕育及出生与其血缘父母的存活之间没有了时间上的必然联系,其与已死去的父母关系得不到现有法律的承认,这会引起传统婚姻家庭关系的混乱,很难明确亲子关系,并且违背了社会公认的父母子女关系的认知,也可能带来后代的悲剧和社会关系的动乱,对传统的亲属法及公序良俗提出了挑战。

(四) 死后人工生殖影响人工生殖子女的法律权利

死后怀胎子受孕时,其血缘父母的婚姻关系已经因一方的死亡而消灭,此时受孕的孩子是否属于婚生子女,其与提供生殖细胞的亡父或亡母之间是否存在父母子女关系,与血缘亡父或亡母之间是否存在继承与被继承关系,其能否代替血缘亡父或亡母代位继承,等等,这都成为必须考虑的法律问题,而其实质则是死后生殖子女的法律地位及随之衍生的法律权利问题,根据我国及相关国家的民法,这样出生的子女很难获得合法子女地位,其法律权利也受到影响。

日本民法典规定:"妻子在婚姻期间怀孕生的子女,推定为丈夫的子女。"[1]我国台湾地区所谓"民法典"明确:"婚生子女者,是由婚姻关系受胎而生子女。"[2]祖国大陆法律在这方面的规定也很类似,1991年7月8日最高人民法院在《关于夫妻离婚后人工授精所生子女的法律地位如何确定的复函》中提出:在夫妻婚姻关系存续期间,夫妻双方明确同意进行人工授精,所生子女就视为夫妻双方的婚生子女,父母子女的权利义务关系适用婚姻法的相关规定。这是依据婚生推定理论,也就是子女在婚姻关系存续期间出生,母亲因为分娩的事实就成为子女的母亲,母亲的丈夫就是子女的父亲,自然受精还是人工授精只不过是不同的受精怀孕方式,不影响此类子女父母关系的成立。而死后怀胎生殖的子女,夫妻中一方已死,他们之间的婚姻关系已经消亡,这样出生的子女其法律地位和法律权利都受到不利影响:其婚生子女的身份受到质疑,配偶的亡夫或亡妻是否成为婚生父亲或母亲也成为疑问;相应的,父母对子女的抚养、教育等义务也因血缘父或母的死亡而无法实现;继承与被继承的关系得不到保障。

---

〔1〕 日本《民法典》第 772 条。

〔2〕 中国台湾地区所谓"民法典"第 106 条。

二、死后人工生殖的法律价值判断

人工生殖的结果是孕育新的生命,因此衡量死后人工生殖技术是否适用,不仅要考虑夫妻生育权利,更要考虑出生子女的福祉,以此为出发点选择相关法理价值原则做出判断。

(一)保障子女权利的原则

虽然生殖者拥有自我决定是否人工生殖的自由,但不能只考虑父母的生殖权利;人工生殖的目的是帮助不孕的夫妻孕育子女,那么子女的自身权利是否得到很好维护就应该是考虑的重要标准,特别是在死后生殖的情形下,更为重要。站在子女的立场上,如果实施人工生殖会侵害子女的权利,那就应该从伦理上和法律上予以限制。

人工生殖子女的权利应该包括有权获知自己血缘的血统认知权、具有合乎伦理及法律的亲子关系的安定身份权、符合子女福祉的拥有健全双亲的权利。我国婚姻法第 21 条规定:"父母对子女有抚养教育的义务","父母不履行抚养义务时,未成年的或不能独立生活的子女,有要求父母付给抚养费的权利"。因此,抚养教育子女是父母应尽的义务,又是子女应享有的权利。死后人工生殖,死亡者虽然为血缘上之父或母,但死亡者已无法养育及抚养子女,使子女自受胎时即在单亲家庭中成长,侵害子女拥有健全家庭之权利,使子女处于不利的地位,当然违反子女之利益[1];死后怀胎生殖的孩子,毫无选择地丧失了具有健全双亲的权利,出生和成长于单亲家庭中,其人格全面调和发展受到影响,会遭受极大痛苦。而且,因为不符合许多国家现有关于亲子关系的法律规定,孩子很可能没有法律上认可的父亲,从而丧失安定的身份,是否属于婚生子女也成为疑问,这对于孩子而言又是一个极大伤害。因此在决定人工生殖技术时,虽然应考虑父母拥有子女之权利,但拥有子女的权利受到子女拥有父母权利的限制[2],人工生殖技术的运用,必须考虑将来出生之子女利益,而拥有健全双亲的保护是子女利益的重要内涵,故死后人工生殖,因其结果将损害子女拥有双亲之自然根本权利,违反子女利益,法律上应该限制。

(二)自我决定原则

实施人工生殖技术的后果是孕育独立的生命,产生了父母与子女之间抚养与被抚养等权利义务关系,那么接受人工生殖技术的夫妻的明确同意,体现自我决定,是必需的前提。当夫妻之间一方死亡,生存的另一方能否使用死者的生殖细胞实施人工生殖,也必须具有死者明确同意这个前提,否则就违背了知情同意的自我决定原则。

首先,一个独立生命的创造与出生,一般依据夫妻明示或暗示的合意,而这合意实质包含了夫妻成为父母的意思。如果人已死亡,如何合意就成为困难,自我决定也就难以实现;死后人工生殖因其不存在死者成为父亲或母亲的意思,当然应当受到限制。虽然,死者可通

〔1〕 [日]松川正毅:《変貌する現代の家族と法》,大阪大学出版会,2001 年,第 7 页。

〔2〕 [日]水野纪子:《人工生殖における民法と子どもの权利》,载汤沢雍彦、宇都木伸:《人の法と醫の伦理》,有斐閣,2006 年,第 211 页。

过遗嘱或生前签署文件方式表达同意使用其生殖细胞的意思,但遗嘱及生前文件仅仅是拟制的意思,死者本身于实施人工生殖时并无意思存在[1]。再者,出生子女的意思,通常含有养育及抚养的意思,死后使用冷冻生殖细胞的意思,仅仅指拥有遗传子的愿望,并不含有养育的意思,生前的意思伴随时间的流逝而模糊不定,是否可认为其有出生子女之意思,即有可议之处[2]。最后,精子或卵子作为生殖细胞本质上存在潜在生命基础,其使用权属于生殖细胞所有权人专属的决定权能,使用自己生殖细胞而出生子女的决定必须在具体实施人工生殖时方现实存在,在尚未实施人工生殖前,均有撤回原来意思的可能,享有此决定权的主体死亡后,决定权消灭,无法转移给生存的配偶或家属决定。所以,死后人工生殖很难有死者意思存在,很难体现自我决定的伦理价值。

(三) 生育责任大于生育自由原则

生育和人工生殖涉及人的基本权利和自由,在强调生育自由的同时,必须认识到生殖的后果是一个独立生命的孕育与出生,这个弱小生命的利益该如何维护,是享受生育自由时必须考虑的问题,所以生育自由与生育责任密切联系。在许多国家,并不把生育权仅仅当作人格权的一部分,而是把它与责任、义务联系在一起,强调夫妻和个人对子女、家庭和社会的"责任",强调夫妻在行使生育权时要考虑到将来子女的需要和对社会的责任,许多国家也通过法律的规制使其成为人身权的范畴,这都体现了生育责任重于生育自由的倾向。死后生殖,更多体现的是夫或妻的生育自由,而没有慎重考虑后代子女的福祉,人权不能用来为不负责的行为辩护。站在子女的立场上,虽无法选择出生,但其要求出生在一个完整家庭中,有健全的父母,获得父母的抚养教育是其与生俱来的神圣权利。如果允许死后生殖,这将剥夺孩子拥有健全父母关爱的权利,影响孩子正常的身心成长,对孩子是有失公平的。

(四) 坚持人工生殖技术医疗性质的原则

人工生殖技术作为医学技术是治疗疾病和改善病情的必要手段,而不单是为了创造生命,成为满足不合理生育需要的工具。作为一种非常态生育方式,人工生殖技术只能以治疗不孕症为目的,适用对象只能是罹患不孕症且无法治愈者。就本质而言,依靠科学技术的人工生殖技术其目的在于创造与建立家庭生活。死后人工生殖并非对不孕症的治疗,也不能建立一个健全家庭,当然违反人工生殖的目的;何况,生殖行为本来限于生存时始有可能,使用冷冻技术实现不死的愿望,与自然秩序相违背,不能形成社会的认同意识,显然违反公序良俗而应被禁止[3]。

三、死后人工生殖的法律选择

许多国家和地区出现过死后生殖的相关案例,关于死后生殖立法的探讨也随之产生,多

---

〔1〕[日]水野纪子:《死者の凍結精子を用いた生殖補助医療による誕生した子からの死後認知請求を認めた事例》,载《判例タイムズ》2005年第1169号,第102页。

〔2〕[日]中村恵:《人工生殖と親子関係(二)》,载《上智法学論集》1998年第41卷第4号,第269页。

〔3〕[日]内田貴:《民法Ⅳ親族 相続》(補訂版),東京大学出版会,2004年,第208页。

数国家和地区采取禁止死后人工生殖的立场。例如,德国 1990 年制定的《胚胎保护法》第 4 条明文禁止死后人工生殖,违反该条的规定应处 3 年以下徒刑或罚金[1];法国《保健医疗法典》第 1152 条规定防止单亲家庭子女的出生,明确实施人工生殖必须实施者生存且有同意能力,若一方死亡,不得实施人工生殖[2];瑞典 2002 年修订的《体外受精法》第 6 条规定,为实施体外受精,医师必须选择合适的精子或卵子,不得使用死亡者的精子或卵子实施体外受精[3]。1999 年日本发生的利用亡夫冷冻精子人工生殖子女的案件[4],以确定父子关系方式展开诉讼,历经一审、二审及最高裁判所的三审,以不能认定死后生殖孩子婚生子女身份,不承认此子与血缘亡父之间父子关系的判决落下帷幕,这体现了日本司法界对于死后生殖的消极倾向。

在我国,对于死后生殖问题,法律没有明确规定。卫生部文件《人类辅助生殖技术规范》于 2003 年 11 月修订,其中关于实施技术人员的行为准则中明确规定:"禁止给不符合国家人口和计划生育法规和条例规定的夫妇和单身妇女实施人类辅助生殖技术","必须严格遵守知情同意、知情选择的自愿原则"。这些规定表明,在我国,实施人工生殖技术显然针对的是生存的不孕夫妇,并强调不孕夫妇本人的知情同意。但上述规定仅仅是从行政管理的角度对医学技术人员的规制,我国法律并没有明确禁止死后生殖。

人工生殖技术遭遇死后生殖问题,使得人工生殖技术的法律规制问题越显重要,死后取精生子涉及情感、伦理、人权、生命法学等诸多复杂问题,它不仅仅涉及传统人工生殖的捐精、捐卵等的规制,还必须面对亲子关系如何确定、孩子身份如何确定、继承关系的变化以及生育权的实质等问题的探讨,而一旦明确可以死后生殖,这些围绕死后生殖而设定的法律制度将极大困扰现有的亲子、婚姻等法律制度,可以说,我们的法律还没有做好适应与改变的准备。其二,死后生殖带有浓厚的个人感情色彩,个案中的主角令人同情,但同情能否主导法律的抉择,感情与人性尊严孰轻孰重,这些问题解决都直接指向了人工生殖技术的立法,指向对死后生殖的法律规制。很显然,为了保护后代子女福祉,维护社会既有的公序良俗,防止可能带来后代的悲剧和社会关系的动乱,有必要制定一部全面的人工生殖法律,对死后生殖采取审慎严肃的态度,明确禁止死后人工生殖。

首先,禁止使用死亡者的生殖细胞,严禁从尸体上取精;夫妇二人一方死亡后,保存在医疗机构的生殖细胞(包括受精卵)应予以销毁。

其次,严格限定人工生殖技术适用对象,仅限于婚姻关系存续的不孕夫妻,接受人工生殖技术必须严格遵守知情同意原则,由夫妻亲自合意决定。

最后,对于违反死后人工生殖规定而诞生的子女,基于保护子女利益的出发点,可以参照日本民法的规定,对于婚姻消解后 300 日内出生的子女推定为婚生子女。

---

[1] [日]中谷謹子:《21 世紀につなぐ生命と法と倫理》,有斐閣,1999 年,第 233 页。

[2] 祝轩:《人工生殖辅助技术与民法上亲子关系》,载渠涛:《中日民商法研究(第三卷)》,法律出版社,2005 年,第 358 页。

[3] [日]大井賢一、岡本天晴,尾崎恭一等:《生命倫理と法》,太陽出版,2008 年,第 325 页。

[4] [日]最高裁第二小法延平 18.9.4 判决,《判例タイムズ》2007 年第 1227 号,第 2 页。

论美国法中冷冻胚胎的法律地位

汪丽青 *

随着世界上体外受精成功孕育的第一例试管婴儿路易斯·布朗于 1978 年 7 月 25 日在英国的出生,以及美国第一例体外受精成功孕育的孩子于 1981 年出生,辅助生殖技术的使用呈指数增长。体外受精是当今辅助生殖技术最普遍和最著名的形式。体外受精指人类精子和卵子在培养皿中体外结合的过程。大约 40 个小时后,卵子会被检测到被受精的迹象,胚胎开始创造出来。如果捐助者当时希望怀孕,发育机会最大的胚胎直接被转移回女人的子宫,经历它们通过输卵管的正常旅程。如果还有剩余的胚胎,那么它们通常被冷冻保存在低温的液氮中,以保持它们的生命力,直到夫妇准备好解冻和植入。然而,当共同创造胚胎的夫妇决定不一起生育他们的孩子的时候,问题会变得相当复杂。因此,个人和法院面临的两个主要问题是:一是双方分离后胚胎会发生什么;二是用以决定前一个问题,胚胎应当具备何种法律地位。美国法院仍在努力解决因为父母分离所引发的冷冻胚胎的命运,作为回应,各种有关胚胎法律地位的理论已经出现,试图阐明双方的复杂论点。冷冻胚胎具有独一无二的地位——不属于完全的人类,也不属于完全的财产。笔者提出法律建议,将为法院提供一个直接的框架来指导其在分居或者离婚诉讼案件中的裁判分析。

一、美国有关冷冻胚胎争议的最新判例

(一) McQueen v. Gadberry 案[1]

在 McQueen 诉 Gadberry 一案中,女方希望利用胚胎再次怀孕,与男方的意见相左。密苏里州东区上诉法院确认了初审法院的判决,将一对夫妇的冷冻胚胎定义为"具有特殊性质的婚姻财产"。将胚胎的权利共同授予了双方当事人。女方对下级法院的判决提出了上诉,认为初审法院错误地忽略了密苏里州的一项法令,该法令将生命的起点定义为怀孕。密苏里州的生存权利组织是一个反堕胎的利益团体,它们支持女方的上诉,在她的辩护中提交了一份法院临时法律顾问的简报。上诉法庭拒绝了这位母亲的主张。

上诉法院认为,冷冻胚胎不能被认为是拥有受法律保护其权利的"人",而是"具有特殊性质的婚姻财产"。法院认为,冷冻胚胎是财产,因为它们存在于体外。然而,法院承认冷冻胚胎是"特殊的",它们"有权得到特别的尊重",因为它们有发展为孩子的潜力。事实上,当

---

* 汪丽青,女,山东工商学院法学院副教授,硕士生导师。

〔1〕 McQueen-Gadberry v. Gadherry, No. ED103138/(E. D. Mo. Nov. 15, 2016).

初审法院命令将体外胚胎保持低温冷冻并保存到各方可以同意改变现状的时候,冷冻胚胎就被给予了特殊的尊重。

在此基础之上,首先,法院没有认可女方单独拥有所有胚胎的主张。McQueen 声称根据他们夫妇的冷冻保存协议,冷冻胚胎由她个人所有。在判定财产是否是"分别所有"时,法院认为前提问题是合同是否是"自由地、公平地、明知地,理解地,善意地,充分披露地"达成的。法庭最终认为合同是不可执行的,并且没有足够的证据证明冷冻胚胎是"独立"地授予 McQueen 的财产。其次,法院没有承认 McQueen 要求"分割"冷冻胚胎,将权利授予 McQueen 或 Gadberry 的要求。法院认为未经双方同意,冷冻胚胎不得转移,转让(release),或被任何一方使用,恰恰是因为这"不会使任何一方当事人屈从于无根据的政府的侵入,而是将是否生育更多的孩子这样隐秘的决定交由当事人自己决定"。

最终,法院采用利益平衡的方法来权衡 McQueen 和 Gadberry 的权利和利益。双方"必须被视为完全平等的配子提供者",每个人都有各自的生育权利。法庭认为 McQueen 使用冷冻胚胎的必要性是不存在的。McQueen 并不是因为不育问题而寻求体外受精,而是因为她和 Gadberry 在地理上是分开的。此外,双方已经通过试管授精成功地生下了一对双胞胎儿子,另一个孩子"通过传统方式"怀孕。法院没有发现 McQueen 的利益有说服力,因为她"生育的基本权利不会被无法挽回地消灭"。恰恰相反,法庭发现 Gadberry 的利益引人注目。Gadberry 不想与 McQueen 有更多的孩子。如果冷冻胚胎被成功植入并出生,Gadberry 不生育的权利就不可挽回地被消灭了。

(二) Findley v. Lee 案[1]

在加利福尼亚州高等法院的 Findley v. Lee 案中,丈夫 Stephen Findley 和妻子 Mimi Lee 与加州大学旧金山分校(UCSF)签署了一项协议,表明他们的冷冻胚胎在发生分居或者离婚时将被解冻和丢弃。由于妻子 Lee 被诊断为癌症,促使这对夫妇于婚姻期间在 UCSF 经历了创造和冷冻胚胎的过程。两人后来离婚,Lee 主张保留这些胚胎,因为这是最后一次拥有自己的基因孩子的机会。而 Findley 再也不想和 Lee 生孩子了,并从经济和实践的角度表达了"对未来与 Lee 共同行使亲权的合理担忧"。Findley 认为他们应该受到与 UCSF 签署的协议的约束,像他们先前同意的那样,冷冻胚胎应该被解冻和丢弃。Lee 辩解说她认为自己当时签署了一份无约束力的医疗同意书,这份同意书被认为是可以单方面撤销的,因而无法被执行。她进一步促请法院采用一种平衡的方法来衡量她主张生育的权利和 Findley 主张不生育的权利。

法庭上出示的证据表明,Findley 和 Lee 都是在知情的情况下自愿与 UCSF 签署了协议。因此,法院将其视为"有效和可执行的"有约束力的合同。最后法庭下令根据书面协议将冷冻胚胎取出来解冻和抛弃,这与 Findley 的请求一致。

虽然法院关于冷冻胚胎的处置站在 Findley 的一边,但是法院拒绝冷冻胚胎归类为财产。相反,法院认为目前的情况并非要求法院将冷冻胚胎判定为"生命"或"财产"。一方面,

---

[1] Findley v. Lee, No. FDI-13-780539, 2016 WL 270083 (Cal. Super. Ct. Jan. IT, 2016).

法院指出加州和美国最高法院的判例排除胚胎具有人格。另一方面,将冷冻胚胎归类为财产则忽略了夫妻经历 IVF 治疗程序在感情上和经济上的终极目的:生育孩子。虽然 Lee 不断地声称这些胚胎为"她的婴儿",但并没有主张这些胚胎具有人类的生命。相反,她主张法院进行在 Davis 案中所实施的平衡测试(balancing test),这通常是法院在最初发现胚胎具有一种独特的法律地位后进行的。然而,本案法院拒绝在裁判时执行平衡测试,因为法院认为签署的书面协议是可强制执行的。由于可执行的协议,法院可以继续进行合同分析,这样就没有必要对冷冻胚胎进行独一无二的分类。

(三) 两个案例的比较

在第一个案例 McQueen v. Gadberry 中,密苏里州东区上诉法院把当事人事先达成的合同界定为不可强制执行,而采取利益衡量的方法解决了纠纷,并且把冷冻胚胎界定为"具有特殊性质的婚姻财产"。在第二个案例 Findley v. Lee 案中加利福尼亚州高等法院认为,双方事先与辅助生殖机构达成的有关冷冻胚胎处置的协议是"有效和可执行的"有约束力的合同,不把冷冻胚胎归类为人或者财产,巧妙地绕开了这个棘手的问题。发生在 2016 年的这两个案例,体现了美国有关冷冻胚胎法律地位界定方面的复杂性与困难性。

二、美国目前有关冷冻胚胎规制的州立法

目前在美国还没有联邦法规指导法院决定如何处置冷冻胚胎。在现代生殖技术特别是体外受精技术发展之前,不需要任何这方面的指导,因为此前"胚胎"一词只指妇女体内的胚胎。如今,可以无限期地储存冷冻胚胎,家庭必须决定如何处理不想要的或者多余的胚胎:保存它们为了以后的使用,解冻并丢弃它们,捐赠给研究之用,或者把它们捐给其他家庭。对一对夫妇来说,这已经是一个艰难的决定,当夫妻分开并有相互竞争的利益时,事情就变得更加复杂了。由于缺乏联邦指导,只能听任不同的州通过大量的立法和司法方面的分析,拼凑出他们自己的解决方案。

(一) 路易斯安那州

在路易斯安那州,胚胎被认为是一个"法律拟制的人(judicial person)"。[1] 作为一个人,胚胎无论如何不能被破坏,即便是基于其体外受精父母任何一方或者双方的愿望。[2] 因为父母并不拥有胚胎,并且在他们不再需要它时也不能摧毁胚胎,他们的唯一选择是向另一对夫妇放弃他们的"在子宫内植入的父母权利"。接受的夫妇必须愿意并且能够接受胚胎植入。[3] 除路易斯安那州外,美国没有其他司法管辖区从立法上把一个胚胎定义为一个人。

---

〔1〕 LA. STAT. ANN. §§ 9:124 (2016).
〔2〕 LA. STAT. ANN. §§ 9:129 (2016).
〔3〕 LA. STAT. ANN. §§ 9:130 (2016).

（二）佛罗里达州

佛罗里达州的法律[1]提供了胚胎处置的方案,规定夫妇和他们的医生"签订一份书面协议,为夫妇提供早期胚胎在双方离婚或者其他无法预见情形下的处置"。然而,立法文件还规定了在没有书面协议的情况下对胚胎的处置。在这种情况下,决策权"应当共同存在于夫妇双方",意味着夫妇必须同意他们选择的任何行动路线。然而,法律并不提供在双方达不成一致意见的案件中关于谁决定或发生什么方面的指导。

（三）加利福尼亚州

在加利福尼亚州,健康和安全法规第 125315 条[2]规定了有关胚胎处置的选择。在接受辅助生殖治疗前,患者必须完成预先的有关胚胎处置的书面指导。与任何其他允许病人计划医疗保健的决定时需要预先指导一样,此表格允许夫妇们确定在某些生活事件,包括分居或离婚情况发生时胚胎将会怎么处置(选项包括"授予女性一方""捐赠以供研究之用""任其溶解不采取任何措施""捐赠给其他夫妇或者个人""其他")。加利福尼亚州的法律也规定,医生未能向病人提供有关生育治疗和胚胎的处置的适当信息构成"违反职业道德的行为"。[3]

（四）马萨诸塞州

马萨诸塞州的法律[4]同样要求医生向病人提供"及时、相关、适当的信息",使患者对于胚胎植入前的处置……能够做出"知情的和自愿的选择",更具体地说,给病人一个信息小册子,在其中详细说明体外受精过程和知情同意的格式文本,该文本必须在医生开始治疗前完成并签署。

三、美国冷冻胚胎地位的界定

与夫妇离婚时将如何处置冷冻胚胎紧密相关的问题是冷冻胚胎在法律上如何界定。在美国,就冷冻胚胎的分类特征而言,有两个主要的思想流派:冷冻胚胎是人,冷冻胚胎是财产。然而,这两个归类标签的极化效应却催生了第三种分类,即冷冻胚胎不完全是人也不完全是财产的属性,而是介于两者之间的特殊存在。

（一）传统的人定位

传统人格论证的根源通常被归结为基督教和罗马天主教等宗教。[5] 1875 年,教皇派厄斯九世正式接受了生命从受孕开始的观点,现在仍然被接受并尊为今天的天主教基本观点。这个理论的基本原理是,一个胚胎,无论它是否位于体内,都是一个生存着的人。因此,胚胎不应该以任何形式被破坏或被伤害,相反地,应该永远被植入。其认为破坏胚胎类似于

---

〔1〕 FLA. STAT. ANN. § 742.17 (West 2017).

〔2〕 CAL. HEALTH & SAFETY CODE. § 125315 (West 2016).

〔3〕 CAL. HEALTH & SAFETY CODE. § 125315 (West 2016).

〔4〕 MASS. GEN. LAWS ANN. ch. IIIL, § 4 (West 2016).

〔5〕 G R Dunstan. The Moral Status of the Human Embryo: A Tradition Recalled. J. Med. Ethics, 1984,1: 38 - 39.

谋杀。[1] 反堕胎和相关利益团体认为,在遗传物质的提供者想要分居或离婚时,应考虑胚胎的最佳利益。[2] 反堕胎团体将这一"最佳利益"测试的理论类比为确定父母离婚时一个孩子在其中的最佳利益。[3] 反堕胎人士认为胚胎的最佳利益是它将要出生的利益。在父母分离的情况下,胚胎作为一个法人(legal person),应该不惜一切代价地使其存活。

有些州,如密苏里州和路易斯安那州,根据人格理论通过了立法。在 1989 年 Webster v. Reproductive Health Services 案件中,最高法院支持密苏里州法令的合宪性,该法令规定,"未出生者在生活、健康和幸福方面享有受保护的利益"。[4] 同时,法院强调,每个州不应该局限于做出"价值判断",并且每个州都保留做出此类决定的自主权以规范他们境内的公民。许多利益集团,例如反堕胎人士,也站出来为人格理论辩护。根据托马斯莫尔学会的托马斯·奥尔普的观点,这个理论很简单:"胚胎是具有生命的存在(living beings),所以法律标准必须基于他们的最佳利益。"对一个胚胎来说,这意味着给他带来生命的根本利益。[5] "最佳利益"的检验来自儿童监护法,大多数司法管辖区要求当事人"证明监护协议的安排对孩子最为有利"。

美国《统一婚姻与离婚法》(Uniform Marriage and Divorce Act)已被许多州采用,在其他州的法令中,在确定一个孩子的"最佳利益"到底是什么时规定了如下考虑的标准:

(1) 孩子父母一方或者父母双方对子女监护的意愿;

(2) 孩子对监护人的意愿;

(3) 孩子与父母、兄弟姐妹和对儿童的最大利益有重大影响的其他人员的互动及关系;

(4) 孩子对家庭、学校、社区的适应;

(5) 所有相关人员的精神和身体健康。[6]

这些标准让人们认识到孩子们除了具有他们自己的个人喜好之外,还有一定的生理和情感需求。

(二) 财产定位

把胚胎当作财产的论点与主张胚胎人格的观点截然相反,这种对胚胎的看法与科学论证相匹配:直到胚胎被植入子宫,它没有生存的机会,因此不应该被作为人类考虑。[7] 不再考虑胚胎是一个拥有自己固有权利的生命的承载体,取而代之,这种观点认为胚胎只是一

---

〔1〕 Natalie K Young. Frozen Embryos: New Technology Meets Family Law. Golden Gate University Law Review,1991,21(3):559-590.

〔2〕 Tamar Lewin. Anti-Abortion Groups Join Battles over Frozen Embryos. N. Y. TIMES,2016-01-19.

〔3〕 3 Cheryt Rosen Weston, Famiiy Law Litigation Guide With Forms: Discovery, Evidence, Tiual Picice. § 35.04 (LexisNexis 2016).

〔4〕 Webster v. Reprod. Health Servs.,492 U. S. 490,490 (1989).

〔5〕 Lewin,supra note 11.

〔6〕 WESTON,supra note 13.

〔7〕 An Intersection of Ethics and Law. The Frozen Embryo Dilemma and the Chilling Choice Between Life and Death. Whittier Law Review,2010,32:171-196.

个某人对其拥有所有权和控制权的物理对象。[1] 根据约翰·洛克关于财产的自然权利理论,"每个人都基于自身而享有财产"。基于这一论点,洛克认为自己的劳动是自身的延伸。因此,当一个人"将他的劳动和他自己拥有的某些东西结合,他制造出了归他所有的财产"。[2] 虽然这个理论并不完全适用于胚胎,但是它限制了除了胚胎基因提供者其他人的财产利益。

弗吉尼亚州东区的地区法院在 York v. Jones 案件中[3] 运用了这一财产分析的框架。该案中,Jones 生殖医学研究所拒绝释放由 Steven York 和 Risa York 共同创造的冷冻胚胎,这对已婚夫妇寻求移走胚胎以便于在他们的新家所在地的加利福尼亚州植入。这个案子本身不包括对未使用的胚胎的处置是否有争议,而是生育诊所是否可以将胚胎的保管转移到另一个试管婴儿机构,即使转移并不是在冷冻保存协议中已经达成的一个潜在结果。在基于合同的分析时,法院认为,这对夫妇与体外受精的诊所签署的胚胎冷冻保存的协议在双方之间建了一个保管人与寄存人的法律关系。法庭将这些胚胎视为委托人夫妇放置寄托的财产。因此,当妻子未能如愿成功怀孕,寄存的目的即终止,作为保管人的诊所有义务返还受精的胚胎财产与作为寄存人的夫妇。

俄勒冈州在 In re Marriage of Dahl[4] 案中,成为第一个明确将未使用的胚胎定义为婚姻财产的州。在一场离婚夫妇的争议中,双方事先签署的冷冻保存协议给予了妻子处置他们胚胎的权利。妻子希望这些胚胎被毁坏或者被捐赠给研究之用,但是丈夫希望把胚胎交给他,这样他就可以捐赠给另一对试图怀孕的夫妇。法院认为,胚胎是婚姻财产,因此应该按照俄勒冈州的法律,与其余的婚姻财产一起进行分配。法院认为冷冻保留协议是规范婚姻财产处置的有效合同,因此授权妻子毁灭胚胎是适当的。

(三) 非人格非财产的定位

因为胚胎的法律身份是一个复杂的问题,很多人反对将胚胎严格地归类为人或财产。他们相信虽然胚胎不值得拥有完整的人格权利,但它们也不应该被视为普通财产。比如加州大学黑斯廷斯(Hastings)学院法学教授拉迪卡·饶(Radhika Rao)提出了一种跨越这种二分法的替代解决方案。她将胚胎定性为权利冲突的主体,其地位取决于围绕胚胎独特性的许多因素。[5] 既不是纯粹的财产,也不是纯粹的人,胚胎应该存在于一个独一无二的领域,在该领域内,其法律地位取决于其他在特定情境中所涉及的宪法上权利的人。而普遍的看法是个人所享有的生殖自主的宪法性权利(针对胚胎的)取决于胚胎的法律

---

〔1〕 Jessica Berg. Owning Persons: The Application of Property Theory to Embryos and Fetuses. Wake Forest Law Review,2005,40: 4-16.

〔2〕 John Locke. The Second Treatise of Civil Government,1690.

〔3〕 York v. Jones,717 F. Supp. 421,425 (1989).

〔4〕 194 P. 3d 834,839 (Or. Ct. App. 2008).

〔5〕 Radhika Rao. Property,Privacy and Other Legal Constructions of Human Embryos. In Jeff Nisker, et al. The "Heatthy" Embryo: Social,Btomedical,Legat and Philosophical Perspectives . Cambridge University Press,2010.

地位。

在冷冻胚胎的例子中,明显的冲突介于生育的权利和不生育的权利两者之间。生育的权利,通常由想要使用胚胎的母亲主张;不生育的权利,通常是由不想要孩子的父亲所主张。最高法院已经确立宪法第十四修正案包括生育权[1],在 Meyer v. Nebraska 案中,最高法院认为被第十四修正案所保护的自由包括"抚养孩子"的权利。[2] 在 Skinner v. Oklahoma 案中,法院同样认为宪法第十四修正案所规定的平等保护条款包括婚姻和生育,该两项权利是作为人类生存所必需的基本公民权利。[3] 然而,不生育的权利从胚胎纠纷的角度来看并不是那么直接。例如,哈佛大学法学院教授 Glenn Cohen 认为,不生育是一种权利的"棍棒束",包含独立但相互联系的不成为遗传的、法律的或代孕父母的权利。[4]

一些法院已经确定了这一冲突的解决办法,即进行利益衡量(balancing test)以权衡有关的基因父母的各方利益。例如,在 Davis v. Davis 中,除了关于在先前的体外受精治疗失败后剩下的冷冻胚胎怎么处理无法达成一致以外,这对夫妇能够同意所有的离婚协议条款。[5] Davis 夫妇并没有就分居或离婚的情况下如何处置冷冻胚胎达成事先的协议。判决中提到,即使未被植入的胚胎被当作财产对待,它们实际上值得"特殊的尊重",因为它们具有人类生命的潜力,这并不意味着胚胎被给予了通常给予一个人的权利的一部分,相反,法院应该"认真地、深思熟虑地考虑涉及冷冻胚胎纠纷的宪法上的权利、负担和后果"。通过分析母亲和父亲相互竞争的利益以后,法院做出有利于父亲的判决,认为他不想成为父亲的利益超过了母亲捐赠胚胎而不是自己试图成为母亲的利益。

四、美国冷冻胚胎法律地位诸学说的评析

(一) 胚胎作为人

反堕胎团体所主张的人格框架基于几个原因是有缺陷的。胚胎在法律眼中不应该被认为是完全意义上的法律拟制的人,因为它们存在于一个不完全是人的独特空间里,但也不是完全意义的财产。因此,法院不应将"最佳利益"测试像应用于儿童一样应用于胚胎。同样,将胚胎视为人的法规未能承认一个人不生育的权利。

1. Roe v. Wade 案[6]

在 Roe v. Wade 案中,最高法院支持一名妇女流产的权利,认为政府不能代表胎儿进行

---

〔1〕 Skinner v. Oklahoma, 316 U. S. 535. 541 (1942); Meyer v. Nebraska, 262 U. S. 390, 399 (1923).

〔2〕 Meyer, 262 U. S. at 399.

〔3〕 Skinner, 316 U. S. at 541.

〔4〕 I Glenn Cohen, The Constitution and the Rights Not to Procreate. Stanford Law Review, 2008, 60 (4): 8 - 30.

〔5〕 Davis v. Davis, 842 S. W. 2d 588, 589 (Tenn. 1992).

〔6〕 Roe, 410 U. S. at 163 - 165.

干预,直至胎儿孕育发展到生存期。最高法院认为,生存能力是指胎儿"有可能在母体子宫外生存的时间点,即便借助于人工辅助"。通常大约母体怀孕至 24 周到 28 周子宫内的胎儿才有此种生存能力。即使在那个时间点,州必须有一个无可争辩的权力对妇女的隐私权加以干涉。个人隐私权在宪法中没有被明确地提及,法院在 Roe 案件中依赖他们之前在 Griswold v. Connecticut 案[1]中所确立的权利。在 Griswold 案中,运用经常被提及的在权利法案中的"半影",法院创建了不同的隐私权区域,隐私是"由帮助他们获得生命和物质的这些保证所发散出来的权利构成"。例如,这些半影包括第一修正案关于言论和集会自由的权利,宪法第三修正案规定的不在和平年代为士兵提供住宿的权利,第四修正案反对无理搜查和没收的权利,第五修正案保证不得为了公共用途而取走私有财产的权利。因为胚胎是在胎儿存活之前很早就被创造出来的,在妊娠期的头三个月,允许政府基于人格说代表胚胎的权利进行干预的观点非常弱。人格说未能认识到胚胎从怀孕到出生的不同阶段之间的生物学差别。[2]一个人很难想象这样一种情形:一个州的权力是如此之大,以至于胜过在 Roe 案中分析的女性的隐私权。在此案中,法院在判决中建立了一个原则,即胎儿通常在出生之前不能被认为是人。

有些人可能会说,Roe 案中州权力的说法不适用于冷冻胚胎,因为它是从传统的怀孕和堕胎背景中抽离出来的。莫里茨法学院教授露丝·科尔克(Ruth Colker)提出了这一论点,他认为 Roe 案只包含孕妇不怀孕的权利。[3]然而,今天的胚胎在孕妇体内和妇女体外都能存在,这意味着一个女人的身体自主不再和 Roe 案一样必然被影响到。因为男人和女人现在为创造一个新的生命而做出同样的身体贡献,这与自然怀孕中女方担负了更多的负担不同,Roe 案件的法院赋予孕妇的权利应该扩大到包括为创造胚胎而同样贡献他们的基因物质的男女双方。这些 IVF 的参与者享有的不是终止妊娠的隐私权,而是对他们的遗传物质有隐私权。

2. 最佳利益的分析

如果一个冷冻胚胎不是一个人,那么它就不能拥有任何供法院考虑的个人利益。因此,在儿童监护权纠纷适用的"最佳利益"分析不应该也不能被应用于胚胎。判断孩子的"最佳利益"其中一个主要因素是"所有相关当事人的身心健康",即使胚胎具有"人格",它们也不具有任何认知能力,因此不能存在精神上健康还是不健康。同样地,"孩子对家庭、学校和社区的适应性"在考虑一个胚胎时也是无关的。[4]一个"最佳利益"标准的分析适用于活着的、有呼吸的孩子,而不适用于称为胚胎的细胞团。

---

[1] Griswold v. Connecticut,381 U. S. 479,484 (1965).

[2] Jean Macchiaroli Eggen. The "Orwellian Nightmare" Reconsidered: A Proposed Regulatory Framework for the Advanced Reproductive Technologies. Georgia Law Review,1991,25 (3):625.

[3] Ruth Colker. Pregnant Men Revisited or Sperm Is Cheap,Eggs Are Not. Hastings Law Journal,1996,47(4):67 - 68.

[4] WESTON,supra note 13.

3. 不生育的权利

一个人不应该被强迫成为基因父母,而且应该享有不生育的权利。不想成为一个基因父母的权利判例可以在精子捐献者和遗传的父母去世的案件中找到。捐精者同意捐精并且同意放弃任何父母的权利。在基因父母死亡的案件中,如果个人没有肯定地表达死后成为父母的意图,死去父母的基因物质就不能被运用。[1]

如前所述,路易斯安那州否认体外受精的父母具有不想成为基因父母的权利,其通过立法给予胚胎"法人"的地位。父母没有办法选择解冻、丢弃胚胎或者捐赠胚胎以作研究之用,因为他们被强迫将他们的胚胎用于"胚胎收养"。这项法令不仅否认基因父母有权控制他们的胚胎,而且也侵犯了他们的生育自由。这种立法上缺乏生育自由的状况,可能会阻止人们考虑采取体外受精或其他形式的辅助生殖方式受孕。将胚胎命名为"法人"的限制性特征也会阻止辅助生殖机构提供诸如此类的服务,因为担心侵犯胚胎的权利,进一步降低了体外受精的父母接受辅助生殖治疗的可能。

(二) 胚胎作为财产

将胚胎客观地作为财产看待,法院可以很容易地避开复杂的法律、哲学和道德争论,这些争论避开了在基因父母分离的情境下胚胎将会发生什么的分析。将胚胎作为财产对待,法院可以更清晰、简单地适用合同法。这种方法在诸如分居或离婚的情感状况下特别有用。

然而,法院往往不愿明确承认胚胎构成财产,即使他们的后续论述中继续隐晦地表明其实他们持上述观点。这很可能是由于尽管法院冒着重重困难,试图从逻辑分析中有关胚胎的情境中去除情感因素,但是决定一个潜在的人类生命对于涉事各方来说,这仍然是一个敏感的话题。[2]虽然冷冻胚胎不可能像人类生存着和呼吸着,但是法院确实尊重由两个人创造的未来生命的潜力。给一个非常私人的事情贴上这样的标签,会在当事人之间就冷冻胚胎的法律地位的理论产生不必要的两极分化。

(三) 既不是人也不是财产

考虑到关于冷冻胚胎的争论如此之多,有些人提出了一个中间途径。[3]这个观点将双方当事人所享有的各种各样的权利都考虑进去,并通过权衡所有这些权利才有可能导致最公平的结果。在理论上,把冷冻胚胎归属于它们自己,可以补救由于人格和财产属性的分类所引发的问题。事实上,加州高等法院在前述 Findley 案中采取了这样的立场,认为没有必要将这些胚胎归类为"生命"或"财产"。相反的,法院指出,体外受精的父母应该得到"一些更微妙的东西",所以法院认为,胚胎是自成一体的,或者说是属于它们自己的,不像任何其

---

〔1〕 Yehezkel Margalit. To Be or Not to Be (a Parent)? —Not Precisely the Question: The Frozen Embryo Dispute. Cardozo Journal of Law & Gender,2012,355:375 - 377 .

〔2〕 Statement of Decision, Findley v. Lee, No. FDI-13-7 80539, 2016 WL 270083 (Cal. Super. Ct. Jan. IT, 2016).

〔3〕 Radhika Rao. Property, Privacy and Other Legal Constructions of Human Embryos. In Jeff Nisker, et al. The "Heatthy" Embryo: Social, Btomedical, Legat and Philosophical Perspectives . Cambridge University Press, 2010.

他任何东西。[1]Findley v. Lee 的判决中展示了法院在情感环境中如何运用合同分析的框架作出清晰、直截了当的判决的。基于适当的审查,胚胎独特的灵活的法律地位是可以接受的,而不需要做出明确的极化的分类。

然而,将胚胎归类为自成一体的前提下仍然需要法院根据不同案件进行权利平衡,以确定具体的案件结果。双方关于胚胎会发生什么都将对各自的理论提出有效而令人信服的论点,在人格和财产方面没有明显的界定来指导他们,法院处于变化的状态中。相应地,法院很有可能作出任意和不可预测的判决,难以被双方理解。事实上,一些法院已经含蓄地将冻结胚胎视为财产,虽然他们拒绝给它贴上这样的标签。[2]这就是为什么立法机关应该介入提供指引,并使问题在到达司法系统之前帮助解决它。

五、关于冷冻胚胎的法律建议

美国关于冷冻胚胎法律地位的立法及司法现状为我国研究冷冻胚胎的地位提供了借鉴意义。我国立法机关应该从着重对胚胎做标签的做法脱离,而采用新的立法方案。这个方案有必要将现行的家庭法与辅助生殖程序相结合,并为法院提供可遵循的简单规则,避免法官根据个人的价值判断做出不一致的判决。新立法应该要求夫妻双方在他们开始体外受精之前达成关于分离情况下胚胎的处置协议。这些法律应允许法院尊重双方在协议中所表现出的意愿,并运用清晰的、明确的合同法基本原则根据有关条款或意愿来处理争议。最重要的是,各方当事人将被赋予自主权,以应对未来分居或者离婚。

(一)立法建议

试管授精和其他替代生殖方式为苦苦挣扎寻求孕育孩子机会的夫妇提供了帮助。鉴于生育的私人属性,夫妻双方都有控制生育选择的权利,法院应该通过允许当事人在某些事件发生时指定胚胎的处置来承认这些权利。为了最大限度地提高夫妻的权利,尽量减少其他途径的负面影响,法院应该执行代表夫妻双方指定的合同。没有合同,法院就有不正当地"评估有关个人的生育利益",并且将那些价值强加于一对夫妻的风险。

建议立法机关采取立法方案,应当符合下列要求:

(1)医生必须向患者提供有关他们希望经历的程序的详细信息;

(2)医师必须向患者提供事先书面指示或获得患者知情同意的其他形式,包括在分居或离婚时选择对胚胎的处置;

(3)医师必须收到病人签署的表格,除了表明他们关于胚胎处置的意愿之外,还包括在开始治疗前承认他们了解他们所需要经历的程序;

(4)如果一个医师不能正确执行上述规定,他或者她将被认为存在过失或者应该为他们不符合职业道德的行为负有同样的责任。同样地,拒绝达成一个先前的同意是医生拒绝

---

[1] Statement of Decision,supra note 34,at 4.

[2] Rao,supra note 35,at 38.

提供辅助生殖治疗的正当理由。

　　这项建议不仅需要夫妻双方的知情同意,而且也要求他们事先就离婚或分居前对胚胎的处置达成积极的协议。如果基因父母不再愿意一起孕育孩子的话,立法机关不需要强制这些胚胎自动被丢弃或被捐赠。相反地,他们必须认识到双方当事人"完全平等的基因的提供者"和"无论生育自主延伸保护到何种程度,权利本身的存在表明决定权仅仅存在于基因的提供者"。作为基因物质的提供者,患者应该"保留有关胚胎处置的决策权"。如果病人不能或不选择胚胎处置的方式,那就是意味着他们没有得到足够的信息以做出一项知情选择或者还没有对分居的可能性进行充分的考虑。因此,这对夫妇没有进行充分的准备以经历这样的治疗,医生在道德上也无法为其提供辅助生殖治疗。

(二) 合同方式的重要意义

　　双方的事先书面协议可以而且应该被视为一个合同。有了有效的协议在手,法院就可以避开关于人格与财产的争论,直接通过对合同法的分析来解决争议。然而,这种方法拒绝承认冷冻胚胎是人或者是财产,从表面上看显现出对于"两者皆不是"的类别,合同的性质似乎更具有财产的属性。实际上,承认当事人对自己遗传物质的权利,并将协议视为一项合同显示,这种遗传物质是财产,应该受到合同法的规制。然而,冷冻胚胎包含人类生命的潜力这一事实,使得它们是独一无二的,不仅仅是一个人可以拥有和交换的有形的财产标的。只要各方都能对关于潜在分居时的具体决定达成一致,冷冻胚胎的标签最终并没有重大意义。因此,法院必须能够接受冷冻胚胎是独一无二的,但这种"独一无二"、可能是准财产的分类是流动的、不确定的。

　　当一方改变他或她对胚胎的处置的看法,执行书面形式的合同可能意味着这一点是不能满足的。执行合同也为生育诊所提供了激励,促使其自己提供相关信息,以及精心起草同意书,鼓励他们的客户进行周密计划。如果夫妻双方意识到他们的合同将会被执行,他们就会更有安全感,可能会就胚胎处理问题做出深思熟虑和告知后的明智决定。如果法院不一致地执行协议,夫妻很少有动机认真考虑未来冷冻胚胎的处置。如果法院例行公事地尊重先前的协议,关于胚胎争端的诉讼的协议、时间和费用将会减少。

论中国规制代孕的立场与立法方向

刘长秋 *

人类辅助生殖技术是 20 世纪 70 年代之后人类医学技术发展的一大突破,给人类带来了巨大福祉。伴随着人类辅助生殖技术的快速发展及其在医疗临床上的日益广泛应用,越来越多的不孕不育者借助该技术实现了为人父母的愿望。但与此同时,很多伦理与法律问题也相伴而生,带给人类越来越多的困惑与纠结。代孕便是其中最富有争议的问题之一。代孕是利用(一个)女性的妊娠能力帮助另外一个希望成为父母的人或一对夫妻生育孩子的行为。[1] 近年来,伴随着人们工作压力加大、堕胎的过于随意化以及疾病等在内的众多因素影响,越来越多的女性开始饱受不孕不育的困扰,借助代孕来实现拥有自己孩子的梦想,已经成为很多女性在生育需求方面的最后一丝希望。代孕作为一种现实的需求开始在国内大量出现,并逐渐呈产业化发展趋向。如何规制代孕,以保障人类辅助生殖技术健康发展,已经成为中国理论界与实务界迫切需要解决的一个现实问题。[2]

一、代孕的学术争议与伦理分析

与其他国家一样,代孕在中国学术界存在极大的争议,出现了"支持代孕说"与"反对代孕说"两种针锋相对的观点。其中,"支持代孕说"的学者在人数上占据着绝对的优势,"反对代孕说"的学者群体比较小。

(一)代孕的学术争议

1. 支持代孕说

该说认为,生育是人尤其是女性的基本需求,也是中国最可靠的养老方式。在拥有孩子和健全的家庭之前失去子宫或身患不适宜生育的疾病,对大多数女性的生活都会产生重大负面影响。而代孕的出现,则给这些女性带来了重新拥有孩子的希望。在此背景下,法律应当尊重人们的生育需求,允许人们通过代孕的方式来实现其拥有孩子的梦想。而且,由于代

---

* 刘长秋,男,法学博士,上海政法大学教授,上海市生殖健康伦理专家委员会委员。

[1] Paul G. Arshagouni, Be Fruitful and Multiply, by Other Means, if Necessary: The Time Has Come to Recognize and Enforce Gestational Surrogacy Agreements. DePaul Law Review, 2012, 61(1): 799 – 847.

[2] 由于中国存在着大陆与台湾以及香港特别行政区和澳门特别行政区四个不同法域,本文中我们所谈及的中国主要特指中国大陆地区,不含香港、澳门特别行政区与台湾地区。

孕一般都建立在代孕母亲同意的基础之上,不会对代孕母亲的人格构成侵犯,且无害于其身体健康,因此立法应当开放代孕。此外,包括英国、美国部分州、以色列、印度、乌克兰、俄罗斯等在内的很多国家和地区都对代孕给予了比较大的宽容。代孕作为一种能够为其他国家和地区法律容许存在的社会现象,本身就说明其存在具有合理性,这一合理性需要得到尊重。为此,我国应当借鉴以上国家和地区的合理做法,在立法上开放代孕。[1]而在开放代孕的方式上,多数学者都主张有限度地开放代孕,即以纯粹帮助他人为目的的利他性代孕应当为法律所允许,而以牟利为目的的商业性代孕应当为法律严格禁止。当然,理论界也有一些学者主张对代孕不区分其是否具有牟利目的而全部无条件给予开放,[2]但这只是极少数学者。

2. 反对代孕说

与支持代孕说相反,反对代孕说认为,代孕是一种严重违背自然生育规律的生殖活动,它违背了康德的“人只能够被作为目的而不能被作为手段”的绝对主义道德信条,将代孕母亲作为单纯的生育工具,贬损了女性的尊严,构成对代孕母亲的剥削。而且,从代孕者的角度来说,代孕的发生多以金钱为媒介,它使得人类原本很高尚纯洁的生育活动浸染了铜臭,会构成对人类母子亲情美好关系的亵渎与伤害。而这显然违背了中国传统社会的伦理和道德思想,给社会和家庭伦理带来混乱。[3]不仅如此,代孕协议以代孕所出生的孩子作为协议的标的,客观上存在将孩子作为交易对象以及买卖孩子的嫌疑,是对人性尊严的严重侵犯。基于此,法律应当禁止代孕。

(二) 代孕的伦理分析

笔者以为,包括代孕在内的人类辅助生殖问题直接关涉人们的生育权与人性尊严,所以,这类问题是伦理纠结最为突出的一类问题。在人类辅助生殖领域,伦理与法律是密切联系在一起的,难以分离,法律本身就是伦理的一部分,是经由国家立法程序确认和规定的最低限度的生命伦理。基于此,代孕问题的法理源于其伦理,对代孕问题的法律判断与立法应对离不开对其伦理的分析与探讨。只有建立在科学分析代孕的伦理本质之基础上,立法者才能够理性把握代孕规制的立法方向,从而更科学有效地应对代孕带来的挑战。而伦理是现实的善或活的善。[4]站在伦理分析的立场上,代孕是一种严重违背伦理的生殖活动。

首先,代孕严重违背人性。生育是人的本能,是人的自然权利。但生育并不是一个简单的物质化生产过程,而是一个孕育生命并在孕育生命过程中与被孕育的生命不断交流并对

〔1〕 宫晓燕、潘珍珍:《代孕行为之民法思考》,载《安徽警官职业学院学报》2007 年第 5 期,第 33 - 36 页。

〔2〕 高艳莉:《基于生命法学理论的代孕可行性分析》,载《商丘师范学院学报》2015 年第 5 期,第115 - 119 页。

〔3〕 冀睿、裴晟:《无妊娠能力女性的生育权问题》,载《南京人口管理干部学院学报》2006 年第 1 期,第 71 - 74 页。

〔4〕 [德]黑格尔:《法哲学原理》,杨东柱、尹建军、王哲编译,北京出版社,2007 年,第 79 页。

其加以呵护的过程。在这一过程中,女性作为孕育的主体会投入大量的时间、精力与情感,从而对腹中凭借一根脐带与之相连的胎儿产生亲情。这是基于女性作为母亲的天性使然,是人类最为朴素与纯洁的善,而并非完全基于基因联系,基因联系只是使这种亲情更加浓烈的一个因素而已。代孕作为为他人怀孕及生产的过程,[1]是一种生育劳动,而"生育劳动不仅是一个身体的过程,更是一个情感的、社会的和心理的过程,该过程的产品不是一种物而是人"。[2]对于代孕母亲而言,代孕所出的孩子就是从其身体上剥离下来的骨肉。而代孕分娩后将孩子交付委托代孕人的做法则会使代孕母亲面临与代孕所出孩子骨肉分离的结果,会对代孕女性的情感造成伤害,并会压制作为人类天性的母性。就此而言,代孕是一种违背人性的活动,是一种现实的恶,在伦理上并不具备正当性。

其次,代孕是会对孕育者产生身心损害或存在风险的活动,构成对代孕者最佳利益的违反。有学者的研究结论指出:"经验主义的研究表明了女性成为代孕者的不同理论基础,并且显示大多数有过代孕的女性既没有受到身体伤害又没有受到心理伤害"。[3]但实际上,这一结论明显违背常理。因为从生殖医学的角度来说,女性在生育过程中除了必须承受怀孕后对其权利与自由的克减之外(如行动上的不便、饮食的受限制等),还需要承受来自身体、心理等多方面的风险与损害,如身体的走样、产痛、药物反应等现实的损失或伤害和宫外孕、产后出血、流产、羊水栓塞、胎盘早剥、多胎风险、卵巢过度刺激综合征等风险以及产后忧郁甚至抑郁等可能的心理问题。就此而言,代孕实际上是代孕母亲冒着生命健康的危险与损害以及生理与心理等在内的多方面风险与损害而为他人怀孕生子的过程。它不符合代孕女性的最佳利益,违反了生命伦理学中的无伤害(有利)原则。

最后,代孕构成对代孕女性人格尊严的伤害。有学者的研究结论指出,代孕对代孕母亲来说似乎是一种积极的经历。[4]然而实际上,代孕过程中,无论是委托代孕方,还是代孕中介,都更多地在将代孕母亲作为一种生育的工具,这违背了康德"人只能够被作为目的而不能被作为手段"的伦理信条。就此而言,代孕对代孕女性来说其实并不是什么积极的经历,而恰恰是一种耻辱。有学者对印度代孕母亲的研究结论就表明,做代孕母亲的经历对于代孕母亲及其家庭来说可能会被视为一种耻辱。[5]代孕行为将代孕母亲视为"生育机器",使女性被工具化。这实际上会造成对女性尊严的严重侵犯。

〔1〕 Bryan A Garner. Black's Law Dictionary. Thomson West,2007:4529.

〔2〕 Ian Kerridge,Michael Lowe,Cameron Stewart. Ethics and Law for the Health Professions. The Federation Press,2009:415.

〔3〕 Angela Campbell. Law's Suppositions about Surrogacy against the Backdrop of Social Science. Ottawa Law Review,2011-2012,43:29-60.

〔4〕 Vasanti Jadval,Clare Murray, et al. Surrogacy: the Experiences of Surrogate Mothers. Human Reproduction,2003(18):2196-2204.

〔5〕 Kristiana Brugger. International Law in the Gestational Surrogacy Debate. Fordham International Law Journal,2010,35(5):665-697.

以上三点在任何形式的代孕中都是存在的,无论是在以牟利为目的的商业性代孕中,还是在以纯粹帮助他人为目的的利他性代孕中;也无论是在代母与代子有基因关联的局部代孕中,还是在二者无任何基因联系的完全代孕中。就此而言,代孕的伦理本质是一致的,不会因为其目的和形式的不同而存在实质性差异,其在伦理上都违背人性且不符合无伤害原则或有利原则,是违反伦理的。代孕类别的差异只是导致不同类别的代孕违背伦理的程度有所不同。例如,对于商业性代孕而言,这种代孕先天地以金钱为目的,不仅亵渎了生育这一崇高而伟大的人类活动,且整个过程中都存在着对代孕母亲的压榨和剥削,在违背人性与违反生命伦理学中的无伤害原则之外,更触犯了非商业化的伦理底线;而局部代孕则由于需要代孕者捐献自己的卵子,使得代孕者与代孕所出的孩子存在着无法抹杀的血缘关系,因此其对人性的违背和扭曲要更加严重;至于亲属间的代孕,虽然可以最大可能地避免金钱的浸淫,但却容易产生乱伦的问题,使家庭的血缘伦理关系出现混乱。

基于以上分析,代孕是一种严重违背伦理并已经突破了人类伦理底线的人类辅助生殖活动。而法律作为伦理的底线,应当拒绝为代孕开绿灯。相反,出于维护人类天性以及保障代孕者最佳利益与尊严的考量,并出于保障人类辅助生殖技术健康发展的需要,法律有必要禁止代孕。这应当成为法律对待代孕的基本立场。

二、中国代孕规制的立场选择

需求是任何现象得以存在和发展的推动力,而现代工业社会发展所引发的越来越突出的不孕不育问题则使得代孕在医学临床上有着巨大的现实需求。自 20 世纪 80 年代之后,以人工授精与试管婴儿为主要内容的人类辅助生殖技术在中国获得了快速发展,在医学临床上的应用也已越来越普遍,技术操作也越来越成熟。而居高不下的生育障碍率则进一步推动了这类技术的发展和应用,使其成为很多遇到生育障碍的家庭的重要选择。在众多生育障碍患者中,很多人通过人工授精以及试管婴儿技术实现了拥有孩子的愿望,但也有一部分人则由于完全失去了生育能力,只能求助于代孕来解决生育子女的问题。这是代孕在中国出现并逐步泛滥的根源。

代孕在一定程度上满足了那些无法自己生育子女的女性获得孩子的愿望,但其对女性母性的回避与抹杀和对女性身体与心理健康的磨砺以及对妇女儿童人性尊严的侵犯,决定其在伦理上不具有正当性。如果放任代孕,势必会冲击人类现行的伦理规范与法律秩序,不利于社会的健康发展。为此,中国政府在代孕规制的问题上选择了全面予以禁止的立场。在 2001 年 2 月原国家卫生部(现称国家卫生健康委员会)发布的《人类辅助生殖技术管理办法》中,代孕被明确禁止,依据该办法第 3 条之规定:"人类辅助生殖技术的应用应当在医疗机构中进行,以医疗为目的,并符合国家计划生育政策、伦理原则和有关法律规定。禁止以任何形式买卖配子、合子、胚胎。医疗机构和医务人员不得实施任何形式的代孕技术。"然而,这样的规定显然并没有有效地阻止代孕在中国大陆的泛滥。受医学临床上强烈代孕需求所带来的高额利润的引诱,一些医疗机构与医生经常违反规定,偷偷为他人开展代孕医疗技术服务。同时,一些具有商业头脑的代孕中介甚至是部分无良律师也加入其中,他们与那些无良医疗机构或医生相互勾结,共同推动着代孕向产业化的方向发展,使得代孕越来越成为一个备受关注且日益困扰中国卫生计生管理部门的棘手问题。自2013年以来,中国国家卫生计生委员会不断在全国范围内开展人类辅助生殖技术专项整治活动,在一定程度上抑制了代孕在中国大陆的泛滥,但由于立法规制力度的缺失,这些活动并没有从根本上解决问题。伴随着中国大陆全面二孩政策的推行,很多已经失去生育能力的女性也加入了委托代孕的大军。这势必使得中国在未来一段时期内依旧会受到代孕泛滥问题的困扰。

就目前来看,广受中国社会各界强烈关注并为人们所担忧的代孕基本上都是商业化的代孕。由于文化等诸多方面的原因,在中国几乎不存在孕育非商业化代孕的土壤,因此极少会发生非商业性的代孕——除非是在亲属之间。就此而言,很多中国学者所主张的"将代孕分商业化代孕与利他性代孕而分别予以禁止和开放"的做法根本不具有现实的必要性,因为代孕违背人性以及对代孕母亲存在负面影响等诸多方面的原因,极少有女性会单纯出于帮助与其没有亲属关系的其他女性之目的而愿意提供代孕服务。这使得医学临床上很难借助利他性代孕来解决越来越强烈的代孕需求,对于越来越多希望通过代孕来实现拥有孩子梦想的女性而言,利他性代孕只是一颗救命稻草。只有开放商业化代孕,使代孕女性可以获得物质收益,才可能会有相应数量的女性愿意成为代孕母亲,也才有可能满足日益强烈的现实代孕需要。而商业性代孕不但充斥着对代孕母亲的剥削与压榨,而且会腐蚀社会正确的价值观,对社会的健康发展会形成毁灭性冲击。也正因为如此,商业化代孕在目前绝大多数国家和地区的立法与司法实践中都是被明确禁止的,甚至被作为犯罪来予以规制。在这一点上,中国政府选择全面禁止代孕这样一种代孕规制立场显然是正确的,也是有利于人类辅助生殖技术健康发展的。

三、中国代孕规制的立法问题与未来可能的方向

对中国而言,全面禁止代孕是建立在对代孕伦理本质进行科学分析的基础之上的,同时也是保障人类辅助生殖技术健康发展的需要,是规制代孕以应对人类辅助生殖技术挑战的应然立场。然而,就目前来看,中国在代孕规制的立法对策上还存在着严重不足,急需采取更有效的规制对策。

(一)问题分析

2014年10月召开的中国共产党第十八届四中全会通过了《关于全面推进依法治国若干重大问题的决定》,将依法治国提升到了一个前所未有的历史地位,依法治国已经成为当代中国的主旋律。在此背景下,政府的管理与规制必须被纳入法治的轨道,依法进行。没有法律依据或法律依据不足,都会成为政府依法治理的障碍。在代孕规制问题上,中国显然就面临着这样的尴尬。由于人类辅助生殖技术规制在过去很长一段时期内并不是中国最为关注

的问题之一,加之人们普遍认为这一领域的问题更多地应当依赖伦理道德来加以解决,因此,中国在人类辅助生殖技术立法方面的步伐相对比较滞后,迄今为止只有2001年发布的《人类辅助生殖技术管理办法》及《人类精子库管理办法》这样两部规章,而其规范的对象只能是医疗机构与医务人员开展人类辅助生殖技术服务的行为,对于那些参与代孕且在推动代孕向产业化方向发展中起了更大作用的代孕中介的行为则无从规制。而且,受其自身效力偏低的影响,以上两部规章在司法适用中都只能作为参照,而不能作为法院裁判案件的直接法律依据,影响了对代孕的司法规制,使得司法中很容易会出现同案不同判的情况。加之受部委规章自身效力及权限的限制,对于从事包括代孕等在内的非法人类辅助生殖活动的医疗机构与医务人员,最多只能处以3万元以下的罚款,使得这两部部委规章无法有效地规制代孕。原因在于,在代孕服务中,无论是代孕中介还是进行代孕手术的医生,其所获得的收益都远远高于这一数额。显然,在从事代孕活动的违法成本方面,中国现有的立法规定处罚过低,无法达到对违法代孕行为进行有效遏制的目的。不仅如此,"在现代法治社会中,任何法律都不是独立运作的,都需要其他立法来加以配合"。[1]代孕作为一种涉及医学、伦理学与法学等众多学科的社会现象,所产生的法律问题及于刑事、民事以及行政等众多方面,其规制自然也需要刑法与民法的支持与配合,如刑法需要介入对具有严重社会危害性的代孕行为尤其是那些充满剥削与压制并贬损代孕女性人格尊严的商业性代孕的惩罚,而民法则应当明确代孕协议的无效性以及代孕所生子女的法律地位,缓冲代孕对社会带来的负面冲击。但就目前来看,中国刑法中还没有专门增设有关代孕活动的犯罪,而民法中也都还没有关于代孕协议以及代孕子女法律地位的规定。这些也是代孕在中国时有发生的不可忽视的原因。

(二) 未来中国代孕规制可能的立法方向

事实上,在2015年12月《人口与计划生育法》进行修订时,《人口与计划生育法(草案)》(简称《草案》)中曾经专门增加了对代孕问题的规定,《草案》明确规定:"禁止买卖精子、卵子、受精卵和胚胎;禁止以任何形式实施代孕。"这对于大陆应对代孕泛滥所带来的挑战而言,无疑是具有积极意义的。但遗憾的是,该草案在全国人大常委会讨论通过时,基于立法时机未成熟以及学术争议过大等方面的考量,最终删除了其中有关全面禁止代孕的条款。[2]这在社会上引发了人们对中国代孕立场转变之猜测,并一度激化了代孕泛滥的态势。但实际上,中国政府对于代孕的立场并没有发生变化,依旧坚决地主张全面禁止代孕。在该法修改案通过之后不久,国家卫计委发言人即明确表达了代孕在中国依旧不合法以及国家

---

〔1〕 丁书琴:《关于器官移植活动中涉及的犯罪现象的刑事法律认定》,载《中国卫生法制》2006年第5期,第13-14页。

〔2〕 在该草案被提交全国人大常委会讨论时,一些人大代表认为,在十八届五中全会已经作出了全面开放二孩政策的背景下,此次修改《人口与计划生育法》的主要目的在于将国家开放二孩的政策在立法上确认下来,使之得到立法的保障。而代孕问题在中国存在着巨大争议,因此如果加入上述禁止代孕条款,会延缓此次修法的进度,甚至可能会因为争议过大而导致法律修正案无法获得通过。基于这样的考虑,草案最后删除了禁止代孕条款。

卫生计生委依旧继续加以严厉打击的立场。可以预见的是,在今后相当长的一段时期内,禁止代孕依旧是中国政府坚持的法律立场。而为了适应更有效打击代孕的需要,未来中国的立法可能会呈现出以下发展方向:

1. 代孕规制的立法层级将可能会提高

现今中国应对代孕的很多不足都是由于立法效力层次偏低所导致的。为了更有效地规制代孕,有必要出台一部效力层次更高的人类辅助生殖技术法,对代孕加以更为全面和有效的规制。在这样一部法中,不仅需要对医疗机构与医务人员从事代孕的行为加以禁止,且应将那些非医疗机构与医务人员的代孕中介纳入立法规制大范围。而在规制的对象上,不仅实施代孕的行为应受到规制,那些帮助代孕的行为,如刊登代孕信息、提供代孕场所或为代孕提供法律服务等行为也应当被纳入法律规制的视野之内。在借助《人口与计划生育法》修正之际加入"禁止代孕条款"以提升目前中国代孕规制的立法层次之努力失败之后,制定这样一部专门的、效力层次更高的人类辅助生殖法,已经成为中国代孕规制所迫切需要解决的现实问题。

2. 代孕的违法成本将会加大

中国代孕规制立法在未来很有可能会出现效力层次的提高,极有希望使从事代孕服务活动在中国的违法成本明显加大。未来的人类辅助生殖技术法极有可能会基于代孕规制的现实需要而提高对于从事代孕活动的单位与个人的惩罚。例如,有可能会吊销违规提供代孕服务的医疗机构与医务人员的行医资格,加大对从事代孕医疗服务、中介服务与法律服务者的罚款的数额等,从而避免再次出现现今立法对代孕处罚力度偏弱的问题,令很多从事代孕服务的机构和个人基于提供代孕的高违法成本望而却步。

3. 刑法与民法可能会逐步介入对代孕的规制

就代孕在世界范围内的情况来看,"多数工业化国家都拒绝或极大地限制代孕操作"。[1] 如德国、法国、西班牙、瑞士、荷兰、冰岛、英国等,有些国家甚至将代孕纳入了刑法规制的视野,如英国就专门出台了《代孕安排法》,对商业性代孕给予了刑法规制,而《斯洛文尼亚共和国刑法典》等也明确将代孕作为犯罪予以规制。在应对和防范具有社会危害性的行为方面,刑法的成本尽管相对比较高,但却是最为有效的手段。这一点已经为中国以往的立法实践所证明。[2] 在此背景下,中国有可能会借鉴之前以及国外的相关立法经验,在刑法中增设代孕方面的犯罪。就目前来看,商业性代孕很有可能会被入罪化。另一方面,与其他能产生社会负面影响的行为相比,"代孕的特别之处在于,法律即使否定了

---

[1] Susan Markens. Surrogate Motherhood and the Politics of Reproduction. University of California Press, 2007: 23.

[2] 这一点可以从刑法对人体器官买卖的应对中得到印证。在 2011 年的《刑法(修正案八)》生效之前,《刑法》中并没有设置任何有关人体器官交易方面的犯罪,结果导致医学临床上出现了一些变相的活体人体器官买卖,但在《刑法(修正案八)》生效之后,这类犯罪已经极大地减少。

协议的效力，但仍要处理抚养权的归属问题"。[1] 即便法律严厉禁止代孕，也依然会有代孕行为的发生。为此，需要解决代孕所出孩子的亲子关系问题，以使其得到很好的抚养与保护。受此影响，有必要在中国的民事立法(如已制定的《民法总则》的未来修改中或将来有望制定的《人格权法》)中明确代孕协议的效力，并解决代孕所生子女的法律地位问题。因此，在中国未来的立法中，民法也可能会介入对代孕的规制，成为规制代孕的重要法源。

---

〔1〕 杨彪：《代孕协议的可执行性问题：市场、道德与法律》，载《政法论坛》2015 年第 4 期，第 34 - 47 页。

论中国规制代孕的立场与立法方向

以色列鼓励生育政策影响下的
《代孕协议法》研究

杨　芳*

2015 年 4 月 25 日,尼泊尔发生 8.1 级强震,人员伤亡惨重,各国积极撤侨,以色列从 4 月 27 日起派出军机分批撤回本国公民,包括优先撤回的 20 多名在尼泊尔借助代孕出生的婴儿及其以色列籍双亲(包括同性恋者),而他们的生身母亲或代孕母亲(多为印度或泰国籍)却依然滞留尼泊尔。这些代孕儿将在接受 DNA 检测后才能成为以色列公民。[1] 以色列的撤侨行动再一次把国际舆论聚焦于已颁布 20 多年的《代孕协议法》(Surrogate Motherhood Agreements Law,1996)。[2] 这部法律是继英国 1985 年颁布《代孕协议法》之后又一部开放代孕并赋予公权力监管审批和监控代孕过程的代孕专门法,[3]也是世界首个赋予代孕协议法律效力的国家,[4]并且使以色列一举成为代孕协议合法化的急先锋。[5] 对于这部独具特色的代孕法,国内研究文献却很少提及,甚至误读误解。有鉴于此,笔者拟对这部法律的立法宗旨、主要制度及其改革方向进行简要评析,以飨读者。

一、以色列的鼓励生育政策及其对辅助生殖的影响

以色列长期奉行鼓励生育政策,这是离散的犹太人两千年生存斗争的一部分,体现犹太传统价值和民族忧患意识的基本要义,植根于国家安全和政治利益中。在受悲情主义和民

---

* 杨芳,女,安徽医科大学医学人文研究中心教授。

〔1〕 Sales B. Why Israeli couples have surrogate pregnancies in Nepal. (2015 - 04 - 27)[2015 - 09 - 06]. http://www. jta. org/2015/04/27/news-opinion/israel-middle-east/why-israeli-couples-have-surrogate-pregnancies-in-nepal.

〔2〕 Vaknin O. It Takes an Earthquake in Nepal to Talk About Surrogacy in Israel. (2015 - 04 - 30) [2015 - 09 - 06]. http://www. haaretz. com/news/world/. premium-1. 653963.

〔3〕 潘荣华、杨芳:《英国"代孕"合法化二十年历史回顾》,载《医学与哲学(人文社会医学版)》2006 年第 11 期,第 49 - 51 页。

〔4〕 Siegel-Itzkovich J. Israel considers surrogacy law. British Medical Journal,1994,309(6951):359; Landau R. The management of genetic origins:secrecy and openness in donor assisted conception in Israel and elsewhere. Human Reproduction,1998,13(11):3268 - 3232.

〔5〕 Shenkar K. Infertility in Israel:an ancient problem in a new market. The Michigan Israel Observer,2006(2):30 - 38.

族主义濡染的犹太人眼里，生儿育女有助于平衡以色列人口比、弥补大屠杀的人口损失和为捍卫这个新生国家补充兵源，但是更多的是基于以"多子多孙"为中心的传统家庭观。基于同样的愿景，以色列政府建国之初即奉行人口立国政策，大力推行移民和鼓励生育政策。

以色列建国初期，生育的意义被提高到战略高度，但是因为建国初期百废待兴，经济资源匮乏，再加上大量经费用于移民政策，政府仅设置了一个象征性的"英雄母亲"奖，授予生育第十个孩子的妇女，以表彰其对国家和集体的忠诚。以色列人甚至把妇女生孩子与男子服兵役置于同等重要地位，妇女不生足够多的孩子如同男子逃避兵役一样为人所不齿。[1]此后以色列国力不断壮大，对生育的支持力度也逐渐加大。1953 年的《国民保险机构法》为职业母亲提供工资津贴和免费住院生产。1954 年的《妇女就业法》规定生育妇女享有 12 周的产假，禁止产假期间雇佣和解雇妇女，限制解雇妊娠期妇女，允许妇女基于生产理由（妊娠、流产、哺乳或收养）停工等，以提升妇女在家庭和职场中的双重角色，既保证了妇女的工作相关基本权利，又确保了妇女的工作服从于其家庭角色。[2]进入 20 世纪 60 年代，相继实施的《离职遣散费法》《雇员子女福利法》和生育保险金制度，赋予离职后九个月内生育孩子的妇女求偿权，向雇员前三个不满 18 岁孩子发放保险金，一次性给付每个在定点医院生产者一笔固定生育津贴。

鼓励生育政策的另一举措是资助和扶持多子女家庭。政府批准一个儿童补贴计划，建立一套以现金为支付形式、以全国儿童为覆盖范围的补贴制度，以改善东方犹太人的社会境遇。计划起初只覆盖全国 10% 的大家庭儿童，20 世纪 70 年代后，政府扩大儿童补贴覆盖面，提高补贴给付额度，向生育三个以上孩子的家庭提供双倍儿童补贴，大家庭则增至三倍。[3] 20 世纪 80 年代鼓励生育政策进一步调整，1983 年的《大家庭法》大幅度提高三个以上孩子家庭的补贴，1984 年再增加 4 个以上孩子家庭的个人所得税抵税额度。儿童补贴计划使正统犹太人多子女大家庭普遍受益，从而促使正统犹太人口的增长和大家庭的发展。[4]

限制妇女堕胎权也是鼓励生育政策的一部分。1952 年的《堕胎法》虽然适度放宽堕胎罪的刑罚（追诉对象仅限于堕胎妇女死亡或者堕胎手术出现过失或者由非法行医者实施），但并不实行堕胎除罪化。1966 年政府进一步降低堕胎罪的刑责，一定程度上改善了以色列妇女的社会和经济境遇。此后关于堕胎的争议不断激化。一方面，反对堕胎的宗教党派和积极分子成功地废除了流产法的相关条款，并且试图改变公众堕胎问题的态度；另一方面，

〔1〕 Sered S. What makes women sick? maternity, modesty and militarism in Israeli society（Brandeis series on Jewish women）. Boston：Brandeis University Press，2000：62.

〔2〕 Birenbaum-Carmeli D. Reproductive policy in context：implications on women's rights in Israel，1945 - 2000. Policy Studies，2003，24(2/3)：101 - 113.

〔3〕 Barkai H. The evolution of Israel's social security system：structure，time pattern and macroeconomic impact. Aldershot：Ashgate Publishing Group，1998：72 - 73.

〔4〕 Berman E. Subsidized sacrifice：state support of religion in Israel. Contemporary Jewry，1999，20 (1)：167 - 200.

堕胎行为越来越被理解,堕胎请求几乎都被批准。[1] 尽管如此,堕胎仍属非法(除非妊娠危及孕妇生命,或由强奸或通奸所致,孕妇未成年或胎儿严重畸形)。在这种制度环境下,尽管以色列妇产科学和生殖医学高度发达,但是计划生育服务却很不充分,避孕药不纳入国家基本医疗服务,公积金也不资助不关乎健康的堕胎。

生殖健康服务和医疗保险的全覆盖更是加速了生殖的"医疗化"(medicalization of reproduction)。以色列医疗服务的可及性和可得性程度一直很高,四种疾病基金为95%的以色列公民提供服务。政府资助的医疗服务覆盖了妊娠和与生育相关的费用。《国民健康保险法》(National Health Insurance Law,NHI)赋予所有不孕者和单身居民获得政府资助辅助生殖治疗的权利,其预算来源于政府征收的健康税,根据参保人群的规模和特点按比例分配。这一制度是以色列鼓励生育政策的独特性象征。[2] 在公积金制度保障下,以色列妇女生殖健康状况总体很好。[3]

以色列长期刺激人口增长和扶持多子女家庭塑造了一个有利于提高妇女生育率的社会环境和物质条件,客观上提升了妇女在国家中的特殊意义。对一些以色列妇女而言,生儿育女成为她们成就感和满足感的源泉。[4] 这一政策对以色列妇女的生殖自主权产生双重负面影响:一方面,鼓励生育环境营造了"好母亲"的道德氛围却限制了妇女的生育自主权,迫使妇女忍受长期的生育治疗。另一方面,鼓励生育政策促成了把母职作为妇女生活核心的思想观念。妇女因为被鼓励多生而被限制在家庭范围里,使其繁衍后代的责任优先于其高薪的工作,而大型家庭比小型家庭更有特权,妇女的唯一价值就是生育,其地位和声望与繁衍后代紧密相连,多生则荣光,不育则羞耻。同时,生育津贴的给付以住院生产为条件,这种彰显国家安全、民族大义和人口保障的政策安排显然把敌人的威胁看得比妇女的自由更重要。虽然绝大多数妇女理所当然地接受这种制度约束,及时调整了自己的生产偏好和选择,但是也有妇女主张生育自由宁愿选择在家生产,并且批评强制住院有失公允,声称在家生产和住院生产妇女一样为国家延续香火,没有理由被剥夺保险金。有学者甚至指出把生育纳入国家战略目标,并以法律保障生产的医疗干预具有强烈的军事化色彩,似乎有与义务兵役制相提并论之嫌。[5] 还需要注意的是,虽然宗教背景也暗示着正统派犹太教和穆斯林的高

[1] Portuguese J. Fertility policy in Israel:The politics of religion,gender and nation. Westport,CT:Praeger,1998:145.

[2] Birenbaum-Carmeli D. The politics of "The Natural Family" in Israel:State policy and kinship ideologies. Social Science & Medicine,2009,69(7):1018-1024.

[3] Hardon A,Mutua A,et al. Monitoring family planning and Reproductive Rights:a manual for empowerment. London:Zed Books,1997:1-6.

[4] Lieblich A. Preliminary comparison of Israeli and American successful career women at mid-life. Israel Social Science Research,1987,5(1-2):164-177.

[5] Morgenstern-Leissner O. Hospital birth,military service and the ties that bind them:The case of Israel. Nashim:A Journal of Jewish Women's Studies and Gender Issues,2006(12):203-241.

生育率，[1]但是，有理由相信，政府鼓励生育政策仍然是驱动妇女生育最有影响力的因素之一。

以色列鼓励生育政策最终造成家族主义风气兴盛，使得多子多孙成为个人与社会、个人的悲欢荣辱与集体的生存发展紧密融合的标志。因此，以色列人口增长速度加快，即便在国际人口增长速度放缓背景下，以色列生育率与建国初期的 4.28 相比有所下降，但是犹太人生育率十多年来仍然维持在很高水平，处于高出生率、高生育率和净再生产率并存的局面。据以色列中央统计局统计，截至 2013 年 4 月，以色列人口达 801.8 万，比上一年度增长 1.8%，而建国初期只有 80.6 万，其中，犹太人口首次突破 604 万，占总人口的 75.3%（阿拉伯人占 20.7%，其他族裔占 4%）。[2] 以色列还是世界上婴儿出生率和妇女生育率最高的国家，尤其和发达国家相比。[3] 据联合国 2013 年发布的《世界人口展望》（2012 年修订版）统计资料，以色列总生育率为 2.91，高于欧美和亚洲平均水平，如北美为 2.02，欧洲为 1.54，拉丁美洲为 2.3，中美洲为 2.56，南美洲为 2.19，亚洲为 2.25。[4] 这样的高生育率与鼓励生育政策是一致的。

国家对生育的鼓励除了经济支持和政策激励外，最重要的就是提供法律上的保障，依法发展最先进的辅助生殖技术及其衍生技术。以色列以善于创新人类辅助生殖技术（assisted reproductive technology，ART）享誉世界。[5] ART 的深度开发与充分利用又将其鼓励生育政策推向极致，使得以色列成为世界上婴儿出生率和人均辅助生殖技术使用率最高的国家，[6]并率先在辅助生殖领域颁布多部法律法规，如《体外受精条例》《代孕协议法》和《卵子捐赠法》等。这些法律法规奠基于包含大量权利和义务元素的《人的尊严与自由基本法》"以确保以色列作为一个犹太民主国家的价值"。为了避免世俗与宗教的冲突以及不同教派的

〔1〕 Birenbaum-Carmeli D. Reproductive policy in context：implications on women's rights in Israel，1945—2000. Policy Studies，2003，24(2/3)：101 – 113.

〔2〕 Zeiger Asger. Israel at 65：Population tops 8 million. The Times of Israel. （2013 – 04 – 14）[2013 – 10 – 02]. http://secondcomingherald. com/2013/04/israeli-population-hits-8-million-on-eve-of-65th-independence-day-celebrations.

〔3〕 Sperling D. Commanding the "Be Fruitful and Multiply" directive：reproductive ethics，law，and policy in Israel. Cambridge Quarterly of Healthcare Ethics，2010，19(3)：363 – 371.

〔4〕 United Nations. Population Division of the Department of Economic and Social Affairs of the United Nations Secretariat （2013）. World population prospects：The 2012 revision，Net Reproduction Rate (NRR). New York：United Nations，2013. ［2013 – 06 – 02］. http://esa. un. org/wpp/Excel-Data/EXCEL_FILES/2_Fertility/WPP2012_FERT_F05_NET_REPRODUCTION_RATE. XLS.

〔5〕 International Committee for Monitoring Assisted Reproductive Technology(ICMART)，de Mouzon J，Lancaster P，et al. World collaborative report on assisted reproductive technology，2002. Human Reproduction，2009，24(9)：2310 – 2320.

〔6〕 Birenbaum-Carmeli D. Genetic relatedness and family formation in Israel：lay perceptions in the light of state policy. New Genetics and Society，2010，29(1)：73 – 85.

分歧,早先的辅助生殖业务并非由议会立法确定,[1]而是由卫生部颁布《公共健康(体外受精)条例》[Public Health(Extra-Corporeal Fertilization)Regulations,1987]系列文件加以统摄,分别规范人工授精、精子库管理和体外受精-胚胎移植(in vitro fertilization and embryo transfer,IVF-ET)技术,涉及 ART 诊所及人员资质、体外受精获取途径、卵子捐赠、胚胎储存和处置、档案保存、知情同意、保密和匿名等方面。但是这些规范的法律效力不断遭到社会和当事人的质疑。[2]此后,最高法院为了保障公民为人父母的宪法权利,不止一次打破《公共健康条例》的限制性规定,并于 1996 年 3 月力排众议,颁布了《代孕协议法》,允许异性夫妻通过代孕生子。《代孕协议法》允许有偿性妊娠代孕,但代孕母亲必须单身,且每一份代孕协议均需依法成立的审批委员会授权,同时,婴儿从出生到收养程序完成前应交社会工作者监护。另外,在审批委员会的监督下,生物学父母可以向代孕母亲支付一定的补偿费。代孕母亲也可以解除代孕协议并/或得到监护权,但应当经法院裁判发生情势变更以及不损及孩子最佳利益为基础。[3]伴随着跨国卵子交易的蓬勃发展,以色列妇女的卵子供不应求。2010 年,为了遏制以色列妇女参与跨国交易,规范医学研究用卵子的使用,以色列颁布《卵子捐赠法》,允许妇女捐赠 IVF 周期以外的卵子用于不孕症治疗和医学研究。《卵子捐赠法》规定了卵子供受双方的资格、取卵的条件、卵子的分配和移植、捐赠者的补偿等,有效地维护了供受双方的健康、权利和尊严。得益于法律的强劲支持,以色列辅助生殖技术适应证和受益人群非常广泛,禁忌证均小于其他欧美国家,甚至在许多国家被视为禁区的辅助生殖服务项目都可以在这里实施,诸如备受争议的死后生殖、[4]实名捐赠以及通过胚胎植入前遗传学诊断进行非医学需要的性别选择等。值得一提的是,公民的辅助生殖费用几乎全部由政府买单。2014 年伊始以色列又着手修改《代孕协议法》,拟授权男同性恋和单身者代孕生子,并进一步完善代孕限制条件和治理跨国代孕。笔者论述的就是这部著名的《代孕协议法》。

二、《代孕协议法》的出台及其内容

以色列《代孕协议法》的出台源于民众和司法部的共同推动。卫生部早先颁布的法规虽然没有明确肯定或否定代孕协议合法性,但是在实践中却禁止了代孕的临床应用,致使许多不育夫妇不得不到国外求助代孕服务,但是高昂的旅费、医疗费和代孕费令贫困者望而却步。况且犹太律法规定,犹太母亲生育的后代才是犹太人,犹太身份的取得不取决于父亲的

[1] Gruenbaum B F,Pinchover Z S,Lunenfeld E,et al. Ovum donation:examining the new Israeli law. European Journal of Obstetrics & Gynecology and Reproductive Biology,2011,159(1):40-42.

[2] Mor-Yosef S,Schenker J G. Sperm donation in Israel. Human Reproduction,1995,10(4):965-967.

[3] Gross M L,Ravitsky V. Israel:Bioethics in a Jewish-Democratic state. Cambridge Quarterly of Healthcare Ethics,2003,12(3):247-255.

[4] 杨芳、姜柏生:《死后人工生殖的民法问题研究》,载《河北法学》2006 年第 11 期,第 111-114 页。

宗教信仰,而犹太律法视生者为母(即使卵子来自另一位妇女)。[1] 换言之,父亲是把子女抚养长大的人,而不是提供精子的人。[2] 因此,要求打破法律藩篱依法承认代孕关系的呼声日益高涨,最高法院裁判也不止一次援引隐私权和为人父母权,不断扩大 IVF 治疗的范围,卫生部在答辩中承认,相关规范超越法定职权,没有法律效力,从而为代孕立法扫除了障碍。

直接推动代孕立法的是公众高度关注的那曼尼(Nahmani)案,此案前后十余年,历经两个阶段:第一阶段是那曼尼起诉卫生部。[3] 露丝(Ruth)与丹尼尔·那曼尼(Daniel Nahmani)结婚后因子宫切除无法怀孕,由于以色列不开展代孕业务,露丝和丹尼尔在加利福尼亚签订一份代孕协议(但两人未商讨胚胎处置事宜),考虑到旅美的费用高昂,夫妇俩决定在以色列完成体外受精后再到美国实施代孕技术,以节约部分时间和费用,为此这对夫妇诉至高等法院,声称卫生部规章缺乏足够的权威和合理的基础。1991 年此案最终以庭外和解而结束,同时卫生部也承认其规范经不起司法审查,这对夫妇最终被允许在以色列实施体外受精。随后的八个月里,露丝经历了痛苦的取卵手术,取出 11 个卵子成功和丹尼尔的精子受精后冷冻保存以备移植。[4] 几年后那曼尼案再起波澜,原因是露丝受精后丹尼尔离开她和另一个妇女同居生子。露丝与丹尼尔为冷冻胚胎的处理权打起官司。露丝想找人代孕生子,但是遭到医院的拒绝,因为遗传学父亲丹尼尔不同意。初审法院认为丹尼尔违反了他和妻子之间的契约,支持露丝的诉请。丹尼尔不服上诉,高等法院的五人审判团推翻原判,支持丹尼尔不被强迫为人之父的权利。因为问题的特殊性,最高法院组成十一人的审判团重审此案,最高法院认为母亲权是一种积极权利,父亲应当履行相关义务以避免阻碍母亲权利的实现,况且履行承诺并不损害丹尼尔的父亲权,因为他已与另外一名妇女育有一子的事实已经证明他不是不想当父亲,而是不想当露丝孩子的父亲而已。[5]

卫生部被诉后,阿洛尼委员会(Aloni Commission)成立,为代孕立法的出炉奠定了基础。[6] 阿洛尼委员会专门调查不孕症治疗,特别是代孕及代孕协议的社会、伦理、法律和宗教问题,1994 年,阿洛尼委员会发布了一份涵盖诸多生育问题的调研报告,包括生育治疗获

〔1〕 Schenker J G. Assisted reproductive technology: perspectives in Halakha (Jewish religious law). Reproductive BioMedicine Online,2008,17(S 3):17 - 24.

〔2〕 赛妮亚编译:《塔木德》,内蒙古人民出版社,2004 年,第 140 页。

〔3〕 H. C. J. 1237/91,Nahmani v. the Minister of Health,[1991];C. A. 5587/93,Nachmani v. Nachmani,49(1)P. D. 485[1995].

〔4〕 CA 5587/93,Nachmani v. Nachmani,49(1)P. D. 485[1995].

〔5〕 Shalev C,Gooldin S. The uses and misuses of in vitro fertilization in Israel:some sociological and ethical considerations. Nashim:A Journal of Jewish Women's Studies & Gender Issues,2006(12):151 - 176.

〔6〕 Hand J. Surrogacy in Israel:a model of comprehensive regulation of new technologies. Santa Clara Jonrnal of International Law, 2006,4(2):111 - 116.

取权(rights of access)、父母子女身份的确定、子女基因知情权和代孕协议监管等问题。[1]委员会原则上同意不能阻碍和限制不孕症治疗获得权。所有成员都反对鼓励代孕的做法，但同时表示无视现实只会引起混乱，因而建议代孕合法化，但是需加强管理和规范，包括设立一个稳定的组织机构进行审查监督，依法批准和管理所有 IVF 和代孕程序。委员会还建议，协议应当在全面的心理评估之后才能审批，应当补偿代孕母亲妊娠期间的医疗费、花费的时间、经历的痛苦和收入损失。收养婴儿的夫妇是孩子的父母，婴儿和代孕母亲之间无法律联系。如果代孕母亲改变想法，协议就失去强制执行力；而如果委托父母(commissioning parents)或意思父母(intended parents)拒绝监护孩子，代孕母亲应享有优先拒绝权。也有委员认为代孕会伤害社会和孩子，如果国家决定允许代孕，应当建立有关所有孩子、代孕母亲和养父母的详细档案。另外，因为大多数犹太人视妊娠母亲为亲生母亲，因此孩子应当被收养夫妇正式收养。[2]报告强调尊重宪法中的个人隐私权和生育自主权，但未表明这些权利的本质是积极权利还是消极权利，也未对生殖技术保险问题提供任何建议。[3]很显然，这份带有浓厚自由主义色彩的报告反映绝大部分委员会成员的信念——"自主"和"隐私"原则要求国家对人类生育的干预最小化。[4]

此后，卫生部屡屡因侵犯生育权被诉，经过数月的司法程序，最高法院宣布废止过去的限制性相关法规，[5]并且给政府 5 个月的时间推动议会立法。1996 年 3 月 17 日，基于委员会的正式提案，议会通过了《代孕协议法》。[6]该法也是立法机关颁布的第一部辅助生殖法（以往的规范都出自卫生部）。从此以后，代孕成为国家管控的、只对正式异性夫妇开放的辅助生殖技术。[7]

《代孕协议法》的宗旨是规范代孕协议本身，换言之，法律关注的不是代孕的医学方面，而是规范协议本身的成立和效力并监督其实施，目的是使委托父母依法成为代孕子女的法律父母，并依法防范和处理协议当事人之间可能发生的纠纷。法律由两部分组成：第一部分是代孕协议的审批机构和审批条件，第二部分涉及新生儿的法律地位和父母身份的确定。该法吸收了阿洛尼委员会的建议，以当事人的隐私权和自主权为原则，但是关于亲子关系的

[1] Israeli Ministry of Justice. Report of the public-professional commission in the matter of In-vitro Fertilization. Jerusalem: State of Israel Ministry of Justice, 1994.

[2] Siegel-Itzkovich J. Israel considers surrogacy law. British Medical Journal, 1994, 309(6951): 359.

[3] Landau R. Assisted reproduction in Israel and Sweden: parenthood at any price? International Journal of Sociology and Social Policy, 1996, 16(3): 29 - 46.

[4] Waldman E. Cultural priorities revealed: The development and regulation of assisted reproduction in the United States and Israel. Health Matrix: Journal of Law Medicine, 2006, 16 (1): 65 - 106.

[5] Israeli court paves way for surrogacy. British Medical Journal, 1995, 311(7001): 348; Weisberg D K. The birth of surrogacy in Israel. Gainesville: University Press of Florida, 2005: 127.

[6] Israeli Knesset. Surrogate Mother Agreements (Approval of the Agreement and Status of the Child) Law, S. H. 1577 (1996).

[7] Benshushan A, Schenker J G. Legitimizing surrogacy in Israel. Human Reproduction, 1997, 12 (7): 1832 - 1834.

规定也沿袭了哈拉哈的传统。

1. 代孕者和委托父母的条件。(1)委托父母和代孕者须年满十八周岁,并且都是以色列居民。(2)代孕者与委托父母没有亲戚关系,且应当单身或离异(犹太律法视已婚妇女生育丈夫以外男子的子女为通奸,所生孩子视为私生子)。[1](3)代孕母亲和委托母亲同属一个教派(依据犹太律法,孩子的教派决定于其生母的教派,如果代孕母亲不是犹太人,则孩子很可能失去其犹太教身份)。但是如果所有当事人都不是犹太人,审批委员会可以根据委员会宗教成员的意见而不考虑这一条件。(4)可以使用捐赠的卵子(代孕母亲的卵子除外),但是基于医学(近亲结婚风险)、社会(基因知情权是基本人权)、心理(想知道遗传学父母)、宗教(禁止私生关系)以及亲子关系混乱等考虑,精子必须来自委托父亲。[2]

2. 审批委员会。《代孕协议法》的显著特征是确保所有代孕协议都通过政府任命的审批委员会(Approving Committee)的严密监控以实现政府的高度管制,从而以这种特有的方式切实保护当事人及子女的利益。[3]据此,《代孕协议法》规定:这个特别委员会由卫生部部长提名的七位各科专家所组成(包括两名产科专家、一名内科医生、一名临床心理学家、一名社会工作者以及一名律师公众代表和一名代表当事人宗教信仰的神职人员,其中女专家不得少于三人)。委员会主管每个代孕协议的审批。委员会的决定必须有包括主席在内的至少五位成员在场时才能生效,且表决意见必须以书面形式经多数人同意后作出。审批委员会的任务是确保所有申请审批的代孕协议都满足《代孕协议法》的要求和尽可能获得批准。

3. 代孕技术指南。(1)提交一份证明夫妇中的妻子不能怀孕或怀孕会危及生命的医学报告。(2)同意当事人都适合此程序的医学建议书。代孕母亲应当接受一般妇科检查,以排除可能因妊娠加重的疾病、可能影响妊娠的药物和酒精史;应当排除有可能引起流产和其他妊娠并发症的妇科史;进行艾滋病毒,B、C型肝炎病毒,性病在内的传染性疾病试验;超声波的骨盆检查必须排除子宫主要畸形和子宫颈的其他疾病等。(3)各方提供心理评估,随后由心理学家、社会工作者声明指定夫妇已经接受适当的专业咨询,讨论成为人父母的其他可能途径。(4)该程序应当在有资质的IVF-ET部门进行。(5)如果当事人是通过收费的中介挑选,与中介的合同及中介人的姓名都必须提交委员会。[4]

4. 代孕协议的审批及其效力。请求批准代孕协议应包括下列条件:(1)当事人已经签

〔1〕 Gruenbaum B F, Pinchover Z S, Lunenfeld E, et al. Ovum donation: examining the new Israeli law. European Journal of Obstetrics and Gynecology and Reproductive Biology, 2011, 159(1): 40 - 42.

〔2〕 Lipkin N, Samama E(written), Rosenbluth D. Surrogacy in Israel Status Report 2010 and Proposals for Legislative Amendment. [2013 - 06 - 16]. http://www. isha. org. il/upload/file/surrogacy_Eng00％5B1％5D. pdf.

〔3〕 Jane Stoll. Surrogacy arrangements and legal parenthood: Swedish law in a comparative context. Uppsala: Juridiska institutionen, 2013: 208.

〔4〕 Benshushan A, Schenker J G. Legitimizing surrogacy in Israel. Human Reproduction, 1997, 12(7): 1832 - 1834; Siegel-Itzkovich J. Israel considers surrogacy law. British Medical Journal, 1994, 309(6951): 359.

署代孕协议。(2) 提交一份有关委托母亲不能怀孕或者怀孕可能危及其健康的医学意见书。(3) 提交一份关于所有当事人都适合此种程序的医学或心理评估意见书。(4) 委托父母已经收到心理学家或社会工作者的适当专业咨询,包括关于为人父母的建议。(5) 如果当事人为了费用通过中介签署一份代孕协议,关于中介合同的信息和中间人的身份必须提交审批委员会。

审批委员会可以查看其他材料和传唤其他人,在评估所有文件和证据材料后,如符合下列条件,可以批准当事人的请求:(1) 当事人自愿签署代孕协议,完全理解代孕协议的意义和后果;(2) 不会使代孕母亲和新生儿的健康发生危险;(3) 代孕协议不存在可能危害或不利于新生儿或任何当事人权利的其他情况。代孕协议审批后必须在审批委员会在场时签署,协议的任何变化必须经过委员会审批,除非受精卵已植入代孕母亲。[1] 代孕协议一经审批委员会批准即产生法律拘束力。换言之,代孕母亲与委托父母之间的约定即受到法律保护,并产生强制执行力。当事人必须依法执行代孕协议,非依法律规定不得任意翻悔,即代孕母亲为委托父母生下子女并将放弃子女的母亲权,委托父母向代孕母亲支付补偿费并成为孩子的法律父母。

5. 代孕协议履行的监督程序:代孕协议批准履行后,当事人一旦翻悔可能引发一系列问题,特别是可能损害代孕子女的利益。为此,《代孕协议法》进一步规定了代孕协议履行的监督程序:(1) 由福利机构提名的社会工作者,在法律手续完成以前是代孕子女唯一的法定监护人(guardian)。(2) 委托父母及代孕母亲在妊娠五个月末应通知社会工作者孩子的预产期以及生产地点。在分娩 24 小时内,代孕母亲或委托父母需通知社会工作者。(3) 孩子出生后,委托父母负有照顾(custody)子女的义务。(4) 孩子出生后,代孕母亲在社会工作者在场的情况下,尽快将孩子交给当事人夫妇。委员会负责监督协议费用的给付,费用包括医疗费、保险费、法律咨询费、误工费以及其他合理补偿费。[2]

6. 代孕子女的法律母亲和法律父亲:根据犹太律法,母亲的认定依据是怀胎生产而不是遗传物质,据此,代孕子女出生时,代孕母亲应当是孩子的法律母亲。但是这样一来就有违代孕的初衷,对代孕母亲和委托父母也不公平。为解决这一矛盾,《代孕协议法》作出这样的制度安排:(1) 孩子出生时代孕母亲以及与孩子没有妊娠关系的委托母亲都不是孩子的法律母亲,而是先由社会工作者充任孩子的监护人,再由委托父母依法定程序建立与孩子的亲子关系。即分娩后七日内,委托父母依法向法院申请亲权令(parentage order)。[3] (2) 法院在不违背孩子利益的情况下应当向委托父母颁发亲权令,委托父母一经取得亲权

---

〔1〕 Levush R. Israel reproduction and abortion: law and policy. [2013-06-16]. http://www.loc.gov/law/help/israel_2012-007460_IL_FINAL.pdf.

〔2〕 Joseph G Schenker. Legal aspects of ART practice in Israel. Journal of Assisted Reproduction and Genetics, 2003, 20(7): 250-259; Benshushan A, Schenker J G. Legitimizing surrogacy in Israel. Human Reproduction, 1997, 12(7): 1832-1834.

〔3〕 Landau R. The management of genetic origins: secrecy and openness in donor assisted conception in Israel and elsewhere. Human Reproduction, 1998, 13(11): 3268-3232.

令即刻成为孩子的法律父母。(3)在特殊情况下,如果孩子畸形或在孕期中感染 HIV 或委托父母撤销合同,代孕母亲成为新生儿的合法监护人。如果代孕母亲拒绝抚养,新生儿移交福利机构。[1] (4)在配子匿名捐赠制度下,精子或卵子捐赠者不是代孕协议的当事人,也不是孩子的法律父母,因此对孩子不履行任何法律义务,也不享有任何法律权利。如果代孕母亲特殊情况下不是未婚者,则代孕母亲的丈夫或伴侣和孩子也不产生法律上的权利义务关系。

7. 代孕母亲的法律权利和约定权利:无论委托父母还是其他人都无权干涉代孕母亲在怀孕期间的生活方式,包括营养情况、饮食习惯、性行为或者药物使用。委托父母也无权干涉代孕母亲按照自己意愿使用或实施治疗(包括依法终止妊娠)以及产前护理,也无权罔顾代孕母亲本人意愿强迫她进行侵入性或非侵入性的产前检查(如羊膜穿刺术)等。[2]代孕母亲有权撤销协议,除非社会工作者提供令人信服的证据证明这样做会对孩子产生威胁时法院才不会支持代孕母亲的撤销权;但是法律手续一经完成,不得撤销代孕协议。法院同意撤销协议的情况下应指定代孕母亲为孩子的合法母亲和唯一的监护人。法院也可以判决孩子与委托父母两人或一人的关系。法院在授予代孕母亲监护权的情况下,有权判决代孕母亲归还委托父母的支付费用。[3]

8. 法律责任:依据《代孕协议法》,在没有审批委员会授权的情况下缔结代孕协议是违法的,将处一年监禁。禁止公布审批委员会讨论的当事人身份信息,否则处一年监禁。任何一方当事人在没有委员会允许的情况下为了缔结协议而给付或索要金钱或利益的属于犯罪行为。在没有社会工作者在场或法院指令的情况下移交或接受孩子的处一年监禁。[4]

三、《代孕协议法》的改革动因和方向

在高度重视哈拉哈传统和尊崇多子多孙诫命的以色列人看来,生儿育女不仅关乎个人荣辱,还关系国运兴衰。但是,以色列和其他西方发达国家一样,在全球金融危机、经济衰退和高失业率背景下,也面临着如何最合理地分配有限的稀缺医疗资源问题。然而,在过去的二十多年里,医疗资源日益紧缺并未妨碍以色列政府支持和资助所有公民实现生育权,资助甚至没有年龄、性取向、婚姻状况、治疗周期等因素限制,这一切都体现在其不同时期颁布的辅助生殖法律制度里面。浓厚的鼓励生育氛围提示以色列生育治疗途径的自由和畅通,因

〔1〕 Benshushan A,Schenker J G. Legitimizing surrogacy in Israel. Human Reproduction,1997,12 (7):1832 - 1834.

〔2〕 Joseph G Schenker. Legal aspects of ART practice in Israel. Journal of Assisted Reproduction and Genetics,2003,20(7):250 - 259.

〔3〕 Honig D,Nave O,Adam R. Israeli surrogacy law in practice. Israel Journal of Psychiatry and Related Sciences,2000,37(2):115 - 123.

〔4〕 Benshushan A,Schenker J G. Legitimizing surrogacy in Israel. Human Reproduction,1997,12 (7):1832 - 1834.

而刺激了生殖领域的过度消费,促使妇女不惜一切代价要成为母亲。[1] 鼓励生育政策促进了以色列辅助生殖的制度化和法律化。《代孕协议法》作为以色列鼓励生育政策和犹太传统观念的集中体现,反映的是以色列政府特别是阿洛尼委员会对公民生殖权的高度重视。《代孕协议法》虽然采纳阿洛尼委员会关于审查代孕协议的建议,但是也在某些重要问题上偏离了委员会的观点,特别是委员会建议代孕应当以利他性(altruistic)为基础,而《代孕协议法》却是以商业化为努力方向。例如委员会主张妊娠母亲应当就怀孕生产期间的花费和损失获得经济补偿,但不得收受物质性报酬,而《代孕协议法》允许付酬;再如委员会建议向委托父母移交孩子应当直接确定孩子是他们的孩子,而《代孕协议法》则要求由法院颁发亲权令予以确定。由于面临以经济利益激励生育子女是否应当只施惠已婚妇女的问题,阿洛尼委员会认为,政府资助应当具有广泛性,非传统家庭模式与以色列现有价值观一致,任何社会的进步都以尊重隐私权为前提,所有人都应当有机会通过医学辅助生殖生儿育女,单身父母并不破坏社会道德,而是与主流价值一致的生活方式。[2] 尽管如此,作为第一个代孕协议合法化、有偿化的国家,《代孕协议法》在确认委托者亲权地位的同时尽可能弱化代孕母亲的权利,从而为代孕大开方便之门,[3]但是将代孕过程置于严密的政府直接干预和严密监控之下又可避免地下交易的泛滥。[4] 总之,《代孕协议法》通过法律手段为解决日益流行的代孕问题提供了一条富有特色的方案,也为更多的以色列人提供一个全新的为人父母的机会,从而适应了鼓励生育政策和犹太传统文化,也满足了更多个体的生育需求。据审批委员会2013年6月12日透露,截至2012年6月以色列代孕子女已经从2007年的100多人发展到395人。[5] 据卫生部统计,过去的十年里以色列夫妇通过代孕服务为人父母的数字明显激增。2000年申请者20例活产6例,而2011年分别增加92例和49例。[6]

毋庸讳言,《代孕协议法》也受到国内外的质疑。事实上,整个20世纪90年代,以色列已经围绕那曼尼案展开激烈争论,[7]法官内部的意见不一就足以说明这个问题,当在权衡露丝想当母亲的权利和那曼尼不想当父亲的权利孰轻孰重时,法官以七比四支持露丝,但是

〔1〕 Landau R. Assisted reproduction in Israel and Sweden: Parenthood at any price? International Journal of Sociology and Social Policy,1996,16(3):29-46.

〔2〕 Waldman E. Cultural priorities revealed: The development and regulation of assisted reproduction in the United States and Israel. Health Matrix: Journal of Law Medicine,2006,16(1):65-106.

〔3〕 Hand J. Surrogacy in Israel: A model of comprehensive regulation of new technologies. Santa Clara Journal of International Law,2006,6(4):111-116.

〔4〕 杨芳:《人工生殖模式下亲子法的反思与重建——从英国修订〈人类受精与胚胎学法案〉谈起》,载《河北法学》2009年第10期,第117-122页。

〔5〕 Jane Stoll. Surrogacy arrangements and legal parenthood: Swedish law in a comparative context. Uppsala: Juridiska institutionen,2013:198.

〔6〕 Efrati I, Lior I, Lis J. Bill allowing surrogacy for Israeli singles, gay couples passes first hurdle. (2014-03-03)[2014-03-06]. http://www.haaretz.com/news/national/.premium-1.577522.

〔7〕 Kahn S M. Reproducing Jews: A Cultural Account of Assisted Conception in Israel. Durham: Duke University Press,2000:64-70.

每个法官给出的理由却不完全相同,支持露丝的多数人意见主要有:其一,那曼尼应遵守禁止反言原则信守承诺,因为他做出知情同意后,露丝已经对其同意产生信赖,并且因此将其卵子与他的精子受精,这是不可逆的。其二,犹太传统(也是以色列法律体系的基本原则之一)认为,生孩子是重要的价值,而不生孩子不是。其三,丈夫不要孩子的自由实质上次于丈夫要孩子的权利。其四,在缺乏制度安排的情况下,应当根据正义价值裁决本案。其五,受精前,每个当事人都可以改变当父母的决定,一方不当父母的基本权利优于配偶要求其履行合同的约定权利;卵子受精后,配偶希望完成手术生出孩子的权利因为卵子受精得到加强,并且从这一刻开始高于对方希望破坏受精卵的权利。从伦理正义上看,想当父母的权利远比不想当父母的权利更值得考虑。其六,在没有法律规范可以援引的情况下,我们必须发挥自己的正义感。针对摆在我们面前的案件的具体情况,根据我们认为相对公平的观念裁判,我们更加看重露丝想创造生命和当妈妈的地位。而四名少数人的意见则围绕知情同意权展开:其一,体外受精过程的每个阶段都需要知情同意,这个临界点是卵子植入母亲体时。在缺乏这样的同意的情况下,丹尼尔不能被迫同意露丝以法官裁判之名或以法律之名或以正义之名或以生命之名违背他的意愿。其二,当事人同意合作完成体外受精过程只是一个大致框架,它是建立在双方婚姻关系继续下去的基本假设上。但是同意不包括受精过程的所有阶段和所有方面。手术的每个阶段都需要夫妻双方的共同同意。其三,受精过程的每个阶段需要持续同意,关系已经结束拒绝同意继续受精并不构成不守信用。[1]

以色列对生育治疗的法律支持和慷慨资助鼓励妇女冒着健康风险接受不限制周期的IVF免费治疗,无疑会导致 ART 的过度消费,产生严重的基本医疗服务公平性和可及性问题,并且加剧生殖的医疗化和促进妇女身体的工具化,因而造成男女不平等和滋生新型的剥削。商业化的跨国代孕服务(Cross-border surrogacy)更是带来新的跨国治理挑战。[2]诸如此类,都需要对支持和促进这种生育模式的法律进行重新评估。

2010 年,以色列草根女性主义组织 Isha L' Isha 发布一份措辞严厉的代孕协议法修订报告谴责以色列代孕协议的泛化,认为必须承认代孕关系潜藏着风险和剥削,私人组织为了经济利益参与其中的情况更加复杂。因此,以色列应当禁止代孕,至少不该允许代孕作为公认的常规手术,而只作为罕见的极端情况下的解决方案。无论政府决策是什么,都有义务制定明确的规则构建一个惠益共享的公平关系,并且确保这些规则的切实执行,以及做好参与者的长期随访,以确保任何一方免遭长期损害。为此,该组织为《代孕协议法》的修改提出以下具体建议:其一,明确代孕使用权的范围,任何情况下都不能让代孕从解决严重的病例滑到纯粹的生孩子的常规手术。其二,代孕中使用配子捐赠与单纯使用代孕产生的问题类似,没有理由把精子捐赠和卵子捐赠区别对待。其三,以色列如果不禁止代孕,则应当改变其操作

〔1〕 CFH 2401/95, Nachmani v. Nachmani, 50(4)P. D. 661〔1996〕; C. A. 5587/93, Nachmani v. Nachmani,49(1)P. D. 485〔1995〕.

〔2〕 Shalev C,Werner-Felmayer G. Patterns of globalized reproduction: Egg cells regulation in Israel and Austria. Israel Journal of Health Policy Research,2012,18(1):15.

方法,即加强代孕关系的控制和监督,确保代孕母亲获得公平酬劳,取消酬金数目的限制,禁止限制代孕母亲未来索赔权的约定,保护代孕母亲的健康、利益和人权,禁止商业性中介,禁止在国外实施以色列国内禁止的行为,包括禁止从不保护代孕的国家"进口"代孕子女。[1]

伴随着同性恋合法化呼声的高涨,男同性恋要求通过代孕繁衍子嗣的呼声也此起彼伏,也推动了《代孕协议法》的修订。由于《代孕协议法》只允许不孕症夫妻和单身妇女寻求代孕服务,未赋予男同性恋以代孕生育权,同性恋不得不到美国、印度、泰国和尼泊尔等国家寻求代孕,但是所生孩子可能无法取得以色列籍和犹太人身份,而且耗资巨大,如到尼泊尔需要30 000美元左右,[2]到印度需要8 000美元左右,到美国需要花费约150 000美元。男同性恋多伦·马梅特(Doron Mamet)费尽周折生下一美国女儿后,熟谙跨国代孕流程,遂在印度成立一家公司,[3]专门承揽代孕"外包"业务,公司的业务量很大。同性恋伴侣平卡斯(Pinkas)和阿拉德(Arad)也想找人代孕生子,但是他们不想走国际路线,而想要一个土生土长的以色列孩子。[4]2009年他们向卫生部提出申请被驳回后再诉至最高法院,2012年5月卫生部组织公众委员会建议赋予同性伴侣代孕生殖权。[5]此后,卫生部、司法部、内政部和社会事务部共同促成现行法律的修订工作。2013年12月卫生部提出一份《代孕协议法》修订草案,支持同性恋者和单身者通过代孕为人父母,但是反对跨国代孕,规定倘若未经审批委员会的批准擅自使用国外代孕者监禁一年。[6]卫生部担心放宽《代孕协议法》可能会促成一个急功近利的代孕市场,产生有害的副作用,即高需求可能抬高以色列代孕价格,而代孕可以成为贫困妇女的职业,使得她们的子宫成为待价而沽的工具。2014年3月2日内阁立法委员会初步通过法律草案。草案限制每个代孕母亲怀孕三胎,每次妊娠最多接受三个IVF周期。异性伴侣最多通过代孕生两胎,单身者只能生一胎。卫生部还建议代孕母亲的最高年龄从36岁提高到38岁,委托父母的年龄在签署代孕协议时不超过54岁。[7]草案一旦正式通过将会为更多的以色列人提供通过代孕为人父母的机会。

[1] Lipkin N, Samama E, Rosenbluth D. Surrogacy in Israel Status Report 2010 and Proposals for Legislative Amendment. [2013 - 06 - 16]. http://www. isha. org. il/upload/file/surrogacy_Eng00%5B1% 5D. pdf.

[2] jrobertson. Surrogacy, Israel, and the Nepal Earthquake. (2015 - 06 - 04)[2015 - 09 - 06]. http://blogs. law. harvard. edu/billofhealth/2015/06/04/surrogacy-israel-and-the-nepal-earthquake.

[3] Why the Name "Tammuz". [2014 - 03 - 08]. http://www. tammuz. com/main. php? lang = eng&action=whytammuz.

[4] Amid legal battles, more gay Israelis are raising children. (2010 - 03 - 31)[2013 - 08 - 07]. http://forward. com/articles/126985/amid-legal-battles-more-gay-israelis-are-raising-c.

[5] Edelson Daniel. Committee to recommend legalization of surrogacy for gays. (2012 - 04 - 06) [2013 - 08 - 07]. http://www. ynetnews. com/articles/0,7340,L - 4193544,00. html.

[6] Lior L. Bill would allow same-sex couples to use surrogate in Israel. [2014 - 02 - 10]. http:// www. haaretz. com/news/national/. premium-1. 572297.

[7] Efrati I, Lior I, Lis J. Bill allowing surrogacy for Israeli singles, gay couples passes first hurdle. (2014 - 03 - 03)[2014 - 03 - 06]. http://www. haaretz. com/news/national/. premium - 1. 577522.

人类辅助生殖技术引发的抚养、继承、监护等人格权法律与伦理问题探析

张　广*

辅助生殖技术,是指采用医疗辅助手段使不育夫妇妊娠的技术,包括人工授精(Artificial Insemination,AI)和体外受精-胚胎移植(In Vitro Fertilization and Embryo Transfer, IVF-ET)两大类[1]。试管婴儿就是运用该技术的体外受精、胚胎移植方法生育的婴儿。世界首例试管婴儿的诞生被誉为继心脏移植成功后20世纪医学界的又一奇迹,而以试管婴儿为代表的人类辅助生殖技术则成了医学的热门新技术。与此同时,医学新技术的迅猛发展却带来了现实生活中的许多伦理和法律问题,尤其是胚胎的法律属性问题,权利与相关人格利益问题,父母与辅助生殖出生的子女之间的亲属权、人格权和抚养权问题,以及辅助生殖与代孕问题等相关法律问题,不仅给法学界、医学界提出了许多棘手的疑问,更有待我们进一步探讨与解决。

案例一:2015年5月15日,国内首例由冷冻胚胎处置权引发的继承纠纷案在江苏宜兴市人民法院一审宣判,庭审查明,沈某(男)与刘某(女)2010年10月13日登记结婚,于2012年4月6日取得生育证明。2012年8月,夫妻二人因"原发性不孕症、外院反复促排卵及人工授精失败",要求在江苏省南京鼓楼医院施行体外受精-胚胎移植助孕手术。鼓楼医院在治疗过程中,获卵15枚,受精3枚,分裂13枚。为预防"卵巢过度刺激综合征",鼓楼医院未在取卵后72小时内对刘某进行新鲜胚胎移植,而是当天将4枚受精胚胎在鼓楼医院生殖中心冷冻保存。2013年3月20日深夜,沈某驾驶车辆发生侧翻撞到树木,妻子刘某当日死亡,5天后沈某经抢救无效死亡[2]。

此后,双方父母因处理冷冻胚胎事宜发生争执,原告沈某父母认为,依据风俗习惯,作为儿子生命延续的标志,在医院冷冻的胚胎应当由原告来监管和处置。被告刘某父母则认为,胚胎系他们的女儿留下的唯一东西,要求处置权归其夫妻所有。双方争执不下遂诉至法院,宜兴法院立案受理后,依法追加南京市鼓楼医院为第三人。经审理后,法院以受精胚胎为含

* 张广,北京德恒律师事务所顾问。

〔1〕 百度百科:辅助生殖技术,https://baike.baidu.com/item/%E8%BE%85%E5%8A%A9%E7%94%9F%E6%AE%96%E6%8A%80%E6%9C%AF/1994549,2018年1月15日访问。
〔2〕 案件事实参考:《我国首例冷冻胚胎继承案宣判》,发表于2014年9月17日腾讯网,http://new.qq.com/cmsn/20140917/20140917056607,2018年1月15日访问。

有未来生命特征的特殊之物,不能像一般之物一样任意转让或继承,依法不能成为继承的标的,以及施行体外受精-胚胎移植手术的沈某、刘某夫妻已经死亡,其留下的胚胎所享有的受限制的权利不能被继承为由,判决驳回原告沈某父母与被告刘某父母之间关于监管处置胚胎并由原告自行保管的诉讼请求。

无锡市中级人民法院二审后,撤销宜兴市人民法院判决,4 位老人共同监管和处置南京鼓楼医院的 4 枚冷冻胚胎[1]。

案例二:张先生与王女士于 2002 年登记结婚,双方婚后一直想要个孩子,但张先生没有生育能力,便通过人工授精的方式于 2004 年生育了一女(该女与张先生并无生物学上的父女关系)。后双方感情破裂,王女士向人民法院起诉离婚。王女士在一审中起诉称,双方于 2008 年 3 月起分居至今,双方感情已经破裂,起诉离婚,并要求女儿贝贝由她抚养。张先生则不同意离婚。张先生认为离婚会对孩子产生不利影响,如果离婚则要求孩子由他抚养,因为王女士没有工作,没有能力抚养孩子。

在一审法院审理过程中,双方均称张先生没有生育能力,女儿贝贝属于人工授精所生,与张先生之间没有血缘关系。关于婚后子女抚养问题,一审法院认为,张先生与女儿贝贝为法律上的父女关系,二人没有血缘关系。但婚姻关系存续期间夫妻对子女具有共同的抚养义务。考虑到女儿由母亲抚养对其生活更为有利,且经过调查,王女士有稳定的收入,具有抚养贝贝的经济条件,因此法院判定女儿由母亲抚养,同时张先生支付抚养费每月 2 000 元至贝贝 18 周岁为止[2]。

案例三:2010 年,张某通过代孕中介介绍认识了晓玲(化名),请她帮忙代孕。双方约定代孕期间生活费每月 5 000 元,抱小孩时再付 20 万元,该约定没有签书面合同,只是口头约定。2012 年 3 月,晓玲生下了非婚生女儿芳芳(化名)。孩子出生后,张某夫妻兴高采烈,认为"后继有人"。他们二人找到晓玲要孩子,认为既然是"代孕",晓玲也收了钱,生了孩子当然应该归付钱的一方。但是,母性使然,晓玲拒绝将孩子交给张某夫妇,并否认自己是"代孕"的,称孩子是她与张某的情感结晶,跟她存在直接血缘关系,认为孩子应该留在自己身边。张某多次试图要回孩子未果,决定向晓玲停止"物质支持",不再给晓玲每个月 1.5 万元的生活费用,张某甚至怀疑"孩子不是自己的骨肉",要求对孩子进行亲子鉴定。但亲子鉴定的最终结果表明,这个非婚生女与张某和晓玲均有血缘关系,孩子就是他们两个人的。

"代孕女"晓玲将张某告上了法庭,要求其支付孩子的"抚养费"。在庭审过程中,法官认为,根据法律规定,非婚生子女享有与婚生子女同等的权利,任何人不得加以危害和歧视。不直接抚养非婚生子女的生父或生母,应当负担子女的生活费和教育费,直至子女能独立生

---

[1] 《首例冷冻胚胎继承案二审宣判胚胎可继承》,发表于 2014 年 9 月 18 日中国网—法治中国—法治观察栏目,http://www.china.com.cn/legal/fzgc/2014 - 09/18/content_33546004.htm,2018 年 1 月 15 日访问。

[2] 案件事实参考:《夫妻离婚争试管婴儿抚养权 一审孩子判给母亲》,发表于 2015 年 7 月 23 日搜狐网其他频道,http://www.sohu.com/a/23891902_114766,2018 年 1 月 15 日访问。

活为止。本案中,原、被告对非婚生子女都有抚养的权利和义务,但是,哺乳期的子女以跟随哺乳的母亲抚养为宜,被告张某应当支付非婚生子女的部分生活费、教育费直至孩子独立生活为止。最终,法官判定将非婚生子女判决给晓玲抚养,张某需支付给晓玲抚养费 64 万元至以非婚生子女名义开立的银行账户。同时为了保证金额全部用于抚养孩子成长,晓玲可每月支取 3 000 元,张某有权对孩子抚养费的使用情况进行必要监督,晓玲当月支取的抚养费如超过 3 000 元,应征得张某的同意[1]。

一、人类辅助生殖技术的含义与内容

人工生殖技术是指用现代科学和医学技术、方法改变性与生殖的联系或代替人类生殖过程中的某一环节或全部过程。人工生殖技术,从广义上说,包括控制生育技术和辅助生育技术两个方面. 从狭义上说,就是指辅助生殖技术。控制生育技术是将性与生殖分离,主要解决人口数量问题;而辅助生育技术是将生殖与性分离,主要解决不育问题[2]。

(一) 人工授精

人工授精(Artificial Insemination,AI)是指用人工方式将精液注入女性体内以取代性交途径使其妊娠的一种方法。根据精液来源的不同,人工授精分为:夫精人工授精(AIH),即使用丈夫的精子所进行的人工授精;供精人工授精(AID),即使用供精者的精子所进行的人工授精。

(二) 体外受精

体外受精(In Vitro Fertilization,IVF)又叫体外受精－胚胎移植(In Vitro － Embryo Transfer,IVF－ET),是指从女性体内取出卵子,在器皿内培养后,加入经技术处理的精子,待卵子受精后,继续培养,到形成早期胚胎时,再转移到子宫内着床,发育成胎儿直至分娩的技术。由于受孕过程的最早阶段发生在体外试管内,因此俗称"试管婴儿技术",生育出来的婴儿称为"试管婴儿"。体外受精主要解决女性不孕问题,对于开展人类胚胎学和遗传工程学的研究也具有重要意义。

(三)代孕

代孕是指在需求女方完全丧失生育能力的前提下,将其卵子(或代孕志愿方卵子)与丈夫的精子结合成受精卵,在代孕志愿方子宫完成整个孕育过程并顺利生产的行为。代孕分为体外受精(试管婴儿 IVF)和人工授精两种方式。代孕不涉及性关系,因而它是属于人工生殖技术的一种。代孕一般分为四种:一为精子、卵子均来自夫妻双方,借用代孕妈妈的子宫,也称作"完全代孕"。二是精子来自丈夫,卵子由代孕者提供,经体外受精(试管婴儿)后,

---

〔1〕 案件事实参考:《企业家"请人代孕"引抚养权争夺 代孕妈妈按姿色标价》,发表于 2012 年 12 月 2 日新浪网新闻中心,http://news. sina. com. cn/o/2012 － 12 － 02/172025712337. shtml,2018 年 1 月 15 日访问。

〔2〕 高艳莉:《生命法学视野下的代孕法律行为研究》,载《医学与法学》2016 年第 1 期,第 56 页。

由代孕者怀孕生育。三是精子来自需求方,卵子由代孕妈妈提供,经人工授精后,由代孕者怀孕生育。第二、三种都是"局部代孕"。四为卵子由妻子提供,经异质人工授精后通过胚胎移植由代孕者生育,这种方式也是"局部代孕"〔1〕。代孕是一种新的观念、新的趋势。现今人类文明高度发达,但仍有许多不孕夫妇无法拥有自己的小孩。20 世纪 70 年代以来,随着人工生殖(IVF-ET)科技的迅速发展,欧美各国陆续开始有人委托代孕妈妈怀孕生子,以完成生儿育女的愿望。代孕在国外已经成了解决不孕症的一种临床选择。

人工生殖技术利用得当造福人类,利用不当则有可能危害人类。人类辅助生殖技术就存在着许多隐患:① 人工生殖技术的应用推广不是一个单纯的、孤立的科技问题,它不可避免地会受到传统习俗与道德观念的强烈冲击。立法可以克服社会的某些阻碍作用,促进生殖技术与社会的协调。② 人工生殖技术的使用过程有时并不安全。如操作人员失误造成患者怀错孕引发婴儿争夺战,患者因生殖技术而感染上艾滋病等。立法可以保障生殖技术的安全,并禁止生殖技术商业化,保证其纯洁性。③ 人工生殖技术在一定程度上取代了自然生殖的环节,必然会引发一系列的伦理道德问题。立法可以明确有关婴儿的法律地位、父母子女身份,理顺生殖技术产生的复杂人际关系,有助于家庭的和睦、社会的稳定,有助于充分保障公民的生育权利,促进计划生育。

二、人类辅助生殖技术带来的伦理危机

(一) 辅助生殖带来了生育与婚姻的分离

辅助生殖技术为患不育症的夫妇带来了希望,使他们能够享受生儿育女的权利,体验天伦之乐。但是这一技术改变了人类的自然生殖方式,使夫妻间不需要性行为就可以培育后代,用人工操作代替了性交,这就切断了婚姻与生育的必然联系。中华民族的传统道德将生儿育女看作婚姻的永恒纽带,然而人工授精技术使育龄妇女认为无须丈夫和家庭就可以满足生育的愿望,破坏了婚姻家庭关系〔2〕。更应当引起社会关注的是一些未成年少女受到有关人工生殖的虚假商业宣传的影响,不注意保护自己,认为人工生殖技术任何时候都可以满足自己生育的愿望,致使她们婚姻家庭观念淡薄,不利于年轻一代的健康成长。

(二) 辅助生殖带来了传统家庭关系的改变

在传统的家庭关系中,生儿育女是在夫妻关系中进行的,人类生殖技术如果过度使用,将使生儿育女在夫妻关系外存在,使传统的家庭模式发生变化,出现家庭模式的多元化〔3〕。如多父母家庭:生殖技术的运用给孩子制造了多个父母亲〔4〕,最多可有 5 个(遗传上的母

---

〔1〕 张晓雪:《代孕辅助生育法律问题研究》,吉林大学 2014 年硕士学位论文。

〔2〕 邱仁宗:《生殖技术及伦理思考》,载《科技日报》2002 年 5 月 24 日版。

〔3〕 李战胜、袁长海:《人类辅助生殖技术的伦理问题和法律对策》,载《中国卫生事业管理》2007 年第 2 期,第 106 - 107 页。

〔4〕 刘东琪:《关于商业型代孕中尊严与自主性及可行措施的伦理思考》,载《法制与社会》2015 年第 23 期,163 - 164 页。

亲、孕育母亲、抚养母亲、遗传上的父亲及抚养父亲);亲属关系不清家庭:母亲可以为女儿当孕育母亲,姐姐可以为妹妹代孕母亲,人伦关系变得难以梳理;不婚家庭:单身男士可通过找人代孕做不婚爸爸,单身女子也可通过人工授精做不婚妈妈;同性双亲家庭:男同性恋者可以雇用代孕母亲,女同性恋者可以用人工授精。从社会伦理的角度而言,这样做有许多弊端,不仅会使正常的家庭解体,更重要的是影响到孩子的正常成长。所以辅助生育技术的运用应该有一定的范围限制,卫生部新修订的《人类辅助生殖技术规范》也要求医疗机构在实施试管婴儿技术中,禁止给不符合国家人口和计划生育法规和条例规定的夫妇和单身妇女实施人类辅助生殖技术。

(三) 辅助生殖增加了多胞胎现象

促排卵药物和人类辅助生殖技术的使用使我国多胞胎的出生率正在急剧增加。有些医疗机构和医务人员在金钱利润或急于"填补"某项技术空白想法的驱使下[1],利用人工生殖技术盲目开展辅助生殖,将对我国的计划生育、优生优育工作带来不利影响。我国人口基数大,计划生育是我国长期坚持的基本国策,实践证明是非常正确的。不符合人类繁衍自然规律的多胞胎现象,以及由此给社会、家庭、人口素质可能带来的一系列问题,足以引起国家和社会的重视,人类辅助生殖技术市场亟待整顿规范,加强法律调控,禁止人为制造"多胞胎"。

(四) 辅助生殖导致人工授精商业化

人工授精走向商业化将会导致供精者不关心其身体或行为上的缺陷,隐瞒遗传病史或性病史,可能驱使个别人多次多处捐精而导致近亲婚配问题;医疗机构为获利而忽视精子质量,这必将影响人类的优生优育[2]。因此,把精子作为商品买卖是不合适的。我国卫生部目前已实施的《人类辅助生殖技术管理办法》[3]和《人类精子库管理办法》[4]明文规定不得进行任何形式的精子买卖。

(五) 辅助生殖带来了血亲婚配的危险

随着辅助生育技术的应用,血亲通婚的问题也应当引起人们的关注。血亲通婚是指辅助生育技术后代的近亲婚配[5]。采用同一供精者的精液授精后生育的多个后代,供精者、受精者及后代均互盲,到了婚龄,可能会相互婚配,生儿育女[6],这在法律和伦理上都是不允许的。尽管这种情况发生的概率很小,但是随着生殖技术的广泛开展,自愿供精者供精次数的增多,其发生的概率也会逐渐升高。因此,应该从提高人口素质的战略高度来严格管理

---

〔1〕 李战胜、袁长海:《人类辅助生殖技术的伦理问题和法律对策》,载《中国卫生事业管理》2007 年第2 期,第 106 - 107 页。

〔2〕 李战胜、袁长海:《人类辅助生殖技术的伦理问题和法律对策》,载《中国卫生事业管理》2007 年第2 期,第 106 - 107 页。

〔3〕《人类辅助生殖技术管理办法》第 3 条第 2 款:"禁止以任何形式买卖配子、合子、胚胎。"

〔4〕《人类精子库管理办法》第 3 条第 2 款:"任何单位和个人不得以营利为目的进行精子的采集与提供活动。"

〔5〕 刘学礼:《辅助生育技术的伦理聚焦》,载《中国医学伦理学》2003 年第 1 期,第 37 - 38 页。

〔6〕 罗莉、王海燕、乔杰等:《供精人工授精后代近亲婚配的伦理学新思考》,载《中国医学伦理学》2011 年第 2 期,第 226 - 227＋259 页。

生殖技术[1],特别是对精源的管理,目前一般采用的措施是,限制同一供精者供精的次数,控制同一份精液的使用次数,不断更换供精者,在不同地区分散转换供精者的冻精。

三、人类辅助生殖技术引发的法律问题

(一) 人体冷冻胚胎的法律属性即人格权法律问题

目前,我国法律法规并未对人体冷冻胚胎的法律地位和性质作出明确规定[2]。卫生部颁布的《人类辅助生殖技术管理办法》《人类辅助生育技术规范》中"禁止以任何形式买卖配子、合子、胚胎""禁止实施胚胎赠送",也并未界定胚胎的法律性质。理论上对于人体冷冻胚胎法律属性的描述,视角和倾向各异。有观点认为,自然人的器官、血液、骨髓、组织、精子、卵子等,以不违背公共秩序与善良风俗为限,可以作为"物"[3],认为胚胎属于"物"的法律界定。但是需要明确的是,冷冻胚胎与诸如器官、血液、组织、精子、卵子等物质还存在本质上的区别,前者具备发育为生命的潜能[4],这也是伦理学家强烈主张胚胎属于具有人格利益的物体的根本原因,而后者在符合人类生殖伦理的条件下无论如何不能单独培育为人的生命,故而将其纳入物的民法调整范畴以满足社会需要,并不违背相关伦理禁忌。

笔者认为,人体胚胎属于具有人格利益的特殊物品,具有一定的生物学、伦理学和社会学属性,但是严格意义上来说依然属于物品,但是特殊情况下该物品的所有权以及保管使用权应当受到严格的限制,比如是否应当共有、是否仅能由具有专业设备和保管能力的机构进行代为保管,并且不能通过代孕等非法手段进行使用等。现阶段,在人体冷冻胚胎法律属性并无明确界定、理论争议较大的情形下,比较务实的思路应该是跳出理论争议的漩涡。具体而言,虽然人们对于人体冷冻胚胎的法律性质和地位的认识存在巨大差异,但是在整体上没有观点否认人体冷冻胚胎属于一种客观的物质存在,这种"物质存在性"不管是对于作为权利主体的存在还是作为权利客体的存在都能涵盖,是一种跨越了主体说与客观说观点差异的上位概念。这种客观上的物质存在具有特定的价值。在上述案例中,对四位失独老人而言,即使不考虑时代变迁、政策改变,国家代孕政策允许时能够培育为子孙后代的最原始、最真实愿望,单是从精神寄托、情感慰藉载体的角度考虑,也应当承认失独老人对于亡故子女所遗留的胚胎具有天然正义的情感和倾向。在此基础上,将四位老人对于胚胎的权利属性诉请归纳为"监管、处置权纠纷"进而支持失独老人对其亡故子女遗留的胚胎享有"监管、处置权"也就变得顺理成章。在人伦角度,冷冻胚胎具有潜在的生命特质,不仅含有 DNA 等遗

---

[1] 李战胜、袁长海:《人类辅助生殖技术的伦理问题和法律对策》,载《中国卫生事业管理》2007 年第 2 期,第 106 - 107 页。

[2] 时永才、张圣斌、庄绪龙:《人体冷冻胚胎监管、处置权归属的认识》,载《人民法院报》2014 年 10 月 22 日版。

[3] 肖森华:《物权视角下人工体外授精子女的法律地位认证》,载《南华大学学报(社会科学版)》2007 年第 6 期,第 69 - 72 页。

[4] 杨立新:《人的冷冻胚胎的法律属性及其继承问题》,载《人民司法》2014 年第 13 期,第 25 - 30 页。

传物质,而且含有双方父母两个家族的遗传信息,双方父母与涉案胚胎亦具有生命伦理上的密切关联性。在特殊利益保护角度,胚胎是介于人与物之间的过渡存在,具有孕育成生命的潜质,比非生命体具有更高的道德地位,应受到特殊尊重与保护。

(二) 辅助生殖孩子(试管婴儿)的抚养权、监护权等人格权法律问题

在现代科技的影响下,婴儿的诞生一般有三种方式,即传统的自然受孕、人工授精以及试管婴儿[1]。人工授精与试管婴儿的区别[2]在于人工授精是在母体子宫内直接进行精子与卵子的结合过程,只是精子进入子宫的方式需要依靠科学技术。而试管婴儿又叫母体子宫外受精,是指分别将精子与卵子取出体外,利用人工技术使得精子与卵子在试管内结合成受精卵,再将受精卵移植回母体子宫内自然发育而诞生的婴儿。根据精子与卵子的来源不同,我们又可以把试管婴儿分为同质授精和异质授精[3]。同质授精是指精子与卵子的提供者与该婴儿名义上的父母是相同的,而异质授精则是指精子或者卵子的提供者与该婴儿名义上的父母是不同的,即有第三人的精子或卵子的参与,甚至精子和卵子都来自他人,与名义上的父母没有任何血缘关系。

根据最高人民法院在 1991 年 7 月 8 日《关于夫妻离婚后人工授精所生子女的法律地位如何确定问题的批复》司法解释的意见:"在夫妻关系存续期间,双方一致同意进行人工授精,所生子女应视为夫妻双方的婚生子女,父母子女之间权利义务关系适用《婚姻法》的有关规定。"另外,《人类辅助生殖技术和人类精子库伦理原则》中有一个保护后代原则,详细地规定了医务人员的告知义务,即医务人员有义务告知试管婴儿技术的接受者通过人类辅助生殖技术出生的后代与自然受孕分娩的后代享有同样的法律权利和义务,包括后代的继承权、受教育权、赡养父母的义务、父母离异时对孩子监护权的裁定等,医务人员有义务告知接受人类辅助生殖技术治疗的夫妇,他们对通过该技术出生的孩子负有伦理、道德和法律上的权利和义务,即使孩子发育有缺陷也不得遗弃孩子,必须承担起一对正常父母亲照顾孩子所应当承担的责任。

目前有些国家的法律就仅仅对精子来源于丈夫的人工授精所生子女的监护权作出了具体规定。比如说 2002 年瑞典修订后的《体外授精法》中有规定,只要使用的是丈夫的精子实施体外授精,该子女为丈夫的婚生子女,不得以反证推翻,因为他确实是子女事实上的生父,应当适用亲子关系的法律。这项规定具有一定的局限性,因为只是涉及了一种类型的人工授精,而忽略了精子或者卵子来源于他人的类型,无法适用于其他类型案件的处理。再例如美国 2000 年修订的《统一亲子法》中规定:在人工生殖技术中,如果妻子以丈夫的精子怀

---

〔1〕 袁红江:《浅议试管婴儿的监护权》,发表于 2017 年 3 月 29 日湖南法院网—审务信息公开—调查研究栏目,http://hunanfy. chinacourt. org/article/detail/2017/03/id/2647462. shtml,2018 年 1 月 20 日访问。

〔2〕 百度百科:人工授精与试管婴儿的区别,https://baike. baidu. com/item/%E4%BA%BA%E5%B7%A5%E6%8E%88%E7%B2%BE%E5%92%8C%E8%AF%95%E7%AE%A1%E5%A9%B4%E5%84%BF%E7%9A%84%E5%8C%BA%E5%88%AB/19268999,2018 年 1 月 20 日访问。

〔3〕 张燕玲:《人工生殖法律问题研究》,山东大学 2006 年博士学位论文。

孕,那么丈夫就是子女法律上的父亲[1]。其实这个类型的人工授精所生子女与自然生育的子女的差别只在于受精卵的产生场所不同,没有本质上的区别[2]。

试管婴儿的监护权纠纷也有可能发生在该夫妻与实际的精子来源者之间。当精子来源于他人时,纠纷之一在于该夫妻认为精子捐献者与试管婴儿之间存在血缘关系,因此也需要承担抚养义务。但是这种观点对于精子捐献者来说是不公平的,因为精子捐献者捐献精子实际是为解决人类在繁殖后代的进程中所遇到的技术问题作贡献,是对试管婴儿技术研究的支持,我们必须保障精子捐献者的合法权益不受侵犯。纠纷之二在于精子捐献者想要争取试管婴儿的监护权而违背协议与该夫妻发生争议。为了更好地预防和处理试管婴儿技术中因精子捐献而产生的各种问题,各国法律都普遍规定,医疗机构必须合法成立且资质完备,其次利用他人捐献的精子,通过试管婴儿技术生育的子女,与该精子的提供者没有任何法律关系,捐献者无须承担抚养义务,相应的也不拥有监护权,不产生财产继承关系。同时,为了避免试管婴儿技术被滥用,也为了维护人类最基本的人格尊严与自由,一些国家的法律还规定,严禁在没有本人书面同意的情况下,擅自用其精子或卵子进行试管婴儿技术,一旦被发现,擅用者与医疗机构必须承担相应的民事赔偿责任以及行政责任。我国卫生部颁布的管理办法中规定,试管婴儿的精子只能来源于国家批准建立的人类精子库,而供卵对象仅限于正在正规医疗机构接受试管婴儿技术治疗并且自愿捐献精子或者卵子的患者,不得选择自己的亲戚朋友作为供卵对象,因此实质上供卵者和受卵者之间是双盲的,即互不相识。医疗机构以及医务人员均负有保密义务,不得透露任何一方的任何个人信息,这也是预防试管婴儿监护权纠纷发生的有效方法。只有以正当的目的、合法的方式手段,才能真正发挥试管婴儿在人类繁育发展进程中的作用。因此试管婴儿技术的应用必须遵循一个原则,即在资质合格的医疗机构中进行,以治疗不孕不育为目的,并符合国家计划生育政策,符合中国的公序良俗及道德伦理原则,不得违背有关的法律规定。

对"同质授精"所生子女,其法律地位不会被质疑,但对"异质授精"所生子女的法律地位则不免让人产生疑问。前文曾提及,《关于夫妻离婚后人工授精所生子女的法律地位如何确定问题的批复》司法解释的意见:"在夫妻关系存续期间,双方一致同意进行人工授精,所生子女应视为夫妻双方的婚生子女,父母子女之间权利义务关系适用《婚姻法》的有关规定。"对于人工授精所育的"试管婴儿",在父母离婚时抚养问题可分以下五种情况进行处理:① 精子与卵子来源于夫妻双方,这种情况很好理解,只是借助了科学辅助技术孕育生子,孩子与双方均有血缘上的联系,是双方的婚生子女、亲生子女,离婚时对子女抚养权的处理与正常自然受孕生育的子女相同。② 如果在婚姻关系存续期间,事先经过夫妻双方的一致同意,或事后一方明确表示没有异议,由夫(或妻)一方提供精(或卵),第三人提供卵(或精)而实施的人工授精,所生子女视为夫妻双方的婚生子女,与夫妻以外的供精、供卵者不发生父

---

〔1〕 席欣然、张金钟:《美、英、法代孕法律规制的伦理思考》,载《医学与哲学(人文社会医学版)》,2011 年第 7 期,第 25 - 27 页。

〔2〕 刘卫先:《自然体与后代人权利的虚构性》,载《法制与社会发展》2010 年第 6 期,第 19 - 27 页。

母子女关系。在离婚时对于该子女的抚养问题与上述第一种情况相同。③ 在婚姻关系存续期间,如果妻子未经丈夫同意,采用他人精子人工授精生育子女,所生子女与丈夫无法律上的父子关系,丈夫不承担抚养义务,其精源提供者也不承担抚养义务,不论是否离婚,该子女由女方独立抚养。④ 在婚姻关系存续期间,如果丈夫未经妻子同意,采用与他人提供的卵子实施人工授精,所生育子女与妻子在法律上没有亲子关系,妻子不承担抚养义务,其卵源提供者也不承担抚养义务,不论是否离婚,该子女由男方独立抚养。⑤ 对于采用人工授精之后,可能有不植入妻子子宫而植入其他女性子宫进行"代孕"分娩的情况,即使"代孕"者同时也是卵源提供者,"代孕"者与所生子女间不发生亲子关系,对所生子女不承担抚养义务。

(三) 代孕生子所产生的抚养权、监护权等人格权法律问题

代孕俗称借腹生子,指将精子与卵子通过试管婴儿等技术在体外结合成的受精卵植入代孕母亲的子宫,由代孕母亲承担从怀胎到分娩的过程[1],代孕母亲与委托夫妻之间存在(代孕)协议,委托夫妻只需向代孕母亲支付报酬,协议一般约定孩子出生后与代孕母亲不再存在任何关系。

关于代孕合同的法律行为是否合法的观点,目前理论上主要有两种:肯定说认为只要代孕合同满足合同生效的全部要件,即为合法有效[2],因为人人都有生育的权利,可以对生育方式作出自己的选择,而代孕只是夫妻对孕育胎儿的场所作出其他选择,有利于生育权利的行使,也是解决不孕不育患者生育问题的有效途径;否定说认为代孕合同违背了合同生效要件,即合同法中不得违反公序良俗以及法律法规的禁止性规定,合同行为自始不生效,并且代孕行为只是把代孕母亲当作生育的工具,是对人格尊严的践踏,也是对道德、伦理以及法律的极大挑战,不利于社会道德观的正确树立,应当严厉禁止,严格管理,一旦发现必须对医疗机构及其医务人员加以严厉处罚,并且追究行政责任。我国立法对于代孕行为采取的是否定说,虽然 2017 年最新公布的《人口与计划生育法》中将"禁止以任何形式买卖精子卵子,禁止任何人以任何形式实施代孕"的规定明文删除,但并不代表法律承认代孕合法,因为还有两部部门规章对代孕作出了禁止性规定,即《人类辅助生殖技术管理办法》和《人类精子库管理办法》对代孕作出更具体的规定。但是根据实际情况可知,一味地禁止代孕是不科学的,因为中国的不孕不育率正在逐渐升高,而治愈率却不太乐观,特别是对于女方子宫有难以治愈的病症的夫妻来说,代孕将是他们生育子女的唯一途径。同时,由于法律上禁止代孕,使得地下代孕市场异常繁荣,费用极高,安全性没有保障,普通人根本支付不起报酬,使得有些人甚至直接到承认代孕合法的国家进行海外代孕[3]。因此我们必须探讨出一个周

---

〔1〕 搜狗百科:代孕,http://baike. sogou. com/v64476050. htm? fromTitle=％E4％BB％A3％E5％AD％95,2018 年 1 月 20 日访问。

〔2〕 肖永平、张弛:《比较法视野下代孕案件的处理》,载《法学杂志》2016 年第 4 期,第 65 - 73 页。

〔3〕 袁红江:《浅议试管婴儿的监护权》,发表于 2017 年 3 月 29 日湖南法院网—审务信息公开—调查研究栏目,http://hunanfy. chinacourt. org/article/detail/2017/03/id/2647462. shtml,2018 年 1 月 20 日访问。

全的方案,既能保障道德伦理与法律之间的关系不被破坏,又能保证人们的生育权利得以行使,人类繁育后代的进程不被阻挠。从中国的道德观念和法律政策上考虑,代孕行为在中国的合法性之路还很漫长。

代孕行为虽然是不合法的,但是因代孕而生育的子女利益不应当因此受到歧视和损害,确定通过代孕所生的试管婴儿的监护权归属于谁的原则,才能更好地保护婴儿的权利。如果按照谁分娩谁为母亲、谁提供精子谁为父亲的传统亲子认定规则[1],则代孕者毫无疑问就是孩子的母亲,这就造成了一个重大问题,孩子的母亲和父亲不是法律上的夫妻,处在两个家庭,不利于孩子的成长。如果按照血缘说,代孕者与孩子之间不存在血缘关系,孩子的监护权就没有争议地属于其父母亲[2],但是代孕者十月怀胎一朝分娩,在这个过程中对孩子也倾注了满腔爱意,直接否定了代孕者与孩子之间的关系对代孕者并不公平,当然这种说法也难以解决卵子来自代孕者的情况。然而如果按照意思表示说,代孕者与代孕夫妻之间签订的代孕协议就是代孕者放弃与孩子的关系的意思表示,则试管婴儿的监护权归属于代孕夫妻[3]。如果按照最利于孩子成长说,法官会考虑代孕者与代孕夫妻的经济等各方面情况,判定孩子跟随哪一方能得到更好的照顾,当然,这种有利程度取决于法官的价值判断,具有一定的随意性和不确定性。现在对于如何确定代孕生子的监护权还未能取得一个获得广泛认同的结论,但是笔者认为,代孕行为在中国仍然在一定时间内被我国法律法规所禁止,则代孕合同属于无效合同,并不具备依据合同而产生的强制法律效力,代孕妈妈作为孩子生物学上的母亲,同样也是法律上的当然的母亲,而提供精子的父亲一方也是法律上的父亲,不因代孕而影响孩子的亲属权益和抚养监护权,一旦因代孕问题引发纠纷,则依然会按照现有法律规定进行处理,并不因代孕合同而影响法定的权利义务。

---

〔1〕 刘成明:《论代孕母亲所生子女的身份确认》,载《攀登》2007 年第 3 期,第 110 - 113 页。

〔2〕 袁红江:《浅议试管婴儿的监护权》,发表于 2017 年 3 月 29 日湖南法院网—审务信息公开—调查研究栏目,http://hunanfy. chinacourt. org/article/detail/2017/03/id/2647462. shtml,2018 年 1 月 20 日访问。

〔3〕 侯卫清:《养育母亲获得代孕子女监护权之法律基础》,载《人民司法(案例)》2017 年第 2 期,第 4 - 11 页。

第二章　人体器官移植法律问题

死刑犯身体器官捐赠的法律问题

熊永明*

死刑犯[1]进行器官捐赠会涉及诸多重大而基本的法律问题和制度问题，比如是否应该允许死刑犯捐赠器官，死刑犯捐赠器官如何保证完整体现其意志，死刑犯捐赠器官是否会对刑罚产生实质上的影响，死刑犯捐赠器官后是否可以获得相应的待遇，如何看待我国全面禁止死刑犯捐献器官，等等，这需要学理和立法的积极回应。

一、我国开始全面禁止死刑犯捐献器官的原因

毋庸讳言，长期以来，我国医学临床一直广泛地使用死刑犯的身体器官，死刑犯身体器官成为器官移植的一个非常重要的来源，但自 2015 年起，器官移植不再使用死刑犯的身体器官。早在 2014 年"中国 OPO 联盟研讨会"上，原卫生部副部长、全国政协常委黄洁夫教授就对外表示，从 2015 年 1 月 1 日起，中国停止死囚器官使用，器官移植使用公民器官捐献。在 2015 年 1 月 11 日中央电视台"面对面"节目中，他再次面对媒体访谈坦诚说道，中国以后不再依赖死刑犯器官捐献，而主要靠人们自觉捐献。[2]

中国之所以不再提倡死刑犯捐献器官，主要原因在于：一是很难判断死刑犯同意捐献器官是否真实自愿；二是停止使用死刑犯的身体器官，有利于更好地保护人权，加强与国际接轨；三是中国死刑犯捐献器官程序不够完善。因而，如果死刑犯真的愿意捐献器官，应该排除司法机关对其死后尸首的"专有权"，能够清楚表达书面意愿的，一般要法院、检察院、红十字会、死囚犯的律师（如果没有律师，必须在这个时段指派律师）和死囚犯的遗属等共同"见证"对其器官的摘取。

不过，黄洁夫教授在《面对面》中接受媒体访谈时却谈到了一点"特殊"原因，说是没有办法对死刑犯表示致哀或者敬意、敬重和敬畏，故才自然关起死刑犯捐献器官的大门。一般摘取器官时，医生等都会对死者通过致哀的方式来表达敬意。如果捐献者是死刑犯的话，这种场合表达敬意就显得不自然、不和谐。但笔者认为这种"特殊"原因没有道理，这应该不是中国不再使用死囚犯器官的理由。死刑犯首先是一个独立的自然人，其当然享有法律赋予的

---

* 熊永明，男，南昌大学法学院教授，博士生导师。
〔1〕 这里所指的死刑犯仅指死刑立即执行这种情况，并不包括死刑缓期二年执行的情况。
〔2〕《黄洁夫：停用死囚器官》，央视网，http://news.cntv.cn/2015/01/11/VIDE1420988398831635.shtml。2015 年 1 月 15 日访问。

权利和自由,包括可以表达捐献身后器官的意愿。如果该死刑犯捐献器官是真心实意,为什么医生就不能对其表达基本的缅怀和凭吊呢?因为医生致谢的是其捐献行为,而不是其死罪行为。从法律上应该否定死刑犯的犯罪行为,但从医学上却应该肯定死刑犯的捐献行为。其实,早先在其他场合,黄洁夫就曾经明确表示:"死囚也是公民,其自愿捐献身后器官,应得到同样的缅怀。捐献器官也应纳入中国唯一的器官分配系统,自动分配给最需要的患者。"[1]显然,黄洁夫教授在两个不同场合表达了自相矛盾的看法。进一步而言,如果以后我们还会继续接受死刑犯捐献身后器官,那么在"中国 OPO 联盟研讨会"上做出的"我国全面禁止死刑犯捐献器官"誓言就显得多余了;如果以后我们重新接受死刑犯捐献器官的话,那么对捐出身体器官的死刑犯致哀就会在情感上变得顺畅起来吗?

二、提倡死刑犯捐献器官仍然具有合理性

在能否利用死刑犯器官问题上,学界历来就有"赞成说"和"反对说"之争。

"赞成说"认为,利用死刑犯处决后的器官移植,能够挽救因器官衰竭濒临死亡的病人,这对死刑犯无伤害,对社会和他人有益。人体器官应当视为民法上的物。器官在没有与遗体分离之前应当视为该物的组成部分,但经过分割,即构成了一种独立的物,与遗体一样,也应属于在法律允许的范围内可以支配和利用但限制流通之物。[2]而"反对说"则认为,利用死刑犯的器官不仅可能影响到公正执法,侵犯了死刑犯本人的所有权和人权,而且具有违宪性。[3]反对说之中又有"绝对反对说"和"相对反对说"的区分。前者主张,应当绝对禁止利用死刑犯处决后的器官供移植,也就是说,不管死刑犯生前是否表示同意捐献器官,也不管其亲属是否愿意,对死刑犯处决后的器官一概不能作器官移植用。后者则认为,死刑犯的器官一般不能利用,但在特定范围之内可以利用。对于死刑犯来说,即使死刑犯自愿,也不能进行尸体器官移植,更不能进行活体器官移植,无论是国家、政府还是社会,不应当接受死刑犯的器官捐献,未来立法时,应当禁止死刑犯器官移植,无论死刑犯自愿、同意与否,唯一可以考虑的例外情况是,允许死刑犯自愿地将自己的器官捐献给自己的配偶、近亲属。[4]

应该说,任何事物的是非曲直都是相对的,我们不能因为事物有可能出现"恶"的一面就全面否定该事物的存在,甚至拒绝其对社会、对人类有善行的一面,正所谓"在泼脏水时连孩子也一起倒掉",那样社会就可能裹足不前,甚至出现倒退现象。笔者认为死刑犯的器官可以摘取,而且不能采取"相对反对说"的主张,即仅仅限于死刑犯近亲属之间的范围。死刑犯

---

〔1〕《明年 1 月 1 日起,中国器官移植将全面停止死囚器官捐献》,中国青年网,http://news.youth.cn/jsxw/201412/t20141204_6166111.htm。2015 年 1 月 4 日访问。

〔2〕 余能斌、涂文:《论人体器官移植的现代民法理论基础》,载《中国法学》2003 年第 6 期,第62 页。

〔3〕 陈齐、罗璐:《变卖死刑犯器官现象亟应作出立法限制》,载《检察实践》2003 年第 5 期,第70 页。

〔4〕 曲新久:《论禁止利用死刑犯的尸体、尸体器官——死刑犯安排身后事的规范分析》,载《中外法学》2005 年第 5 期,第 560 页。

有权将自己的遗体和器官捐献给任何普通的公民、合法的部门或机构,但同时应当建议捐献者优先考虑将器官捐献给家庭困难的患者,因为这一类患者缺乏基本的经济基础,能够获得捐献的渠道和机会更少。将他们优先列在捐献接受对象中,符合社会的公平和正义。[1] 其实,如果能够使摘取死刑犯器官操作规范化、透明化、人性化,就用不着"一刀切"地放弃死刑犯器官的摘取,毕竟死刑犯属于立即要被剥夺生命之人,不问青红皂白地把这些最终处决的死刑犯的尸身一概付之一炬,与积极推动我国器官移植事业发展的宗旨多多少少是相背离的。笔者倾向于"赞成说"的主张,具体理由如下:

第一,从法律权利上来看,有利于充分实现其法律上的权利。从刑罚的角度看,死刑犯并没有被剥夺捐献人体器官的权利。根据我国刑法的规定,死刑犯被剥夺的仅仅是生命权以及选举权与被选举权,言论、出版、集会、结社、游行、示威自由,担任国家机关职务,担任国有公司、企业、事业单位和人民团体领导职务等政治权利和自由,而并没有明确规定剥夺其包括捐献器官的权利在内的其他权利。因而,死刑犯依然拥有捐献自己器官和遗体的权利。死刑犯对于自己的器官、遗体的处置,保证遗体完整不受破坏等,是死刑犯的一项重大权利。如果死刑犯生前不同意死后捐赠器官,或者生前没有做过明确表示,被处决后其亲属不同意捐赠器官,就不得摘取其器官作移植用;但是死刑犯如果生前做出了同意捐献器官的意思表示,法律就应积极保障其权利的实现,这是对其自决权的法律尊重。如果一味地强调人道主义,坚决否定死刑犯的人身器官处分权,忽视死刑犯自己的意愿,就会产生以下冲突和矛盾:一方面死刑犯确实想捐献自己的器官为社会做贡献却不被接受,另一方面急需器官移植的病人却苦于没有捐献器官的供体。

担心摘取死刑犯器官有可能出现暗箱操作具有一定的道理,死刑犯在何种情况之下而为捐赠器官之意思表示,其所为之意思表示是否完全出于本人之自有意思,并非全无问题。[2] 但是我们不能因噎废食,事实上,在我国医疗过程中,由于患者知识水平、认知能力等因素的限制而未能全面履行知情同意的情形并不罕见,但我们并未因此而完全禁止手术、特殊性检查等医疗活动。我们所应当做的不是简单一禁了之,而是要考虑如何进一步完善法律过程,尽量做到真正、完全的知情同意,尽量减少不良影响等。"很正常的是,在押者不确定他是否能做自由决定,但是在押的事实并不意味着他没有权利决定自己的意愿。这样的思考下,我们就会认为剥夺在押者捐献的权利是错的,这样会限制他们的自我决定权,这不符合民主。"[3] 同样,我们也不能因为死刑犯捐献尸体器官有可能难以严格贯彻知情同意而拒绝这一行为的实施,我们完全可以通过规范的管理和严格的知情同意来杜绝和避免不利因素。

[1] 赵永强:《论死刑犯器官捐献的可行性》,中国政法大学 2010 年硕士学位论文,第 20 页。

[2] 蔡墩铭:《医事刑法要论》,台湾翰芦图书出版公司,2005 年,第 317 页。

[3] Akvel,De Charro. The gift of life:The social and psychological impact of organ transplantation. New York:John Wiley & Sons,1977:431 - 433. 转引自蔡昱:《器官移植立法研究》,法律出版社,2013 年,第 333 页。

死刑犯身体器官捐赠的法律问题

第二，从法律效果上看，允许死刑犯捐献其器官，在客观上有利于平息或降低死刑犯家属与社会之间的情感冲突。刑罚的实施对罪犯及其亲属会不可避免地产生一些情感和心理上的冲突，法律应该努力解消犯罪人与被害人之间存在的严重情感冲突，充分考虑犯罪人及其家属的心理情绪，弱化其对刑事法及其实施的对抗抵触情绪。有学者认为，"取出死刑犯的器官对受害者的亲属来说也是对该罪犯的一种报复，尤其是犯罪情节极其凶残与恶劣的情形。这种惩罚是一种缓解受害者家人的愤怒的镇静剂，受害者亲属在他以后的日子里都必须靠这种镇静剂生活。"[1]从补偿性视角来看，虽然法院不能要求谋杀犯让受害者重新活过来，但是法院却可以要求谋杀犯去挽救那些需要移植器官的病人的生命，这是他对社会造成的损失的补偿方式之一。[2]可以说，死刑犯同意捐献出其器官本身就是一种通过赎罪来奉献社会的善行。有的人可能因一时错误受到惩罚甚至被判处死刑，这对本人、亲属的名誉都会造成极大的损害。如果死刑犯愿意捐器官，希望对社会做点贡献以减轻自己良心的不安，这不仅对本人、家属来说是一件善举，而且会让本人，尤其是亲属走出犯罪的阴影，得到精神上的解放，继续正常安稳地生活。如果禁止其捐献尸体器官，不仅白白焚化造成浪费，而且还不能体现死刑犯最后仅有的一点生命价值，会使他带着遗憾带着痛苦离开世界。[3]

第三，从社会效果上看，抑制或者反对摘取死刑犯器官，会使一些器官衰竭而濒临死亡的患者因得不到器官移植而死去，这不符合有利原则。允许死刑犯器官捐献，有利于缓解医疗卫生事业中器官或尸体短缺的现状。一方面，我国医学临床上严重缺乏用来移植的器官，供体的严重缺乏已制约了临床救治和移植技术的发展，许多急需通过器官移植挽救生命的病人因为不能得到器官而延误救治；另一方面，医学院校每年都需要大量的尸体用于教学和科研，但医学院校一直"尸"源紧缺，器官来源匮乏的矛盾只能通过捐献来解决。有观点认为，从公平道德义务视角看，社会剥夺谋杀犯的生命是彰显正义和生命珍贵的表现，对恶性案件中极度凶残的谋杀犯仅仅剥夺其作为人的资格还不够，也不公平。让一个无辜善良的人在本可以得救的情况下死去是不道德的，如果让死刑犯带着完好的器官下葬而不拿去拯救病人也是一种不道德的行为。现代医学水平的提升已经使得道德义务也包括把这些恶性案件中的谋杀犯的器官取出来拯救生命。[4]摘取死刑犯器官的医生一方面尊重了死刑犯自愿捐献的自主权，对死刑犯价值给予了应有的尊重，另一方面又用移植来的器官救治了新的生命。为此，有必要建立死刑犯器官或尸体捐赠的法律制度，这样可以在相当的程度上缓解供体短缺的状况，有利于保障死刑犯的合法权益，也有利于实现其最后的自身价值和社会

---

〔1〕 Geffrey Palmer. New ways to make international environmental law. The American Journal of International Law，1992，86：259 - 283. 转引自蔡昱：《器官移植立法研究》，法律出版社，2013 年，第385 页。

〔2〕 蔡昱：《器官移植立法研究》，法律出版社，2013 年，第 385 页。

〔3〕 杨品娥、刘俊荣：《服刑人员捐献器官的伦理和法律问题解析》，载《医学与社会》2010 年第 7 期，第 75 - 77 页。

〔4〕 Akvel，De Charro. The gift of life：The social and psychological impact of organ transplantation. New York：John Wiley & Sons，1977：431 - 433. 转引自蔡昱：《器官移植立法研究》，法律出版社，2013 年，第 383 页。

价值。同时,建立死刑犯器官或尸体捐赠制度,并且严格执行,可以一定程度上防范司法实践中死刑犯的器官或被随意移植和解剖,或被随意变卖,严重侵犯死刑犯权益和其家属情感的事实。死刑犯捐赠出的器官或尸体于对人体器官有巨大需求量的社会和等待器官移植的病人而言,无疑是一个巨大的福音,具有广泛的社会效应。[1]"如果让死刑犯人带着完好的器官下葬而不去拿来拯救那些本可得救的病人是一种不道德的行为。如果把死刑犯的健康器官埋了,社会就等于在有意地、知情地让无辜的需要移植器官的病人们死去。这是错误的,也是不道德的。"[2]

三、死刑犯捐赠器官涉及的基本法律问题

死刑犯捐赠器官的真实自愿该如何得到体现,如何从法律层面评价死刑犯自愿捐献器官的行为性质,如何确立死刑犯摘取器官的时间以及死刑犯摘取器官是否应该获得相应待遇等问题是摘取死刑犯器官时遇到的几个基本法律问题。

(一) 死刑犯捐赠时其亲属是否必须在场

对于执行死刑前死刑犯是否可以与其家属会见问题,我国刑事诉讼法陆陆续续做出了一些规定,《中华人民共和国刑事诉讼法》(简称《刑事诉讼法》)第 263 条规定:人民法院在交付执行死刑前,应当通知同级人民检察院派员临场监督。……执行死刑后,交付执行的人民法院应当通知罪犯家属。由于《刑事诉讼法》并没有对死刑犯临终前是否有权会见家属作出清楚明确的规定,故 2013 年 1 月 1 日生效的《最高人民法院关于适用〈中华人民共和国刑事诉讼法〉的解释》第 423 条对此予以明确化:第一审人民法院在执行死刑前,应当告知罪犯有权会见其近亲属。罪犯申请会见并提供具体联系方式的,人民法院应当通知其近亲属。罪犯近亲属申请会见的,人民法院应当准许,并及时安排会见。2007年 3 月最高人民法院、最高人民检察院、公安部、司法部《关于进一步严格依法办案确保办理死刑案件质量的意见》第 45 条也有这种规定:人民法院向罪犯送达核准死刑的裁判文书时,应当告知罪犯有权申请会见其近亲属。罪犯提出会见申请并提供具体地址和联系方式的,人民法院应当准许;原审人民法院应当通知罪犯的近亲属。罪犯近亲属提出会见申请的,人民法院应当准许,并及时安排会见。按照我国《刑事诉讼法》的规定,死刑执行时,应对罪犯验明正身,讯问有无遗言、信札,然后交付执行人员执行死刑。死刑犯捐献器官的意思表示当然属于"遗言",也属于"验明正身"时应当讯问的内容范畴。由于被判处死刑的罪犯完全处于弱势地位,在与死刑犯签订捐献器官的协议时,应当通知其家属到场

〔1〕 郭兴利、周洪雨:《死刑犯器官或尸体捐赠的立法保护》,载《法学杂志》2006 年第 3 期,第 145 - 147 页。

〔2〕 Geffrey Palmer. New ways to make international environmental law. The American Journal of International Law,1992,86:259 - 283. 转引自蔡昱:《器官移植立法研究》,法律出版社,2013 年,第385 页。

见证,或者由家属聘请律师到场见证。[1]同时,检察机关应该现场进行法律监督。医疗卫生和科研部门只有在死刑罪犯自愿并签名同意,或经其家属同意,并经有关卫生行政部门和司法部门严格审查批准的情况下,才可利用死刑罪犯的尸体或尸体器官。[2]1984年《关于利用死刑罪犯尸体或尸体器官的暂行规定》也明确规定:利用死刑罪犯尸体或尸体器官时,必须死刑罪犯自愿将尸体交医疗卫生单位利用,且经家属同意。

死刑犯家属到场见证死刑犯捐献器官有利于防范医务人员和司法人员在摘取死刑犯器官时胡作非为,有利于有效维护死刑犯捐献器官的真实性和有效性。应该说"死刑犯家属到场见证"总体上来说是合情合理的。但是,任何事物都是利弊共存,死刑犯家属到场见证固然益处多多,但是也会产生一些负面效应。毕竟死刑犯与其亲人之间存在情缘、血缘和亲缘的复杂情感,这就很容易在情感上干扰死刑犯的正确决断,从而对捐赠产生负面影响。如果家属必须到场,甚至这种捐赠必须得到家属同意的情况下才可以进行的话,由于罪犯亲属与罪犯之间具有天然的亲情关系,家属出于情感,往往可能会断然拒绝这种捐赠。刑罚的实施对罪犯及其亲属会产生后悔效应、痛苦效应和对抗效应,对被害人及其家属会产生失望效应和安抚效应。[3]因而,为了有效地推动死刑犯器官捐赠事业的进行,可以对死刑犯捐献器官作出一些变通,目前来看较为妥当的办法是充分发挥检察机关等监督机关的功能,[4]在死刑犯做出器官捐献的承诺时,在检察机关的法律监督和见证下,由红十字会来完成这些法律手续工作。当然,死刑犯的代理律师也完全可以到场监督。[5]甚至这种情况下死刑犯没有委托律师的,人民法院必须为其指派律师参与监督。更加具体地说,"死刑犯生前同意捐献的,必须以书面形式为准,且应当有两名律师在场见证,见证律师应当由死刑犯家属委托,……在死刑犯作出器官或尸体的捐献决定后,执行法院应当及时通知死刑犯家属,并在执行死刑前安排死刑犯和其家属见面"。[6]

另外,有观点指出,国际刑法学协会第十四届代表大会通过的《关于刑法与现代生物医学技术问题的协议》也明确规定了"各国对死刑犯遗体的适用应征得死刑犯或其家属的同意,并且尊重当地的风俗习惯"。[7]据此推断认为,死刑犯捐献器官必须家属到场。但是这

---

〔1〕 刘晓原:《死刑犯捐献器官应由家属见证》,载《法制生活报》2012年3月9日,第2版。

〔2〕 卢建平:《器官来源的合法性探讨》,载《云南大学学报(法学版)》2007年第5期,第109页。

〔3〕 徐平:《论刑罚的心理效应》,载中国法学会刑法学研究会:《全国刑法硕士论文荟萃》,中国人民公安大学出版社,1989年,第430-434页。

〔4〕 司法实践中,检察人员对死刑临场监督,至死刑执行完毕即告结束,对于执行死刑以后的情况,例如是否存在执法机关违法使用遗体的情况并不清楚。因此,必须加强死刑执行后的延伸监督,对于死刑犯提出捐献遗体或其他合法合理的遗体处置方式,都要予以尊重。

〔5〕 也有观点指出,如果已核准死囚犯生前自愿捐献自己的某些器官,其被执行死刑后,应在检察机关和法院的监督下移植这些器官。参见孙猛:《浅议死刑犯遗体权的保护》,载《人民检察》1998年第10期,第52页。

〔6〕 南芳:《中国死刑执行罪犯权利保障研究》,兰州大学2012年硕士学位论文,第22页。

〔7〕 杨帆:《关于死刑犯权利保障问题的思考与研究》,载《中国社会科学院研究生院学报》2011年第1期,第89页。

种"引用"似乎并不准确,该协议只是规定了尸体和尸体器官使用的具体原则和宗旨,归纳起来有三点:(1)利用尸体和尸体器官的目的,必须确保为了科学研究或作器官移植手术等正常合法的用途,严禁利用死刑犯的尸体进行人体器官的买卖;(2)应采用自愿捐赠的原则,并由死刑犯立下书面遗嘱的口头材料和书面证明,最好由公证部门予以公证;(3)对无人收殓或者家属拒绝收殓的,可以依法予以利用和护理,但应充分考虑死刑犯的民族习惯与习俗,尊重罪犯的人格尊严。可见,协议只是对死刑犯遗体的适用确立了"自愿捐赠"的原则,并没有明确要求"遗属必须到场",就算协议有以上要求,但也只是"征得死刑犯或其家属的同意",是二者居一,并不是"死刑犯和家属一致同意",因而以此为据并不具有太多的说服力。

(二)死刑犯器官捐赠的对象是否应该受到限制

如果允许死刑犯摘取器官,器官受体范围的确定也值得关注。在该问题上,不少观点指出,应严格禁止死刑犯器官移植,无论死刑犯自愿、同意与否,唯一可以考虑的例外情况是,允许死刑犯自愿将自己的器官捐献给自己的配偶、近亲属。[1] 这般做法,似乎达到了既有效保障死刑犯权益又有利于器官移植事业的双重目的,但是谁能够保证近亲属不会为了利益而居中充当买卖人体器官的中介? 谁又能够保证所谓的"近亲属"不是通过捏造材料而"冒充"的呢? 如果要关闭死刑犯器官捐赠的大门,就应该全部关闭,不应该"犹抱琵琶半遮面",因为这有可能成为诱发犯罪的温床。"当前中国的问题是,如果法律明文规定禁止,那么有的力量可能会冲开一个法外的小口子,但如果法律开一个小口子,就可能被冲开为一个大豁口。"[2]比如说,实践中就完全可能制造材料来证明所谓的"受体"与死刑犯这个"供体"之间有着近亲属关系(如夫妻关系)。故对死刑犯捐献器官可以是两种态度:要不完全禁绝,要不完全放开。笔者主张仍然开放死刑犯捐赠器官的大门,不仅如此,而且死刑犯器官捐赠的受体也不宜限制。法律并未对死刑犯的器官利用做出禁止性规定,根据"法无禁止即可行"的原则,死刑犯有权依照法律以及我国器官捐献分配办法等把器官捐献给他人或者其近亲属。实质上,重要的不是向谁捐赠,而是如何规范这种情形下的捐献,提高死刑犯捐献透明度问题。如果不可以向社会上其他不特定人捐赠,那么凭什么就可以向死刑犯的近亲属捐赠呢?

进而要说明的是,死刑犯不仅可以对死后身体及其器官作出捐献表示,而且还可以献出自己身体内的精子或卵子。现代科学告诉我们,精子在人类死亡后36小时都能存活,女性死后也可以从其体内提取卵子。[3] 如果允许死刑犯将器官捐献给自己的近亲属,那么也应

〔1〕 曲新久:《论禁止利用死刑犯的尸体、尸体器官——死刑犯安排身后事的规范分析》,载《中外法学》2005年第5期,第560页;郭恒忠:《人体器官移植法律缺失法学专家呼吁尽快立法》,载《法制日报》2005年6月1日。

〔2〕 刘波:《死囚器官移植:要禁就禁彻底》,载腾讯文化,http://cul.qq.com/a/20141210/022878.htm。2014年12月21日访问。

〔3〕 《以色列法庭批准提取死亡少女卵子冷冻,属世界首例》,载国际在线,http://gb.cri.cn/27824/2011/08/09/5105s3332749.htm。2014年8月29日访问。

该允许死刑犯将自己的精子或者卵子给予配偶。现代辅助生育技术的发展已经使得夫妻之间的精子和卵子的结合不仅仅限于性交这种传统方式了。现代医学技术尤其人工辅助生殖技术的发展已经使生育方式完成了从传统到现代的转变,人们也因此获得了选择生育方式的可能性。只不过当死刑犯捐献的是精子或者卵子等遗传物时,这种遗传物毕竟与身体器官不同,这种遗传物任意捐献有可能破坏既定的家庭伦理和社会秩序,因而捐献遗传物时接受对象是受到严格限制的,即只能是其配偶。

(三) 被摘取器官的死刑犯可否要求死刑执行方式

由于注射执行方式较之枪决更为人道,捐献器官的死刑犯是否有权力向司法机关提出死刑执行方式呢? 有观点认为,注射相比于枪决来说,具有轻缓、快速、人道、文明等优点,而且可以最大限度地保证死刑犯器官或尸体的利用价值。相信如果赋予捐赠器官或尸体的死刑犯以选择权的话,他们中的大多数人肯定是选择注射方法的,而且这反过来又会对死刑犯捐赠器官或尸体具有重大而积极的推动作用。[1]

其实,这种情况下根本不需要让死刑犯自己去选择,而是法律本身应该做出规定。从保护器官本身情况来看,应该尽量选择注射方式来执行死刑,一是可以缩短死亡的时间,使得死刑犯少受痛苦,更为人道;二是因为采取枪决方式常常是子弹打爆或打穿头颅,不利于保护死刑犯的身体器官,而采用静脉注射药物的方式,能使死刑犯在平静中死去,大大减轻了肉体的痛苦。因此,执行死刑注射与枪决相比,更能减少死囚的恐惧和痛苦,利于更好地保护好死刑犯的身体器官,从而维持死刑犯身体器官的有效性和利用价值。以麻醉刺激大脑死亡的方法行刑可以防止可移植器官遭到毁坏。美国路易斯·J.帕默尔建议了一套死刑犯器官摘取的操作模型:(1)判决被告麻醉诱导脑死亡。(2)在处决方法上,先是向被告体内注入足够量的硫喷妥钠或者其他可以产生相同结果的化学物质,待大脑死亡时即取出被告体内可移植的健康器官。脑死亡判定会被现场证人决定和声明,证明大脑死亡的是适当数量的惩教人员、校正专员、州检察长、典狱长、被告指定的神职人员、被告指定的两个家庭成员、校正专员选定的两个被害人家庭成员、校正专员选择的两个广大市民、校正专员选择的五个媒体人员。(3)处置尸体。摘除器官后,所有被打开的伤口会被认真地缝合,剩下的尸体移交给要求认领尸体的配偶或亲属,或者移交给要求认领尸体的朋友,或者用法规中提供的处理方式埋葬尸体。[2]

(四) 是否应该对死刑犯捐献器官实行补偿

既然死刑犯同意捐献器官,那么对其予以一定的补偿是不是天经地义呢,在该问题上出现了两种对立观点。"有偿性论"主张,使用方应该予以一定的合理补偿。应当允许死刑犯的亲属获得适当补偿,用于死刑犯遗体或丧葬费用的开销。[3] 死刑犯因捐赠器官或

---

〔1〕 郭兴利、周洪雨:《死刑犯器官或尸体捐赠的立法保护》,载《法学杂志》2006 年第 3 期,第 145 -147 页。

〔2〕 蔡昱:《器官移植立法研究》,法律出版社,2013 年,第 398 - 399 页。

〔3〕 董玉鹏、吴春岐:《论死刑犯器官捐赠》,载《山东警察学院学报》2007 年第 6 期,第 23 页。

尸体而获得补偿金,既可以减轻死刑犯的家庭负担,又可以在一定程度上弥补被害人所遭受的损失,从而使被害人的合法权益受到最大限度的保护。[1]但是另外一种观点"无偿性论"认为,首先捐献器官要无偿进行,不能造成对死刑犯本人或亲属在经济上的利益驱动。如果为现实倡导捐献器官需要对捐献者进行一定的肯定和鼓励的话,也只能采用与无偿献血相同的方式,即捐献者的近亲属在需要器官移植时可得到免费的器官提供。除此之外,不得对捐献者及其亲属进行任何形式和名义上的奖励。[2]要切断死刑犯捐献器官的行为与其所判刑罚间的联系。死刑犯捐献器官与否,不能与其被判处刑罚有任何联系。即便是死刑犯捐献的器官恰恰能移植给被害人的亲属,被害人亲属请求法院对死刑犯从轻,或者恰恰能移植给某个对国家和社会极其重要的人物,也不能据此法外开恩,减轻死刑犯的刑罚。否则,本是充分体现人道与仁爱的器官捐献会变得非常不人道和非常残忍,与初衷背道而驰。[3]

综观以上两种对立观点,似乎都过于绝对和片面。虽然器官捐献是无偿的,但是并不反对对这种捐献了器官的死刑犯及其遗属采取一定的补偿制度,如果社会上一般人士捐献器官可以享受一定的补偿,而死刑犯捐献器官却不可以享受这种补偿则显得不公平。对此《关于利用死刑罪犯尸体或尸体器官的暂行规定》也明确指出,对需征得家属同意方可利用的尸体,由人民法院通知卫生部门同家属协商,并就尸体利用范围、利用后的处理方法和处理费用以及经济补偿等问题达成书面协议。这说明实行"经济补偿"早就有法律依据可循,法律是准允的。事实上,无偿与受益并不冲突。如同义务献血之后,要给予献血人相应的补助一样。或许是考虑到器官捐献者的公德心,考虑到其对社会的奉献精神,学界一种有力的声音甚至认为,对器官移植应该提倡有偿取得方式,建议实行高额补偿的活体器官捐献机制。[4]无偿捐赠当然应当鼓励,但这容易造成对捐赠者的不公平,供体因此享受的权利和履行的义务不一致,故应当允许在国家有序规制下的有偿捐赠。器官捐献的死刑犯所获得的"回报",既可以是国家给予的补偿,也可以是其他方面的待遇,比如贫困家庭享受低保,家里子女上学困难的免费解决上学问题等。实践中,因种种原因,死刑犯被执行死刑时家属并没有接到通知;还有的死刑犯在外地被执行死刑,家属出于经济方面的考虑也没有去收殓。这种情况下摘取了死刑犯的器官,也应该给予家属适当的经济补偿。

以上"有偿性论"主张,应该允许死刑犯的亲属获得适当补偿,用于死刑犯遗体或丧葬费用的开销。但是这样处理的理由并不充足。按照《关于利用死刑罪犯尸体或尸体器官

〔1〕 郭兴利、周洪雨:《死刑犯器官或尸体捐赠的立法保护》,载《法学杂志》2006 年第 3 期,第 145 - 147 页。

〔2〕 牛传勇:《死刑犯捐器官应坚持三原则》,载法制网,http://www.legaldaily.com.cn/misc/2005 - 06/07/content_153677.htm。2015 年 3 月 2 日访问。

〔3〕 牛传勇:《死刑犯捐器官应坚持三原则》,载法制网,http://www.legaldaily.com.cn/misc/2005 - 06/07/content_153677.htm。2015 年 3 月 2 日访问。

〔4〕 蔡昱:《非等额高额补偿的活体器官捐献机制初探》,载《南昌大学学报(人文社会科学版)》2011 年第 2 期,第 77 页。

的暂行规定》，死刑犯尸体被利用后，如需埋葬或做其他处理的，由利用单位负责。从实际情况来看，但凡有人同意死后捐献器官或者遗体的，基本上由红十字会负责安排丧葬事项，死刑犯捐献器官的当然等同视之。既然如此把"丧葬费"作为补偿的理由也就不充分。其实在这点上我们倒是可以效仿巴西国家，对器官移植，无论是术前还是术后的费用均由政府"埋单"。[1]

四、应该废除《关于利用死刑罪犯尸体或尸体器官的暂行规定》

长期以来，我国摘取死刑犯器官基本上是按照 1984 年 10 月 9 日最高人民法院、最高人民检察院、公安部、司法部、卫生部、民政部制定通过的《关于利用死刑罪犯尸体或尸体器官的暂行规定》（以下简称《暂行规定》）操作。如果要对死刑犯身体器官合理利用，必须彻底废除该《暂行规定》，该《暂行规定》与国内外环境、其他法律法规、器官移植方针等都大相径庭，彻底废除已经箭在弦上。

该《暂行规定》作为我国迄今为止唯一关于尸体器官利用的司法性文件，应该说，这一规定为我国器官移植的开展起了一定作用。但是现在来看，该规定内容粗疏、操作空洞，极易诱发法律风险。

（1）"无人收殓或家属拒绝收殓的"。该条款未对时间进行限制，究竟需要多长时间才可以摘除其器官？事实上，在执行死刑时多数家属都不愿或不被允许在现场观看，由于家属很难立即到场确认是否认领，司法机关容易以此为据视为"家属不认领"，摘取器官便变得合情合理了，这样执行死刑后只要家属不能立即认领就可以马上摘除其器官。退一步来说，如果死刑犯本人生前不愿捐献而执行死刑后家属拒绝收殓，就可随意摘除器官吗？这种摘除显然违背了《人体器官移植条例》的精神。所以应当对此做出具体的规定。

（2）"死刑罪犯自愿将尸体交医疗卫生单位利用的"。该条款没有提到家属的意见。如果死刑犯生前表示同意捐献，而执行死刑后其家属却不同意，出现这样的情况应该如何处理？是应当遵从死者生前的意愿还是其家属的意见不得而知。另外，这里的"自愿"意思表示是仅仅口头表示即可还是得采取书面方式也不明朗，其没有明文规定死刑犯应填写书面签字同意书。

（3）"经家属同意利用的"。如果死刑犯生前表示不同意捐献，而其死后经家属同意就捐献的，这样做符合伦理吗？[2]

综观该《暂行规定》，其主要存在以下不足：

第一，《暂行规定》层级效力过低。《暂行规定》不属于立法，其虽然是由包括最高人民法

〔1〕 朱幸福、苑云天：《巴西：器官移植政府全额"埋单"》，访问日期：2015 年 9 月 18 日，载 http://www.cn-healthcare.com/guoji/focus/2012 - 11 - 26/content_413955.html。

〔2〕 杨品娥、刘俊荣：《服刑人员捐献器官的伦理和法律问题解析》，载《医学与社会》2010 年第 7 期，第 75 - 77 页。

院、最高人民检察院在内的各部门共同颁布的,但不是司法解释,而只属于部门文件,因而首先在法律的层次效力上显得过低。死刑犯器官捐献方面立法的内容,涉及死刑犯的权利保护、刑罚的执行等多个重大法律问题,从重要性和国际关注度来看,该问题有必要上升到全国人大常委会的立法层面来讨论。这样既可以提升法律位阶,也可根据社会的进步和人权保障的需要,对一些问题作出更详细的规定。[1]

第二,《暂行规定》与器官移植方针相悖。我们知道,目前中国人体器官分配与共享系统已经正式上线运行,因而可以把全国范围内的器官捐献统一纳入该系统之中。但是《暂行规定》只是提出"根据需要的轻重缓急和综合利用原则"负责管理死刑犯尸体、尸体器官的利用工作,并没有涉及人体器官移植的分配机制。这种以地级市为范围的器官分配做法在合理性、公平性、透明性上均大有疑问,与统一调配器官的全国分配系统的方针是相悖的。

第三,《暂行规定》容易诱发司法腐败。《暂行规定》第3条第1款对于"无人收殓或家属拒绝收殓的"尸体或尸体器官处理规定,容易成为有关部门随意处置死刑犯尸体的理由,甚至为某些部门或个人盗卖死刑犯尸体从中渔利提供了便利。"无人收殓"和"家属拒绝收殓的"如何理解,其判断时间是何时。有的家属因为死刑犯"罪大恶极"心生羞耻而不愿前往领尸;有的案件中,因种种原因,死刑犯被执行死刑时家属并没有接到通知;有的死刑犯在外地被执行死刑,家属出于经济考虑而没有去收殓;等等,这些情况便很容易被认为死刑犯的尸首属于"无人收殓"或者"家属拒绝收殓的",从而直接将死刑犯尸体"捐献"出去。如一些地方法院处决犯人,往往以安全执行为由,事先不通知家属行刑日期。死囚被处决后,家属不可能马上收尸,其尸体自然便无人收殓。这类死刑犯的器官往往就以"无人收殓或家属拒绝收殓"为由而被"捐献"出去。[2]又如,《暂行规定》明确指出:"利用死刑罪犯尸体或尸体器官要严格保密,注意影响……不得使用卫生部门标志的车辆,不准穿白大衣。"这种"严格保密""注意影响""不得使用卫生部门标志的车辆""不准穿白大衣"的做法从反面说明了这种摘取死刑犯尸体器官的做法不符合法律的公正、公开精神,否则何必遮遮掩掩、躲躲闪闪呢?

第四,《暂行规定》与现行法律制度不合。我国《人体器官移植条例》第8条规定:"……公民生前未表示不同意捐献其人体器官的,该公民死亡后,其配偶、成年子女、父母可以以书面形式共同表示同意捐献该公民人体器官的意愿。"第17条规定:"在摘取活体器官前或者尸体器官捐献人死亡前,负责人体器官移植的执业医师应当向所在医疗机构的人体器官移植技术临床应用与伦理委员会提出摘取人体器官审查申请……"按照《刑法修正案(八)》的规定,"违背本人生前意愿摘取其尸体器官,或者本人生前未表示同意,违反国家规定,违背其近亲属意愿摘取其尸体器官的,依照本法第302条的规定定罪处罚"。按此,摘取尸体器官必须有死者生前同意捐献或其近亲属同意捐献的意思表示;而《暂行规定》不管死刑犯生前意愿,也不征得死刑犯家属意愿,只要尸体"无人收殓"或者"家属拒绝收殓",就摘取其身

〔1〕 刘仁文:《死刑犯器官利用的立法问题》,载《东方早报》2012年11月22日,第A23版。
〔2〕 冀永生:《我国死刑执行程序的法律完善》,中国政法大学2008年硕士学位论文,第70页。

体器官,显然与现行法律制度严重冲突,利用死刑犯的遗体或器官已经涉嫌构成犯罪。虽然《暂行规定》颁布在先,《人体器官移植条例》和刑法规定通过在后,但也说明了《暂行规定》在司法适用上已经寸步难行,失却了存在的价值和意义。

第五,《暂行规定》与刑事诉讼法精神产生冲突。就死刑执行方式来看,《暂行规定》第1条指出,对判处死刑立即执行的罪犯,必须按照刑法有关规定,"用枪决的方法执行"。但是,现在的《刑事诉讼法》早已经允许采取注射等更为人道的方式进行死刑,那么,条款中限于"枪决"的规定与《刑事诉讼法》精神就不一致了。

器官移植中捐献者的承诺研究[*]

李 婕[**]

随着医疗技术的发展,器官移植成为拯救患者生命的重要手段。2007 年 5 月 1 日《人体器官移植条例》开始实施,但这部条例并未详细规定器官移植的成立要件,更未具体指出器官移植的正当化依据。我国刑法第 234 条之一(《刑法修正案(八)》第 37 条)将组织出卖人体器官行为,强迫、欺骗他人摘取人体器官行为,违背本人意愿摘取人体器官的行为入罪。刑法的规制旨在保障公民身心健康、促进移植医疗的健康发展,但是器官移植中的捐献者承诺仍需从医学和法学角度深入剖析,才能划清刑法第 234 条之一罪与非罪的界限。[1] 由于我国关于器官移植的刑法案例不多,笔者拟通过分析日本的案例来探讨关于器官移植的成立要件。

一、筑波大学胰肾同时移植案例

昭和五十九年(1984 年)9 月,日本筑波大学附属医院 X、Y 医生从一名已判定为脑死亡的女性体内摘出胰脏和肾脏,移植于一名 29 岁患糖尿病性肾病的男性患者,该男性患者于移植手术一年后死亡。随后 X、Y 被以故意杀人罪、死体毁损罪以及伪造虚假公文罪起诉。该案具体案情如下:

千叶市某大学职员 A 的妻子 B 于昭和五十八年(1983 年)8 月 10 日脑出血发作,虽经过脑部手术,但仍然处于无意识状态,经过四个月观察恢复无望。B 于昭和五十九年(1984 年)9 月 26 日转至筑波医院,经诊断脑部高度内溢性出血,午后 1 点 5 分自发呼吸停止。医师通知家属"基本判定病人死亡,如果家属要求的话,可以通过人工呼吸器维持生命"。病人家属 A 回答"妻子曾说过死后捐献器官,我同意捐献包括心脏在内的全部器官"。医生再次确定了 A 的意思后,向 A 表明不再对病人进行治疗行为,并于当天下午 2 点用人工呼吸器维持 B 的生理活动。实施移植手术的 X、Y 医生在本医院没有寻找到需要肝脏移植的病人,

---

* 原文首发于《上海政法学院学报(法治论丛)》2012 年第 3 期,系国家社科青年基金项目"治安违法行为犯罪化问题研究"(16CFX029)的阶段性成果。

** 李婕,女,法学博士,安徽大学法学院副教授。

〔1〕 一般而言,器官移植的正当化需具备三个要件:一是移植目的,二是患者或家属的承诺,三是以不违背社会礼仪的方式摘取器官。日本 1979 年颁布的《角膜与肾脏移植法》第 3 条和第 5 条规定了器官移植这三个要件,虽然这部法律已被废除,但是这三个要件作为器官移植的正当化理由是无法否认的。

在和国立循环器中心和东京女子医大沟通后也没有寻找到合适的肝脏接受对象，最后为一名 29 岁的糖尿病性肾病患者移植入已死亡的 B 的肾脏和胰脏。[1]

水卢地检在案件调查过程中发现诸多疑点，由于篇幅所限，本文仅就捐献者承诺部分进行分析。

首先，病人家属目睹自己亲人在心脏仍然跳动的情况下被推进手术室摘取器官，有不作为故意杀人罪之嫌。案件发生时，日本以心肺死亡作为死亡的认定标准，案件中虽然病人家属表示无须用人工呼吸器维持生命，但是 X、Y 医生为保持器官的新鲜用人工呼吸器维持患者的生理活动。病人家属放任自己妻子在心脏跳动时被摘取器官的行为，被检察官以故意杀人罪的共谋共同正犯起诉。

其次，病人家属的承诺动机值得怀疑。筑波大学医院 26 日下午 3 点诊断病人已经脑死亡，根据医疗规则，脑死亡决定书要在首次确定脑死亡 45 分钟后制作。但是病人家属以"火葬必须在 24 小时内进行"强烈要求医生将死亡时间从当天下午 3 点 45 分更改为下午 3 点。由于尸体被火化导致事后无法查明病人死亡的确切原因，对此，病人家属难逃隐匿罪证之嫌。

最后，病人家属对尸体的处理的默示态度一定程度上放任了 X、Y 医生的违法医疗行为。病人家属书面同意捐献心脏、肾脏、眼球、肝脏器官，并未同意捐献胰脏。但是他在医生摘取胰脏时没有提出异议，其放任行为导致捐献的器官并未用于移植目的：肝脏因为没有合适的受体被医生拿到实验室作研究之用，脾脏被扔弃。病人家属的默示放任行为有不作为之嫌，很难说明病人家属的捐献承诺真正出于"医疗目的"。

由此可见，器官捐献的承诺不仅仅是"同意捐献"四个字这么简单，捐献承诺的内容、承诺的意思表示真实等都是不得不认真考虑的内容。但是在剖析捐献承诺的成立要件之前，必须说明捐献承诺作为器官移植行为正当化的原因所在。如果这个根本性问题不解决，即使对承诺要件论述得多么充分都不过是空中楼阁。由于篇幅所限，下文主要从死体器官移植的角度来说明捐献者承诺作为器官移植的正当化依据。

二、捐赠承诺的犯罪阻却理由

剖开死者的身体并从中摘取器官的行为当然损坏了尸体的完整性以及尊重死者的社会风俗。这种行为之所以被允许，是因为《人体器官移植条例》中"配偶、成年子女、父母（下文简称'家属'）可以以书面形式共同表示同意捐献该公民人体器官的意愿"将其正当化，那么为什么家属共同的书面同意就能使摘取死者器官的行为正当化？

(一) 通说观点

通说认为，侮辱尸体罪的保护法益是对死者尊敬的社会风俗，这也是立法者将侮辱尸体罪归入妨害社会管理罪一章的理由所在。因此，从死者体内摘取器官时，为了保护社会对死

---

[1] [日]町野朔、秋葉悦子：《脳死亡と臓器移植》，信山社，1994 年，第 32 页。

者一般的虔诚和尊敬。为尊重文化以及社会伦理的价值,摘取器官的行为必须限制在对遗体最小限度破坏的范围内,而且必须顾及器官摘出以后遗体的形状不损害社会对死者尊敬的感情。

然而,从死者体内摘取器官的行为,如果仅从上述角度来说明其正当化的理由,并不十分充分。我国《人体器官移植条例》第8条规定:"公民生前表示不同意捐献其人体器官的,任何组织或者个人不得捐献、摘取该公民的人体器官;公民生前未表示不同意捐献其人体器官的,该公民死亡后,其配偶、成年子女、父母可以以书面形式共同表示同意捐献该公民人体器官的意愿。"由此可见,本人同意或者家属的同意是器官摘取的中心要件。如果侮辱尸体罪的保护法益是社会风俗,为何仅仅本人或者家属的同意这种处分个人法益的行为就能阻却侮辱尸体罪这一"破坏社会风俗"犯罪的成立?

因此,有学者认为,死者本人生前的同意优越于侮辱尸体罪所保护的社会法益,而死者家属的同意使得摘取器官的行为对社会风俗感情的损害程度减少,从而违法性程度减弱。[1] 但是为何有了死者本人或家属的承诺,摘取器官的行为就减弱了对社会风俗感情的损害程度及违法性程度,仍然值得研究。

(二) 死者人格权——被害人自我处分权之体现

笔者认为,侮辱尸体罪的法益包括社会上一般对死者尸体的虔诚的感情,但是在本人生前同意或者死后家属同意捐献的场合,摘取器官行为是死者自我决定权这一人格权的延伸,它优越于社会对死者的尊敬这一社会法益。不可否认,使死者安息是死者家属固有的心情,侮辱尸体的行为正因为损害了尸体的完整性以及家属让死者安息这种个人法益才进一步破坏了社会大众尊重尸体这一朴素的感情。实际上,侮辱尸体的保护法益并非被公认为社会风俗,德日等国均有学者主张侮辱尸体罪的保护法益是死者死后残存的人格权。[2] 因此可以认为,无论是捐献者生前决定死后捐献器官,还是家属决定将已死亡的亲属的器官捐赠,都是依据自我决定权对自己法益作出的处分,尤其当这种处分是对社会有益的具有积极的价值时(即优越于社会对尸体尊敬这一情感),这种行为得到允许。在以个人的自我实现作为刑法的终极目的的现代刑法中,应当允许个人放弃自己利益这种社会相当的行为。[3] 在明确了侮辱尸体罪的法益后,我们紧接着需要思考一个问题:死者是否享有人格权? 死者的人格权究竟具有哪些内容? 一般认为,人格权,是指法律赋予民事主体保持其独立的法律人格所必需的,以人格利益为客体的专属性权利,它是人身权最重要的组成部分。[4] 但关于死者人格权,各国法律规定并不相同。

〔1〕 [日]植松正:《移植による死体臓器摘除の適法性》,《ジュリト》第 647 号,第 71 页。
〔2〕 [日]齐腾诚二:《刑法における生命の保護》,多贺出版株式会社,1987 年,第 274 页。
〔3〕 [日]小林公夫:《治療行為の正当化原理》,日本評論社,2007 年,第 187 页。
〔4〕 张玉敏:《北京大学法学百科全书》,北京大学出版社,2004 年,第 771 - 772 页。

1. 国外关于死者人格权的规定

在德国，人死亡后仍然具有人格权，这是自古以来的主张。[1] 德国刑法在"宗教以及世界观相关的犯罪"一章中规定："从权利保护者中夺取死体、死体一部分、死亡胎儿或者一部分以及骨灰的行为，处 3 年以下自由刑。"这一条文的保护法益除了作为社会风俗的宗教感情之外，还包括死者死后残留的人格权。

与此相对，瑞士民法典 31 条第 1 项规定采取了死者人格否定的立场，认为对死体处置的权力是家属固有的权限。瑞士刑法在"对社会的平稳性的重罪以及轻罪"一章中 262 条第 2 项中规定："违反权利者意思，夺取死体或者死体的一部分以及骨灰的行为，处惩役或罚金刑。"

在美国，人格权是一身专属性的法益，侵害死者人格权的场合，如果死者家属不能代为诉讼请求救济，那么死者的人格权就无法得到保护，因此，对死者的侵害就是对死者家属的直接侵害，家属自然作为对自己的侵害而起诉。美国模范刑法典在"骚扰、秩序破坏行为以及关联犯罪"的第 250 章第 10 条规定："除法律规定的场合外，以明显刺激死者家属感情的方法处理尸体的行为，按轻犯罪处置。"

2. 我国关于死者人格权的规定

我国民法中并未明文规定死者人格权，但是《著作权法》第 21 条规定："公民的作品，其发表权、本法第十条第一款第(五)项至第(十七)项规定的权利的保护期为作者终生及其死亡后五十年，截止于作者死亡后第五十年的 12 月 31 日；如果是合作作品，截止于最后死亡的作者死亡后第五十年的 12 月 31 日。"由此可见，权利能力随主体死亡而消灭，但人格应受保护的价值仍然存在。死亡者不仅遗留可让与的财产价值，其非财产性价值在死亡后仍应存续。这也是我国宪法第 38 条"中华人民共和国公民的人格尊严不受侵犯。禁止用任何方法对公民进行侮辱、诽谤和诬告陷害"的应有之意。

实际上，死者的人格权包括精神部分和财产部分，[2] 前者如死者生前表示捐献器官，这种心愿是死者生前人格权的精神体现，应当得到尊重；后者如死者的家属在死者生前未表示不同意捐献器官的情况下，一致作出捐献死者器官的决定，这是死者人格权财产方面的体现。在后一种情况下，家属作出捐献器官的决定，实际上是行使自己所继承的财产权的一种方式。

正如德国联邦法院所言："唯有个人能够确信其死后生活形象仍能维护，不被重大侵害，并于此信赖中生活时，宪法所保障的人的尊严以及人在生存期间的自由发展始能获得充分实践。"[3] 刑法将和个人生活相关的各种利益作为法益加以保护，目的仅仅是为了实现个

〔1〕 邱玫惠：《尸体之法律性质——物权与人类尊严之二元结构初探》，《台湾大学法学论丛》第 38 卷第 4 期，第 339 页。

〔2〕 王泽鉴：《人格权保护的课题与展望——人格权的性质及构造：精神利益与财产利益的保护》，载《人大法律评论》2009 年卷，第 89 页。

〔3〕 王泽鉴：《人格权保护的课题与展望——人格权的性质及构造：精神利益与财产利益的保护》，载《人大法律评论》2009 年卷，第 100 页。

人的自由发展和自我实现。人格权作为我国宪法明确规定的权利,其享有主体不仅包括活着的个体,也包括胎儿、死者。[1] 所以,侮辱尸体罪的保护法益首先是死者人格权,其次是社会对尸体尊重的虔诚感情。当死者生前明确表示捐献器官时,死后从其身体内摘取器官的行为是对死者人格权中精神权利的尊重;在死者生前没有明确表示不同意捐献器官时,家属一致作出捐献器官的决定是行使已经继承的死者人格权的财产部分。因此,在上述两种情况下摘取死者器官的行为不构成侮辱尸体罪。

三、我国器官移植中捐献者承诺

我国《人体器官移植条例》第 8 条规定:"捐献人体器官的公民应当具有完全民事行为能力。公民捐献其人体器官应当有书面形式的捐献意愿,对已经表示捐献其人体器官的意愿,有权予以撤销。公民生前表示不同意捐献其人体器官的,任何组织或者个人不得捐献、摘取该公民的人体器官;公民生前未表示不同意捐献其人体器官的,该公民死亡后,其配偶、成年子女、父母可以以书面形式共同表示同意捐献该公民人体器官的意愿。"《人体器官移植技术临床应用管理暂行规定》第 27 条规定:"人体器官不得买卖。医疗机构用于移植的人体器官必须经捐赠者书面同意。捐赠者有权在人体器官移植前拒绝捐赠器官。"

如何从这些条文中解读出捐献者的承诺要件? 在我国具体国情下,捐献者的承诺要件应当如何理解?

(一) 捐献者承诺的成立要件

1. 承诺的意思表示适格

为使从死者体内摘取器官合法化,捐献者提供的意思绝不能无视。关于捐献者表示捐赠的意思表示,各国立法主要有两种方式。[2] 一是捐赠者生前没有明确反对死后捐献器官的可以死后从其体内摘取器官,这称为"反对意思表示方式";另一是捐献者本人或家属的承诺是必要的,即"承诺意思表示方式"。从移植医疗的立场来看,反对意思的表示方式过重强调器官移植的目的,无视本人及家属(日本称为"遗族")的感情。《人体器官移植条例》第 8 条中显然是采取"承诺意思表示"的立法模式,因为中国几千年来忠孝礼义的思想根深蒂固,无视死者本人及家属意愿强行移植器官的行为不但无法被社会所接受,而且可能引发道德危机。所以我国采取"承诺意思表示"的立法模式是符合现实需要的。

2. 承诺主体适格

能够对法益表示承诺的,必须是具有承诺能力之人。即依据承诺者的心智成熟程度,其有能力认识放弃法益的意义及效果且有能力加以判断者,才具备刑法上的承诺能力。这里的承诺能力并非民法上法律行为的意思表示,判断捐献者是否具有承诺能力、其承诺是否视

---

[1] 未出生的胎儿、死者均享有人格权,也是日本法学界多数学者的观点。参见[日]户波江二:《胎儿の人权、死者の人权》,载《生命と法》,成文堂,2005 年,第 5 页。

[2] [日]中山研一、福间诚之:《臓器移植法ハンドブック》,日本评论社,1998 年,第 27 页。

为刑法上的承诺,只单纯取决于承诺者有无自我决定的自由。[1] 所以,刑法上的承诺能力不同于民法上的行为能力,因为刑法和民法有完全不同的规范目标,因此判断刑法上的承诺能力时无须类推适用民法的规定。

3. 承诺对象适格

承诺对象是符合构成要件的事实,它不仅包括法益的结果,也包括引起该结果的行为在内。[2] 由于捐献者承诺放弃的是自己的权益,因此,对结果有无承诺,对于认定承诺的效果而言具有决定性意义。但是,尽管捐献者承诺的中心内容是放弃法益这种结果,但行为方式也是捐献者承诺的对象。例如,死者家属虽同意捐献死者的器官,但并不表示其同意将死体肢解后从中摘取器官的行为。

4. 承诺时间适格

一般认为,承诺必须于行为之前或之时作出,事后的同意不能阻却犯罪成立。捐献者必须在摘取器官前承诺捐献器官这一点没有疑义,但是家属作出承诺的场合必须考虑移植手术的要求。因为在器官移植过程中只有新鲜的器官移植到患者体内才能恢复正常功能,故死者家属必须在器官还具有移植价值时作出捐献承诺才是有效的承诺。所以,捐献者本人生前的承诺都是适格的,死者家属的捐献承诺则必须在器官仍具有医疗价值时作出才符合适格要件。

(二) 本人意思表示优先还是家属意思表示优先

日本器官移植的法律最初是优先考虑家属的承诺,1997 年制定《脏器移植法》时修改为本人书面承诺和家属书面承诺的双重要求。由于双重承诺条件过于严格,导致很多日本人到国外进行器官移植手术,所以 2010 年的《脏器移植法》又修改为家属具有捐献器官的优先权。我国《人体器官移植条例》第 8 条也规定了类似的内容,那么在中国的国情下,究竟是捐献者本人的承诺优先还是家属的承诺优先才能更有利于移植医疗的发展?

根据我国法律,本人生前承诺捐献器官时以本人承诺为依据,本人生前未表示反对捐献器官,其死后家属可以一致表示捐献器官。这一规定表面看来是以本人的捐赠承诺优先,但是在实践中能否贯彻这一原则还有待研究。此外,如果捐献者生前承诺捐献器官,死后其家属不同意捐献器官时如何处理? 根据《人体器官移植技术临床应用管理暂行规定》第 27 条,捐赠者有权在人体器官移植前拒绝捐赠器官。那么捐献者生前承诺捐赠,其死后家属能否撤销此赠予行为?

1. 医疗手术的操作实践——必须家属承诺

毋庸置疑,捐献者本人的承诺优先是对器官移植自愿原则的忠实贯彻,但是承诺要件的设置还必须考虑器官移植手术中必须遵守的医疗规则。根据一般的医疗规则,任何手术都必须经过患者家属签字。而从捐献者体内摘取器官作为器官移植手术中的一部分,它同样必须在死者家属签字后才能实施。所以,尽管法律没有规定在捐献者生前承诺捐献的场合,

---

[1] 林山田:《刑法通论》(增订十版),北京大学出版社,2012 年,第 239 页。
[2] [日]山中敬一:《刑法總論》,成文堂,2005 年,第 346 页。

必须同时具备家属承诺才能实施器官移植手术,但是家属对摘取器官的同意是任何手术实施过程中无法回避的隐形要件。所以,即使表面看来我国法律采取的是捐献者本人承诺优先的立法模式,但在器官移植手术的实施中却是家属承诺为必要条件,即如果本人生前没有表示捐献器官,死后家属承诺可进行器官移植手术;如果本人生前明确表示捐献器官,器官移植手术也必须经过家属签字才能进行。

2. 法律的侧面认同

关于赠予撤销问题,捐献者生前承诺捐献的行为属于"死因赠予",以承诺者死亡为生效要件。从债权法的观点看,"死因赠予"的标的物于继承人履行捐赠义务交付给受益人后,受赠人才取得所有权。《合同法》186 条规定:"赠予人在赠予财产的权利转移之前可以撤销赠予",据此,虽然捐献者生前承诺捐赠,但继承人基于与死去亲人感情上的不舍而撤销器官捐赠行为的,医院不得请求捐赠人履行交付义务。所以,《人体器官移植技术临床应用管理暂行规定》第 27 条从侧面认可了家属具有撤销赠与的权利,即家属对器官捐献的承诺优先于本人生前对器官捐献的承诺。

所以,捐献者生前承诺捐献器官,死后其家属不同意捐献器官时不能进行器官移植手术。由此可见,本人承诺是实施器官移植手术的充分非必要条件,而家属承诺在本人未明确反对器官移植的情况下则是实施器官移植手术的必要且充分条件。但是,器官移植的本意是为了挽救患者生命,为避免出现捐献者生前承诺捐献,死后其家属不同意捐献而导致器官移植手术无法顺利实施的情况,可以采取哪些预防性措施呢?

四、捐献者本人意愿的贯彻——器官捐赠卡的普及

如上文所述,家属的捐献承诺是为了贯彻捐献者本人的意愿,但"公民生前未表示不同意捐献其人体器官"并不一定表示其同意捐献器官。换言之,如何确保家属承诺的意思表示适格?

(一) 捐献者意愿的贯彻

在我国,患者生前表示死后捐献器官的情况是很少的,器官移植中的供体大多数是根据死者家属的同意进行器官捐献的。《人体器官移植条例》第 2 条规定"人体器官捐献应当遵循自愿、无偿的原则",但是在死者生前没有明确反对捐献器官,死后其家属书面同意捐献其器官的场合,是否一定不违背死者的生前意愿?

从法律上看,死者家属的承诺属于推定承诺,即行为人本人并没有做出现实承诺,但是如果本人了解事实真相的场合,就会表示承诺。推定承诺不只是依法律或利益权衡的客观判断,而且是一种或然性判断。推定承诺在判断上应依据死者的个人兴趣、需求、愿望、价值观以及利益的所在,结合判断死者生前行为的意思,倘若没有具体论据可以认定死者可能作出不同的决定时,则可推测其承诺。[1] 推定承诺除需满足承诺的一般要件外,还必须满足

---

[1] 林山田:《刑法通论》(增订十版),北京大学出版社,2012 年,第 241 页。

为受害人利益这一要件。[1] 例如,死者生前一直在国际红十字会工作,多次表明把自己一生奉献给医疗事业。这种情况下即使其生前没有明确表示死后捐献器官,其家属作出同意捐献的承诺无疑是死者生前意愿的贯彻;相反,死者生前是某宗教信徒,该宗教的教义十分忌讳损伤尸体的行为,那么即使死者生前没有明确反对捐献器官,其家属作出捐献死者器官的承诺也不能认为是死者人格权的贯彻。

另一方面,死者生前没有明确反对捐献器官,可能他根本就没有想到自己死后器官会被移植于他人体内,更不相信自己的家属会同意捐献自己的器官。换言之,如果死者泉下有知,他必定强烈反对家属捐献自己器官的行为。所以,如何确保捐献承诺一定是捐献者本人意愿的体现是不得不慎重考虑的问题。那么是否有既尊重死者人格权又便于移植手术操作的立法选择呢?

(二) 器官捐献卡之普及

日本前《角膜及肾脏移植法》中家属对摘取器官的承诺优先于死者生前的承诺,所以即使捐献者生前书面承诺捐献器官,但家属不同意时不得实施器官移植手术。这一条文因无视捐献者本人意图被猛烈抨击,也导致很多器官移植手术无法顺利进行,所以日本《脏器移植法》附则第 2 条规定政府应当制定"捐献卡"以及脏器移植网络系统的政策,并提供必要设施以促进移植医疗的发展。现在日本通过厚生省和自治团体的协力,在医院、保健所、邮局等地方发放捐献卡片,进行器官移植的宣传。[2] 下图是日本设计的器官捐献的卡片:

请在同意的选项上画圈,不同意的地方画叉

1. 我愿意在脑死亡以后,捐献下列器官供他人移植之用。
心脏　　肺　　肝脏　　肾脏　　脾脏　　小肠　　其他＿＿＿＿＿＿
2. 我愿意在心脏停止跳动后,捐献下列器官供他人移植之用。
肾脏　　眼球(角膜)　　脾脏　　其他＿＿＿＿＿＿
3. 我不愿意捐献任何器官。

署名年月日:＿＿＿＿＿＿年＿＿＿＿＿＿月＿＿＿＿＿＿日
本人署名＿＿＿＿＿＿
家属署名＿＿＿＿＿＿
(如果可能的话,持此意思表示的卡片通知家属,请他确认后签名)

这一卡片既确认了摘取器官是捐献者本人的真实意图,同时也取得了家属对摘取器官的承诺,不仅最大限度地尊重了捐献者本人意图,而且便于器官移植手术的实施,对于促进移植医疗发展具有重要意义。因此,笔者建议我国的卫生部门印制器官移植捐献卡在公共场所发放,为更多身患重病的患者提供救治希望,也为发展移植医疗起到宣传作用。

---

[1] 也有学者认为,推定承诺可以适用于为了行为人或第三者利益的场合,如朋友不在家时擅自进入其家里住宿的行为,佣人将主人准备处理掉的旧衣服施舍给乞丐。但是这种场合极为例外,而且根本不可能适用于器官移植中,故在此不作讨论。

[2] [日]中山研一、福间诚之:《臟器移植法ハンドブック》,日本評論社,1998 年,第 46 页。

我国每年有数百万人深陷病痛折磨,器官需求与器官提供的矛盾十分突出。解决这一问题,除了公益团体的支持外,移植医疗的普及也发挥着十分重要的作用。随着移植知识的普及,脑死亡在日本逐渐为公民接受。笔者相信,在中国现代化进展的过程中器官捐献卡同样能够得到公民的理解和支持。我国制定《人体器官移植条例》除了规范器官移植以外,还应秉承"守护死者生命权的同时,不断为身患重病的患者探索生存之道"的宗旨。从长远来看,《人体器官移植条例》应该促进移植医疗的发展,使更多的患者重获新生。所以发放器官捐献卡片不仅可以最大限度确保本人捐献器官的真实意愿,而且能够向公众宣传器官移植的知识,促进移植医疗的发展。

论我国活体器官移植捐献人
知情同意权的保障[*]

喻小勇^{**}　龚　波^{***}　唐义红^{****}

　　活体器官移植,乃至整个医患关系最为基础的权利之一便是知情同意权。知情同意权是患者自主决定权的实现方式,其法律效果在于阻却医师侵入性医疗行为的违法性[1]。通过对医疗机构及其医务人员加以相应的告知义务,使活体器官捐献人获知将要实施的器官捐献手术、手术过程中存在的风险、预期收益等,从而自愿、真实地决定是否捐献其自身器官,进而实现捐献人生命健康权的保障。

一、我国法律关于知情同意权的现行规定

　　关于活体器官捐献人知情同意权,我国相关医药卫生法律均已做出规定。《人体器官移植条例》第19条第1款规定,从事人体器官移植的医疗机构及其医务人员在摘取活体器官前,应当向活体器官捐献人说明器官摘取手术的风险、术后注意事项、可能发生的并发症及其预防措施等,并与活体器官捐献人签署知情同意书。《人体器官移植技术临床应用管理暂行规定》第24条规定,实施人体器官移植前,医疗机构应当向患者和其家属告知手术目的、手术风险、术后注意事项、可能发生的并发症及预防措施等,并签署知情同意书。此外,我国《侵权责任法》第55条、《执业医师法》第26条、《医疗事故处理条例》第11条、《医疗机构管理条例实施细则》第62条等也有关于普通患者知情同意权的相关内容。

　　综上,我国相关医药卫生法律关于履行告知义务的实施主体(医疗机构与医务人员之间的法律关系)、医师具体告知义务的范围(现行法律均以"等"作为概括性的结束语,未能明确具体的告知范围)、患者实施同意的判断(现行法律仅提及取得"书面同意")等,未能做出进一步的明确规定。当知情同意的伦理期待进一步演化为医事法律,乃至活体器官移植中知

　　* 　原文首发于《医学与哲学(A)》2017年第12期。
　　** 　喻小勇,男,博士,南京中医药大学卫生经济管理学院讲师。
　　*** 　龚波,女,法学博士,广州医科大学卫生管理学院法学副教授,硕士生导师。
　　**** 唐义红,女,硕士,西南医科大学法学院副教授。

　　〔1〕 陈化:《知情同意在中国医疗实践中的介入:问题与出路》,载《中州学刊》2015年第6期,第94 - 99页。

情同意方面的某一具体条款规定时,立法者则需要明确地界定知情同意的界限,或者制定一个可以合理期待的标准,否则活体器官移植实务中就会陷入法律上的混乱。

二、知情权实现的基础——医师告知义务

(一) 医师告知义务的主体

知情权实现的过程中,承认医师在专业上的主导性,强调告知是医师自始至终的基本义务[1]。医患法律关系中,双方参与主体实质上为医疗机构与就诊的患者,说明义务履行的实质主体为医疗机构,而非具体负责医师。由于医疗机构本身无法履行告知义务,因此只能由医师基于职务行为代为履行。因此理论上,医师告知义务履行的实质主体是医疗机构,而具体实施者则为患者的具体负责医师[2]。随着医学技术的不断发展,医务人员分工也愈发精细,各类专业医务人员均需要对各自领域的医疗信息进行告知并说明。因此,有观点认为,告知义务主体之医务人员的具体范围既包括为患者提供诊断、治疗服务的医师,提供护理服务的护士,提供药学服务的药师,也包括为患者实施特殊检查、抽血化验等检查的医技人员,甚至手术团队中的麻醉师等。

笔者认为,我国现行法律虽规定告知义务主体为从事人体器官移植的医疗机构及其医务人员,但其并未明确具体为哪一类医务人员。在活体器官移植中,为尊重捐献人自主决定权,所有与捐献人器官捐献手术或者其他侵袭性检查或治疗相关的医务人员,均须就其负责的具体医疗行为,如诊疗、护理、药学、医技、麻醉等卫生技术服务,向捐献人加以说明。由于医疗团队通常由主治医师统筹全局,并安排具体的诊疗计划,因此可由具体负责医师代为统一履行告知义务。此外,负责医师基于民法之代理原则,可由其他医师、非医务人员、护理人员,甚至非专业的第三人代理向捐献人加以告知,但其前提为该第三人具有足以胜任说明义务的能力[3]。

(二) 医师告知义务的判断标准

医师告知义务的判断标准是实现活体器官捐献人知情同意的核心准则。综合学界有关这一判断标准的现有研究,主要有以下四种学术观点[4][5]:(1)理性医师标准说,即一个合乎理性的医师,在医疗过程中根据其职业惯例或者医疗行业通行规则,通常均会向患者说明医疗信息;(2)理性患者标准说,即一个合乎理性的患者,在医疗过程中通常都会想要获悉医疗信息;(3)具体患者标准说,即凡依据患者的年龄、人格、信念、身心状态等个性特征,

---

〔1〕 肖柳珍:《知情同意的前世今生:基于〈希波克拉底文集〉的重新解读》,载《医学与哲学(A)》2017年第1期,第25-27页。

〔2〕 金玄卿:《韩国的医师说明义务与患者知情同意权》,载《法学家》2011年第3期,第153-163页。

〔3〕 吴志正:《谁来说明?对谁说明?谁来同意?》,载《月旦法学杂志》2008年第162期,第72页。

〔4〕 邓奕羿:《医师履行告知义务的判定标准》,载《医学与哲学(A)》2012年第10期,第64-66页。

〔5〕 喻小勇、田侃:《循证医学及其对医疗侵权法律适用的影响研究》,载《证据科学》2015年第3期,第338-349页。

可以确知某一医疗信息为患者所重视的,医师均对该信息负有说明义务;(4)折中说,又分为理性医师和具体患者标准的折中、理性患者和具体患者标准的折中。前者在赞成具体患者标准说的同时,更为强调仅当责任医师能够预见该具体患者主观上视某一医疗信息为重要时,才需要加以说明。判断该医师是否预见或者应该预见,需要用"相同情形下,一般医师是否了解或应当了解患者的这一心态"为标准。后者认为医师应向患者告知对一般理性患者在作出医疗决定时具有实质性影响的医疗信息,同时医师需要尽可能地充分考虑具体患者的综合情况。

笔者认为,医师告知义务的判断标准应尽可能实现医师告知义务与患者自主决定权之间的平衡。若该判断标准对医师更为有利,则可能造成对患者自主决定权的侵犯;然则,又可能造成患者以医师未能充分履行告知义务而提起相应的医疗诉讼。对此,医师在医疗过程中为避免可能需要承担的各类型法律风险,从而倾向于防御性医疗。具体到活体器官移植领域,鉴于活体器官移植手术对捐献人身体的伤害性以及捐献人自身受益性相对较少,医师告知的判断标准应在尽可能平衡医患双方利益的同时,适度向捐献人倾斜。因此,理性医师和具体患者标准的折中说更符合活体器官移植领域判断医师告知义务的实际情况。

(三) 医师告知义务的范围

《人体器官移植条例》第19条规定,从事人体器官移植的医疗机构及其医务人员摘取活体器官前,应当向活体器官捐献人说明器官摘取手术的风险、术后注意事项、可能发生的并发症及其预防措施等,并与活体器官捐献人签署知情同意书。由此可见,我国法律虽列举从事器官移植的医师告知义务的范围,但以"等"字作为结束语,表明医师告知义务的具体范围尚不明确。在医疗实践中,可能对医师苛加避免产生不利后果的注意义务,导致医师告知义务判断上的困境。

笔者认为,从保护活体器官捐献人权益视角,医师告知义务的内容至少应包括几个方面:(1)捐献人的身体状况是否可以实施器官捐献手术;(2)将要对捐献人进行的活体器官移植手术在目前的技术现状,包括手术风险、手术并发症、相应的救治措施等;(3)活体器官移植的手术过程,包括将要摘取器官的种类、摘取器官的范围(全部还是部分)、器官的基本功能以及是否具有可替代性等;(4)捐献人捐献过程中产生的相关费用及补偿问题;(5)捐献撤销权,器官捐献人可以在捐献过程的任何时间点中止或终止其捐献意见,并且不会因此受到负面评价,医疗机构及其医务人员应当对其停止捐献的原因予以保密。

上述告知义务在实施前,还应注意以下两点:(1)由于医学知识的高度专业性以及医患双方在医疗信息方面的不对称,活体器官捐献人存在无法理解具体告知内容的情况[1]。医务人员不仅要保证捐献人知道具体的告知内容,还应当尽可能以通俗化、可理解的语言,采取口头、书面、多媒体等多种告知方式,充分帮助捐献人理解告知的信息。(2)在捐献人作

---

〔1〕 喻小勇、田侃:《试论医患纠纷中的医疗信息公开问题》,载《南京医科大学学报(社会科学版)》2010年第2期,第108-111页。

出同意前,医务人员还可对具体告知内容进行检测,如采取访谈法或心理评估法等,以确认捐献人的理解程度。

三、履行知情权的后果——捐献人同意权的表达

(一) 捐献人同意能力分析

目前学界关于患者同意能力判断标准,主要有以下三种理论学说[1]:

(1) 以民法上的行为能力为准。该学说认为民法上的完全行为能力人可以依据其自身理解,做出是否同意实施医疗行为的同意决定,而限制或无民事行为能力人,只能由其法定代理人或委托代理人代为作出同意的决定。《人体器官移植条例》第 8 条规定,捐献人体器官的公民应当具有完全民事行为能力;第 9 条规定,任何组织或者个人不得摘取未满 18 周岁公民的活体器官用于移植。可见,我国法律上规定活体器官移植的捐献人只能为完全民事行为能力人。

(2) 以刑法上的责任能力为准。刑法将刑事责任能力划分为完全刑事责任能力、限制刑事责任能力和无刑事责任能力,其主要包括两个方面的内容,即辨认能力和控制能力。若采取刑事责任能力标准,则在判断患者同意能力时,需要综合考虑患者的实际年龄和精神状态,而刑事责任能力对年龄的规定相当严格,即从生日的第二天起算,而生日的前后两天对于患者的同意能力的判断并无区别。因此,若采信刑事责任能力的判断标准,则显得过于严格。

(3) 以有无识别能力为准。识别能力,是指患者能够理解诊疗措施的性质和目的,包括接受诊疗将对身体所作的处置、不治疗可能带来的风险后果,理解医师对其说明的各种风险以及副作用等,且患者理解水平与所作决定的重要性成正比关系。

笔者认为,采用第一种标准,可能与同意的具体内涵相冲突,也可能出现捐献人所做出的同意结论与其实际同意能力不符的情形。民法关于民事行为能力的规定为基础性规定,当涉及对某一具体的医学专业知识理解的同意时,还应权衡捐献人的真正理解能力。采用第二种标准,则出现以刑事领域的责任能力来判断民事领域"越界判断"问题。捐献人同意能力之判断实属民事领域问题,而法律之所以将民事能力与刑事能力加以区分并辅之不同的判断标准,主要考虑两者调节的社会功能并不相同。因此,在法理视角而言,这一标准缺乏足够依据。采用第三种标准,虽需医师结合患者的个人情况综合判断,需要医师投入较多精力,如何高效实施这一标准存在一定的问题。但以有无识别能力的判断标准无疑更符合患者个体实际情况。尤其是在活体器官移植领域,应充分考虑每一个捐献人的情况,以平衡捐献人将要承受的身体利益损害和未来的风险。

笔者进一步认为,捐献人同意能力的判断,除遵循现行 18 周岁以上完全民事行为能力人的要求之外,还应从以下三个方面予以综合判断:(1) 捐献人对医疗方案的内容和程序是

---

[1] 田利平:《论患者同意权》,吉林大学 2011 年硕士学位论文,第 29 - 30 页。

否具有充分的理解和评估能力;(2)捐献人对医疗方案的选择是否具有充分的逻辑思考和判断能力;(3)捐献人对医疗方案的实施后果是否具备推理和承受能力。捐献人同时符合上述三个方面的,可认定其具备同意能力。

(二)捐献人同意的外在形式——知情同意书

医师履行告知义务后,患者行使知情权的直接法律表现就是签署知情同意书。从这一角度来看,知情同意书直接架构了患者的知情权与同意权[1]。在我国医事法律苛加医方过重的举证责任、侵权责任而形成防御性医疗的当下,知情同意书往往是医疗机构出具的格式文书,且医务人员在将患者的诊断情况、治疗方案、并发症等医疗信息简单加以告知后,即让患者或其亲属签字,知情同意书的签署即告完成。这一过程实质上未能保障患者的同意权,因此引发的纠纷亦非少数。此外,在知情同意书的具体内容上也有不少问题,如由于医疗信息不对称所导致的知情同意书隐晦难懂、知情同意书的语言生硬等问题。

对于活体器官捐献人而言,其牺牲自我的行为并不是为了自己的利益,而是完全的利他主义精神,其没有通过这一医疗行为获得任何的生命和身体利益,相反还要承受身体利益现实的损害和未来的风险。因此,对于活体器官捐献人作出同意的决定,应比一般意义上治疗性医疗行为的同意更为严格。笔者认为,我国卫生行政主管部门应当尽快规范现行的人体器官移植知情同意书,并根据不同的分类标准出台具有不同侧重点的知情同意书范本。例如,根据移植器官种类的不同制定不同的知情同意书范本。由于心脏、肝脏、肾脏和胰腺等器官移植在手术成功率、术后并发症、移植器官存活期等方面均有不同的特点,应当根据不同的移植器官制定不同内容的知情同意书。

(三)增设医学托词制度

《人体器官移植条例》第11条规定,活体器官的接受人限于活体器官捐献人的配偶、直系血亲或者三代以内旁系血亲,或者有证据证明与活体器官捐献人存在因帮扶等形成亲情关系的人员。在活体器官捐献和移植中,由于捐献人和接受人之间存在一定的亲情关系,受传统互帮互助的家庭伦理观念影响,当某位成员需要器官移植的情况下,其他成员认为或者被认为有责任和义务检查自身的器官,以确认是否具备可捐献的情况。而一旦匹配捐献的条件时,来自内在的道德压力和外在的社会舆论压力驱使其只能责无旁贷地按照捐献程序进行。即使捐献人内心的真实想法倾向拒绝或者退出捐献。

尽管从表面上看,活体器官捐献人的生命健康权益尚未受到严重侵害,但其生命质量下降已成为不争的客观事实。一旦捐献后再次承受外来的疾病风险,就可能严重影响捐献人的生命健康。亲属之间的活体器官捐献本身就体现家庭成员之间的互帮互助和捐献人的牺牲精神,是一种绝对的利他主义行为,但这一行为不得衍化为一种法律上的义务。如果对活体捐献行为进行过度宣传与道德渲染,则容易将这一道德行为转变为道德绑架。即具备亲情关系并符合捐献要求的家庭成员,若未能将其器官捐献给需要的亲属,则极可能被判定为

---

〔1〕 王岳、邓虹:《外国医事法研究》,法律出版社,2011年,第39页。

道德缺失,进而影响到捐献人内心真实的自愿意志。

笔者建议,在同意权行使的过程中,可增加医学托词制度。当捐献人虽具备捐献条件,但实质上并无捐献真实意思时,医师可通过医学托词加以拒绝。如医师基于捐献人实质上不同意捐献的真实意思表示,宣布其为"乙肝阳性"或是血型/组织配型不成功等。该制度创设本身为活体器官捐献人与接受人利益博弈的结果,除应要求医师履行相应的保密义务,以避免捐献人处于家庭的"道德舆论谴责"外,还应保护医师的合法权益,即医师可要求捐献人在不想捐献的内心真实意思表达的书面材料上签字。即便患者或其家属知道这一事实,医师亦不应承担法律责任。

(四) 同意的撤销——捐献撤销权

活体器官捐献人撤销权,是指已作出活体器官捐献决定的自然人,在实施捐献手术、摘除其活体器官之前,根据其自身真实意愿,撤销原先作出的捐献活体器官承诺的权利。《人体器官移植条例》第 7 条规定,公民享有捐献或者不捐献其人体器官的权利;任何组织或者个人不得强迫、欺骗或者利诱他人捐献人体器官。第 8 条规定,公民捐献其人体器官应当有书面形式的捐献意愿,对已经表示捐献其人体器官的意愿,有权予以撤销。可见,我国明确规定公民享有任意撤销权。

笔者赞同应赋予活体器官捐献人任意撤销权,主要基于以下考虑:(1) 活体器官捐献人作出的捐献决定是一种绝对意义上的利他主义行为,捐献人的这一自愿行为既非道德责任,亦非法律明确的义务;(2) 活体器官捐献人的捐献决定是一种无偿单务行为,社会观念与法律规定虽强调"信守诺言",但不允许只负担而无受益的捐献人反悔,则又违背捐献人自身的真实意愿以及法律公平原则;(3) 活体器官摘取手术与捐献人的人身权紧密关联,亦难以强制履行。

然而,捐献人一旦作出捐献承诺并签署捐献协议后,是否有权在出现任何情况下,都可以任意撤销之前所作的捐献同意? 接受人因对捐献人承诺的信赖利益,是否也应受到法律保护? 基于捐献行为的利他性与无偿性,捐献人的任意撤销是否无须承担任何法律责任?

活体器官捐献人因行使捐献撤销权而需要承担的法律责任,需针对不同的情况进行分析:(1) 在形成捐献协议、进行器官移植手术之前属于捐献准备期。活体器官捐献人向接受人作出自愿捐献的意思表示后,捐献人与接受人之间形成一般赠予合同关系,此时捐献人就其捐献行为享有任意撤销权。器官移植手术具备人身处分性的特点,被捐献器官在与捐献人身体分离之前,捐献人的身体完整权依然存在,法律应优先保护捐献人的人身利益。(2) 在受捐人为接受捐献手术开始接受侵入性的医疗行为时,进入捐献进行期。器官接受人仍有权请求捐献人履行捐献义务,但由于捐献人对尚在其体内的器官享有身体权,接受人的捐献请求权无法对抗捐献人的身体支配权。因此,此时捐献人悔捐的,接受人仍无法请求捐献人强制履行捐献义务。但此时接受人已为手术开展做了必要准备。如肿瘤患者为捐献手术的顺利开展,须事先接受化疗或放射线治疗等,以消灭其残存于体内的癌细胞,从而会对接受人产生一定的副作用。此时,接受人因信赖利益保护而遭受的财产损失与身体损害,有权要求撤销捐献人承担相应的违约责任或侵权责任。

　　需要指出的是，属于下列情形的，撤销捐献的决定可不予承担法律责任[1]：第一，发生合同履行不能，即捐献人的身体情况已不再满足捐献条件，并经有权鉴定机构或者医疗机构确认的。但履行不能的情形是捐献人恶意造成的除外。第二，捐献进行期之前，捐献人已明确通知受捐者撤销捐献的。

〔1〕　唐义红：《论骨髓捐献者撤销权的行使边界》，载《医学与法学》2015年第1期，第43-45页。

第三章　晚期医疗法律问题

晚期患者自我决定权的刑法边界[*]

——以安乐死、尊严死问题为中心

刘建利[**]

晚期患者自我决定权的刑法边界的核心问题是安乐死与尊严死法律问题。据统计，2016 年我国 60 周岁及以上人口 23 000 万人，占总人口的比例升至 16.7%，比上年增加了 0.6 个百分点，老龄化程度持续加深。据有关部门预测，到 2035 年，中国老年人口将达到 4 亿人。[1] 而且，中国现在每年的死亡人数大约是 1 000 万，其中有近 100 万人是在伴随剧烈疼痛的情况下去世的。[2] 在这样的环境之下，可以预测安乐死和尊严死的法律问题将会迫切需要解决。

在我国，安乐死成为一个热门话题，主要起因于 1986 年 6 月在陕西省汉中市发生的一个案件。该案件经媒体报道后，在法学界、医学界、哲学界以及社会的各个方面都引起了激烈讨论。近年随着医疗水准的进步，延命治疗呈逐渐扩大之势。尊严死的法律问题也引起了人们的关注。2012 年，来自医学界的人大代表向全国人大提交了用来认可生前预嘱法律效力的立法案，[3] 虽然未能获得通过，但经媒体报道后，引起了社会的重大关注。2013 年 6 月，中国第一家尊严死协会于北京成立。该协会的宗旨是普及推广尊严死的概念和生前预嘱。还开设网站接受用户的生前预嘱。随着医疗水准的进步以及保险制度的不断完善，尊严死法律问题也逐渐凸显出来。本文将立足上述社会现实，对安乐死和尊严死的刑法问题进行探讨。

一、安乐死与尊严死的概念

目前在我国，关于安乐死和尊严死的定义比较多样，还未完全形成共识。本文的"安乐死"是指为了解除临近死亡的患者所承受的激烈肉体疼痛，应患者的要求而终结其生命的行

---

[*] 原文首发于《中国社会科学院研究生院学报》2018 年第 3 期。

[**] 刘建利，男，日本早稻田大学法学博士，东南大学法学院副教授。

[1] 中华人民共和国国家统计局相关人口数据，http://data.stats.gov.cn/easyquery.htm? cn＝C01，2018 年 3 月 20 日。

[2] 张田勘：《安乐死立法千呼万唤不出来》，载《中国改革》2000 年第 3 期，第 58 页。

[3] 《顾晋代表建言：推广"尊严死"很有必要》，http://www.npc.gov.cn/npc/dbdhhy/12_1/2013-03/09/content_1773463.htm，2018 年 3 月 20 日。

为。[1] 参照国外学说，一般可以进行如下分类：为了不延长患者痛苦而不继续或者中止积极治疗行为的"消极安乐死"；以去除或缓和患者痛苦为目的的措施会间接提早患者死亡的"间接安乐死"；为了解除患者的疼痛而终结其生命的"积极安乐死"。[2] 与之相对，"尊严死"是指不以缓和痛苦为主要目的，为了抵抗死亡的被管理化，停止针对已经没有康复希望且临近死亡的患者所进行的延命治疗，让其迎接自然死亡的行为。[3] 这两者的区别主要在于：（1）安乐死以去除或缓和疼痛为目的；而尊严死不以缓和患者疼痛为主要目的，主要追求让患者在保持尊严的情况下迎接自然死亡。（2）安乐死要求一定要存在患者明确的意思表示，而尊严死的绝大多数情况是患者已经陷入昏迷无法表达其当时的意思。

安乐死、尊严死问题主要发生在晚期患者身上。所谓"晚期"，是指在接受了关于其伤病的所有可以实施的适当医疗措施的情况下，患者依旧没有康复可能性且被判断为临近死亡状态的时期。尊严死也被称为"中止延命治疗"。"延命治疗"是指并不能治愈晚期患者的伤病或者缓和其痛苦，单纯只是为了延长该患者的生存时间而采取的医疗上的措施。所谓"中止延命治疗"是指中止晚期患者正在接受的相关延命措施，或者当晚期患者处于需要正在接受的延命措施以外的新的延命措施的状态下时，担任该患者治疗的医生不开始所需的新的延命措施。

二、安乐死的刑法问题

（一）关于安乐死的案例与学说

我国目前并不存在允许或禁止安乐死的特别法律或法规。而且，刑法也没有专门规定参与自杀罪或嘱托杀人罪。在司法实践中，主要用"故意杀人罪"来处理"积极安乐死"事件。对于"消极安乐死"和"间接安乐死"，并没有作为犯罪来处理。

1. 陕西省汉中市1991年判决[4]

1986年6月28日，陕西省的夏某因肝硬化腹水、肝肾综合征等病，陷入重度昏迷状态。送入医院后，夏某子女要求医生对夏某予以安乐死，遭到医院拒绝。后来经夏某子女再三要求，主治医师濮某在让其子女签下"后果自负"的字条后，开出100毫克的复方冬眠灵处方让护士给夏某注射。后来濮某下班，值班医生黎某根据濮某的委托，在夏某子女的强烈要求之下又可开出100毫克的复方冬眠灵让护士注射。之后，夏某于次日凌晨死亡。

经过审理，汉中市法院认为冬眠灵不是夏某的直接死亡原因，只是促进了死亡，被告人濮某和黎某的行为虽然属于故意剥夺他人生命的行为，由于情节轻微不构成犯罪，所以无罪释放。后来，虽然检察院抗诉，但最终汉中市中级人民法院维持原判，于1992年6月25日

〔1〕 [日]甲斐克则：《安楽死と刑法》，成文堂，2003年，第2页。
〔2〕 [日]甲斐克则：《安楽死・尊厳死》，载西田典之、山口厚：《刑法の争点》，有斐閣，2000年，第40页。
〔3〕 [日]甲斐克则：《尊厳死と刑法》，成文堂，2004年，第1页。
〔4〕 宋蔚林：《"安乐死"与杀人罪》，载《民主与法制》1987年第8期，第37-38页。

宣布无罪。

2. 河南省宁陵县 1995 年判决[1]

1994 年 9 月 8 日,河南省宁陵县居民吴某因患晚期肝癌,夜里实在难以忍受剧痛,要求丈夫刘某助其安乐死,刘某不忍妻子痛苦,遂找来一瓶农药让妻子喝下去。吴某喝下农药之后随即死亡。宁陵县法院经过审理,认为刘某助妻自杀虽然是经被害者吴某诚恳要求,出于助其解除痛苦安乐而死的动机而为之,但仍然构成故意杀人罪,判处刘某故意杀人罪的最低法定刑有期徒刑 3 年。

3. 上海市闵行区 2001 年判决[2]

2001 年 4 月 8 日,上海市民梁某 92 岁的母亲突患脑出血不省人事,被送至医院,医院告知救治无望,只能用营养液维持生命。5 月 31 日,67 岁的梁某不忍让母亲受苦,经过激烈的思想斗争,用电击的方式为母亲实施了安乐死,当晚他向公安局自首。经上海市精神卫生中心鉴定,梁某无精神病,有完全刑事责任能力。2001 年 11 月初,上海市闵行区法院对该案进行了审理,认为梁某犯故意杀人罪,判处有期徒刑 5 年。

4. 江苏省阜宁县 2005 年判决[3]

2004 年 9 月,江苏省阜宁县农民张某因肺结核、胸膜炎、胸腔积水等病情恶化导致下半身瘫痪,被医生告知已无法救治,所剩时日不多,于是出院回家静养。因难以忍受疼痛,曾多次通过喝农药、吃大量安眠药自杀,均以失败告终。2005 年 5 月,张某因服用老鼠药自杀再次失败,就说服其妻子孟某和邻居于某助其自杀。孟某和于某为了帮助张某解脱痛苦,就准备好绳索并帮助张某套进脖子,最后张某用自身的体重实现了上吊自杀。2005 年 7 月 26 日,阜宁县法院经过审理,以故意杀人罪判处孟某有期徒刑 5 年,于某有期徒刑 3 年,缓刑 4 年。

上述都是子女杀害父母或者丈夫(妻子)杀害配偶的案件。其中陕西省汉中市和上海市闵行区发生的案件由于并不存在患者本人明确要求安乐死的意思表示,因此并不属于严格意义上的安乐死。汉中市发生的案件,死亡的直接死因并不是冬眠灵,但是针对行为人以安乐死为目的的故意剥夺他人生命的行为,法院最终宣布无罪释放,让人觉得好像法院对安乐死持容忍态度。但是,在随后河南、上海、江苏的 3 起安乐死案件中,被告人最后都被判为有罪。因此,可以认为目前法院并没有承认安乐死行为的合法化。但是,在上述 4 个与安乐死相关的案件中,1 个被判无罪,3 个被判有罪但量刑都很低。可见,虽然目前我国司法实务部门仍然认为安乐死行为是犯罪,但已经在有意识地将其与一般故意杀人罪进行区别对待,有向容许方向发展的趋势。

法学界关于安乐死的争议主要集中在积极安乐死上。赞成安乐死的见解可分为形式合法说和实质合法说两类。形式合法说是指以现行刑法规定为基础,通过刑法解释论来寻求合法化依据的学说。其代表性观点是以刑法第 13 条的"但书"为理由,认为安乐死行为情节

〔1〕 周启华:《中国安乐死大事纪要》,载《中国医学伦理学》1999 年第 1 期,第 51 页。

〔2〕 沈英甲:《安乐死:理性和人道的思考》,载《科技日报》2001 年 12 月 12 日,第 5 版。

〔3〕 朱荣成、徐煜:《悲情的安乐死》,载《农民日报》2005 年 9 月 17 日,第 4 版。

轻微、危害不大,所以不是犯罪。[1] 实质合法说则认为,虽然在现行实体刑法框架内不得不说积极安乐死仍然属于犯罪行为,但因为积极安乐死不具有实质违法性,所以主张应当通过立法对其予以合法化。实质性合法说与积极安乐死反对说主要围绕人道主义精神、对医学发展的影响、生命的处分权、社会利益和滥用的危险等几个问题展开争论。[2] 在刑法学界,赞成安乐死合法说的仍然属于少数派。通说的观点是,当下没有任何规定允许医疗工作者可以对绝症患者实行安乐死,安乐死的违法性不容否定。[3]

目前,世界上以某种形式予以安乐死合法化的都是经济文化高度发达,法律制度相对健全,国民的自由、权利意识比较强,医疗保健水平也较高的国家。相对而言,中国仍然属于发展中国家,法制的健全程度、医疗保健水准以及民众的权利意识还都有待进一步提高。而赞成安乐死合法化的理由以"减轻患者家庭的经济、精神负担""合理分配社会医疗资源"等为主。[4] 在这样的背景之下,不得不说我国不适合在短时期内通过立法来直接实现安乐死合法化,有必要花更多的时间来进行全民探讨。

(二) 关于安乐死问题的私见[5]

目前,世界上已有荷兰、比利时、卢森堡通过立法使由医生实行的安乐死行为得以合法化。在瑞士,用来代替安乐死行为的"有组织的自杀帮助"已成为重大问题。此外,在美国,俄勒冈州和华盛顿州分别通过立法对医生所实施的满足了一定条件下的自杀帮助行为予以了合法化。

当代疼痛医疗进步巨大,但仍然无法彻底解除晚期患者的疼痛。对这些患者而言,此时的"生"仅仅意味着疼痛的煎熬,已不再是生存的幸福。如果法律在这种情况之下,仍然强制要求个人履行遭受疼痛煎熬的"生"的义务,就会导致人的物化和工具化。所以,在当下仍然有必要继续探讨积极安乐死合法化问题。

积极安乐死合法说主要有"人道主义说""社会相当性说""紧急避难说"以及"自我决定权说"等。其中以"自我决定权说"最有说服力。该说认为,积极安乐死能够合法化的本质根据在于,在能够保证患者短时之内确实会失去"自律生存"以及患者选择死亡意思绝对真实的前提下,患者自己比较"伴随剧痛的短暂生命"和"从难以忍受的剧痛中获得解脱"这两种利益,最终通过行使"自我决定权"而选择了后者时,就应该排除"国家亲权"的"干涉",从而尊重该"终极选择"。[6] 但是,人既是个体的存在也是社会的存在,人的生命具有不可处分性。[7] 出于保护人类社会的全体利益的目的,仅仅以自我决定权为依据来实现安乐死合法

---

〔1〕 莫妮:《安乐死合法化初探》,载《广西社会科学》2001 年第 4 期,第 76 - 79 页。

〔2〕 刘建利:《死亡的自我决定权与社会决定权》,载《法律科学》2013 年第 5 期,第 66 - 67 页。

〔3〕 张明楷:《刑法学(下)》,法律出版社,2016 年,第 848 页。

〔4〕 刘建利:《死亡的自我决定权与社会决定权》,载《法律科学》2013 年第 5 期,第 67 页。

〔5〕 本部分内容参见作者已发表论文:《死亡的自我决定权与社会决定权》,载《法律科学》2013 年第 5 期,第 68 - 70 页。

〔6〕 [日]福田雅章:《日本の社会文化構造と人権》,明石書店,2002 年,第 376 页。

〔7〕 [日]甲斐克則:《安楽死と刑法》,成文堂,2003 年,第 38 页。

化确实存在困难。

　　只要不影响社会"共同生活"，一般而言，作为社会共同价值取向的"社会决定"都应该尊重个体的"自我决定"，但是，当个体的"自我决定"明显不合理时，则应该允许"社会决定"对其予以限制。针对"积极安乐死"，仅仅以"个人主义"的"自我决定"为由而主张合法化显然不够充分。但是，如果此时作为社会共同体共识的"社会决定"也承认该患者的"自我决定"时，那么作为例外，应该允许针对该患者的"积极安乐死"。将这两个原理作为相互补充的统合原理，就能够用来解决积极安乐死的合法化问题。

　　要阻却安乐死行为的违法性，仅仅依靠"患者的自我决定"显然不够，必须增加一些"其他要件"。能够充当该"其他要件"的就是"社会决定"。"社会决定"的判断要素主要由患者的余命、疼痛程度、家庭构成、社会整体的医疗资源等客观情况构成。当然"社会决定"的主要判断基准具有一定的流动性，在不同国家、时代以及文化中会有所不同。

　　在现代社会中，生命虽然属于个人，但同时也包含着他人的利益和社会责任。对于晚期患者而言，已经病入膏肓、痛不欲生，已无力承担原有的社会责任。他们对他人和社会的义务，要么已经履行完毕，要么已经不可能再有能力履行。此时，当患者所在社会的大多数人也认为可以尊重该患者的"自我决定"时，安乐死作为一种特别的例外情况，不应再作为刑罚的处罚对象。"自我决定"与"社会决定"分别是允许积极安乐死的必要条件而不是充分条件。而且，"社会决定"只能限定为发挥"消极机能"。换言之，患者的"自我决定"是前提，当不存在"自我决定"，即患者本人明确反对安乐死，或者是其对于安乐死的态度并不明确之时（表1中的设例1到设例4），"社会决定"根本不会登场，此时绝对不允许实行安乐死。只有当患者本人有明确的要求时（表1中的设例5和设例6），"社会决定"才会登场。在考虑过各种因素之后，"社会决定"认为该患者并不适合实行安乐死时，"社会决定"就会朝保护生命方向修正该患者的"自我决定"，不允许实行安乐死（表1中的设例5）。只有在不仅存在"自我决定"，而且也获得了"社会决定"承认的情况下，才能允许积极安乐死，只有此时的积极安乐死行为才能阻却违法性（表1中的设例6）。

表1

	自我决定	社会决定	积极安乐死的法律评价
设例1	×	×	违法
设例2	×	○	违法
设例3	？	×	违法
设例4	？	○	违法
设例5	○	×	违法
设例6	○	○	合法

　　×＝反对　　○＝赞成　　？＝不明

三、尊严死的刑法问题

按照相关医疗法规,医疗机构在采取一定的医疗措施时必须取得患者或其家属的同意。另外也由于当下我国医疗保险制度仍然不够健全,在医疗现场,应患者家属的要求而中止医疗的现象十分普遍,该问题还未能引起社会的足够关注。近年来,随着延命医疗的发展,尊严死的法律问题终于逐渐凸显,但还未能引起社会各界的广泛讨论。当下现状是对该问题予以探讨以医学界人士为主,法学界(特别是刑法学界)对此问题的研究仍然十分稀少。尊严死行为有几种不同的表现形态(比如,从治疗的开始阶段就节制使用延命治疗措施,中止已经使用了的延命治疗措施等)。以下本文主要以中止已经开始使用的延命治疗措施而引发患者缩短生命这种形态为探讨对象。[1]

(一) 关于尊严死的案例与学说

2009 年 2 月 9 日,被告人文裕章的妻子胡菁在家中昏倒,在医院 ICU 病房医疗期间一直昏迷不醒,有心跳、血压,靠呼吸机维持呼吸。16 日下午,被告到病房探望时将被害人身上的呼吸管等医疗设备拔掉,阻止救治并放弃医疗,随后被害人死亡。经法医检验鉴定,被害人检见脑血管畸形伴破裂出血,死者住院期间有自主心跳而无自主呼吸,由呼吸机维持呼吸,死亡原因为被拔去气管插管后致呼吸停止死亡。

针对此案,深圳市中院以"故意杀人罪"判处被告人文裕章有期徒刑 3 年,缓刑 3 年。一审宣判后,深圳市检察院提起抗诉。2012 年 9 月 14 日,广东高院作出终审裁定,驳回检察机关抗诉,维持深圳中院的一审判决。[2] 当然,本案中的患者入院才一星期,是否完全不具有恢复可能性还难以断定,所接受的医疗还不能称为延命治疗,因此,本案能否称为严格意义上的尊严死可能存在一定争议。

与此相关联的还有一件民事案件。在武汉有一个婴儿因病陷入严重呼吸困难状态,经医院全力抢救,未见好转且病情恶化,最后只能通过人工呼吸机来维持呼吸。医院曾先后两次向患者父母说明病情并下达病危通知,依照父母的意愿对患者继续采取延命措施。抢救了一段时间,医院第三次下达病危通知时,告知其父母该患者的多个器官已经衰竭。于是,父母签字表示放弃治疗,患者在医院撤除了人工呼吸机后当即死亡。

之后,患者父母认为他们是在受到医院方诱导才放弃治疗的,主张医院构成民事侵权并提起了诉讼。法院认为患者在入院时就已经处于重症状态,医院在患者病情进展的每一阶段如实向其家属说明病情并无不妥。家属在听取说明之后仍然拥有选择继续治疗的权利。

---

[1] 关于维持生命治疗装置,有时也被称为人工呼吸机、人工心肺措施等。关于中止,也被称为拔管、撤除或关掉开关,用语并不统一。虽然从严格意义上看相互之间可能会存在一些区别,但本文将其作同一行为处理。

[2] 洪奕宜、范贞:《ICU 病房拔管杀妻案终审》,载《南方日报》2012 年 9 月 15 日,第 007 版。

家属是自主选择放弃了治疗。因此,未采纳原告的主张。[1]

如上述,由于中国目前还没有专门针对尊严死的法律,判例并没有完全禁止尊严死,只要满足一定的条件,是持允许态度的。具体而言,判例有比较重视患者晚期状态的程度、患者家属的意见等倾向,但其背后的理论根据却并不清晰。

当下,关于尊严死最为有力的学说是以"患者的自我决定权"为根据的治疗中止合法说。其代表是重视"生前预嘱"的见解。[2]另一个与此相近的见解是重视家属意见,其理由是家属的意见符合患者本人的推定意思,或者家属拥有患者默认的授权。[3]针对这两种观点,可能存在如下批判意见:即使是患者本人事前所表达的生前预嘱,到实行医疗中止行为时也存在变更的可能。就算家属的意见符合患者本人意思的可能性高,其毕竟不是患者自身的意思,而仅仅是"他人决定"。所以,将其作为医疗中止的合法化根据难以获得认同。

此外,也有学说认为治疗中止的合法化根据在于"治疗义务的界限"。当初,"治疗义务的界限"只是作为针对意识不清的晚期患者的治疗中止的容许根据而被提出,主张只要医师是为了患者的最佳利益而作出的判断,就可以否定其治疗义务。现今,其已发展为以下两种观点:(1)患者的自我决定权与治疗义务的界限是用来判断患者最佳利益的两个要素;[4](2)治疗义务的界限具有单独容许治疗中止的效果。[5]当然,"治疗义务的界限"不通过患者的自我决定权而对医疗中止起到正当化效果的,只能限定于那些治疗本身已经是"有害"或"无意义"的情形。而且,能够适用的只能是那些非常晚期阶段的状况,不能广泛适用,否则在解释论上说不通。另外,究竟到何种程度就能看作是无意义的治疗也是一个问题,只要还存在一点点的可能性,难道就没有继续治疗的义务?[6]

(二) 关于尊严死的私见

本文认为尊严死的合法化理由不是患者的"自我决定"与"治疗义务的界限",而应该是患者的"自我决定"与"社会决定"。"治疗义务的界限"仅仅是"社会决定"的一个重要判断要素。"治疗义务的界限"能够适用的场合非常有限,而"社会决定"则可能在相对较大的范围内适用(比如,重度拖延性植物人状态患者)。与安乐死的情形不同,原则上只要满足这两个其中之一的理由,尊严死就应该获得容许,如表 2 所示。

---

〔1〕 湖北省武汉市江岸区人民法院民事判决书(2006)岸民初字第 313 号。

〔2〕 [日]甲斐克则:《終末期医療における病者の自己決定の意義と法的限界》,载飯田亘之、甲斐克则:《終末期医療と生命倫理》,太陽出版社,2008 年,第 39 页。

〔3〕 [日]佐伯仁志:《末期医療と患者の意思・家族の意思》,《ジュリスト》第 1251 号(2003)第 86 页。

〔4〕 [日]町野朔:《患者の自己決定権と医者の治療義務》,《刑事法ジャーナル》第 8 号(2007)第 53 页。

〔5〕 [日]佐伯仁志:《末期医療と患者の意思・家族の意思》,《ジュリスト》第 1251 号(2003)第 88 页。

〔6〕 [日]川崎協同病院事件判決,東京高判平成十九年 2 月 28 日(高刑集第 60 卷第 1 号第 3 页)。

表 2

	自我决定	社会决定	尊严死的法律评价
设例 1	×	×	违法
设例 2	×	○	违法
设例 3	?	×	违法
设例 4	?	○	合法
设例 5	○	×	合法
设例 6	○	○	合法

×＝反对　　○＝赞成　　?＝不明

尊严死与安乐死相同,必须符合患者本人的意思,必须尊重患者的自我决定权。这是因为,毋庸置疑,不管是违反了人的尊严的被延长的生命,还是为了尊严而被缩短的生命,都是患者自己的。患者的自我决定是尊严死问题的基础。只要患者是真心拒绝治疗,那么正在进行的治疗就必须得中止。即"人拥有拒绝他人介入自己身体的绝对权利。因此,直接干涉他人身体而导致他人死亡,即使存在被害人同意,也成立同意杀人罪;而拒绝治疗这种拒绝干涉,即使引起患者死亡,医务人员的行为也不成立同意杀人罪"。[1]但是,在现实中,处于疾病晚期的患者绝大多数已经没有意识,无法行使自我决定权,在这种情形之下,该如何判断?以下将其分为患者意思明确和意思不明确两种情形予以探讨。

1. 患者意思明确的场合

疾病晚期的患者,关于尊严死,如果是自己实际表明同意,那么医师按照患者的愿望不采取或中断延命医疗措施的行为就是合法的。之所以这样,是因为原本治疗行为要成为正当化行为,必须要具备患者的同意。换言之,违反患者意思的治疗行为属于"专断医疗行为",根据情节,可能成立伤害罪。而且,与安乐死不同,尊严死并没有缩短患者的生命,仅仅是中止过剩的医疗措施,所以,与安乐死相比应该更容易获得容许。

具有意思决定能力的患者,在治疗开始之时就拒绝人工呼吸机等医疗措施时,医师遵循患者的意思节制使用相关延命治疗,即使患者死亡,医师的行为(不作为)也是合法的。遵从患者意思任其自然死亡,与消极安乐死同样,可以说是治疗拒绝权(自我决定权)的正当行使。同样,遵从患者本人意愿中止已经开始的人工延命治疗的情形也是如此。之所以这样,是因为相同的治疗内容,只承认刚开始时的拒绝治疗而不承认拒绝已经开始的人工延命治疗,与尊重自我决定权的思想在逻辑上缺乏一致性。[2]当然,在遵从患者意思之际,必须保证患者的意思表示是在知情同意基础之上的自由且真挚的表达。

在晚期医疗中,到需要患者作出最终决定的时候,几乎所有的患者都已无法表达当时的

---

〔1〕 [日]山口厚:《刑法における生と死》,《東京大学公開講座 55·生と死》,東京大学,1992 年,第232 页。

〔2〕 [日]甲斐克则:《尊厳死と刑法》,成文堂,2004 年,第 2 页。

想法。为了解决该问题,可以考虑使用"生前预嘱"。这是指患者事先就表明到疾病晚期时拒绝延命治疗,即事前意思表明。关于生前预嘱,也被批评存在如下问题:(1)晚期患者的病状及其治疗方法比较多样,如果规定如美国加利福尼亚州法那样的严格要件,那么事实上会有很大一部分患者不能成为适用对象,医师的裁量权十分有限,而且,如果法律程序过于繁杂,自我决定权的实效性也会受到影响。(2)如果允许医师拥有过大的裁量权,可能出现医师"滥用的危险"或"滑坡现象"。(3)其最根本的问题在于,生前预嘱所体现的乃是患者在制作该文书时的想法,到实际临床使用时还能否保持其与患者当前想法一致。[1] 由此可见,轻率地通过立法承认生前预嘱的效力未必一定适合解决问题。但是支持者认为:(1)对于即将要陷入无法表达现实意思的个人而言,生前预嘱是确保其行使自我决定权可能性的唯一手段。[2](2)生前预嘱对于轻易承认"代行判断"的趋势可以起到一定的牵制作用。[3](3)如果否定生前预嘱的效力,那么结果就是要么让患者维持现状继续放置下去或者是将决定权交由患者之外的其他人。[4] 出于以上理由,如果存在生前预嘱,那么就应该将其视为患者的自我决定并予以尊重。

总而言之,处于疾病晚期状态的患者,关于尊严死,自己明确表明同意的场合,以及存在生前预嘱的场合(即表2设例5和设例6),乃是患者正当行使拒绝治疗权(自我决定权),医师遵从患者的希望节制或中止延命治疗的结果,即使导致患者死亡,该行为也应当被法律所容许。

2. 患者意思不明确的场合

在晚期医疗最终要下决定的时候,大多数情形下患者不仅无法表达现实意思,而且也不存在"生前预嘱"。此时可以考虑的对策是"治疗义务的界限""自我决定的代行"以及"自我决定的代诺"。"治疗义务的界限"如上述,只能适用于那些患者已处于脑死亡状态等极端事例,因此,以下主要探讨"自我决定的代行"和"自我决定的代诺"。

美国的 Quinlan 事件判决认可患者家属或监护人可以帮助患者代行自我决定权。其背景是当时在美国留有生前预嘱的人占总人口的比重只有 10% 至 25%。[5] 日本的东海大学医院事件判决以下述理由认定可以容许"代行判断":(1)拥有事前意思表示的情形在现实中非常少见;(2)医师会做出正确的判断,并不会仅仅因为家属的意见而中止全部医疗措施;(3)与患者过去的在日常生活中的只言片语相比,家属的意见更适合用于推断患者在中止阶段时的想法。[6] 关于这一点,其实中国患者家属的意思在医疗中发挥着更为重要的作用。

〔1〕 [日]甲斐克则:《尊厳死と刑法》,成文堂,2004 年,第 4 页。
〔2〕 [日]井田良:《講義刑法学·総論》,有斐閣,2009 年,第 339 页。
〔3〕 [日]甲斐克则:《尊厳死と刑法》,成文堂,2004 年,第 5 页。
〔4〕 [日]佐伯仁志:《末期医療と患者の意思·家族の意思》,《ジュリスト》第 1251 号(2003)第 106 页。
〔5〕 日本尊厳死協会のホームページ,http://www.songennshi-kyokai.com,2018 年 3 月 20 日。
〔6〕 《座談会"死の権利"を論ずる前に》,《ジュリスト》第 630 号(1977)第 7 页。

但是,家属真的能够代替患者本人做最终判断? 而且判断的合法性根据又是什么? 这些都需要做进一步的探讨。关于"代行"的构成,内藤教授提出如下批判:"即使用家属的同意来构成'代行',其也并不是患者本人的意思,难以否认其拟制的特性。"〔1〕此外,甲斐教授指出:"如果允许轻易地代行判断,很有可能导致那些对于家属或利益相关者而言不被需要的人将得不到任何治疗救治,遭受任其自然而灭的他人处分。"〔2〕与此相对,近年来,佐伯教授主张当不存在患者的现实意思表示时,应广泛允许通过家属的意思来推断患者的意思。即"问题的关键并不是广泛认可通过家属的意思去推断患者的意思是否理想,而是将其与不予认可的情形相比较,哪种情形相对而言更为可取"。〔3〕该主张符合医疗现状,值得倾听。

此外,在晚期医疗中,患者意思完全不清楚的情形也经常出现。对此,川崎协同医院事件的判决认定,"如果经过查找,患者的意思仍然不明时,'存疑优先生命利益',医师应该优先保护患者的生命,继续采取医学上最为合适的各种措施"。因此,在这种场合,一直到患者死亡的时点(使用人工呼吸机的场合就是脑死之时),都不应该停止治疗。〔4〕

对此,有学者认为,在生存阶段的任何时点均不能仅仅以患者的客观病状为由而解除治疗义务的根据在于对人身体的尊重。"但是,身体的尊重并不是指尽可能地延长身体的生命,哪怕是'一分一秒',并不应该导致'身体绝对化'……在死的过程中,无条件地尊重'作为肉体的生命',并不代表尊重'作为人的生命',反而有可能违反尊重人的尊严。"将该观点一般化,当身体已经不再存活,进入了人类的死的过程时,可能反倒是原则上不应该进行延命治疗。〔5〕这种观点基本上是妥当的。即使患者的意思完全不明确,只要进入了'死的过程'这一时点,延命治疗是否'适合该患者',其判断基准留有供他者判断的余地。所以,作为判断的手段,可以考虑"自我决定权的代诺"。

直面自己即将死亡的现实,因心理负担,当然会有患者有意或无意识地回避自己关于生死的决定。自己不决定其实也是一种自我决定权的行使方法。因此,"强迫那些不希望由自己来做决定的患者来做决定并不合适。在这种场合有必要让谁来代替其做决定,如果患者已经表明将此事委托(即使是默认)给某人,那么就应该允许按照被委托之人的意思去做决定"。〔6〕这就是"自我决定权的代诺"。"代行"的本质是揣测本人的意思去进行,需要尽可能地去探求本人的真实想法。而"代诺"则是以"适合患者本人"的方式去处理作为目标,

〔1〕 [日]内藤謙:《刑法講義総論(中)》,有斐閣,1986 年,第 547 页。

〔2〕 [日]甲斐克則:《尊厳死と刑法》,成文堂,2004 年,第 104 页。

〔3〕 [日]佐伯仁志:《末期医療と患者の意思・家族の意思》,《ジュリスト》第 1251 号(2003)第 107 页。

〔4〕 [日]甲斐克則:《尊厳死と刑法》,成文堂,2004 年,第 289 页。

〔5〕 [日]河見誠:《人間の尊厳と死の管理化一甲斐克則"尊厳死と刑法"を読んで一》,《法の理論 24》,成文堂,2005 年,第 165 页。

〔6〕 [日]佐伯仁志:《末期医療と患者の意思・家族の意思》,《ジュリスト》第 1251 号(2003)第 107 页。

是代诺者自己的判断。代诺者的典型代表主要为患者家属或友人等。

"自我决定的代行"和"自我决定的代诺"的共通点是都重视家属的意思。关于这一点可能会出现如下批判，即这其中难以避免会存在家属出于回避晚期医疗所伴随的经济、精神负担而偏离患者本人真实想法的危险。但是，正如上述，问题的关键不是广泛认可通过家属的意思去推断患者的意思是否理想，而是将其与不予认可的情形相比较，哪种情形相对而言更为可取。除非少数例外情形予以排除，原则上应容许由家属的意思来推定患者的意思。[1]

"应当尊重家属的意思"这一结论本身值得赞成，但其理论根据不应该是源自"患者的自我决定"，而应该是来自"社会决定"这一客观判断基准。当患者的意思不明确时，即不存在"患者的自我决定"时（表2中的设例3和设例4的情形），应交由"社会决定"来处理。换言之，当存在患者的"自我决定"时，应该尽最大可能予以尊重，当患者的意思不明确时，如何做才对患者而言有尊严，应该交由家属、医务人员、友人以及社会全体等其他成员去判断。到底"怎样才是对患者而言有尊严"，不应该是家属的独自判断，也不应该是医务人员的独自判断，而应当是交由作为社会全体成员意思综合体的"社会决定"去判断。

当"社会决定"的结论是"到这种状态，应该可以中止"，那么就应当容许该尊严死行为。与此相对，当"社会决定"认为"现在放弃，为时尚早"，那么则不应容许该尊严死行为。当然，在形成"社会决定"时，患者的客观病状、家属的意思、社会伦理等都是主要构成要素。从这个角度而言，"治疗义务的界限""自我决定的代行"以及"自我决定的代诺"都仅仅是"社会决定"的一个要素而已。其具体的判断基准，可以参考的有英国的"患者最佳利益标准"以及美国 Conroy 事件判决所提出的3个标准（主观标准、限制性主观标准、纯客观标准）。总之，尊严死并不是适合用哪种解决方式符合真理（或最接近真理）的方式来探讨的问题，而应该是究竟"选择何种方式去解决"的问题。[2]

因国家或文化的不同，社会决定的结论可能也不尽相同。虽然结论不同并不意味着一定有问题，但为了公平起见，选择了不允许尊严死结论的社会，应当承担相应的责任。换言之，如果国家或社会坚决不允许在晚期医疗中的任何尊严死，那么国家就应该支援患者的家属，至少应当帮助患者及其家属解决经济层面的问题。

这是因为，在这种场合，作为社会成员的众多第三者，仅仅是根据自己的价值观选择"是"或"否"，而患者的家属为了帮助患者延命，需要在身体、精神、时间以及经济上付出众多代价。所以，作为众多普通第三者意思集合的"社会决定"，会加大与患者具有亲密关系的特定人员负担的情形还是比较多的。不考虑少数特定人群的负担，而遵从多数第三者的"社会决定"去强行增加患者家属的负担，是有违公平的。因此，如果完全禁止患者意思不明时的尊严死，国家应该全面照料这些患者。换言之，应该由国家的税收去承担。即，享有权利的

〔1〕［日］佐伯仁志：《末期医療と患者の意思・家族の意思》，《ジュリスト》第1251号（2003）第107页。

〔2〕［日］井田良：《終末期医療における刑法の役割》，《ジュリスト》第1377号（2009）第85页。

人需要承担相应的义务。如果多数国民不愿意承担照料这些患者的负担,那么,国家就应当通过一定的法定程序,将其代行权授予特定的人。

四、结　　语

本文参照日本的判例和学说探讨了安乐死和尊严死的刑法边界问题。总之,在该领域,法的职责范围必须要予以限制。法律(特别是刑法)的意义仅仅在于为其划出一条不可逾越的红线。对于临床医疗来说,医务人员符合生命伦理或医疗伦理的应对方法可能才是患者或患者家属的真正依靠。因此,该问题的解决离不开法律与生命伦理、医疗伦理的相互连携与补充。此外,为了解决安乐死、尊严死的法律问题,各国超越国境相互交换思路、进行比较研究极为重要。但是,他国的制度即使再好,也没有必要全面照搬。因为国民性、社会实际、法律制度以及医疗保障制度的不同,各国只能结合各自的国情去寻找解决之道。

癌症患者安宁缓和疗护的伦理法律问题分析

——以中国吗啡用药判决第一案为例

张　广*

案件简介

2015 年 5 月,张女士因胃癌切除术后胸闷、喘憋入住陆军总医院肿瘤科,影像检查显示肿瘤复发、胸腔积液、腹腔种植转移、淋巴结转移,伴间质性肺炎。在进行抗炎、平喘、胸穿抽液、营养支持等治疗后,患者病情仍逐渐加重。在患者家属准备"自动出院"的当天上午,患者突然出现心前区不适,心电图显示急性心梗,伴快速房颤(心率 200 次/分钟),呼吸困难呈端坐状并进行性加重。

按多学科会诊意见进行治疗后,患者心跳转为窦性,但呼吸仍十分困难,痛苦不堪。针对上述病情,医生与患者亲属进行了交流。在患者家属表示认同后,给予静脉注入吗啡10 mg,患者呼吸状况明显好转,可平卧入睡。次日凌晨,患者再次出现呼吸困难,予皮下注射吗啡 10 mg,呼吸状况再次好转。下午患者呼吸困难逐渐加重,皮下注射吗啡 10 mg 无效,患者终因呼吸循环衰竭死亡,在场亲属平静料理后事。

时隔半年多,在 2016 年,张女士的儿子以医院"过量使用吗啡,导致患者死亡,使其过早地承受了丧母之痛"为由到法院起诉,向医院索赔。诉讼过程中,某司法鉴定所认为"医方使用吗啡不够慎重,存在过错,对病人死亡负有较轻微责任"。

2017 年 5 月 17 日,法院公布一审判决:某司法鉴定所的法医临床鉴定意见不予采信,驳回原告要求陆军总医院承担相应赔偿责任的全部诉讼请求。判决书明确指出,"吗啡的使用与患者的死亡无关"。根据国内外的实践证明,对出现疼痛、呼吸困难等症状的终末期肿瘤患者合理使用吗啡等阿片类药物,以及其他措施帮助患者解除痛苦,往往十分有效。在本案中,患者有使用吗啡的强烈指征,是使用吗啡治疗的实际受益者。否则,患者将会在万般痛苦挣扎后加速死亡。此案引起学界的广泛关注,这一判决罕见地推翻了医疗鉴定的结论,表面上看,这似乎只是一个追寻晚期癌症患者死因责任的"普通案件",但对医务界而言,其判决结果直接影响到我国安宁疗护事业未来的发展方向,其意义并不"普通"。

---

* 张广,北京德恒律师事务所顾问。

一、什么是临床上的安宁疗护

安宁疗护的开创者是英国人桑德丝（Dame Cicely Saunders）。1947 年她照顾一位年轻的癌症病人大卫·塔斯马，两人建立起深厚的友谊。由于当时医生对癌症病人的疼痛束手无策，桑德丝突发奇想："不知能否为癌症病人的疼痛做点什么？能否给他们更好的照顾？"于是桑德丝决定为癌症病人建立一个像家而不像医院的地方以更好地照顾临终的病患。1948 年大卫去世，并将他的遗产五百英镑都留给桑德丝，自此桑德丝坚持关心癌症病人，且继续为他们的理想到处演讲、募款[1]。安宁疗护指由医疗健康照顾人员和志愿者为终末期患者提供的全方位照护，包括生理、心理、精神和社会支持，目标是帮助终末期患者舒适、平静和有尊严地离世。照护对象也包括家属在内[2]。

二、吗啡案中体现的医学职业道德

吗啡案既让我们正视死亡，又呼吁我们正确对待医生关怀病人的崇高职业道德。每个生命的出生，事实上都是逐渐走向死亡的过程。由于各种原因，我国长期重视优生优育，但对"优逝"鲜有提及，甚至一个人如果没有努力与疾病抗争或轻易放弃生命，都会被视为一种道德上的失败。从前的人大多死于家中，由家人陪伴安详往生。死亡被视为是生死轮回或正常生命周期的一部分，人们大都能接受此自然死亡的事实。随着近代医学的进步，越来越多的人死于医院。特别是 20 世纪 60 年代以来，心肺复苏术（CPR）的发明及继之不断发展的高科技医学延长了人类的寿命。但是，这并没有提高病人临终的生活品质，反而使患者和医疗提供者产生了与自然争命的妄想，于是越来越多的人在医院临终前几乎都得经过医院里急救团队的心脏按压、气管内管充气、心脏电击以及心内或静脉注射药物等惊心动魄的心肺复苏循环操作，一直到家属要求医师停止，或急救团队认定急救已无意义才宣布死亡。有的患者在经过竭力抢救后安上人工呼吸器后，仍然未能苏醒，并且必须一直依赖人工呼吸器以维生；有的患者虽脱离了呼吸器，但却丧失大脑功能，无法恢复意识，成为植物人。这些其实也造成了医疗资源的巨大浪费，据统计，我国 80％的医疗支出是用于临终维持[3]。如何让疾病终末期患者有尊严地离开，真正做到"身无痛苦，人有尊严；心无牵挂，灵有归宿"，不仅关乎患者的生命质量，也关系到医学的价值取向和社会的文明进步。

世界卫生组织倡议，将死亡视为一个自然的过程，既不刻意加速死亡，也不延缓死亡的

---

〔1〕 搜狗百科：http：//baike. sogou. com/v69388225. htm？fromTitle＝％E5％AE％89％E5％AE％81％E7％96％97％E6％8A％A4，2017 年 12 月 10 日访问。

〔2〕 陆宇晗：《我国安宁疗护的现状及发展方向》，载《中华护理杂志》2017 年第 6 期，第 659 - 664 页。

〔3〕 刘文昭：《临终病人"尊严死"有何不可？》，2015 年 10 月 9 日发表于中国殡葬协会官方网站，http：//www. chinabz. org/xwzx/mtgd/2488. html，2017 年 12 月 12 日访问。

到来[1]。当治愈疾病已经成为不可能时，医生是徒劳地对抗死亡，还是将缓解痛苦作为治疗原则？这是一个医学问题，更是一个伦理道德的社会问题。诺贝尔和平奖获得者史怀哲曾说过："使患者在死前享有片刻的安宁将是医生神圣而崭新的使命。"时代在进步，观念在更新，让晚期癌症患者安宁而有尊严地离开人世，正在逐渐成为全社会的共识。

事实上，治愈从来都不是医学的唯一目的。当疾病无法治愈时，帮助和安慰患者是医生更重要的职责。对于晚期肿瘤患者来说，死亡是不可逆的结果。医生采取姑息治疗措施，使其尽可能舒适地走向死亡，不仅符合患者的最大利益，而且符合伦理学准则。在临床上，很多医学干预措施既存在明确的有效性，也存在不可避免的有害性。当医生面临"双重效应"时，其做法只要符合患者利益最大化，就可得到伦理学辩护，这是全球通行的原则[2]。

医学是人性善良的表达。面对医学的不确定性，医生拥有很大的"自由裁量权"。是非善恶，存乎一心，医生也被称为"良心职业"。有时，一个冒险的治疗方案，虽然不符合治疗指南，却能奇迹般挽救患者的生命；有时，一种药品的灵活使用，虽然超越说明书范围，但足以让患者的生命更有质量。医学是一门探索性学科，不能刻舟求剑，更不能盲目迷信权威，否则就无法进步。医生只要怀着一颗大爱之心，把患者利益放在首位，即便出现意外结果，社会也应给予理解和支持。如果缺乏一个宽容的社会环境，医生裹足不前，处处自我防护，不敢为患者冒任何风险，最终受伤害的还是患者。

三、吗啡案的相关法律问题分析

1. 在侵权责任法领域，并非"仅有损害即有赔偿"

根据《侵权责任法》的相关原理和条文，医疗侵权损害责任的构成需要满足四个条件：双方存在医疗关系、存在损害事实、医疗行为存在过错、医疗行为过错和损害结果之间存在因果关系，缺少其中之一，就不能构成侵权责任。

那么，这里就存在两个关键问题：

第一，为减轻治疗无望的患者的疼痛而使用吗啡等止痛类、镇静类药物，是否可以被认定为存在医疗过错？

本案原告认为医院对其母亲张某过量使用吗啡而致其死亡具有过错，因而主张医疗机构承担医疗损害责任。但是患者张某本身系癌症晚期、肿瘤全身转移，遭受着难以忍受的痛苦，医务人员在对其进行治疗的过程中，适量注射吗啡镇痛、镇静，是符合医疗规范的，不存在医疗过失。法院判决医院不承担侵权责任，符合侵权责任法关于医疗损害责任的要求。

第二，为减轻治疗无望的患者的疼痛而使用吗啡等止痛类、镇静类药物，患者最终死亡的，是否可以认定使用止痛类、镇静类药物与患者死亡结果之间存在因果关系？

此时，我们应当注意到，接受吗啡等止痛类、镇静类药物的患者，均属于"治疗无望"，即

---

[1] 白剑峰：《请呵护医生的善意》，载《人民日报》2017年9月22日，第19版。
[2] 白剑峰：《请呵护医生的善意》，载《人民日报》2017年9月22日，第19版。

患者死亡的结果其实是无法避免的,患者的死亡是由于自身病情的转归,与注射吗啡等止痛、镇静类药物并无因果关系。

在本案中,医疗机构及其医务人员对张某的治疗没有任何违规操作,也即没有过失,治疗行为与张某的死亡之间没有因果关系,也就无从谈及赔偿责任问题。现实中,患者家属往往认为患者经过治疗后,最终造成了损害或者死亡的结果,医疗机构就一定需要承担赔偿责任,多数是不懂侵权责任构成的相关法理。

审理本案的法院和法官对于无理主张合法履行救治病患、减轻患者临终痛苦的医疗机构承担医疗损害责任的原告,驳回其诉讼请求,有理有据[1]。维护医务人员的合法权益,不仅是保护他们自己,也让他们能够有更好的行医环境,安心地履行救死扶伤的职责。在财产上、精神上对他们进行伤害,会损害他们救死扶伤的积极性,最终造成全体患者的损害,因此,全社会都应当保护好医疗机构和医务人员的合法权益。

2. 注射吗啡等止痛类、镇静类药物,医务人员应当履行更高的说明告知义务和注意义务

根据《侵权责任法》第 55 条的规定,"医务人员在诊疗活动中应当向患者说明病情和医疗措施。需要实施手术、特殊检查、特殊治疗的,医务人员应当及时向患者说明医疗风险、替代医疗方案等情况,并取得其书面同意;不宜向患者说明的,应当向患者的近亲属说明,并取得其书面同意"。

那么使用吗啡等药物是否属于特殊治疗,根据原卫生部《医疗机构管理条例实施细则》第 88 条的规定,"特殊检查、特殊治疗,是指具有下列情形之一的诊断、治疗活动:(一)有一定危险性,可能产生不良后果的检查和治疗;(二)由于患者体质特殊或者病情危笃,可能对患者产生不良后果和危险的检查和治疗;(三)临床试验性检查和治疗;(四)收费可能对患者造成较大经济负担的检查和治疗"。使用吗啡等药物应当属于由于患者体质特殊或者病情危笃,可能对患者产生不良后果和危险的检查和治疗的情形,应当属于法律上的特殊治疗情形,应当适用《侵权责任法》第 55 条中的特殊告知义务,即医务人员应当及时向患者说明医疗风险、替代医疗方案等情况,并取得其书面同意;不宜向患者说明的,应当向患者的近亲属说明,并取得其书面同意。

在特殊情况下,从尊重患者、尊重生命的角度,如果患者在医疗机构就医期间,因重病折磨或临终关怀时,患者疼痛难忍,普通止疼药物已经无法达到缓解疼痛的效果,此时医疗机构为患者使用非治疗目的的镇静类、麻醉类药物,需要严格把握以下三点:一是医疗机构必须履行相应的告知义务,为减轻患者的痛苦,医疗机构或医务人员可以在征得患者及其家属同意后,为患者进行相关的特殊治疗,患者本人或患者的家属履行知情同意权;二是使用的药物不能够加速患者死亡或导致患者病情恶化,使用的药物必须仅具有安宁缓和的作用;三是即使用特殊药物减轻患者的病痛折磨,但该诊疗行为也要符合基本的临床诊疗和用药常规,用药行为无医疗过错,如果医疗机构使用药物并无过失并且经过患者同意仅使用具有安

---

〔1〕 杨立新:《媒体关注的 2017 年北京法院十大案件》,2018 年 1 月 25 日发表于"京法网事"微信公众号。

宁缓和的药物,用药符合诊疗常规,则无须承担赔偿责任。

由此可见,如果使用吗啡等安宁缓和类药物时,严格遵循"知情同意""符合诊疗规范""不伤害不加速患者病情"三类原则,在此基础上医生采取的诊疗行为都应当是受到鼓励和支持的,法律不应当过分强人所难。

四、癌症患者的姑息治疗

美国国家综合癌症网络(NCCN)指南以生存期延长及肿瘤缩小作为治疗效果的评价指标,并未从患者方面来评价治疗效果,如何在延长生存期的同时提高生活质量是我们一直力求解决的问题。现代医学治疗手段并不能治愈所有癌症,肿瘤患者终末期仍意味着极度痛苦、衰竭和死亡。晚期肿瘤患者由于肿瘤消耗及长期反复治疗,体质较弱,生活不能自理,并患有多个症状,如癌性疼痛、胸腹水、乏力、不能进食、呼吸困难等,甚至伴有恶病质,生活质量差。据调查,76.4%家属及77.1%患者认为当病情不可逆转时,以减轻痛苦为主,并希望有尊严、无痛苦的安乐死。目前在我国,仍有50%甚至更多的治疗费用用于延长晚期肿瘤患者痛苦的死亡过程,而这并不能对癌症治疗产生实质性进展,也不利于患者在生命最后阶段的舒适、满足,更不利于有限医疗资源的有效利用。肿瘤患者终末期身心承受着巨大痛苦,而我国目前姑息治疗和临终关怀事业开展受限,如何减轻肿瘤患者终末期症状,提高晚期肿瘤患者生活质量是我们临床急需解决的问题[1]。

姑息治疗最早出现于12世纪,安宁院(HOSPICE)原指朝圣途中的驿站。1879年,柏林的一位修女玛丽·艾肯亥将其修道院主办的安宁院作为收容晚期癌症病人的场所。1905年,伦敦的一家修女创办的圣约瑟安宁院也专门收容癌症晚期患者。后来安宁院就逐渐地从驿站变成了一个专门收治晚期病人的照顾机构。桑德丝女士是英国的一位护师,倡导成立更为人性化的安宁院。桑德丝遵从病人的愿望,进修心理学、医学,终于在1967年于伦敦建立了世界上第一座现代化的兼医疗科技及心理照顾的圣科利斯朵夫安宁院。桑德丝亲自带领医疗团队着手进行一系列的癌症的镇痛研究及灵性关怀。从1967年圣科利斯朵夫安宁院成立开始,现代姑息医学的模式就此确立,其后,这种模式逐渐地被世界各发达地区接受和推广。1976年,在美国康涅狄格州成立了美洲的第一家安宁院,此后圣科利斯朵夫模式的安宁院在欧美各地建立。20世纪90年代初期,亚洲的日本、新加坡及我国香港、台湾地区也开始发展姑息治疗服务。我国大陆的姑息治疗也开始于20世纪90年代初期,各地的发展不一致。2010美国麻省总医院发表了非小细胞肺癌患者抗肿瘤治疗加入早期姑息治疗,提高患者生活质量及总生存的研究,关于早期姑息治疗的研究相继发表,早期姑息治疗和全程管理理念在全球范围内得到推广[2]。

---

〔1〕 湛玉佳:《334例肺癌患者终末期治疗的回顾性研究》,北京中医药大学2015年博士学位论文。
〔2〕 百度百科:https://baike.baidu.com/item/%E5%A7%91%E6%81%AF%E6%B2%BB%E7%96%97/624334? fr=aladdin,2017年12月12日访问。

世界卫生组织在肿瘤工作的综合规划中确定了预防、早期诊断、根治治疗和姑息治疗四项重点[1]。由此可见,姑息治疗是癌症控制方面一个必不可少的内容。世界卫生组织对姑息治疗的定义是,姑息治疗医学是对那些对治愈性治疗不反应的病人完全的主动的治疗和护理,控制疼痛及患者有关症状,并对心理、社会和精神问题予以重视[2]。其目的是为病人和家属赢得最好的生活质量。WHO对于姑息治疗特别强调症状控制、患者支持、提升生活质量等多方面的内涵。需要注意的是,姑息治疗应在"病程早期"与放化疗共同应用,是放化疗的有效补充,让临床医生从癌症治疗的初始就可以"更好地了解和管理令人痛苦的临床并发症"。

姑息治疗不仅是癌症治疗中的一个特殊阶段,还可与癌症治疗的各环节配合适用,其使用情况应当由医务人员根据患者临床表现确定。在临床上,姑息治疗可以适用于癌症治疗的三个阶段[3]。第1阶段:抗癌治疗与姑息治疗相结合,对象为可能根治的癌症患者;姑息治疗主要是缓解癌症及抗癌治疗所致的不良反应,对症支持治疗,保障治疗期间的生活质量。第2阶段:当抗癌治疗可能不再获益时,以姑息治疗为主,对象为无法根治的晚期癌症患者;姑息治疗主要是缓解症状,减轻痛苦,改善生活质量。第3阶段:为预期生存时间仅几天至几周的终末期癌症患者提供临终关怀治疗及善终服务。为保障姑息治疗贯穿于癌症治疗全过程,应该让患者尽早建立姑息治疗的概念,确保抗癌治疗合理用于受益阶段。例如姑息治疗中更强调对症状的关注,如对疼痛、厌食、便秘、疲乏、呼吸困难、呕吐、咳嗽、口干、腹泻、吞咽困难等影响生活质量的症状的控制。同时重视精神心理问题和心理照护。

心理社会肿瘤学缔造者吉米霍兰曾说,医学不仅仅是装在瓶子里的药。世界癌症宣言的九大目标强调重视癌症的全程管理和控制,重视康复、姑息和支持治疗,有效控制癌痛和心理痛苦。通过大量的研究和实践可以看到,姑息治疗≠临终关怀,可以理解为支持治疗和/或舒缓治疗,更直白地说就是让患者及家属"活得更好+尊严辞世"。这就要求姑息治疗不仅仅治疗疾病本身,更要关注患者本人。

五、吗啡药物用于姑息治疗的合理性

疼痛是一种较为复杂的生理心理活动,是临床上最常见的症状,包括伤害刺激作用于机体所引起的"痛"感觉,以及机体对伤害性刺激的痛反应。癌痛是既体现着炎性痛与神经病理痛的双重特征又不同于炎性痛和神经病理痛的独特、复杂慢性疼痛[4]。随着社会的进步,人类关于疼痛的认识正在逐渐发生改变,更加关注患者的感受。在痛感强烈的情况下,

---

〔1〕 翁淑贤:《癌症姑息治疗越早介入越好》,载《广州日报》,新华网 2016 年 6 月 12 日转载,http://www.xinhuanet.com/health/2016-06/12/c_129052986.htm,2017 年 12 月 12 日访问。

〔2〕 顾良军:《世界卫生组织对姑息治疗的定义》,载《癌症进展》2008 年第 1 期,第 4 页。

〔3〕 《晚期癌症的早期姑息治疗:who & when》,2017 年 11 月 20 日发表于"医脉通"微信公众号。

〔4〕 韩磊:《癌痛患者门诊规范化药物治疗的临床研究》,山西医科大学 2015 年硕士学位论文。

患者无须再一味忍受,而是可以借助药物进行缓解。

目前国际上通常将癌症病人的疼痛分为四类:(1)直接由癌症引起的疼痛;(2)与癌症相关的疼痛;(3)与癌症治疗有关的疼痛;(4)与癌症无关的疼痛,如病人原来就有的痛风和关节炎等。根据我国最近的调查,(1)(2)原因分别占78.6%和6.0%,(3)占8.2%,而(4)占7.2%,并有6.7%的病人是由两种以上原因引起的疼痛。不言而喻,对于(1)(2)两种原因引起的疼痛,抗肿瘤治疗可在一定程度上使疼痛缓解,所以治疗原则应是抗肿瘤加止痛;而对(3)(4)两种原因引起的疼痛则需进行止痛和其他有关的辅助治疗。

1998年11月17日,原国家食品药品监督管理总局在《关于癌症病人使用吗啡极量问题的通知》(国药管安〔1998〕160)中明确规定,"为了提高癌症病人生活质量,推行世界卫生组织癌症三阶梯止痛治疗方案,经研究决定,'对癌症病人镇痛使用吗啡应由医师根据病情需要和耐受情况决定剂量'(即不受药典中关于吗啡极量的限制),我局将在《中国药典》(2000年版)《临床用药须知》中补充这项内容。请各省(区、市)尽快将上述通知转发各级医疗单位执行"。由此可见,吗啡已经被我国官方承认可以用于癌症病人镇痛,并且由医师根据病情需要和耐受情况决定剂量。原卫生部于1991年也颁布了《关于在我国开展"癌症病人三级止痛阶梯治疗"工作的通知》,在我国确定了WHO推荐的"癌症三级止痛阶梯治疗方案"。2010年,我国引入《NCCN成人癌痛临床实践指南(中国版)》,推进癌痛诊疗的规范化进程[1]。所谓癌痛治疗的三阶梯方法,就是在对癌痛的性质和原因作出正确的评估后,根据病人疼痛的程度和原因适当地选择相应的镇痛剂,即对于轻度疼痛的患者应主要选用解热镇痛剂类的止痛剂;若为中度疼痛应选用弱阿片类药物;若为重度疼痛应选用强阿片类药物。注意镇痛剂的使用应由弱到强逐级增加。

对姑息治疗基本用药的调查分析显示,癌症患者伴有轻度疼痛时使用最多的是双氯芬酸(10.8%);中重度疼痛使用的药物主要是羟考酮(12.%),其次是吗啡和芬太尼;神经病理性疼痛使用的药物主要是加巴喷丁;改善厌食的主要药物有醋酸甲地孕酮、地塞米松和氢化可的松;缓解恶心呕吐的药物种类最多,其中使用比例较高的是地塞米松、苯海拉明和氟哌啶醇(分别为38.9%、36.6%和33.6%);神经系统用药较少,主要是抗焦虑药物,如安定(4.4%)和劳拉西泮(32.6%)[2]。吗啡属于三级止痛阶梯方案中用于"中度癌痛"的药物。一般传统观念认为多在患者临终前数周(例如最后的两个月)开始镇痛药物治疗。但是实际上在"终末期"到来之前数月,甚至数年患者就已出现间断的或持续的顽固性疼痛,给病人带来难以忍受的痛苦。

不可否认的是,镇痛和成瘾间存在着联系,中枢的镇痛药在镇痛的同时也不可避免地会使机体产生依赖,这就会造成伦理上的困扰,患者遭受的巨大疼痛使得其具有强烈的药物渴求,而大剂量使用吗啡等药物会存在药品滥用的嫌疑,似乎也对传统的医生职业伦理提出了挑战。根据"双重效应原则",一个行动的有害效应并不是直接的有意的效应,而是间接的可

---

〔1〕 韩磊:《癌痛患者门诊规范化药物治疗的临床研究》,山西医科大学2015年硕士学位论文。

〔2〕 饶洁:《终末期癌症患者治疗的现状调查和相关原因探索》,华中科技大学2015年博士学位论文。

预见的效应[1],也就是说,解除病人疼痛是直接的、有意的效应,而成瘾则是间接的、可预见的效应。与此同时,尊重是伦理的基本原则,自主原则是医疗活动中的重要伦理原则,该原则要求医师在诊疗活动和诊疗过程中要尊重患者在理性决定诊疗决策时由他本人或代表他本人的亲属做最后的决定[2]。我们认为,在符合用药规范的前提下,医护人员还是应当改变观念,在充分尊重患者、尊重患者知情同意权的基础上,对有疼痛的病人采取镇痛治疗措施,设法解除病人的痛苦。从根本上讲,没有任何理由去等待那个所谓的"终末期",让病人忍受本可控制而由于人为的原因不去控制的精神上和肉体上的痛苦。不但如此,疼痛还将使病人一般状况迅速恶化,免疫机能降低,对进一步治疗十分不利。

所以,我们必须要在伦理学上平衡患者疼痛与用药止痛的关系,在符合临床用药的基础上,对正在遭受疼痛的癌症晚期患者,可以在征求患者或家属的知情同意的基础上,为其使用吗啡等镇痛药物,使其能够安宁地度过生命的最后阶段,不遭受严重痛苦地面对死亡,这也是安宁缓和疗护的目的。"有时去治愈,常常去帮助,总是去安慰"。面对人类医学无法治愈的诸多疑难杂症和绝症,医学的治愈功能已经无能为力。而需要通过医学的相关方法如使用吗啡等镇痛剂,进行安宁疗护就是对患者的最大帮助。而给予绝症患者在生命的末期以医学人文和社会关怀,进行临终观护则是对患者最大的安慰。

---

〔1〕 翟晓梅、邱仁宗:《生命伦理学导论》,清华大学出版社,2005年,第58页。

〔2〕 睢素利:《从伦理和法律视角探讨患者自主权在预先医疗决定中的实现》,载《中国医学伦理学》第10期,第1213－1218页。

尊严死中的亲权与国家亲权冲突研究

姜锴明 *

目前,我国尚无专门规制尊严死的法律,医学实践和司法实践中基本也没有承认尊严死,但这不代表着我国就没有尊严死的需求或者事件出现。如江岸区人民法院(2006)岸民初字第 313 号阮某等诉武汉中原医院等医疗损害赔偿纠纷案中,阮某前往中原医院进行孕产,产出的男婴存在新生儿中毒窒息、巨大儿、胎儿宫内窘迫等症状,中原医院进行了初步抢救并转入协和医院。经抢救后未见好转,院方两次向患者家属说明了患者病情并下达病危通知,其父母表示了解,要求继续治疗,在出现多器官功能衰竭后,医生再次交代病情,其父母表示放弃抢救,撤出呼吸机后当即死亡。之后其父母认为是收到院方诱导才选择放弃抢救,要求医院承担损害赔偿责任。最终法院认为中原医院存在过错,占损害作用比例30%,但不存在所谓诱导放弃治疗的情形。上述案例可以表明,对于是否放弃治疗,进行实质的尊严死,我国尚无判断的法定程序,临床中在患者有意思能力时一般尊重患者的选择,由患者及其家属共同作出决定,在患者无意思能力时主要是由医方判断病情,患者家属做出是否继续治疗的决定。仅有上述事实行为而缺乏法律评价和法定流程的情况下,当患者有意识的情况下固然可依知情同意权拒绝治疗,但患者无意识情况下放弃治疗的行为是否具有正当性则存疑。对此,我国法律应如何评价、规制尊严死行为有待进一步明确,国外判例和法规可资借鉴。

一、"Alfie Evans case"概述

(一) 案情概述

Alfie 于 2016 年 5 月出生在英国利物浦。同年 12 月,Alfie 因癫痫发作被送往 Alder Hey Children's Hospital 进行住院治疗,脑电图显示了高度节律失调,表现出了严重进行性婴幼儿脑部病变的症状。R 博士诊断其处于昏迷状态,对噪音、中枢性疼痛刺激或外周刺激都没有反应;Cross 教授表明其脑电图基本平坦,诊断其患有渐进的、最后致命的未知起源的神经退行性疾病,没有康复希望,即使停止通气支持其能在短期内维持呼吸,但并不能维持其生命。医院和 Alfie 父母对 Alfie 的治疗方案持不同意见。Alder Hey 儿童国民保健基金信托组织认为继续进行通气支持不符合 Alfie 的最佳利益,继续治疗是不合法的,因此提出

---

* 姜锴明,男,盐城市检察院检察官助理,东南大学法学院 2017 级法律硕士研究生。

停止治疗的申请。

2018 年 2 月 1 日听证程序在利物浦高等法院进行。在听证程序中,Hass 教授认为冲突主要在于,Alfie 父母不理解 Alfie 对外界刺激的反应很可能不是有目的的反应、没有治疗方案可以阻止或逆转现有病情等医学事实,但他对停止治疗有不同的看法。Samuels 博士形容他处于"半植物人状态",能在高质量重症护理的情形下维持很长一段时间,可以进行症状控制、姑息治疗。Alfie 的父亲希望对 Alfie 继续治疗,转入罗马 Bambino Gesu 医院、慕尼黑医院,在治疗无效的情况下允许 Alfie 回家接受死亡。根据 Hass 教授的观点,Alder Hey 反对 Alfie 转院认为其不适合移动的观点是错误的,移动并不会对其造成重大危险,其现在存活的寿命比预期要长,放弃治疗将导致其死亡不符合其利益,如果其父母希望其能在家中度过短暂的余生符合其最佳利益。

Alfie 父母分别向高等法院、上诉法院和最高法院以及欧洲人权法院提出诉讼请求。

2018 年 4 月 23 日晚 9 点 17 分,Alfie 的生命支持装置被关闭,最终于 4 月 28 日去世。

(二) 审判过程及法院观点

2018 年 2 月 20 日,英格兰及威尔士高等法院家事法庭 Hayden 法官审理了本案。他认为 Alfie 的大脑已经被渐进性退化破坏,丘脑已经完全消失,离开呼吸机 Alfie 不能维持自己的生命。Alfie 现阶段需要的是良好的姑息治疗,尽可能舒适地度过生命的最后阶段,其需要和平、安静和隐私,有尊严结束自己的生活。对于转院至意大利计划,其在途中容易受到损害,可能在途中死亡,而且只有在有治疗前景的情况下才值得冒险。因此,继续对 Alfie 进行通气支持是徒劳的,是对其未来的尊严和自主权的不尊重,继续进行通气支持不符合其最佳利益。[1]

Alfie 的父母不服高等法院的判决提出上诉,英格兰及威尔士上诉法院受理了本案并在 3 月 6 日做出了判决。Alfie 的父母上诉的主要理由是认为原审法院未能恰当考虑父母的意见以确定患儿最佳利益,违背了《欧洲人员公约》第 14 条反对歧视条款和第 8 条尊重家庭生活权利。上诉法院法官支持了原审法官的观点,驳回了 Alfie 的父母的上诉,认为根据英国法律和指导方针,儿童的最佳利益是决定因素,优于其父母的意愿,不能被父母的意愿或最佳利益替代。[2]

Alfie 的父母认为他们作为父母的权利受到了侵害,向英国最高法院提出上诉,3 月 20 日最高法院拒绝了他们的上诉请求。英国最高法院认为儿童缺乏安排未来的能力,当出现问题时,法院遵循其最佳利益代替他们做出决定;依据《儿童法案》,当儿童的权利与父母的权利不一致时,儿童的权利将优先于父母的权利;本案适用儿童最佳利益原则,对 Alfie 继续

---

[1] Alder Hey Children's NHS Foundation Trust v Evans & Anor [2018] EWHC 308 (Fam) (20 February 2018).

[2] E (A Child) (Rev 1) [2018] EWCA Civ 550 (06 March 2018).

治疗违背其最佳利益,是不合法的。[1]

3月28日、4月23日,欧洲人权法院驳回了Alfie的父母要求干预的请求。

二、何为尊严死

本案中,Alfie陷入半植物人状态,没有救治的希望,因此医方向法院申请希望停止治疗、撤除生命维持装置,这种情形属于尊严死中中止已经开始使用的延命治疗措施而引发患者缩短生命的情形。

对于尊严死概念的界定尚存在较大的争议。甲斐克则教授认为尊严死是指不以缓和痛苦为主要目的,为了抵抗死亡的被管理化,停止针对已经没有康复希望且临近死亡的患者所进行的延命治疗,让其迎接自然死亡的行为。[2] 植木哲教授认为,尊严死就是治疗行为的中断、中止,是患者自己做出决定,停止没有意义的治疗,保留作为人的尊严,自然地迎接死亡。[3] 王岳教授认为尊严死是指对陷入不可逆转的无意识状态生命末期的植物人患者,撤出其维持生命的全部积极医疗干预措施,使其自然地、有尊严地死亡。[4]

上述学者关于尊严死的观点都比较明确地指出了尊严死是撤销生命维持装置,使患者自然地死亡的一种措施,但上述定义间就尊严死的适用范围存在不同看法,甚至存在冲突。甲斐克则教授侧重于患者医疗主体地位的保护,适用范围是没有康复希望且临近死亡的患者,植木哲教授认为尊严死需要患者自己决定,王岳教授认为尊严死的适用对象是陷入不可逆的无意思状态生命末期的植物人患者。尊严死的适用对象为何,决定主体为谁,目前尚无定论。

从目的角度看,尊严死是对人性尊严的追求。人性尊严包括三个部分,即生命与身体完整性的确保、似人般生活的可能性及自我决定的能力与机会。[5] 从人性尊严角度理解尊严死,要求是生命已经处于不可逆的晚期,似人般生活的可能性已经破灭,同时满足自我决定的方式选择尊严死措施,因此上述三个目的都是尊严死不可或缺的要求,欠缺上述三者其一都有违尊严死的目的而不得进行尊严死。尊严死的前两项目的是对现实病情和未来生命质量的判断,可视作客观要件,而第三项目的是患者主观的意思表示,相对而言属于主观要件。客观要件是尊严死的前提和不可逾越的红线,但主观要件应当给予一定弹性,即当患者陷入无意识状态时,仍赋有尊严死的适用余地。

---

[1] Supreme Court of the United Kingdom:Permission to appeal determination in the matter of Alfie Evans—The Supreme Court,见 https://www. supremecourt. uk/news/permission-to-appeal-determination-in-the-matter-of-alfie-evans. html.

[2] 刘建利:《晚期患者自我决定权的刑法边界》,载《中国社会科学院研究生院学报》2018年第3期,第135-144页。

[3] 植木哲:《医疗法律学》,法律出版社,2006年,第357页。

[4] 王岳:《论尊严死》,载《江苏警官学院学报》2012年第3期,第81-88页。

[5] 黄丁全:《医事法新论》,法律出版社,2013年,第142页。

患者无意识状态可分为三种情形：其一患者之前有意思能力,具有可推知的意思表示[1],其二是患者之前有意思表示,但无可推知的意思表示,其三是患者一直无意思能力,即如本案中 Alfie。对于第一种情形,应当尊重患者的意思表示。对于第二种、第三种情形下患者意思不明确的场合,有学者认为"即使患者的意思完全不明确,只要进入了'死的过程'这一时点,延命治疗是否'适合该患者',其判断基准留有供他者判断的余地,所以,作为判断的手段,可以考虑'自我决定权的代诺'"[2],应当值得肯定,即采用"自我决定权的代诺"的方式以满足主观要件,但在"代诺"过程中存在着代诺主体观点的差异,支撑每个观点背后的权利,在诸多差异的观点、冲突的权利中应采用何者？本文因此选取了临床较常出现,情感难以接受,无意思表示之适用,权利冲突较为激烈的新生儿童尊严死案例进行讨论。

三、尊严死中权利冲突的表现

(一) 尊严死中权利冲突

在界定权利冲突的界限时,一般认为,权利冲突是指合法性、正当性权利之间发生的冲突,通常来讲,发生于两个或两个以上合法权利主体之间。权利冲突的实质是利益的冲突和价值的冲突。[3] 但在医患关系中,权利冲突往往表现出不同的特征,特别是发生冲突的权利主体,通常情况下表现为医方和患方的权利冲突,如医生的裁量权和患者的自主决定权可能会发生冲突,实习医生的临床实习的权利与患者的隐私权可能会发生冲突。但也存在着患者自身权利的冲突,如患者生命健康权与隐私权之间的冲突。

在尊严死中,权利冲突可能表现为患者自体权利冲突这一特征。患者的人格尊严通过其自主选择、自主决定体现,处于生命末期的患者可以选择继续治疗以延长生命或选择尊严死以结束疾病的折磨。当患者选择继续治疗以延长生命时,其人格尊严和生命权都得到了实现,但当患者拒绝进行无意义的延命治疗而选择尊严死时,其自主决定权和生命权之间便产生了冲突,自主决定权和生命权的权利主体都同归于患者本人。患者的自我决定不一定限于有意识和意思能力的患者,当患者存在预嘱要求尊严死,也应当尊重患者的自我决定,中止或不给予延命治疗措施。但当患者处于无意识状态,难以探明患者意思,是否应当对其实施尊严死,则需要通过社会决定的方式。

相较于一般情况下的医患权利冲突中私权利的冲突,尊严死中的权利冲突表现为一种公权力和私权利的冲突,即如本案中亲权与国家亲权之间的冲突。此时,私权利和公权力之间出现冲突,其解决较一般私权利冲突具有特殊性。

---

[1] 对于可推知的患者意思的标准,学界亦有较多争议。一是要求患者有明确的尊严死意图,甚至要求签署具有法律效力的文书,如生前预嘱；二是不要求明确意思,可以从患者平时的性格及生活习性进行判断。本文对此不展开讨论。

[2] 刘建利：《晚期患者自我决定权的刑法边界》,载《中国社会科学院研究生院学报》2018 年第 3 期,第 135 - 144 页。

[3] 刘作翔：《权利冲突的几个理论问题》,载《中国法学》2002 年第 2 期,第 56 - 71 页。

(二) 亲权与国家亲权的冲突

本案中,Alfie 患者没有意思表达能力,需要延命技术才能维持生命,没有治愈可能性,一般尊严死中至关重要的患者自我决定权在本案中没有发挥作用的余地。此时,谁可以决定患者是否需要接受尊严死成了问题的焦点。

亲权即父母作为儿童的法定监护人而享有的父母权利。在我国法律中,亲权主要体现在《民法总则》第 34 条,"代理被监护人实施民事法律行为,保护被监护人的人身权利、财产权利以及其他合法权益等。监护人依法履行监护职责产生的权利,受法律保护。监护人不履行监护职责或者侵害被监护人合法权益的,应当承担法律责任"。依《民法总则》第 35 条第 1 款前段,"监护人应当按照最有利于被监护人的原则履行监护职责",亲权的行使应当以最有利于儿童利益为行为规则。在医患关系中,儿童对诊疗行为没有认识和承诺能力,因此,需要父母通过行使亲权进行知情同意,以保障儿童的生命健康权。在尊严死问题中,是否进行尊严死涉及儿童的重大生命利益,亲权在其中起到了决定性作用。一般情况下,父母的利益与儿童的利益具有一致性。但特殊情况下,两者利益可能出现偏差,或父母主观判断的儿童最佳利益与客观评判的儿童最佳利益存在区别。此时,为了确保儿童的最佳利益得以实现,需要对父母的亲权进行限制,这种限制则一般表现为国家亲权。

国家亲权主要适用的对象是缺乏决定能力的主体,包括未成年人等无民事行为能力人。一般国家亲权适用的情形和常见的权利冲突主要是对于无同意能力的未成年人,为拯救其生命必须给予医学上之必要医疗行为,其父母虽基于亲权拥有法定代理人资格,但因为迷信或财产上之利益,或其他不合理的理由拒绝同意,甚至进一步阻挠医疗行为之进行,影响医生对病情的控制,对患儿具有损害的可能性,为防止患儿的死亡或严重损伤,国家基于国家亲权具有决定医疗的权利。[1] 这是国家亲权同亲权之间发生权利冲突的一般情形,即基于亲权而享有决定权的父母因不合理原因拒绝医疗行为,而国家亲权为了保护儿童的最佳利益,经法定程序介入医患关系中,代儿童决定同意诊疗行为。

但在尊严死中,如上述案件发生之情形,则与一般情形下亲权与国家亲权之间的冲突在表现上有所区别,而且冲突较一般情形更为复杂。上述案例中,医院认定其患有神经退行性疾病,没有治愈可能性,继续治疗将违背其最佳利益,经过医方的申请,法院行使国家亲权要求撤销患儿的维生装置,但父母在情感上和认知上难以接受,认为其肺炎的好转和打哈欠等一系列行为代表着其仍在与疾病作斗争,还有求生的欲望和治疗的希望,既然患者本人并没有放弃,作为父母,应当支持患儿继续进行治疗。此时,亲权和国家亲权产生了强烈的冲突。

---

〔1〕 黄丁全:《医事法新论》,法律出版社,2013 年,第 221 页。

四、尊严死中权利冲突的解决

(一) 权利限制

权利是法律许可的自由,权利的行使应由权利主体做出自由决定,也是私法自治原则的体现。但由于权利边界的模糊性和利益之间的不可调和性,权利之间的冲突时常会不可避免地出现。现在的民法理论认为,权利本系社会制度,其行使应有一定范围,如果权利之行使完全无视他人及社会的利益,属于违反权利存在之理由。[1] 因此,权利之行使应当有所限制。权利限制是立法机关为界定权利边界而对权利的客体和内容以及权利的行使所作出的约束性规定。对权利的限制涉及权利的本质,即法律保护的利益和权利主体的行为自由。[2]

对权利的限制可分为两种:一种是内部限制,一种是外部限制。内部限制是认为权利本身包含义务,权利应为社会的目的而行使,梁慧星教授认为权利内部限制目的在于实践公益优先原则,可以牺牲个人利益保护社会公共利益,容易以社会公共利益之名行个人权利剥夺之实;外部限制是在承认并保障权利不可侵性、权利行使之自由的前提下,以公法的措施适当限制权利之不可侵性,以民法上的诚实信用原则、禁止权利滥用原则即公序良俗原则限制权利行使之决定自由,梁慧星教授认为通过外部限制能较好协调个人利益和社会利益。[3] 我国法律中,也有关于权利限制之精神,如《宪法》第51条规定行使自由和权利不得损害国家的、社会的、集体的利益和其他公民的合法的自由和权利,《民法总则》第7条的诚实信用原则和第132条的不得滥用民事权利原则。

诚实信用原则要求人们在市场经济活动中恪守诚信,在不损害他人利益和社会利益的前提下追求自己的利益。禁止权利滥用原则是指权利的行使必须遵循一定的界限,超过正当界限而行使权利构成权利的滥用。在尊严死的权利冲突中,父母在行使亲权时,要充分考虑儿童的最佳利益,当继续治疗确实存在希望时,才能要求医疗机构继续给予治疗,维持儿童的生命。当继续治疗是徒劳时,虽然能延长患者生命,但并不能从疾病中拯救患者,即没有复苏的可能性,此时应当尊重患儿的尊严,尊重医方的治疗权,而不能因为自己情感上的难以接受等原因,即单纯为自己的利益而拒绝进行尊严死,不利于患儿的最佳利益。国家亲权的行使也要尊重患者家属的意愿,尊重其所享有的亲权。当国家亲权要做出与亲权相反的决定时,要对患儿在医学上的现状有充分的调查认识,如尚存在治愈的可能性,也要尊重患者家属的亲权的决定,如某些植物人存在苏醒的可能性,如果患者家属仍要求治疗,则国家亲权不应该介入到此医院关系中。

上述案例中,医方基于医疗权向法院申请撤销 Alfie 的维生措施,施行尊严死,在经上诉

---

〔1〕 梁慧星:《民法总论》,法律出版社,2017年,第272页。

〔2〕 丁文:《权利限制论之疏解》,载《法商研究》2007年第2期,第138-145页。

〔3〕 梁慧星:《民法总论》,法律出版社,2017年,第272页。

后法院依旧认定撤销其维生装置有利于患儿的最佳利益,此时其父母也应当尊重患儿的最佳利益和国家亲权的决定。

因此,亲权和国家亲权之行使应在诚实信用原则和禁止权利滥用原则规制下遵循以下限制:亲权的行使要充分考量患儿的最佳利益,要从客观角度理解患儿的最佳利益,不能将自己的利益或情感凌驾于患儿最佳利益之上,当国家亲权介入时,应当尊重国家亲权的判断,可以原则通过法律规定的方式,将权利冲突置于法庭上解决。国家亲权的介入也应当具有一定的限制,防止国家亲权的滥用,有学者提出了一般情形下父母以不合理的原因拒绝同意医疗行为时,在不损伤伦理原则的规制下,国家亲权的实施要件应包括有严重损害之危险、损害很危急必须立即采取医疗行为、需要国家亲权的介入预防损伤、被拒绝的国家亲权被证实有效、预期的结果比损伤更有价值、国家亲权的介入对此类情况具有普遍性、大多数父母认为国家亲权的介入是合理的。[1] 在尊严死中,国家亲权的介入也要设置一定的要件,使其成为保护患者最佳利益的最后手段而不是先锋。此外,国家亲权本质上属于一种社会决定权。"社会决定权"是指由无数"个人"所构成的"社会"来行使的"决定权"[2]。无数"个人"所构成的"社会"并不等同于群众或者舆论的意见,而应依据法律作出判断和决定。如本案中,尽管有大批的群众对法院的决定表示抗议,但还是应该依法作出公平公正的裁决,不应当受到舆论的限制而影响了对患儿最佳利益的判断。

(二) 利益衡量

权利冲突的本质是利益的冲突和价值的冲突,在解决尊严死中处于天平两端的两项权利之间的冲突时,应当将患者的最佳利益作为天平的支点,衡量是否可以进行尊严死。

上述案例中,法官认为撤销维生装置符合患者的最佳利益,优先于父母的意愿,因此支持院方的请求。这是患者最佳利益原则在英国等西方国家中居于医患关系的核心价值地位的具体体现。尽管 Alfie 父母继续维生治疗措施的选择并非不是基于患儿利益考虑,从其主观角度的认为应是继续维生措施符合患儿的最佳利益,同样,从医院治疗的角度,医方判断撤销维生措施符合患儿的最佳利益。双方同是基于患者的最佳利益,但却做出了截然相反的两种选择,那么问题的关键就在于对患者的最佳利益的权衡,患者的最佳利益究竟应当如何判断。

目前而言,患者最佳利益没有一个明确清楚的定义。英国《心智能力法案》(Mental Capacity Act)第 1 章第 4 节第 6 条规定,判断患者的最佳利益应该考虑其过去和现在的意愿及感受、信仰和价值观对有意思能力患者可能存在的影响及其他影响因素。这主要是医疗特权在医患关系中的体现,即第 4A 节中对限制患者自由的规定。

在尊严死中,患者最佳利益则成为一种是否容许进行尊严死的标准。英国法律和行业指南对其作出了详细规定。就本案中的儿童最佳利益而言,英国皇家儿科与儿童健康学会

---

〔1〕 黄丁全:《医事法新论》,法律出版社,2013 年,第 222 页。
〔2〕 刘建利:《死亡的自我决定权与社会决定权——中日安乐死问题的比较研究》,载《法律科学(西北政法大学学报)》2013 年第 5 期,第 62 - 71 页。

(RCPCH)2015 年 3 月发布《生命有限和生命危急的儿童的限制治疗的决定：实践框架》(Making decisions to limit treatment in life-limiting and life-threatening conditions in children: a framework for practice)中规定三种情况下因不符合儿童的最佳利益，继续治疗没有益处，可以考虑对治疗进行限制。第一种指生命长度有限，即治疗不能或不太可能明显地延长生命；第二种生命质量有限，治疗可能能明显地延长生命，但不会减轻与疾病或治疗相关的负担；第三种具有一定知情同意能力，即长期受疾病折磨且年龄较大的患儿可能会多次表示完全同意中止或撤销维生措施，此时如果得到其父母的支持，医方则没有提供维生措施的道德义务。本案属于第二种情况，具体而言指缺乏受益能力，即儿童因病情严重，很难或不可能从持续的生活中受益。

在判例中也有关于患者最佳利益的论断。Aintree University Hospital NHS Trust v James 中，法官认为"重点在于给予治疗是否符合患者的最佳利益，而不是中止或撤销治疗符合患者的最佳利益。如果治疗不符合患者的最佳利益，那么法院无法代表他同意治疗，从而认可中止或撤销维生措施"，"在考虑患者的最佳利益时，决策者必须从最广泛的意义上看待，不仅仅包括医疗，还应当包括社会和心理。决策者需要考虑有关医疗的性质，涉及的内容及其成功的可能性；对患者的治疗结果最可能是什么；站在患者的角度考虑，探求患者对治疗的态度是什么或可能是什么；咨询正在照顾患者的人或从患者福利受益的人的观点。"[1]在 Yates and Gard v Great Ormond Street Hospital for Children NHS Foundation Trust 中，法官指出"唯一的原则是儿童的利益必须占上风，甚至必须适用于父母出于好意而持有不同观点的情况"。[2]

五、对我国尊严死实践的启示

尽管现实中存在着尊严死的需求与呼声，尊严死的伦理和法理上的正当性也获得了学者的支持，但对于尊严死的评价，仍应回到实定法层面进行考察，特别是在刑法中的评价。张明楷教授认为，经濒临死亡患者同意不再治疗任其死亡的消极安乐死不成立故意杀人罪，但撤销植物人等的维生装置，停止多余无益的延命措施，使其自然死亡的行为在我国刑法中尚未取得合法性。[3] 即如本文中，医院不顾其父母意愿撤销 Alfie 维生措施的行为在我国就不具有合法性。王岳教授认为尊严死在犯罪构成中在违法性阻却事由和期待可能性角度存在非罪化的解释余地。[4] 也有许多学者提出要通过立法承认尊严死行为。从立法例角度，目前世界上主要发达国家（地区）都通过立法承认了尊严死的合法地位。1976 年，加利

---

〔1〕 Aintree University Hospital NHS Trust v James [2013] UKSC 67.

〔2〕 Yates and Gard v Great Ormond Street Hospital for Children NHS Foundation Trust [2017] EWCA Civ 410.

〔3〕 张明楷：《刑法学》（第五版），法律出版社，2016 年，第 848 - 849 页。

〔4〕 王岳：《论尊严死》，载《江苏警官学院学报》2012 年第 3 期，第 81 - 88 页。

福尼亚州颁布了《自然死亡法》,这是美国第一部关于尊严死的法律,现在美国所有的州和哥伦比亚特区都认可了患者尊严死的权利。澳大利亚《自然死亡法》、德国《民法典》、奥地利《生前预嘱法》、瑞士《民法典》、新加坡《预先医疗指示法》都承认了晚期患者尊严死的权利。[1] 因此,尽管在我国尊严死的合法律性有待进一步讨论,但不能否认尊严死具有一定的合法性,即使采用解释论或者立法的方式使尊严死不违背我国法律,也应当建立在合法性的基础上,而判断合法性的关键应当着眼于尊严死决定权的作出及其依据。

首先,尊严死决定权的作出应当是有权主体。当患者在病情满足尊严死条件下作出了是否进行尊严死的决定,此时应当遵照患者的意愿,而违背患者的意愿的行为则属于对患者自我决定权的侵权,不具有合法性。但当患者陷入无意识状态即无法作出决定的情况下,此时医方和患者家属均为有权决定主体,当医方和患者家属决定一致的情况下,只要符合患者最佳利益判断,决定即具有合法性。但医方和患者的决定相违背时,何方才是最终有权决定主体,需要对患者最佳利益进行衡量。有疑惑会认为赋予医方决定权,是否会使医方滥用决定权。相较于英国等发达国家,我国国家亲权尚处在起步阶段,我国目前尚不需担心国家亲权的滥用,而应当迫切呼吁它的出现。特别在医患关系中,国家亲权甚至处于一个缺位的状态。如2007年的肖志军事件,2017年的榆林产妇跳楼事件,就与国家亲权的缺位有关。医疗服务关系一般被认为是民事关系,双方地位平等,当患者需要接受治疗措施,但由于其他原因由代行决定权的患者家属决定不接受医疗措施,作为地位平等的民事主体,医方很难制约患者家属的决定权,造成患者本人利益的损害,此时需要一个第三方的权利出现以制约患者家属或者医方的权利。尊严死中也是如此,为了确保患者的最佳利益,当患者不能表达意见时,当患者家属的决定同患者最佳利益发生冲突时,需要国家亲权介入以制衡患者家属的亲权。

其次,尊严死决定权作出的依据应为患者的最佳利益。归根结底,尊严死的目的是为了维护患者的个人尊严,即保护患者的最佳利益,尊严死中的权利冲突也应当以患者的最佳利益为支点进行权利的衡量,因此,如何确定患者的最佳利益在尊严死中扮演了重要的角色。不同主体由于其所处地位或价值观的差异,对患者的最佳利益理解也可能出现偏差,因此,应当确立一个客观的患者最佳利益的评判方式,现实中可以结合立法和司法行政两种手段,在立法中规定患者的最佳利益的判断标准并在司法行政中作出个案的衡量。

六、结　语

医学临床中的权利冲突向来是医患矛盾产生的导火索,广为社会关注。在医患关系中,卫生行政机关、医院、医生、患者、患者家属五方的权利究竟如何分配才能更好地保障患者利益、促进医学科学的进步、维护国家卫生秩序?特别是医学临床决策的作出往往涉及患者切

---

〔1〕　孙也龙:《安乐死、尊严死和医师协助自杀的世界立法趋势与我国选择》,载《中国卫生法制》2015年第3期,第15-18页。

实的生命、健康利益,可以说是行走在法律、伦理与技术的悬崖边。个中问题都需要法律作出积极的指引,为各方划清权利行使的边界,提出冲突解决措施。具体到尊严死问题,目前我国法律尚无明确规定,但现实中存在着无尊严死之名但有尊严死之实的行为。尊严死不是"法外之地",无论是采用临床规则引导,抑或通过法律解释、立法规制等其他方法,都不能绕开对尊严死合法性的判断,而尊严死合法性判断的着眼点应为患者的最佳利益,限制多方间的权利行使以避免冲突。但仅具有上述合法性不等于具有合法律性,尊严死合法化仍面临许多问题,需结合具体的个案情形、社会条件、医疗制度等条件权衡解决方法。

第四章　互联网时代尖端医疗法律问题

我国互联网药店法律治理机制建构研究[*]

岳远雷[**]

近年来,互联网药店凭借其独特的优势在国内迅速崛起,已成为人民求医购药的新途径。2017年1月21号,国务院印发了《关于第三批取消中央指定地方实施行政许可事项的决定》,明确规定取消互联网药品交易服务企业(第三方平台除外)审批。这意味着药品零售连锁企业可以自建网站,依照法律、法规的要求在互联网上推广、销售药品,互联网医药电商发展迎来了新机遇。然而,互联网药品安全治理形势不容乐观,互联网搜索引擎、新型社交平台已成为假药、劣药销售的新渠道,互联网药品销售时常出现的非法销售处方药、夸大虚假宣传等欺诈行为让民众苦不堪言。本文将对有效构建我国互联网药店法律治理新机制予以探究。

一、我国互联网药店法律治理面临的问题

法律是治国理政的基本方式,也是互联网治理的根本之策[1]。从2000年以来,我国先后出台了一系列的互联网药品经营治理的规范性文件。但是,由于互联网药品经营法律治理体系设计不完善、配套措施不及时等原因,导致互联网药店经营法律治理过程中面临一些问题。

(一)互联网药店法律治理体系权威性不足

我国属于医药电子商务起步较晚的国家,当前主要依据部门规章和药品政策来规范互联网药店,缺少法律层面上的规范和指导。互联网药店规制部门规章有:2004年,为了规范互联网药品信息服务行为,原国家食品药品监督管理总局(SFDA)出台了《互联网药品信息服务管理办法》,符合申办要求的,可申请核发《互联网药品信息服务资格证书》;2005年,SFDA发布了《互联网药品交易服务审批暂行规定》,该规定要求从事互联网药品交易服务的企业必须经过审查验收并取得互联网药品交易服务机构资格证书,并且禁止向消费者销售处方药以及特殊管制药品;2014年,国家食品药品监管总局发布了《食品药品互联网经营

---

[*] 原文首发于《中国卫生事业管理》2018年第3期。

[**] 岳远雷,男,湖北中医药大学人文学院副教授,卫生法教研室主任,中国卫生法学会理事,国家中医药管理局传统医药法律保护重点研究室兼职研究员。

[1] 曹建明:《加强网络治理法律问题研究 推动互联网治理与法治协调发展》,载《社会治理》2017年第1期,第6页。

监督管理办法(征求意见稿)》,提出将解除处方药网上销售的禁令,但至今该办法未出台。过去我国对互联网药店一直采取审慎监管态度,导致互联网药店存在行政许可条件偏高、过严的门槛。2017年1月,国务院决定取消互联网药品交易服务企业(第三方平台除外)审批行政许可事项。国家食品药品监督管理总局办公厅关于落实《国务院第三批取消中央指定地方实施行政许可事项的决定》有关工作的通知(食药监办法〔2017〕46号)规定:药品零售连锁企业可以向个人消费者提供互联网药品交易服务,但不得超出"药品经营许可证"的经营范围,不得在网站交易相关页面展示、销售处方药以及国家有专门管理要求的非处方药品[1]。2017年1月24日,国务院办公厅印发了《关于进一步改革完善药品生产流通使用政策的若干意见》,规定要规范零售药店互联网零售服务,推广"网订店取""网订店送"等新型配送方式。这些行政性规范与政策的制定出台,对规范我国互联网药店经营发展和监管起到了积极作用。但是,由于缺乏恰当的互联网药品经营法律治理价值定位,还没有建立健全互联网药品经营的相关法律体系,互联网药品监管机构只能通过部门规章或规范文件对互联网药品经营进行行政治理,层次较低,造成互联网药品法律治理乏力。

(二)互联网药店法律治理内容部分缺失

2016年7月28日,由于实体药店和第三方平台法律主体责任不清晰,无法有效监管网售药品质量安全,国家食品药品监督管理总局出于保障消费者用药安全的目的,全面叫停了第三方平台网售药品试点工作。就法律治理内容而言,《互联网药品信息服务管理办法》和《互联网药品交易服务审批暂行规定》(简称《暂行规定》)已经滞后于互联网药品经营的发展,它们主要属于行政性规范,缺乏技术性规范,可操作性差。这两个规范性文件对下述内容没有从技术层面回应:互联网药品信息内容如何界定,互联网药品经营的管辖权如何确立,查处对象真实身份如何有效识别,电子证据如何有效提取与固定收集,第三方网络平台销售的药品如何有效监管。《暂行规定》中的互联网药店事中规制和事后规制的制度设计非常简略。此外,《暂行规定》设计的法律责任条款也过于宽泛,例如移送有关部门处理、责令停止服务等过于抽象,不便于实践具体操作。虽然国家已经取消了互联网药店审批的行政许可,但是药品监管部门对互联网交易服务企业的事中规制、事后规制的具体配套政策还不完善。

(三)互联网药店法律治理机制滞后

就互联网药店法律治理机构而言,我国互联网药品治理实行"九龙治水",多部门监督管理。食品药品监督部门负责互联网药品交易服务机构的行政备案以及互联网药店的日常业务监管,工业和信息化部门对互联网网站实行行业管理,公安部门负责打击互联网涉药犯罪违法行为。互联网药店治理机构混杂,存在着严重的职能冲突、角色冲突,经常出现重复监管、多头监管或无人监管的情况。在互联网药店法律治理机制上,我国互联网药品交易服务

---

〔1〕 国家食品药品监督管理总局办公厅关于落实《国务院第三批取消中央指定地方实施行政许可事项的决定》有关工作的通知(食药监办法〔2017〕46号),http://www.sda.gov.cn/WS01/CL0852/172441.html,2017-09-06.

主要通过各级政府部门行政监管,没有发挥医药行业协会的协助管理职能,行政权力在互联网药店监管过程中处于主导地位[1]。医药行业协会没有充分发挥行业协会的自律职能。随着网络技术的发展,互联网药品交易犯罪手段具有隐蔽性、多样性等特点,对新兴互联网工具(微信、QQ 等移动 APP)等发布的内容是否在违法销售药品,技术监测手段跟不上,而传统的行政规制手段也很难查办,导致互联网药品经营监管难度不断增加。

(四) 网上购药消费者的权益救济不力

互联网作为一个自由的信息交流平台,其信息来源非常广泛,网络上的医药学信息存在着质量可靠性问题,缺乏医药知识背景的消费者群体很难分辨信息的真实性,因此互联网药品消费者很容易被虚假的药品信息所误导[2]。鉴于我国互联网药店大多缺少执业药师的正规指导,消费者很难获得专业的药学服务指导,经常会担心购买到假药、劣药或者不对症的药品。目前,正规的互联网药品售后服务主要包括配货、送货、验货、退货以及退款等服务行为,对药品出现的不良反应现象却视而不见。消费者在互联网上若购买到假药、劣药以及药品出现不良反应,很难采取有效手段保护自己的合法权益。另外,也缺乏有效的互联网消费者隐私保护措施。出于对药品质量、安全性、隐私保护、邮寄费用等因素的考虑,对于网上购药,消费者态度并不是非常积极主动。

二、美国互联网药店法律治理经验

美国作为医药电子商务的起源地,互联网药店经营启动比较早,发展也比较快,不管是发展规模还是法律治理能力都处于国际领先地位。因此,拟对美国互联网药店法律治理情况进行简介,以期对我国互联网药店法律治理提供有益经验借鉴。

(一) 法律体系完备,重视保护消费者权益

美国食品药品监督管理局(FDA)从 1994 年就开始关注网上售药管理,已经形成了一套完备的互联网药品治理法律体系。以《联邦食品药品化妆品法案》为基础,界定了互联网药品经营服务机构经营的范围、执业药师的管理以及处方药的管理等。在《联邦食品药品化妆品法案》基础上,美国又专门制定了《互联网药店消费者保护法》《2008 年瑞安海特互联网药店消费者保护法》等。《互联网药店消费者保护法》从法律上首次明确了 FDA 对互联网药店的法律监督管理权力。此项法律要求互联网药店应当在互联网网页上至少显示下述事项:互联网药店的注册名称、经营地址及联系方式;互联网药店所有执业药师的姓名及执业证书编号;所在州核准互联网药店有职权调配处方药的证据。《2008 年瑞安海特互联网药店消费者保护法》要求管制药物必须凭合法有效的处方才可通过互联网调剂、分发,确定了互联

〔1〕 盛俊彦、赵晓佩、于亚男:《我国网络售药监管制度存在的问题与对策建议》,载《中国药房》2017年第 7 期,第 871 页。

〔2〕 王博、尹梅:《伦理视域下医疗信息化问题研究》,载《中国医学伦理学》2017 年第 6 期,第 724 页。

网药品经营的管辖权[1]。美国的药品消费者被赋予了鲜明的市场主体资格,可以通过投诉、协商、仲裁、集团诉讼多种途径来维护自己的合法权益。

(二)监管机构职责明确,注重部门合作

美国 FDA 对互联网药店的规制职责主要包含:依据《联邦食品药品化妆品法案》的相关条款,在法律授权范围内对互联网药店负责监管,重点对不凭医师处方调配处方药、网络虚假宣传处方药品、网络销售假药或未经批准的新药等违法行为进行法律治理。为了更好地监控互联网售药以及确认网站是否违法,美国 FDA 通过使用多种搜索工具,提升数据搜索和处理能力,采取有效措施阻止非法销售假药、劣药等违法行为。主要采取以下措施:对消费者实行药品安全宣传教育,提示消费者网上购药可能存在一些健康欺诈行为,增强公众对互联网购药的识别能力;有权向在线非法销售处方药的互联网药店发送"cyber"信函,警告这些互联网站点的网络运营者可能在从事非法的药品交易活动[2];依据相关法律规定,美国 FDA 有权对互联网销售假药、劣药等行为采取行政强制执法措施,协助司法部门对网上销售药品严重违法行为采取刑事强制措施。

美国 FDA 特别重视与联邦贸易委员会(FTC)、司法部、禁毒署(DEA)的合作,充分发挥各自在互联网药品相关领域的法律治理及监管职责。联邦贸易委员会(FTC)对互联网非处方药品的误导性以及虚假宣传进行规制;司法部可以对没有按照处方售药的医生和互联网药店提起诉讼,特别是出售未经批准药物的违法行为;禁毒署(DEA)可以对互联网非法销售管制药品进行调查。美国互联网药店健康蓬勃发展的重要因素之一正是上述部门的密切合作。

(三)重视发挥医药行业协会的自律功能

美国非常重视发挥医药行业协会在互联网药店中的社会组织治理作用。州药房委员会具体负责本地执业药师的准入、互联网药店的强制认证和日常监督管理工作。获得州药房委员会强制认证的互联网药店可以向美国国家药房管理协会(NABP)申请自愿认证。要获得 VIPPS 认证,互联网药店必须向美国国家药房管理协会证明其符合互联网药店自愿认证计划的有关标准。这些标准具体包括坚持公认的质量保证方针、患者得到有价值的药师咨询、处方的安全保障与验证、患者隐私权得到保障等[3]。通过 VIPPS 认证的互联网药店必须遵守上述具体标准,并且要接受美国国家药房管理协会的监督管理。通过此项认证的互联网药店具有合法销售处方药品的权责,并且可获准在其网页的突出位置添加以 VIPPS 为标识的网络链接,公众也可根据此链接进入 VIPPS 网站查询该互联网药店是否合法。

---

〔1〕 王笛、赵靖:《国际互联网药品经营监管模式对比思考》,载《中国合理用药探索》2017 年第 1 期,第 75 页。

〔2〕 孟令全、武志昂、周莹:《国外网上药店的规制体系和运营体系的发展概况》,载《中国药房》2013 年第 33 期,第 3166 页。

〔3〕 张建平:《欧美网上药店管制比较与借鉴》,载《中国药房》2007 年第 34 期,第 2718 - 2720 页。

三、完善我国互联网药店法律治理的建构路径

我国应从现实基本国情出发,借鉴美国的有益经验,采取有效措施来化解我国互联网药店法律治理面临的困境,建构我国互联网药店法律治理新机制,实现互联网药品经营与法治的有机协调发展。

(一)完善互联网药品经营治理法律体系

全面依法治国深入推进,为提升医药卫生治理体系和治理能力现代化水平提供了坚实的法治保障[1]。我国的《药品管理法》作为规范药品经营最高层级的规范文件,由于受时空发展限制,制定时互联网在我国尚属新生事物,所以没有对互联网药品交易服务加以规范。为了规范互联网药品监管行为以及保障消费者的合法权利,应当加强互联网药品经营的立法工作,提高互联网药品经营的法律位阶。因此,在《药品管理法》修订时应当将互联网药品经营作为专门章节进行规定,应当从法律层面界定互联网药品信息定义、确立互联网药品交易服务主体间的权利义务关系、明确政府职能部门的监管职责以及互联网药品交易第三方平台的法律责任,加快构建具有中国特色的互联网医药卫生法律治理体系,提高我国的互联网医药法治治理能力。在修订配套法规时,应当适当放开互联网药品经营企业的类型的限制,从法律上界定清楚互联网药店的性质与内容,确立互联网药品经营管辖权,建立药品电子处方信息服务平台,创建互联网药品交易记录备查制度,设立互联网药店黑名单制度,构建药害救济或赔偿制度等[2]。

(二)创新法律治理理念,革新法律治理方式

在互联网药店治理机制建构方面,政府部门要破除传统的管理型思维,采取法治新理念,选择合理的互联网药店治理模式,使医药产业政策与互联网药店监管政策相互协作。以互联网药品经营市场调节为基础,互联网药品经营政府监管为保障,落实互联网药品经营企业的药品安全主体责任,确保互联网药店健康有序发展。比较美国的互联网药品法律治理经验,我国互联网药品法律治理应当以食品药品监管机构为主,界定清楚商务部、工信部、公安机关等部门的职责,建立高效协作的网络药品违法案件处置流程。食品药品监管机构要对互联网药品交易服务企业从过去的前置性审批程序监管转移到注重动态的全过程风险监管,按照"网上网下"一致原则,通过信息化手段实现过程性监管、信用监管、实时在线监督[3]。由于互联网药品经营跨区域销售非常常见,因此,这就需要构建全国统一的网络药品销售信息监测平台,建构互联网药品监管线上线下治理联动机制,完善我国药品跨区域销售的法律处理机制,依法依规查处网上药品销售违法行为。面对互联网药品治理的新形势,

---

〔1〕 国务院关于印发"十三五"卫生与健康规划的通知(国发〔2016〕77号). http://www.gov.cn/zhengce/content/2017-01/10/content_5158488.htm, 2017-09-04.

〔2〕 吴锦:《我国网上药店发展现状及对策》,载《中国药房》2013年第9期,第862-864页。

〔3〕 周汉华:《习近平互联网法治思想研究》,载《中国法学》2017年第3期,第12页。

食品药品监管部门应当招纳高科技技术人才来加强网络药监队伍建设,坚持法律手段和技术手段并重,强化医药电子信息化、数据化的处理能力,实时监测互联网网站药品信息,实时监控互联网药店。

(三)加强行业自律,实行互联网药店认证

我国应当增加医药行业协会的规制力量,发挥行业协会自律作用,建构互联网药店信用评估机制,有效减轻政府部门的行政规制压力,更好地管理互联网药店。应当在互联网药品行政治理基础上,充分发挥中国药学会以及中国执业药师协会等行业自治力量,通过授权赋予其合理的管理职权,承接政府的认证、标准制定等职能,承担起药品监管部门与互联网药品经营企业的"桥梁"沟通功能,对互联网药店经营实施行业治理。在借鉴美国国家药房管理协会专业认证经验基础上,我国应当组建专业的互联网药店认证机构,建立以自愿申请方式的互联网药店认证机制,以公开透明的认证程序和标准对互联网药店进行认证,经过认证的互联网药店可以经营处方药。通过行业认证的互联网药店,要在网站上清晰地标注互联网药店认证标志,增加消费者对通过认证互联网药店的信任度,最终实现市场自治、政府监管、行业自律之间的良性互动和社会共治。

(四)明确执业药师职责,规范药师网上执业

根据 2016 年国务院的立法计划,《执业药师法》已经被列为第四类立法研究项目。当前医药卫生法学领域亟须解决的突出问题之一就是加快推进《执业药师法》立法进程,推动药师向药学服务的角色转变。为了保障药品电子处方被行之有效地核查,国家食品药品监督管理总局应当加强互联网在线执业药师平台的建设,提升我国药师的服务能力,开展网上药师咨询服务活动[1]。由于互联网的隐蔽性以及药品监管部门和药品消费者无法确认互联网药店提供用药质询服务人员是否拥有执业药师资格,建议《执业药师法》明确规定提供用药质询的执业药师的姓名、资格证编号、照片、联系方式等内容要在互联网药店网站主页突出位置显示;在确保消费者隐私的前提下,通话录音记录、咨询的文字记录等内容都应当妥善储存,确保保存信息完整真实,以便互联网药品监管部门核查。由于互联网药店是 24 小时营业,建议《执业药师法》明确规定通过多名执业药师轮班来实现网络 24 小时在线药学服务,指导合理用药。

(五)重视消费者的权益保护

我国互联网药品经营持续健康发展亟待解决的问题之一就是如何有效地保障消费者的正当合法权益。国家应当通过完善法律法规,建立符合我国国情的药品消费者投诉反馈机制、线上药品不良反应事件监测报告制度[2]、线上药品不良反应救济机制和医药产品损害赔偿制度,保障消费者互联网购药的正当合法权益。配套法规应明确规定,互联网药店应当

---

〔1〕 陈层层、孙强、左根永:《美国网上处方药销售及监管对我国的启示》,载《中国卫生事业管理》2016 年第 3 期,第 194 页。

〔2〕 食品药品监管总局再次明确:网络药品经营监管遵循"线上线下一致"原则。[2017 - 09 - 30]. http://www.sda.gov.cn/WS01/CL1747/178235.html.

保证出售的药品质量合格,对于有安全隐患的药品,发现后应及时通知购买该药品的消费者,并按照规定程序和时限要求通知药品生产企业,并且报告食品药品监督管理机构。同时,食品药品监管机构应当采取有效措施建立网上药品信息发布系统,在主页网站上公布网上购药指导信息,并且可以通过立法要求互联网药店履行药品安全知识宣传教育义务,尤其是向广大农村居民和中西部地区网络购药者普及医药卫生知识,增强药品消费者安全用药意识[1]。

---

〔1〕 胡颖廉:《重构我国互联网药品经营监管制度:经验、挑战和对策》,载《行政法学研究》2014年第3期,第21页。

医疗大数据利用与个人信息保护的法律问题

——关于日本《未来医疗基础法》的介绍

储陈城 [*]

"大数据"一词自 2010 年在英国《经济学家》杂志首次出现,由美国政府使用并推广以来,仅数年间就为各国政府、企业在政策实施和商业战略中大力倡导和使用。"大数据"和传统的大量数据的不同之处在于,首先是数据的压倒性的巨量性(Volume),其次是数据种类的丰富性(Variety),最后是通过真实的数据进行分析的快速性(Velocity)。[1] 大数据流行的同时,数据所生价值引起人们的关注。达沃斯论坛在 2011 年所集中讨论的报告"个人数据:新型资产类型的出现"[2]中指出,"个人数据是新型石油,也即是 21 世纪具有价值的石油"。通过大数据的有效利用所产生的新型附加值备受关注,已经预先在商业和市场营销领域中出现,并逐步在各个领域当中推广使用。产生这一观点的背景是,伴随大数据的发展,人们预见到个人数据有效利用极有可能会带来新型服务的诞生。

一方面,社会信息化的进展带来了极大便利性;另一方面,也不能无视其副作用。大数据的有效利用也可能引起对个人的权利的侵害,尤其是基于大数据,和个人相关的信息被大量聚集和利用,导致用户对隐私被侵害的不安感大大增强。实际上,自日本倍乐生株式会社顾客信息泄露事件开始,从企业中大规模泄露顾客信息、将个人信息进行买卖的事件大量出现,已经成为一个社会问题。因此,以安全管理为首的企业个人信息保护对策的要求呼声高涨。

一、医疗大数据的现代变革

医疗健康当中收集的医疗信息、基因信息等也是大数据。这些大数据的积累和分析所得到的成果之重要性已经得到一致的认可,有效利用的框架已经开始在包括日本在内的各国形成。

一方面,这种大数据有效利用的背景是超级计算机、数据库管理系统(Data Base Man-

---

[*] 储陈城,男,安徽大学法学院副教授,硕士生导师。

[1] ビクター・マイヤー゠ショーンベルガー,ケネス・クキエ:《ビッグデータの正体—情报の产业革命が世界のすべてを変える—》,斎藤栄一郎译,講談社,2013 年,第 17 页。

[2] World Economic Forum, "Personal Data: The Emergence of a New Asset Class," 2011, http://www.weforum.org/reports/personal-data-emergence-newasset—class.

agement System,DBMS)的快速进步,以及伴随着 DNA 测序仪等遗传基因分析机器性能的显著提高。医疗健康领域大数据研究也急速增长,运用大数据进行研究的医学论文数量自 2012 年快速增加。[1]

医疗健康领域的大数据,如公共卫生、健康政策、医疗评价、医疗政策、医疗变革(向疾病预测预防的医疗转向)、新医疗技术的创设(包括药物创新)等,其成果使用的范围正在变得更广。日本在近年来也在就此展开有效的措施。

对于医疗健康领域大数据最为关注的是,日益产生的庞大的诊疗数据和表现为信息爆发的基因信息的分析成果的反馈能够贡献于医疗健康的实质性改善、创新的推进,以及为延长高龄化社会中老人的健康寿命,医疗福利的社会经费的妥当化这一重要课题采取的应对策略。另外,大数据带来包括相关的服务和商业在内的社会范式的转变、经济效果等,也备受期待。基于医疗大数据的有效利用可能产生的主要成果见表1:

表 1

EBM(Evidence Based Medicine;有根据的医疗)医疗指南(标准医疗法)、个别化医疗、发病前后的介入等
EBH(Evidence Based Health;有根据的健康介入)疾病相关的危险要素的解明、生活习惯病等的综合应对、个别的保健指导、疾病预防等
HTA(Health Technology Assessment;医疗技术评价)医疗技术、药剂有根据的评价、经济效率的比较评价、医疗费用的合理化政策的实施等
疑难疾病病因的查明;罕见病、癌症等疑难疾病的病因和治疗方法的查明
对新药、新的医疗技术等研究开发的有效利用
对药物的承认和监管等;对药物的有效性、安全性和品质信息的把握,副作用的监视
对医疗和护理等表现的评价、患者动向等的有效利用
提高医疗健康护理商业服务(医疗机构、药局、护理机构、制药企业、健康产业等)的质量

目前的医疗是以发病后接受医学处理的治疗为主。而在未来,通过大数据分析的成果和个人遗传、生活信息等,针对每个人发病风险的对策可以在发病前实施,与此同时,在发病后进行定制化的最适当的医疗。而且,基于对治疗后病情反弹的预测,实施护理能够菜单化,对于老人的康复和护理都能实现定制化,使得健康检查到医疗诊断的间隔时间大幅降低,孕育出包括对老人的护理的一体化服务。

在实现有效利用大数据的医疗之时,能够实现健康寿命的大幅度延长,通过实现费用对效果的最佳配对,可以期待未来医疗费用、护理费用等成本的降低。而且,由于医疗标准化也在进步,对于个人来说,会得到针对病状最有效也最经济的医疗。另外,针对目前尚没有治疗方法的疾病,由于会加速创新研究的开发,新型治疗方法或者生活品质的改善都将指日可待。针对每天的治疗和健康情况,通过小型的感应设备进行观测,该信息也会进入大数据当中,比如通过药物进行治疗的话,就能够自动检测副作用和适合性,通过早期确认效果,能

---

〔1〕 [日]中山健夫:《医療ビッグデータがもたらす社会変革》,日経 BP 社,2014 年,第 1 页。

够及时地调整治疗方案。这种新概念的医疗范式对于医药产品的方向性也极具参考意义。另外,关于大数据的有效利用对医疗产业的影响,不仅能够用于对医药产品副作用的监控,还能够用于药物对象的探索、反映个别化医疗效果的评价、通过销售和处方的详细信息进行贩卖流通管理等,会带来对药品研究开发、营销、管理和流通等全面的革新。

二、医疗个人信息的传统保护

医术也被称为沉默的艺术。和患者有关的秘密要保持沉默,是自古代以来就为医生所必须注意的事情。[1] 有学者考据,医生的保密义务起源大约可以追溯到 2800 年前的古代。在《希波克拉底誓言》当中,就有如下的记述:"凡我所见所闻,无论有无业务关系,我认为应守秘密者,我愿保守秘密。"[2]

这一时期,医生的保密还不是法律上的义务。中世纪日耳曼法中,所有的职业都被视为个人生活领域,法律不加规制。而在罗马法当中,除了律师等职业之外,几乎不存在职业上的法律义务,也即医生的保密义务还没有法律加以明确。总而言之,此时医生对于患者信息的保护还属于"伦理性质的医生保密""道德上的义务""高度的良俗上的义务"或者说是"特定人的举止"等等。[3]

作为医生职业伦理的沉默义务,在此之后,经过诸多法律规范确立为法律义务,成为各个法律根源的共同基础,在法律解释上的意义一直在持续。

在近代,医生地位之重要性逐渐增加,且国家出于对国民健康的维护,逐步制定法律规范赋予医生相关义务。[4] 其中,医生的保密义务开始带有法律拘束力,比如德国 1725 年普鲁士《医疗命令》当中规定,与健康相关的制度要想发挥足够的功能,必须要保证国家的机能,因此,其后制定了诸多《医疗规则》,其中就包含了医生保密义务的规定。[5] 随着 1794 年《普鲁士一般法》的出现,其中首次以法律的形式来对医生保密义务进行规制,并通过刑罚来进行惩罚。医生、外科医师、助产士,就自己所知道的疾病和只要不是犯罪的家族秘密,不得向任何人泄漏。违反者,根据情节将给予 5～10 泰勒(15—19 世纪德国银币)的罚金。这一规定,并不是因泄露秘密导致患者人格权侵害而设置刑罚,而是医生违反应该履行的义务,因此给予的刑罚处罚。这一规定,经过 1851 的普鲁士刑罚第 155 条、北德意志刑法第 296 条、1871 年莱比锡刑法第 300 条的规定,于 1975 年德国刑法典继续规制至今(现行德国刑法第 203 条)。其间,在 19 世纪的自由主义国家基础上,医生的保密义务被认为是保护个

[1] Vgl. E. Deutsch/A. Spickhoff, Medizinrecht, 6. Aufl., 2008, Rn. 634.

[2] Laufs/Uhlenbruck, Handbuch des Arztrechts, 3. Aufl., 2002, § 69, I.

[3] Laufs/Uhlenbruck, Handbuch des Arztrechts, 3. Aufl., 2002, § 69, Rn. 2.

[4] Lilie, MedizinischeDatenverarbeitungSchweigepflicht und Pers? nlichkeitsrechtimdeutschen und amerikanischenRecht, 1980, S. 52ff.

[5] Lilie, MedizinischeDatenverarbeitungSchweigepflicht und Pers? nlichkeitsrechtimdeutschen und amerikanischenRecht, 1980, S. 53ff.

人的产物,而在国家社会主义时代,则将社会机能优先主张。而在其中,医生的保密义务的形态、范围和根据在变化,内容却没有发生根本变革。

在日本,对于患者个人信息的保护也非常严格。从立法历史看来,不论是 1880 年成立的日本旧刑法第 360 条还是 1907 年成立的现行刑法第 134 条[1]都被归为侵害社会法益的犯罪,其趣旨都是看重"守密义务",对主体进行限定,处罚泄露"在从事业务中所知悉的他人秘密"的行为。这与 1874 年的《医制》、1879 年的《医师试验规则》、1883 年的《医师执照规则》和《医师开业试验规则》以及 1906 年的《医事法》和《齿科医事法》的相关内容都是比较一致的。之后,守密义务被 1948 年的《医事法》和《齿科医事法》继承。《刑事诉讼法》第 149 条以及《民事诉讼法》第 197 条第 1 款第 2 项的证言拒绝权也是与此相关的一个强有力的规定。此外,没有被《刑法》第 134 条第 1 款所包含进去的其他医疗工作人员的守密义务,也通过一系列的医疗法规(《保健师助产师看护师法》第 42 条之 2、《诊疗发射线技师法》第 29 条、《关于临床检查技师等法律》第 19 条、《理学疗法士及操作疗法士法》第 16 条、《社会福祉士及看护福祉士法》第 14 条之 5 等)以及其他相关法规(《儿童虐待防止法》第 6～7 条、《社会保险诊疗报酬支付基金法》第 14 条之 5 等)被予以补充规定。

在 2006 年发生的精神鉴定医生泄露患者秘密一案中,最高裁判对泄露患者秘密的医生做出了维持有罪判决的决定。[2]在该案中,法官指出:"《医师法》第 17 条中作为医疗业务的医疗行为当中,针对患者实施的诊查、治疗等临床职务行为,其实是以医师与患者之间的信赖关系为基础而接触到患者的病状、肉体及精神特征等个人隐私秘密,以及与该治疗相关联的第三者的秘密……《刑法》第 134 条泄露秘密罪的趣旨在于,重视在实行基本医疗行为中总是经常性地接触和保管患者等人秘密的医师业务,把泄露在业务过程中所知悉的秘密的行为规定为刑罚对象。因此,本罪的第一个目的是为了保护这些患者等人的秘密。"[3]

三、医疗大数据的有效利用与信息保护的平衡

如前所述,近年来,在各个领域中大数据越来越受关注。在医疗、健康领域也不例外,和人的健康、疾病和治疗相关的大数据有助于提高医疗质量和效率,增强医疗、健康领域的研究开发,因而备受期待。日本政府甚至将健康、医疗和护理作为经济正增长的一个重点领域。具体来说,日本试图将分散管理和运用的医疗、健康领域的数据进行统一管理,促进研究者进行数据分析的同时,将由得到国家认定的机关收集由医疗机构拥有的各种医疗信息,向民间企业、研究机构提供信息,并将这一流程予以制度化,为医疗大数据的有效利用打好基础。

---

　　[1]　根据日本《刑法》第 134 条第 1 款的规定:"医师、药剂师、医药品贩卖业人员、助产师、律师、公证人以及从事这些工作的人,在不存在正当理由的情况下,泄露在从事业务中所得知的他人秘密的,处 6 个月以下有期徒刑或者 10 万日元以下罚金"。

　　[2]　最决平成二十四年 2 月 13 日刑集第 66 卷第 4 号第 405 页。

　　[3]　甲斐克则:《医疗信息保护与利用的刑事法问题——以精神鉴定医泄露秘密案最高裁决定为契机》,刘建利译,载《法学论坛》2014 年第 5 期,第 30 - 39 页。

在医疗、健康领域当中,大数据的运用最开始是以事务处理的效率化为目的进行推进,日益庞大的医疗信息被电子化生成并存储起来。在日本,医疗信息的一个例子就是,诊疗报酬请求明细数据、特定的临床数据、药局的配药数据、健康诊疗的数据等(以下和人的健康、疾病、治疗等相关的大数据,简称为医疗大数据)。另外,比较新型的医疗大数据,诸如可穿戴设备(wearable device)(如手环测量器等),能够详细记录人的相关信息(如心跳数、血压、步数)以及遗传基因信息(染色体信息)等,近年都在被大量使用。[1]

日本的医疗在严峻的财政状况下,需要直面由于超高龄社会的到来、医疗技术的进步引起的医疗费用增加的课题。日本政府并非立足于通过削减福利来维持医疗制度,而是站在如何提高医疗服务、为国民提供更有效的医疗的视角,试图构建新型医疗制度。

另外,在《日本再兴战略(修订 2015)》中,从提高国民便利性的观点来看,到 2020 年的 5 年间是集中投入时间,将在医疗等领域彻底推进 ICT 化。[2] 其后,作为增长战略而新制定的《未来投资战略 2017》当中也就医疗大数据的有效利用,以同样的思路加以继承。[3] 厚生劳动省在 2017 年 1 月设置了"数据监控改革推进总部"来推进通过充分利用保健医疗数据来实现国民健康生活的"数据健康改革"。因此,医疗大数据的利用就成为推进政府发展战略的重点策略之一。在第 193 次国会中,由日本内阁提出《关于有助于医疗领域的研究开发的匿名加工医疗信息法律案》(阁法第 53 号),2017 年 4 月 28 日,在参议院本会议中通过并实施(2017 年法律第 28 号)。该法律案是为了促进健康、医疗相关的尖端研究开发和新产业的创设,就帮助医疗领域研究开发的相关匿名加工医疗信息、国家的义务、基本方针的制定、制作匿名加工医疗信息从业者的认定、医疗信息等以及匿名加工医疗信息的对待等相关内容进行规制,意图实现医疗大数据的有效利用和个人信息保护之间的平衡。

(一) 统一既有的医疗数据库

以数据为要素进行整理、积累的数据库的建构,能够实现大数据的一元管理和有效利用。积累医疗信息的数据库,在日本,已经在很多方面有所运用,其中包括用于推进行政效率化的诊疗报酬请求明细信息、特定健康诊疗等信息数据库(NationalData Base:以下简称NDB)以及用于将患者按照疾病名称和所实施的诊疗行为等进行分类的"诊断群分类(Diagnosis Procedure Combination:DPC)"的数据库(以下简称 DPC 数据)。

NBD 是厚生劳动省保险局所管理和运用的数据库,诊疗报酬请求明细信息数据和特定健康诊疗、特定保险指导的数据被积累起来。在医疗领域中,这被认为是数据积攒量最大规模的数据库。2006 年的医疗制度改革中,《老年保健法》被修订,《关于保障高龄者的医疗的法律》(以下简称《高龄者医疗保障法》)于 2008 年 4 月起实施。《高龄者医疗保障法》中,为

---

[1] [日]山田亮:《ライフサイエンス領域におけるビッグデータの利活用》,《週刊医学界新聞》2015 年第 3107 号。

[2] 《"日本再興戦略"改訂 2015 -未来への投資・生産性革命—》,参见首相官邸网站:http://www.kantei. go. jp/jp/singi/keizaisaisei/pdf/dai1jp. pdf.

[3] 《未来投資戦略 2017 - Society 5.0 の実現に向けた改革—》,参见首相官邸网站:https://www.kantei. go. jp/jp/singi/keizaisaisei/pdf/miraitousi2017_t. pdf.

推动国家及都道府县制作合理的医疗费用计划,随着保险业者等向国家提供特定健康诊疗等数据,从 2009 年开始,NBD 的运用就已经开始。

医疗机构、特定的健康诊疗实施机构所生成的诊疗报酬请求明细信息、特定健康诊疗等信息数据,经由实施诊疗报酬请求明细审查的社会保险诊疗报酬支付基金等审查支付机关,被提供给 NBD 的诊疗报酬请求明细信息网和特定健康诊疗等信息网,并加以积蓄。提供之时,要求将姓名、被保险者证件号码等能够特定化个人的信息删除掉,取而代之的是通过分配的识别符号来进行匿名化处理。[1] 现在的数据数量中,诊疗报酬请求明细信息数据约有 128 亿件(平成二十一年 4 月到二十八年 12 月),特定健康诊疗数据大约有 1.9 亿件(平成二十至二十七年),而且每年分别以 20 亿件和 0.3 亿件的速度在增长。[2]

DPC 是将患者按照疾病名称和所实施的诊疗行为来进行分类,为对医疗的治疗进行相对的评价而开发。厚生劳动省于 2003 年引入用 DPC 对医疗报酬的包括性评价制度。作为该制度的对象的医院(简称为“DPC 对象医院”),在申请关于作为对象的入院患者的诊疗报酬的时候,向厚生劳动省提出诊疗记录信息和诊疗报酬请求明细信息等数据。由此所形成的数据就是 DPC 数据。[3]

DPC 数据中主要包括诊疗记录信息和诊疗报酬请求明细信息。诊疗记录信息,主要记录患者的基本信息(出生年月日、性别)、入院出院信息(入院日期、入出院经过)、诊断信息(诊断名、入院时症状)、手术信息(手术日期、手术方式、麻醉方法)等。而诊疗报酬请求明细信息主要是支付的诊疗报酬的申请信息。

另外日本医疗领域还存在“国保数据库(KDB)”,KDB 是在各个都道府县所设立的国民健康保险团体联合会所管理、运营的集合了健康诊疗、医疗、护理等各种数据的数据库。医疗信息虽然主要是限定为与国民健康保险相关的诊疗报酬请求明细信息,但是,和健康诊疗以及护理数据等具有连接的可能性。合集、分析结果提供给国民健康保险的保险人——市镇村,用于指导居民的保健,促进保健事业的发展。[4]

接受癌症诊断、治疗的患者信息登记的“全国癌症登录”[5]和登记全国外科手术、治疗信息的“临床数据库(NCD)”[6]是集合临床信息的典型数据库。除此之外还有一些类似的数据库存在。

---

〔1〕 [日]冈本和也:《ナショナルデータベース(NDB)の解析—胃癌治療の実態調査を目的としたレセプト情報データウェアハウスの構築—》,《医学のあゆみ》2016 年第 7 号。

〔2〕《厚生労働省保険局医療介護連携政策課保険システム高度化推進室“第三者提供の現状について”(第 37 回レセプト情報等の提供に関する有識者会議資料 2)》,http://www.mhlw.go.jp/file/05-Shingi-kai-12401000-Hokenkyoku-Soumuka/0000165139.pdf.

〔3〕 [日]松田晋哉:《基礎から読み解く DPC—実践的に活用するために—第 3 版》,医学書院 2011 年版,第 1 頁。

〔4〕 [日]鎌形喜代実:《保健事業推進のための国保データベース(KDB)システムの活用》,《保健医療科学》2014 年第 5 号。

〔5〕 https://ganjoho.jp/reg_stat/can_reg/national/public/about.html.

〔6〕 http://www.ncd.or.jp/about/history.html.

近年来,收集和解析遗传基因信息(染色体信息),为推进根据患者一人的体质实施治疗的个别化医疗,也一直在构建一些染色体群组(染色体信息和生活习惯、环境与基因之间有何种关联的调查研究)数据库。[1]

为促进医疗大数据的有效利用,日本政府采取了相关的方案,即将现在分别管理和运用的既存数据库进行连接、统一化,促进数据分析。

在日本全民保险制度下,医疗、健康领域相关的丰富的数据存在,如前所述,NDB、DPC等大规模数据库已经开始应用。但是,这些数据库之间没有建立关联,能够访问数据的利用者的范围也存在限制,因此,有效利用的效果也未必明显。

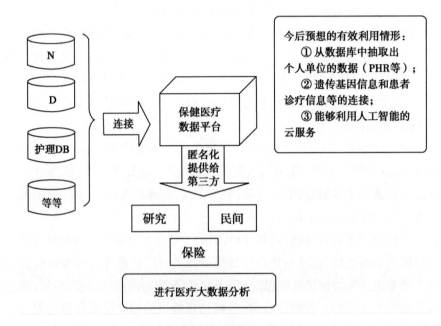

图1 保健医疗数据平台的概念图[2]

为此,厚生劳动省以健康、医疗和护理领域的数据进行统一化的"健康医疗数据平台"于2020年开始正式运转为目标,从2018年开始就此着手进行详细的制度设计,以作为"数据健康改革"的一环。[3] 如果这一计划实现,NDB以及DPC等既有的数据库将会得以连接。另外,2020年正式运转后,将会把管理的数据向制药公司等民间企业、大学等研究机构提供(以下简称第三者提供),因此相关的制度框架也在计划当中。这些都旨在将信息进行统一管理,从健康到疾病治疗和护理阶段的所有状态进行统一分析,实现医疗、护理质量的提升。

---

[1] https://www.amed.go.jp/content/000006771.pdf.

[2] 《データヘルス改革— ICT・AI 等を活用した健康・医療・介護のパラダイムシフトの実現—》,参见首相官邸网站:http://www.kantei.go.jp/jp/singi/keizaisaisei/miraitoshikaigi/dai7/siryou5.pdf.

[3] 《国民の健康確保のためのビッグデータ活用推進に関するデータヘルス改革推進計画》,参见厚生劳动省网站:http://www.mhlw.go.jp/file/06-Seisakujouhou-12400000-Hokenkyoku/0000170006.pdf.

(二) 保护个人信息前提下医疗大数据利用的制度框架

在日本,关于医疗信息的利用以往受到《个人信息保护法》的制约,[1]2015年9月该法被修改,更是将病历、诊疗结果等医疗信息规定为"需谨慎对待的个人信息"。通过OPT-OUT方式[2]禁止向第三方提供。也即,医疗信息向第三方提供的话,原则上必须事前取得每一个患者的同意。

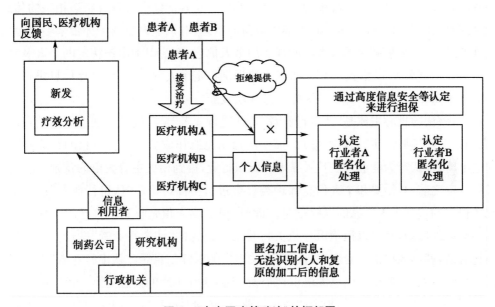

图2 《未来医疗基础法》的框架图

为此,要对医疗大数据进行有效利用的话,需要在法律制度上做好准备,一方面满足修订后的《个人信息保护法》,另一方面需要顺利地向第三方提供医疗信息。而在2017年4月,以促进通过医疗信息之利用来推动医疗尖端研究开发为目的的《为推动医疗领域研究开发的匿名加工医疗信息相关法律》(以下简称《未来医疗基础法》)被制定出来。基于该法律的规定,受到国家许可的"认定行业者"能够收集医院、药局等医疗机构所拥有的医疗信息,进行匿名化处理,可以向第三方提供。因修改后的《个人信息保护法》所限制的医疗机关的医疗信息通过OPT-OUT方式向第三方提供,只要是面向"认定事业者"就存在例外的可能,因此,除了NDB和DPC以外的敏感性医疗信息数据的利用有望被激活。

首先,本法关于匿名加工医疗信息的利用活动之目的是"为行政机关、学术研究机构以及以制药企业为代表的民间企业所有效利用"。具体来说,"使用关于治疗评价等相关的大量治疗数据,实施大规模的研究,统合了相关疾病在不同的医疗机构、治疗领域的信息的治疗成绩的评价,有效使用人工智能,进行图像数据分析,使得一般性地支援从医生的诊断到

---

〔1〕 [日]日置巴美:《健康・医療情報の活用と個人情報保護法制その他の関係法令(1)》,《NBL》2017年总第1098号。

〔2〕 所谓OPT-OUT方式是指,预先对本人通知将个人数据向第三者提供,或者本人对此有认识,只要本人不明确反对,即视为同意,可以向第三者提供。

治疗的最尖端的治疗辅助软件的开发等成为可能"。[1]另外,医疗大数据的有效利用对于患者而言有以下益处:"通过关于治疗效果、效率性等大规模的研究,医生能够根据每个患者的背景、病状等,提供最合适的医疗。"而对于整个国民来说,"使用数据进行最适当的医疗,由此获得的数据进一步促进医疗的良性循环,使得向国民整体提供医疗的质量持续提高"。[2]

其次,该法将"医疗信息"界定为特定个人的病历及其他该个人身心状态相关的信息,需要特别注意,在使用信息时,考虑到不能因该身心状态,对该个人及其子孙带来不当差别、偏见及其他不利益,必须确保通过本法所规定的个人信息,无法识别出该特定的个人及其身心状况。另外,"匿名加工医疗信息"是指以无法识别特定个人为目标,将医疗信息进行加工所得到的和个人相关的信息,并且该医疗信息无法复原。

最后,该法的核心主体是"认定行业者","认定行业者"是实施匿名加工医疗信息制作行业(有助于医疗领域的研究开发,整理、加工医疗信息制作成匿名医疗信息的行业)的人,需要通过申请,被认定为能够合法且可靠地实施该行业,得到相关主管大臣的认定。主管大臣在进行认定之前,必须要和个人信息保护委员会进行协商讨论。"认定行业者"接受来自医疗机关提供的包含个人信息的医疗信息。此时,患者本人预先收到了自己的医疗信息会向第三方提供的通知,其可以拒绝医疗机关将自己的信息向"认定行业者"进行提供。如果患者拒绝的话,就不能提供。受到来自医疗机关提供的医疗信息后,"认定行业者"将会对医疗信息进行匿名加工,使得该信息无法识别个人,将匿名加工后的信息向第三者提供。

根据《未来医疗基础法》的规定,"认定行业者"必须要有高度的确保信息安全的能力、充分的匿名加工技术。《未来医疗基础法》于2018年5月11日实施,致力于推进保障事业运营的妥当的基本方针和确定认定事业者的基准的制定。该基本方针中,针对医疗机关,要求在最初受诊时,向患者征得提供信息的意思确认,需用书面形式进行通知,在提供之后,要求尽可能地删除能够识别个人的信息等,以免对患者产生不利益。关于医疗信息的匿名加工的程度,"不单单是要确保不能够识别特定的个人,还必须要保证有助于医疗研究开发的项目是适当的"。必须具备"应对多样的医疗领域的研究开发,需要掌握有效利用者的需求,在认定匿名加工医疗信息制作行业者的时候,为研究开发所必要且对有效利用质量较高的医疗信息的手机能力、确保匿名效果的能力、制作有益于研究开发的匿名医疗信息的能力等等"。为防止所收集的医疗信息被泄露,内阁官方对"认定行业者"应采取的安全对策提出三点要求:"第一,彻底排除组织和人的因素;第二,处理医疗信息的基础的系统要和互联网等共同网络分离;第三,为了应对医疗之外的方法,要求采取多层防御和安全策略。"一旦发生信息泄露,就相关的应对措施,内阁官方提出"要事前制订紧急情况的应对计划,包括状况的把握、对相关人的指示、对国民的告知等。一旦发生任何被害事件,包括加入损害赔偿保险在内的,由认定行业者来进行适当的补偿"。另外,为防止因"认定行业者"的破产等导致个

[1] 日本第193回国会衆議院内閣委員会議録第6号第3頁(平成二十九年4月12日)。
[2] 日本第193回国会参議院内閣委員会会議録第7号第2頁(平成二十九年4月25日)。

人信息的泄露流失,有必要保障"认定行业者"运营的安定性。而如果相关的准入基准过于严苛的话,能够参与的事业者就会被限定起来,因此如何制定合理的规制方案就成为一个课题。另外,关于认定事业者所进行的匿名加工,需要检讨要求加工到何种程度。伴随匿名化加工,相关信息删除得越多,数据利用时的有用性就会越小,因此,匿名性和有用性就是一个对立的课题。而且,医疗机构并没有向"认定行业者"提供医疗信息的义务,那么有可能无法集合充分的医疗信息,因此如何在制度上设计医疗信息提供的激励机制也需要进一步讨论。[1]

四、结　　语

在大数据时代的背景下,大数据的有效利用和个人信息保护之间是一对基本矛盾。大数据时代信息的利用已经成为各个领域的趋势,但是,对大数据的利用必须要建立在对个人信息有效保护的基础之上。在医疗领域,患者医疗信息所形成的大数据有助于治疗方法的完善和新型药物的研发,而患者医疗信息的敏感性、隐私性,相对于一般个人信息而言,更需要谨慎对待。在我国正在制定《个人信息保护法》的当下,尽可能有效利用医疗大数据应该是本法所需关注的主题之一,而平衡医疗大数据的利用和个人医疗信息保护之间的关系,则是重中之重。日本《未来医疗基础法》相关制度框架也能够为我国的制度准备提供一定有益的参考。

---

〔1〕 [日]日諸惠利:《医療・介護・ヘルスケア分野におけるICT化と情報利活用—個人情報は、"守る"時代から"使う"時代へ—》,《みずほ情報総研レポート》2017年第13卷。

人工智能(AI)医生：医学责任的新边界

Jerry I-H Hsiao* 著　吴　晶**译

一、前　　言

(一) 人工智能与机器人学习

围绕在医疗保健中使用人工智能和机器学习的法律问题层出不穷,也很复杂。一方面,这些新技术为医学研究和医疗服务的重大进步提供了机会,另一方面,这些新技术也为不良后果(的产生)和医疗服务提供者的潜在替代(可能性)带来了新的挑战。[1]人工智能可以利用复杂的算法从大量的医疗数据中"学习"特征,然后利用这些"洞察力"来辅助临床实践,研究表明,人工智能可以帮助减少在人类临床实践中不可避免的诊断和治疗错误。[2]

人工智能指的是允许机器以人类认为"聪明"的方式执行任务的程序。[3]机器学习的目的是为机器提供足够的关于某一特定主题的数据,使机器开始基于馈线数据集进行干扰。[4]换句话说,机器学习能够有效地组织数据,发现统计规律,发现模式,做出预测。[5]由于手工和人工驱动的研究的自然局限性,机器学习算法能够推断出原本可能属于私有的信息。

---

  * Jerry I-H Hsiao：PhD in Law,University of London；Assistant Professor,Faculty of Law,University of Macau. Email：ihhsiao@umac.mo.

  ** 吴晶,东南大学法学院研究生。

〔1〕 Michael Woolf. "Paging Dr. Bot"- The emergence of AI and Machine learning in HealthCare,ABA Health eSource ,(2017 - 10 - 01). https://www. americanbar. org/groups/health_law/publications/aba_health_esource/2016 - 2017/october2017/machinelearning. html.

〔2〕 Fei Jiang, et al. Artificial Intelligence in the Healthcare：Past,Present and Future. Stroke Vasc Neurol,2017,2(4)：230 - 243.

〔3〕 Bernard, Marr. What is the Difference between Artificial Intelligence and Machine Learning? FORBES,(2016 - 12 - 6). https://www. forbes. com/sites/bernardmarr/2016/12/06/what-is-the-difference-between-artificial-intellengence-and-machine-learning/ # 70f1e38b2742.

〔4〕 Bernard, Marr. What is the Difference between Artificial Intelligence and Machine Learning? FORBES,(2016 - 12 - 6). https://www. forbes. com/sites/bernardmarr/2016/12/06/what-is-the-difference-between-artificial-intellengence-and-machine-learning/ # 70f1e38b2742.

〔5〕 Steven B Bellovin et al. When Enough is Enough：Location Tracking Mosaic Theory and Machine Learning. NYU Journal of Law & Liberty,2013(8)：556.

(二) IBM 的 Watson for Oncology("沃森肿瘤学")

IBM 的 Watson for Oncology 是以解决癌症为目标,应用人工智能与机器学习技术的典范。[1] 沃森的特别之处在于,它是第一个能真正理解自然语言提出的问题,并且能够快速挖掘医学知识和患者的个人记录,在不到 3 秒钟的时间内完成诊断或治疗的系统。[2] 沃森非常适合医疗行业,[3]原因有如下几个:首先,沃森掌握了大量的知识,[4]它能够为医生复杂的医疗问题提供简单而直接的答案;其次,沃森不仅有能力监测人类健康,而且还可以根据病人的病历进行个性化治疗;最后,沃森可以充当决策助手,提供更好的鉴别诊断。在日本,Watson 通过鉴定罕见白血病类型,挽救了一位 60 岁的妇女的生命。它只用了 10 分钟就将病人的基因变化与 2000 万篇癌症研究论文的数据库进行了比较,并做出了准确的诊断,使病人得到了恰当的治疗。[5]

然而,Watson 没有办法克服它的缺陷,例如,有医生抱怨 Watson 的建议偏重于美国的病人及其治疗方法。此外,尽管沃森以有力的证据来支持自己的建议,但它并没有解释为什么会为特定的患者推荐特定的治疗方案,医生们有时也会疑惑为什么沃森会提出他们不会提出的建议。[6] 这些担忧表明,随着这些人工智能系统得到更广泛的应用,一些潜在的责任问题将会逐渐出现。

二、责任问题

鉴于 Watson 等人工智能系统的潜力,法律应鼓励这种创新技术的发展。因此,为了促进它们的使用,言明潜在的责任问题变得十分必要。迄今为止,美国法院还没有明确供应商、提供医疗服务的机构或临床医生使用计算机软件对病人造成的损害负责可能产生的责任认定问题。[7] 然而,随着人工智能不断被应用,责任问题必然产生,比如,首先,当机器误诊或对病人造成损害时,谁来承担责任? 其次,医生在何种程度下可以将诊断任务委托给人

〔1〕 IBM Watson for Oncology. Key Features,IBM, https://www. ibm. com/us-en/marketplace/ibm-watson-for-oncology/details.

〔2〕 Jessica S Allain. From Jeopardy to Jaundice:The Medical Liability Implications of Dr. Watson and other Artificial Intelligence System. Louisiana Law Review,2013,73:1 049 – 1 051.

〔3〕 Jessica S Allain. From Jeopardy to Jaundice:The Medical Liability Implications of Dr. Watson and other Artificial Intelligence System. Louisiana Law Review,2013,73:1 049 – 1 051.

〔4〕 Watson has 300 medical journals,200 textbooks and nearly 15 million pages of text in order to present treatment alternatives,drug options and instructions for administration.

〔5〕 Joe Fingas. IBM's Watson AI Saved a Woman from Leukemia,ENGADGET,(2016 – 08 – 07). https://www. engadget. com/2016/08/07/ibms-watson-ai-saved-a-woman-from-leukemia/.

〔6〕 Casey Ross. IBM Pitched its Watson Supercomputer as a Revolution in Cancer Care. It's Nowhere Close. STAT,(2017 – 09 – 05). https://www. statnews. com/2017/09/05/watson-ibm-cancer/.

〔7〕 Rustad M L. Punitive Damages in Cyberspace:Where in the World is the Consumer? Chapman Law Review,2004 (1):39.

工智能,而不用担心承担更多的负担? 最后,当使用人工智能可以阻止对患者的不当治疗时,不使用人工智能。有两类人可能成为被告:生产人工智能软件的供应商和依赖人工智能软件治疗患者的医生及医院。[1]

(一) 侵权法

侵权行为是一种有害的民事行为,即一个人被另一个人损害,并给予了起诉权利的行为。[2]侵权法是社会分配责任的主要方式之一。为了减少事故的发生,侵权法既可以加速引进新技术,也可以阻止引进新技术。[3]侵权行为是根据它们所规定的错误等级进行分类的,既包括由于故意伤害或者恶意产生的故意侵权,也包括不要求行为人主观恶意的严格侵权责任,[4]同时还包括过失侵权损害。

过失原则是法院处理事故或意外伤害的主要理论。[5]在过失侵权案件中,原告需要以大量证据证明被告负有合理注意义务,但被告违反了该义务,原告遭受了应予以赔偿的损失。[6]这通常需要证明被告的行为疏忽大意或没有合理地预见到可能产生的损害。这个标准是以一个客观的和假设的理性人在同样的情况下会做什么为前提的。如果被告的行为是合理的,即使被告给原告造成了严重损害,一般也不承担责任。[7]

(二) 医疗事故

法院和立法机构基于医疗损害赔偿问题已经发展了许多理论。医疗事故通常发生在医生身上。代理责任集中于雇佣医疗服务提供者的机构,产品责任则多数和医疗服务提供者可能会使用的有缺陷的产品和设备相关。[8] Watson 基本可以被以上类别涵盖,但没有一种赔偿方法能完全明确使用计算机系统进行医疗实践可能产生的责任问题。像 Watson 这些 AI 系统不能取代医生,但可以提高医生收集、管理和从广泛的生物学中推导病人相关信息的能力,医生使用临床软件作为辅助诊断手段,运用软件来确定自己的最终判断和与诊断有关的专业责任时,不应适用严格责任。[9]以上是本文将讨论的医疗事故的主要内容。

医疗事故是过失法的一个子集,也就是医生对患者负有责任,但没能作为一个谨慎的医生去履行这一责任。[10]为了明确医疗事故中的索赔,首先要明确医疗事故诉讼中的医患关

〔1〕 Randolph A Miller, Sarah M Miller. Legal and Regulatory Issues Related to the Use of Clinical Software in Healthcare Delivery. In Robert A Greens. Clinical Decision Support: The Road Ahead, 2007: 426,432.

〔2〕 Domnick Vetri et al. Tort Law and Practice. Durham, NC: Carolina Academic Press, 2016: 29.

〔3〕 Ryan Abbot. The Reasonable Computer: Disrupting the Paradigm of Tort Liability. George Washington Law Review, 2018, 86(1): 1 - 45.

〔4〕 Oliver Wendell Holmes. The Theory of Torts. American Law Review, 1873, 7: 652 - 653.

〔5〕 Thomas C Grey. Accidental Torts. Vanderbilt Law Review, 2001, 54(3): 1225 - 1284.

〔6〕 Restatement (Second) of Torts § 281 (Am Law. Inst. 1965).

〔7〕 Abbot, supra note 15 at 13.

〔8〕 Allain, supra note 7.

〔9〕 Miller, supra note 1 at 432.

〔10〕 Steven E. Pegalis, American Law of Medical Malpractice § 1: 1,1: 3 (2005).

系。如果这种关系存在,下一个问题是患者是否同意这种特定的治疗。[1] 当涉及人工智能时,医疗事故行为可能会变得复杂。由于 Watson 被安排担任咨询医生的角色,它与患者的责任问题特别相关。但在现行法理学理论中,不与患者接触的咨询医生对患者不承担责任。[2]

此外,医疗事故索赔的发生可能是基于缺乏知情同意。以 Watson 为例,知情同意可能要求患者被充分告知 Watson 的诊断结果,包括那些医生选择不继续的选择。[3] 一些评论人士建议,不应让使用人工智能系统的医生承担任何额外的责任,因为医生最终要对所提供的护理负责,而且无论使用何种人工智能系统,都要遵守相同的护理标准。[4] 如果医生未能使用人工智能系统来避免医疗错误,同样有可能被认为是疏忽大意。当使用人工智能系统成为临床实践的常态时,这种情况可能会发生,如果一个医生未能使用这样的程序并且损害了病人的利益,那么他就有可能要对患者的损害负责。[5]

三、使用人工智能医生造成的医疗事故问题

计算机系统[6]很复杂,可能会导致错误。《评论员》杂志说:"在市场上,没有一款复杂的电脑程序没有任何缺陷。"[7]这些问题可能是由于不正确的数据输入、硬件故障或电气噪音、失误或可能是由于程序员在编写代码时所犯的错误,或者是由于携带代码的其他磁盘复制时出现的缺陷。[8]此外,如果人类专家不能提供准确、完整的事实和规则,或者系统没有得到合理的维护和更新,知识库可能会过时,从而产生过时的判断结果。[9]

使用人工智能系统类似于咨询专家。因此,使用人工智能系统的医生在选择该系统时必须采取合理的谨慎态度,而不能以表面数据直接来做判断,他应该尽可能地核实结果。此外,医生应该确信自己有能力理解该系统及其含义,并且该系统正在正常工作。[10] 一段时间以来,医生一直在使用旨在帮助医生诊断和治疗病人的决策支持软件,该软件可以收集病人信息,测试结果,并根据众所周知的明确关系提供诊断建议。[11]在这种情况下,应当由专

〔1〕　Allain,supra note 7 at 1061.

〔2〕　Irvin v. Smith,31 P. 3d 934,941 (Kan. 2001).

〔3〕　Allain,supra note 7 at 1064.

〔4〕　Miller,supra note 13 at 435.

〔5〕　Miller, Supra Note13 at 43.

〔6〕　Marguerite E Gerstner. Liability Issues with Artificial Intelligence Software. Santa Clara Law Review,1993,33:239 - 244.

〔7〕　Cariad Hayes. Artificial Intelligence:The Future's Getting Closer AM. LAW,1988, Nov.:115.

〔8〕　Cariad Hayes. Artificial Intelligence:The Future's Getting Closer AM. LAW,1988,244 - 245.

〔9〕　Cariad Hayes. Artificial Intelligence:The Future's Getting Closer AM. LAW,1988,244 - 245.

〔10〕　D I Bainbridge. Computer-Aided Diagnosis and Negligence. Medicine Science & the Law,1991,31(2):127 - 136.

〔11〕　W Nicholson Price II. Medical Malpractice and Black Box Medicine. In L Glenn Cohen et al. Big Data,Health Law,and Bioethics. Cambridge:Cambridge Universty Press,2018.

业医生判断并做出最后诊断。

（一）不透明度

在人工智能系统中,情况可能有所不同。由于算法的不透明性,[1]无论是医生还是开发人员都不知道人工智能建议背后的关系。[2]医生不能成为治疗顺序的最后一步,因为他不能根据自己的专业知识来验证算法的建议。[3] 当人工智能提出不符合现有医学知识的建议时,这个问题尤为尖锐。[4]当医生决定使用某种人工智能系统时,重要的是医生有良好的独立证据证明该系统的准确性,以避免不能达到合理的治疗结果。由于通常医生普遍缺乏验证人工智能推荐方案的能力,因此学者建议尽管医生和医院无法评估人工智能系统的实质准确性,他们至少应该谨慎地评估过程质量、开发人员的专业知识和独立验证的可用性。[5]

不透明性造成了人工智能使用的另一个可预见性障碍。即由于侵权法是基于可预见的损害来预期和补偿,[6]人工智能被设计来发现新的联系并创造创新性解决方案这一事实意味着它的设计者[7]和医生可能根本没有可预见的可能性。侵权行为法中的可预见性理论通常分为两种类型:一种是对过失行为的所有后果承担责任,无论是否可预见;另一种是对应该被合理预见的后果承担责任。[8] 如果医生不能理解人工智能系统提出的建议的逻辑,那么可预见性理论下限制责任的可能性似乎无法成立。

---

[1] Roger A Ford, W Nicholson Price II. Privacy and Accountability in Black Box Medicine. MICH. TELECOM. & TECH. L. REV. 1,11 (2016). (Opacity means that the machine learning algorithm are often opaque, meaning the patterns found and used are not transparent to the user. In other words, such opaque algorithm can provide answers, but can't explain those answers to provide any generalizable theory)

[2] Roger A Ford, W Nicholson Price II. Privacy and Accountability in Black Box Medicine. MICH. TELECOM. & TECH. L. REV. 1,11 (2016). (Opacity means that the machine learning algorithm are often opaque, meaning the patterns found and used are not transparent to the user. In other words, such opaque algorithm can provide answers, but can't explain those answers to provide any generalizable theory)

[3] Roger A Ford, W Nicholson Price II. Privacy and Accountability in Black Box Medicine. MICH. TELECOM. & TECH. L. REV. 1,11 (2016). (Opacity means that the machine learning algorithm are often opaque, meaning the patterns found and used are not transparent to the user. In other words, such opaque algorithm can provide answers, but can't explain those answers to provide any generalizable theory)

[4] Roger A Ford, W Nicholson Price II. Privacy and Accountability in Black Box Medicine. MICH. TELECOM. & TECH. L. REV. 1,11 (2016). (Opacity means that the machine learning algorithm are often opaque, meaning the patterns found and used are not transparent to the user. In other words, such opaque algorithm can provide answers, but can't explain those answers to provide any generalizable theory)

[5] Roger A Ford, W Nicholson Price II. Privacy and Accountability in Black Box Medicine. MICH. TELECOM. & TECH. L. REV. 1,11 (2016). (Opacity means that the machine learning algorithm are often opaque, meaning the patterns found and used are not transparent to the user. In other words, such opaque algorithm can provide answers, but can't explain those answers to provide any generalizable theory)

[6] Hadley v. Baxendale 9 EX. 341,156 ENG REP. 145 (1854).

[7] Woolf,supra at note 1.

[8] Leon Green. Foreseeability in Negligence Law. 61 COLUMBIA L. REV. 1401,1403 (1961).

（二）未使用人工智能的责任

医生为病人提供咨询服务，在制定和应用这些建议时负有注意义务。这种注意义务根据专业领域的普通技术人员的技术能力标准来衡量，而专业人员具备专业知识最新状态的义务是有限的。如果在某个领域，AI 系统已经完善且已有令人满意的治疗效果，此时医生拒绝使用 AI 系统使得特定的患者承受错误的诊断，并造成了损害，这种情况下，医生就可能因为错误拒绝使用 AI 系统而承担过失责任。同理，医生也可能因为错误使用已成熟的 AI 系统被认定为医疗过失[1]

四、医疗事故未来要面对的问题

由于 Watson 能够获得大量的医学知识和基于证据的实践指南，因此医生可能会在最佳治疗方案上与 Watson 产生分歧。[2]使用 Watson 的医生是否会比没有获得额外信息的医生保持更高的医疗水准仍然是一个问题。此外，人工智能系统是否能够实施过失行为尚不清晰。[3]由于 Watson 在精心计算的算法系统上运行，总是计算各种结果的风险和概率，因此程序系统一般不会对 Watson 发出违反职责的指令。

在不久的将来，像 Watson 这样的人工智能系统很可能会成为临床实践的一般标准，并出现在所有主要的医院里。随着人工智能技术的不断发展，有一天人工智能可能会取代人类医生。当人工智能能够从咨询医生转为主治医生时，侵权行为将面临更多挑战。一些学者呼吁，当人工智能达到与人类似的认知水平时，应赋予人工智能系统准法人身份，[4]并赋予其完整人格。[5]欧洲议会在 2017 年的一项提案中也考虑到了这一点，即最复杂的自主机器人可以建立电子人身份，对其可能造成的损害负责，并在机器人自主做出决定或者独立与第三方交互的情况下，赋予其电子人格。[6]

---

〔1〕　This is a potential in the near future, by the time of writing, AI system like Watson is not commonly used in clinical practices.

〔2〕　Stephen Baker, Final Jeorpardy: Man vs. Machine and the Quest to Know Everything, 198 (2011).

〔3〕　Allain, supra note 7 at 1064.

〔4〕　Leon E. Wein, The Responsibility of Intelligent Artifacts: Toward as Automation, 6 HARV. J. L. & TECH 103, 107 (1992).

〔5〕　Allain, supra note 7 at 1078.

〔6〕　European Parliament, European Parliament Resolution of 16 February 2017 with Recommendations to the Commission on Civil Law Rules on Robotics (2015/2103(INL)), EUROPEAN PARLIAMENT (16 Feb 2017), http://www.europarl.europa.eu/sides/getDoc.do? pubRef＝－//EP//TEXT＋TA＋P8－TA－20170051＋0＋DOC＋XML＋V0//EN.

五、结　　论

　　人工智能机器学习在医疗保健领域的出现同时带来了争议和恐慌。一方面,它带来了更准确的诊断、建议,更多的个性化治疗和更少的不必要治疗。另一方面,如果医生在不知道人工智能是如何得出这一结论的情况下采用了人工智能系统提出的建议,他们可能会被认为负有疏忽大意的责任,这可能造成深远的影响,因为它可以加速或阻碍新技术的引进。[1]鉴于未知的潜在责任,医生们可能会在诊断中放弃尝试新技术。本文简要地指出了医生在应用人工智能和侵权方面可能面临的潜在问题,同时提出,侵权责任法应根据医疗保健和技术创新的需求在此领域快速完善。

---

〔1〕 Gideon Parchomovsky & Alex Stein, Torts and Innovation, 107 MICH. L. REV. 285, 286 (2008).

刑法视野下克隆技术规制的根据与方法[*]

刘建利[**]

一、问题的状况

1997年2月，英国罗斯林研究所(Roslin Institute)的威尔姆特(Ian Wilmut)研究小组在《自然》(Nature)上发表论文，声称他们将成体羊的乳腺细胞核移植到其他羊的未受精除核卵中，通过化学处理激活之后，再植入作为代理孕母的另一头羊的子宫中，在历时10年并经过270多次失败之后，终于在1996年7月制造了与提供乳腺细胞具有相同遗传基因的羊。这只羊被命名为多利(Dolly)，是世界上第一只使用成年动物体细胞克隆出来的哺乳动物[1]。这条消息传出之后立即轰动全球，受到了全世界的关注。之后，克隆牛、克隆鼠、克隆猪等陆续在世界各地诞生。最新的状况是，美国的科学家在2013年5月15日发表文章宣布，通过使用与制造多利相同的技术，成功培育出了人类胚胎干细胞，这意味着人类距离克隆人已扫清所有技术障碍[2]。这再次引起了人们对克隆人的担忧。

这种让多利等诞生的技术就是体细胞克隆技术，是一种人工诱导的无性繁殖技术，即通过无性繁殖的方式，产出遗传基因与"基因由来体"完全相同的复制品。根据使用目的的不同，现在一般可以分为生殖性克隆(re-productive cloning)与医疗性克隆(therapeutic cloning)。生殖性克隆，是指以制造克隆人或人兽杂交体为目的的克隆。它虽然为人类提供了一种全新的生殖方式，但与此同时它也是一种能够影响人类的身体健康、生活方式、社会构成的技术，具有彻底改变人类这一生物群体存在方式的危险，会给整个人类社会带来不可预知的巨大冲击。医疗性克隆，是指不以制造克隆人或人兽杂交体为目的的克隆。将其运用到医疗领域，会带来前所未有的技术革新。例如，将其与人体干细胞[3](stem cell)技术相

---

[*] 原文首发于《政法论坛》2015年第4期。

[**] 刘建利，日本早稻田大学法学博士，东南大学法学院副教授。

[1] J Madeleine Nash. The Age of Cloning. Time，1997 - 03 - 10.

[2] 董立林、黄燕芳、唐风：《人类胚胎干细胞终获克隆》，载《大众卫生报》2013年5月23日第14版。

[3] 人体干细胞，是指具有自我分裂发育能力，在一定的条件之下可以成长为多种带有特殊性质的细胞或器官，但是不能直接成长为人类个体的细胞。根据其由来可以分为四类，即胚性干细胞、胎儿性干细胞、新生儿干细胞以及成体干细胞。其中胚性干细胞就是所谓的"ES细胞"，ES细胞具有能够成长为人体中210多种细胞中任何一种的能力。参见[德]Hans-Georg Koch：《法的问题としての幹細胞研究と"再生医療"》，[日]甲斐克则、三重野雄太郎、福山好典译，载《シュリスト》，2009年总第1381期，第80页。

结合,可以制造出病人所需要的各种不会产生排斥反应的细胞、身体组织以及器官,可以治疗白血病、心肌梗死、帕金森症等疾病,并且能够克服目前世界上人体移植器官大量不足的问题,为众多绝症患者带来福音。但是,因为其与生殖性克隆在技术层面其实只有一步之差,而且在研究和运用这项技术时,需要消费性地毁灭大量人类胚胎。然而,胚胎是人类"生命的萌芽",所以,治疗性克隆与生殖性克隆一样,一经出现就引起激烈争议。

世界上的很多国家以及世界组织都对生殖性克隆作出了迅速反应。首先,1997 年 3 月,英国政府冻结罗斯林研究所的科研经费。同年 5 月,世界卫生组织(WHO)通过《关于克隆技术的决议》,宣布禁止将克隆技术应用到人类身上。其次,1997 年 6 月,在八国首脑峰会上,当时的法国总统希拉克提倡,为了禁止创造克隆人,世界各国有必要同时采取国内措施和国际合作,该建议为《八国首脑宣言》所采纳,并最终得到大会通过。同年 11 月,联合国教育科学文化组织(UNESCO)通过了《关于人类基因与人权的世界宣言》,表示坚决反对侵害人类尊严的制造克隆人行为。再次,在 1998 年 1 月,欧洲评议会在《关于人权与生物医学的条约》的基础之上,通过了《关于人权与生物医学的条约的追加协定书》,其中规定禁止使用以制造遗传学上同一个人为目的的所有克隆技术。[1] 即使在这种情况之下,在好奇心与预期商业利益的驱使之下,也有不少科学家逆势而为。2002 年 12 月 27 日,邪教组织"雷尔"教派的法国女科学家布里吉特·布瓦瑟利耶举行记者招待会,宣布世界上第一个克隆婴儿"夏娃"诞生[2]。虽然该消息的真伪最终并未得到证实,但可以确定的是,克隆技术已经成为一个实实在在的现实问题。与生殖性克隆遭到一致反对不同,对于医疗性克隆研究,世界各国存在着较大意见分歧。2009 年 3 月 9 日,美国总统奥巴马签署行政命令,宣布解除对利用联邦政府资金支持胚胎干细胞研究的限制。[3] 在英国、日本、丹麦、芬兰、荷兰与瑞典,只要符合一定的条件,就可以被允许进行医疗性克隆研究,而在奥地利、挪威、爱尔兰,医疗性克隆研究则是被法律明文规定为禁止的行为[4]。

2005 年 3 月 8 日,在第 59 届联合国大会上,《联合国关于人的克隆宣言》以 84 票赞成、34 票反对、37 票弃权的结果获得通过,而中国投的是反对票。中国代表苏伟在解释原因时表示:中国政府积极支持制定一项国际公约,禁止生殖性克隆人。但是,治疗性克隆研究与生殖性克隆有着本质的不同。在这次通过的联大宣言中没有将这两种克隆分开,表述不清,提到的禁止范围可能会被误解为也涵盖治疗性克隆研究,这是中方所不能接受的[5]。可见我国政府的立场是"禁止生殖性克隆、支持治疗性克隆"。该观点是否合理? 究竟我国该如何对待克隆技术,又应该采取什么方式应对? 带着这些问题意识,本文主要探讨生殖性克隆

〔1〕 [日]甲斐克则:《生殖医療と刑法》,成文堂,2010 年,第 183 页。

〔2〕 李和平:《克隆人批判》,载《河北日报》2003 年 2 月 10 日第 4 版。

〔3〕 任海军:《美公助干细胞研究,严防"克隆人"》,载《新华每日电讯》2009 年 3 月 11 日第 15 版。

〔4〕 [德]Henning Rosenau:《胚の地位と肝細胞研究》,载《企業と法創造》2009 年总第 6 卷第 2 期,第 292 页。

〔5〕 马宁:《联大通过关于人的克隆宣言,中国代表解释投反对票原因》,载《北京青年报》2005 年 3 月 10 日第 A1 版。

技术与医疗性克隆技术的法律规制根据,并在重点解析西方几个有代表性国家的克隆技术法律规制模式优缺点的基础之上,探讨我国应该采取的规制模式,并对这一问题的未来走向提出展望。

二、克隆技术的法律规制根据

面对克隆技术这一把双刃剑,人们是又爱又怕。一方面希望它大规模地造福人类,另一方面又担忧其改变人类的前途与命运。滥用克隆技术的行为是否具有犯罪性,是否需要动用刑法加以处罚,这个问题在世界各国都存在着激烈的争议。

现在的刑法理论通说认为,犯罪的本质就是对法益的侵害,即对法所保护的生活利益造成侵害或者引起危险。刑法的任务就是保护法益,所以刑法所干预的只能是侵害法益的行为。刑法不能处罚单纯违反伦理秩序而没有侵害法益的行为,伦理秩序的维持应该依靠刑法以外的方法。当然,主张犯罪的本质是侵害法益,也不意味着任何轻微的侵害法益行为都是犯罪,相反,只有值得科处刑罚的侵害法益行为才具备犯罪的本质[1]。因此,讨论克隆行为是否是犯罪,主要取决于该行为是否对刑法所保护的法益造成侵害或者是带来危险。本文接下来主要从法益侵害的角度来探讨生殖性克隆与治疗性克隆的刑法规制根据。

(一)生殖性克隆的刑法规制根据

有人主张,生殖性克隆可以"治疗"不孕症,禁止克隆人就是剥夺患有不孕症患者接受不孕治疗的权利。其实,在生殖性克隆技术之外,人类早已发明了人工授精、体外受精等技术来治疗不孕症。妊娠,是指通过受精使卵子与精子相结合,形成具有新的遗传基因的受精卵,受精卵通过分裂与分化而成长,最终将其作为胎儿而生下的行为。不孕治疗其实就是为这一过程排除障碍的医疗行为。人工授精、体外受精都属于这一范围。但是,"制造"克隆儿并不需要卵子与精子进行受精。从这个意义上来说,它已经不再属于以排除妊娠过程中的障碍为目的的不孕治疗。对于人类而言,它只是一种全新的增加个体成员的行为。所以,即使予以禁止,也不会侵害到不孕患者接受治疗的权利[2]。与此相反,如果允许制造克隆人,将会带来诸多弊端。下文将从个人法益与社会法益这两个角度来探讨生殖性克隆的危害性。

1. 个人法益

(1)克隆子体的健康与福祉

从动物实验的结果来看,存在着克隆子体成活率不高、寿命不长、易带有某种缺陷的倾向。例如,克隆羊多利在 5.5 岁的时候(作为羊,属于相当年轻的年龄)患上关节炎,在 6 岁时出现快速老化,肺部患上重症,最终被施以安乐死。其寿命连普通羊寿命的一半都不

---

〔1〕 张明楷:《刑法学》,法律出版社,2011 年,第 68-71 页。

〔2〕 [日]科学技術政策研究所:《生命と法—クローン研究はどこまで自由か—》,大藏省印刷局,2000 年,第 74 页。

到〔1〕。据说,克隆羊多利的 DNA 端粒(Telomere)的长度比给它提供了体细胞的羊短了 20%,这可能是导致它短命的主要原因〔2〕。因为,端粒酶在人和动物体内主要起着控制生命体细胞分裂的作用。运用克隆技术制造出来的克隆子体,刚出生时端粒酶可能就已经减少了。所以,克隆子体在刚出生时,虽然外形与正常的新生幼儿无异,但是,其内在的端粒酶的状态可能和"克隆父体"即体细胞提供者相同,已经变少或变弱。所以,克隆个体的健康状态存在重大隐患〔3〕。如果这一假设成立的话,说明该技术存在着伤害人体生命与健康的重大危险性,因此,依据"他者危害原则",作为刑法不能对其坐视不管。

两性生殖的原则对于儿童福祉来说十分重要。对于正常出生的儿童来说,由于其父母双方共同参与了他的出生,所以他才能保持其自我主体性。相反,对于克隆人来说,由于其出生不存在父母双方的共同参与,所以在其成长过程中存在着诸多不安定因素。当然,毋庸置疑,被制造出来的克隆儿也是人,是人就拥有被作为人来养育、来对待的人权。可现状却是,社会为此尚未达成共识,还没有做好迎接克隆人的准备。在这种情况下,如果克隆人诞生的话,则很难保证他们不会受到歧视,甚至如电影"Never Let Me Go"〔4〕所描述的那样,他们"被出生""被捐献器官""被没有前途""被死亡",仅仅被作为人体器官备用库来对待,其安全与福祉不会得到保障。因此,至少在目前,克隆儿的健康、安全与福祉还难以得到确保,这是现阶段进行刑法规制的重要依据。

(2)女性人权

人类进入近代社会以来,不断地开发了提供卵子、代理怀孕等多种辅助生殖的技术,给女性施加了越来越多的压力。这些其实已经超出了夫妇之间"体外受精"的范围。在当事人行使"自我决定权"的名义下,使不少女性被动地成为这些新技术的施用对象,这已经超出了本来意义上的生育范畴,迫使女性成为"生孩子的机器"。运用了克隆技术的妊娠与生育就是最为明显的体现。虽然该技术从某种程度上来讲也是可以用来治疗不孕的辅助生殖技术,但是它已经超出"辅助生殖"的本来意义,威胁到了女性的人权〔5〕。显然,这也可以成为对生殖性克隆进行刑法规制的根据之一。

2. 社会法益

(1)次世代的遗传危害

生殖细胞感受性较高,比较脆弱,当遗传基因受到伤害时,会自动死掉。因此生殖细胞

---

〔1〕 [日]岩志和一郎、增井徹、白井泰子等:《講義生命科学と法》,尚学社,2008 年,第 151 页。

〔2〕 [日]加藤尚武:《クローン人間禁止理由の法哲学の吟味》,载《生命倫理》1999 年第 1 期,第 12 页。

〔3〕 [日]甲斐克則:《ブリッジブック医事法》,信山社,2008 年,第 197 页。

〔4〕 电影"Never Let Me Go"[导演:马克·罗曼内克(Mark Romanek);主演:凯瑞·穆里甘(Carey Mulligan),凯拉·奈特丽(Keira Knightley)等;2011 年上映]所描述的是科研机构专门克隆出克隆人,将其关于孤岛之中,专门用来提供移植用人体器官的故事,很残忍,很恐怖,令人深刻认识到对克隆技术进行法律规制的必要性。

〔5〕 [日]甲斐克則:《ブリッジブック医事法》,信山社,2008 年,第 197 页。

不容易向后代遗传不良基因。而体细胞则不同,对于来自外界伤害(例如,放射线对染色体的切断等)的感受性较低,也可称之为忍受性较高,所以,体细胞当中存在着不少已经受到某种程度伤害的基因。当用这种体细胞的遗传基因来克隆新个体时,这些伤害自然会遗传给"克隆子体"。对于"父体"来说,表皮细胞中只存在这一处的基因损伤,对人体不会产生直接影响。但是,当这些受伤的基因遗传到"克隆子体"身上时,就可能会遍布全身细胞[1]。如果"克隆子体"再代代累积相传的话,就会对人类子孙后代的健康产生巨大影响。而且,以目前的技术而言,要想预先发现体细胞的这些基因损伤是十分困难的。因此,生殖性克隆不仅具有侵害"当代人类健康"的危险,还具有侵害"未来人类健康"的危险。显然,这种危害社会法益的危险性作为抽象危险犯,能够作为刑罚的处罚根据。

(2) 对于现有社会秩序的破坏

生殖性克隆将会为人类带来全新的家属关系,必将对当今社会带来巨大影响。家庭制度是现代社会秩序的基础,随着时代的发展而变化。为了适应社会的变化,世界各国通过拟制、权利认定等方法来将新出现的家属关系归纳到既存的家属关系当中。例如,将养子拟制为实子,承认同性恋婚姻中的当事人与通常婚姻中的当事人拥有同样的权利与义务。其实,人类的家庭关系是比较保守的,至今为止人们还没有创设过完全崭新的家庭关系。

生殖性克隆将会给社会带来多大混乱,是否具有可罚性的社会危害性? 这取决于传统的"拟制方法"能够在何种程度上解释好由该技术所带来的新家庭关系。有人主张,可以通过修改婚姻法、继承法等家族关系法来调节克隆人的周边家庭关系[2]。也就是说,把体细胞核的提供者和提供母胎的女性拟制为克隆儿的父亲与母亲。这种观点值得商榷。对于提供母胎的女性而言,她没有给克隆儿提供任何遗传信息,从这个角度上讲,她也不是克隆儿生物学上的母亲,只是相当于一般意义上的代理母亲。包括我国在内的大多数国家都不允许实施代孕技术,此时的法律关系将会变得十分复杂。[3] 对于体细胞提供者而言,从遗传角度来看,他与克隆儿具有相同基因,所以,在生物学上他们是年龄有差距的双胞胎兄弟或姐妹关系。而且,克隆儿往往也并不是基于遗传学上的父母的意志而出生,而是根据遗传学上的"哥哥"或"姐姐"的意志而出生。没有经过遗传学上的父母的意志决定,仅仅凭第三者的意志就能出生小孩,这是很难获得法律允许的。即使获得允许,他们也很难被拟制为民法上的父子关系,只能以生物学上关系为由,承认他们为兄弟或姐妹关系。这时,各种权利与义务就可能受到追溯变更。例如,因为遗传学上的父母死亡,体细胞提供者继承到了遗产,在这种情况下,克隆儿出生后,有可能会主张自己的继承份。这就为社会带来诸多不安定的

---

〔1〕 [日]科学技術政策研究所:《生命と法—クローン研究はどこまで自由か—》,大藏省印刷局,2000 年,第 62 页。

〔2〕 [日]川口浩一:《クローニングについての法的問題点—"人のクローニングの処罰は不要である"というテーゼの論証—》,载《奈良法学会雑誌》1997 年第 1 期,第 27 - 28 页。

〔3〕 我国《人类辅助生殖技术管理办法》第 22 条规定:禁止开展人类辅助生殖技术的医疗机构实施代孕技术。有违反行为的给予警告、3 万元以下罚款,并给予有关责任人行政处分;构成犯罪的,依法追究刑事责任。

因素[1]。与体外受精、代理母亲相比，克隆儿的出生将会给社会秩序带来重大影响，在全体国民经过充分讨论达成共识并做好迎接准备之前，以此作为处罚根据也是可行的。

3. 新型社会法益

生殖性克隆的最大问题在于其侵犯到了"人类尊严"。这一点已经为多个国家的法律所承认。例如，日本的《规制与人有关的克隆技术等法律》在第 1 条中明确规定，该法规制克隆技术的主要目的之一就是为了"保护人类尊严"。[2] 其实，"人类尊严"是早就被《世界人权宣言》以及诸多国际人权条约所承认的拥有最高价值的概念，是现代人权的由来根据[3]，它不同于"个人尊严"，已经超出了传统意义上的个人法益与社会法益的范畴，是一种新型的社会法益。其理论根据主要源自康德的哲学思想。康德曾经指出："不论是谁在任何时候都不应把自己和他人仅仅当作工具，而应该永远看成自身就是目的。""目的王国中的一切，或者有价值，或者有尊严。一个有价值的东西能被其他东西所代替，这是等价；与此相反，超越于一切价值之上，没有等价物可代替，才是尊严。"[4]人类尊严的具体内容比较抽象，很难用语言进行正面定义。其本质要求在于，人享有作为人的尊严，要把人作为人来对待。

生殖性克隆对"人类尊严"的侵害主要表现在以下三个方面：第一，生殖性克隆技术破坏了人的唯一性和不可代替性。人是指拥有主体人格，拥有唯一性的基因组合，仅限于在世间出现一次的存在[5]。人之所以拥有尊严，是因为每个人都是唯一的，具有不可被代替的性质。然而，生殖性克隆恰好是对特定的个人基因组合进行了复制，破坏了人的惟一性和不可代替性，所以其侵害到了人类尊严。第二，克隆技术破坏了"人的物种统一性"[6]。一方面，当生殖性克隆制造出人兽混合体时，就会导致其他物种的异质基因混入人类基因，破坏人类基因的统一性。另一方面，大量制造克隆人会破坏人类基因本来的多样性，这在某种程度上也是在破坏基因的统一性。第三，生殖性克隆技术导致人出现被"工具化"与"手段化"现象[7]，将人贬为"工具"和"手段"。因为，克隆人都是伴随着他人的某种目的而被制造，其遗传基因被他人决定与操纵，其本身仅仅是被当作"工具"和"手段"来利用而已。这与上述

[1] [日]科学技術政策研究所：《生命と法—クローン研究はどこまで自由か—》，大藏省印刷局，2000 年，第 63 页。

[2] 本法的原文用语为"人的尊严"。但是在该法的国会附带决议 6 当中使用的却是"人类的尊严"，可以看出立法者并没有对两者加以明确区别。

[3] [日]秋葉悦子：《ヒトクローニングの処罰根拠＝クローン主体の尊厳と人権の侵害》，载《理想》2003 年总第 671 期，第 170 页。

[4] [德]伊曼努尔·康德：《道德形而上学原理》，苗力田译，上海人民出版社，2012 年，第 40 - 41 页。

[5] [日]町野朔：《ヒトに関するクローン技術等の規制に関する法律—日本初の生命倫理法—》，载《法学教室》2001 年总第 247 期，第 89 页。

[6] [日]甲斐克則：《生殖医療と刑法》，成文堂，2010 年，第 197 页。

[7] [日]石川友佳子：《生殖医療技術をめぐる刑事規制（二·完）》，载《法学》2007 年总第 71 卷第 1 期，第 167 页。

康德的命题完全相抵触。针对第一种观点,有人批判其轻视了成长环境对人的影响[1]。针对第二种观点,有人提出以下反对意见,即"人兽混合体以及克隆人的数量只有在达到人类总人口的一定比例时,才能称得上是破坏人类的物种统一性,如果现实中能够出现的事态,只是停留在少数例外的情况下,还称不上是威胁到人类的物种统一性"[2]。第三种观点是处罚生殖性克隆的最为有力的根据,至目前为止还没有出现有力的反驳。某些人为了满足私欲,利用生殖性克隆技术将克隆人仅仅当作工具和手段来对待,这确实侵犯到人类的尊严。这一观点是妥当的,可以成为用刑罚来规制生殖性克隆的最强有力的根据。

综上所述,生殖性克隆可能对克隆儿的健康与福祉、女性人权、次世代的遗传安全、现有社会秩序以及人类尊严形成威胁和侵害。考虑到这些法益的重要性,完全有必要用刑法对其进行严格规制。因此,我国政府"禁止生殖性克隆"的观点是完全正确的。

(二) 治疗性克隆的刑法规制根据

世界上几乎所有的国家和地区都赞成禁止生殖性克隆,但是,对于治疗性克隆则存在较大的意见分歧,至目前为止尚未达成任何世界性共识。针对该问题,首先需要探讨的是,这两种技术是否应该受到相同的法律评价。治疗性克隆的大致做法是,将患者的体细胞的核取出并移植到另外一个被提供的卵细胞中去,加以激活,从而使胚胎诞生。然后,等胚胎成长到分割阶段具有分化机能的时候,再提取胚性干细胞(即 ES 细胞),最终将这些胚性干细胞培育成各种人们所需要的人体器官和组织。可以看出,治疗性克隆在制造过程中也制造出了克隆胚胎,这一点与生殖性克隆是相同的。所以有人认为,治疗性克隆与生殖性克隆不存在本质差异。但是,由于生殖性克隆以制造克隆个体为目的,而治疗性克隆则是以寻找新的治疗方法为目的,因此,从法律角度而言,依据行为目的的不同而给予区别对待是可行的。所以,可以对医疗性克隆作出不同于生殖性克隆的法律评价。

(1) 胚胎与生命权

由于医疗性克隆研究在提取胚性干细胞时,通常都会致使该胚胎毁灭。所以,医疗性克隆研究会大量消费人类胚胎。关于这种行为的合法性问题,各国存在重大意见分歧。该问题的核心在于,人类生命究竟从何时开始,胚胎是否具有生命权? 1984 年公布的英国《沃诺克报告》以是否具有"感受到痛苦的能力"为基准,主张利用形成后 14 日之内的胚胎(前期胚,Pre-embryo)进行研究是合法的,利用 14 日之后的胚胎进行研究是违法的。这一主张在当时获得多数胚研究者的支持。可是,后来随着现代分子生物学的发展,科学家证明,具有主体性的人的生命起始于卵子与精子相互融合之时,而且胚胎的发育是循序渐进式的,14日之前与 14 日之后并不存在任何本质区别[3]。因此,可以认为人类生命始于胚胎产生的

---

〔1〕 [日]加藤尚武:《クローン人間禁止理由の法哲学的吟味》,载《生命倫理》1999 年总第 9 卷第 1 期,第 14 页。

〔2〕 [日]葛原力三:《クローン技術規制法第三条の処罰根拠と不処罰根拠》,载《関西大学法学論集》2002 年总第 52 卷第 3 期,第 518 页。

〔3〕 [英]Serra,A:《ヒト胚・処分可能な'細胞の塊'か、'ヒト'か?》,[日]秋葉悦子译,载《理想》2002年总第 668 期,第 94 - 106 页。

瞬间,胚胎是人类"生命的萌芽"。那么,人类"生命的萌芽"是否与我们一样享有相同的生命权呢?德国的《干细胞法》规定,胚胎从卵子与精子融合为一体的时候就开始接受保护。其理由在于,胚胎已经具有作为个体的主体性、发育成人的潜在性以及连续性。但是,这种见解并不完全正确,因为只有着床才是出生前最终决定性成长阶段。胚胎只有在子宫内着床之后,才能与母体起相互作用,才有可能将上述的主体性、潜在性、连续性变为现实,才有可能正常出生。所以胚胎虽然是人类"生命的萌芽",但是它在被植入母体之前还不享有生命权[1]。既然不享有生命权,能够给予它的保护就不应该是绝对的,就会允许将其与其他利益进行比较与衡量。

(2)胚胎与人类尊严

当然,胚胎不具有生命权并不意味着它完全不受法律保护。因为生命权与人类尊严是可以相互分离的。正如人在死后人格权还会在一定程度上获得法律保护一样,已经具有生命迹象的胚胎也应该具有相应的"前生命性的尊严"。那么,使用这些胚胎是否会损害到人类尊严呢?

被用于医疗性克隆的胚胎一般可以分为两类,即剩余胚和新制胚。首先,剩余胚是指当初是以发育成长为婴儿为目的而被制造,后来却基于某种理由已经完全失去着床机会的胚胎。"他们"已经失去了发育成人的机会,要么通过合法程序被抛弃,要么就会被永久冷冻保存。对于胚胎而言,与被永久冷冻相比,通过提供胚性干细胞来为医学研究做贡献则更有价值,更有尊严。因此,用剩余胚进行生殖性克隆研究并未侵犯人类尊严,所遭受的抵抗较小,易于为法律所允许。其次,关于直接以研究为目的而制造出来的新制胚,问题则变得更为复杂。有人认为,新制造的胚胎被完全物化,完全是为了他人,即为了实现患者的治疗目的而被制造然后再被毁灭,这显然是有损人类尊严。这种观点貌似有理,其实并不正确。因为其理论前提是错误的,即把胚胎直接当作人来考虑了。在这种场合下,胚胎是在不会着床到子宫、不会发育为人的前提之下被制成的。所以,它不具有成为人的潜在可能性,自然也就不享有人类尊严。所以,用违反人类尊严这一理由来反对医疗性克隆并不成立。当然,这并不意味着在进行医疗性克隆时可以无限制地随意消费人类胚胎。因为,虽然享受人类尊严的只有人类,但是在现代社会,即使不具有人类尊严,也应该给予尊重的东西是很多的。人类胚胎虽然还不是人,不享有生命权,也不享有人的尊严,但"他"是人类"生命的萌芽",值得人们尊重,具有一定的要保护性,要求人们在利用时采取谨慎态度,并且有必要进行利益衡量。当医疗性克隆研究的可预期成果比胚胎的要保护性更为优越时,制造与消费胚胎就应该是可以被允许的。如果该研究仅仅是为了满足科研工作者的好奇心,则显然不应该被批准。

从以上分析可以得出的结论是,医疗性克隆所使用的胚胎不具有生命权,也不享有人类尊严,所以并不存在完全禁止医疗性克隆的刑法规制根据。但是,其作为人类"生命的萌芽",仍然具有一定的要保护性,应该用其他法律规制作为刑法规制之补充。因此,只有那些

---

〔1〕 [德]Henning Rosenau:《胚の地位と肝細胞研究》,载《企業と法創造》,[日]甲斐克则、三重野雄太郎、福山好典译,2009 年总第 6 卷第 2 期,第 293 - 295 页。

符合一定条件,而且具有高度医疗应用前景的医疗性克隆研究才能获得允许。可见,我国政府的"支持治疗性克隆"的观点基本上也是妥当的。但是,此处的"支持"不是指"无条件支持",而应指"附条件地支持"。更为准确的表述应该是"支持符合一定要件的治疗性克隆"。

三、克隆技术法律规制方法

如上所述,生殖性克隆会侵害克隆儿的健康与福祉、女性人权、次世代的安全、社会的稳定以及人类的尊严,所以必须要通过制定刑法新条文来加以严厉禁止。与此同时,医疗性克隆因其具有重大医学意义,在大多数国家没有被禁止。但是,由于其所使用的胚胎是人类"生命的萌芽",仍然具有一定的要保护性,所以也需要通过制定刑法之外的法律对其作正确引导和规制以防止滥用。

(一)目前我国克隆技术法律规制现状

关于克隆技术,我国至目前为止还没有出现专门立法,但是在个别行政部门规章中已经有所涉及。我国最早对克隆技术予以规制的是 2001 年卫生部发布的《人类辅助生殖技术规范》(2003 年重新修订),其最后一项条文明确规定:"禁止克隆人。"2003 年卫生部发布的《人类辅助生殖技术和人类精子库伦理原则》则更进一步规定:"在尚未解决人卵胞浆移植和人卵核移植技术安全性问题之前,医务人员不得实施以治疗不育为目的的人卵胞浆移植和人卵核移植技术";"医务人员不得实施生殖性克隆技术";"医务人员不得将异种配子和胚胎用于人类辅助生殖技术"。同年由科技部和卫生部联合出台的《人胚胎干细胞研究伦理指导原则》第 4 条规定:"禁止进行生殖性克隆人的任何研究。"以此为基础其第 6 条还规定:"进行人胚胎干细胞研究,必须遵守以下行为规范:(1)利用体外受精、体细胞核移植、单性复制技术或遗传所获得的囊胚,其体外培养期限自受精或核移植开始不得超过 14 天。(2)不得将前款中获得的已用于研究的人囊胚植入人或任何其他动物的生殖系统。(3)不得将人的生殖细胞与其他物种的生殖细胞结合。"这几个部门规章的主要内容可概括为,禁止生殖性克隆,支持符合一定条件的治疗性克隆。与我国政府 2005 年在联合国大会上的表述基本一致,这一立场的方向性是妥当的。

然而,由于上述 3 个法律文件都仅仅是行政部门规章,存在着级别较低、不成体系、无法追究刑事责任的缺陷。首先,上述几部规章由于级别较低,自身并未能规定相关处罚条款。即使有人违反相关规定制造克隆人,也不可能依照这几部规章予以处罚。其次,这几部规章所规定的内容较为分散,不够系统,而且针对医疗性克隆的具体要件和范围都没有作出科学规定,有待进一步完善。再次,其最大的缺陷在于没法追究相关违法人员的刑事责任。2001年卫生部发布的《人类辅助生殖技术管理办法》第 3 条第 1 款规定:"人类辅助生殖技术的应用应当在医疗机构中进行,以医疗为目的,并符合国家计划生育政策、伦理原则和有关法律规定";第 22 条规定:"开展人类辅助生殖技术的医疗机构违反本办法的","由省、自治区、直辖市人民政府卫生行政部门给予警告、3 万元以下罚款,并给予有关责任人行政处分;构成犯罪的,依法追究刑事责任。"依据这 2 个条文,虽然可以对违反上述 3 部规章的医疗机构及相关责任人处以一定的行政处分,但由于我国目前的刑法典中并没有规定相关的罪名及刑事责任,受罪刑法定原则的制约,所以仅仅凭借这两个条文是没有办法真正追究相关人员刑事责任的。因此,当下在我国制造克隆人,最多是被处以 3 万元罚款以及行政警告,这与得逞后所能够获得的巨大经济利益以及名誉相比,违法者的违法成本相当低。最后,这几个法律文件都没有明确规定相关监管部门及其职责,不利于贯彻执行。因此,当下在我国针对克隆技术的法律规制效果十分有限,无法真正禁止生殖性克隆,也无法合理引导医疗性克隆。所以,我国需要在参照其他国家立法现状的基础之上尽早完善这一领域的法律规制。

(二) 域外克隆技术法律规制

克隆问题与环境问题一样,是一个全球性的问题,需要全人类来共同解决。但是,由于历史、文化、宗教等要素的不同,各国所采取的应对方式也不相同。其中规制模式比较系统、比较有特色的国家主要有德国、英国、日本这 3 个国家。

1. 德国的规制方法

1985 年,德国的本达委员会公布了名为《体外受精、基因解析以及遗传子治疗》报告书,一般称之为本达报告书(Benda Bericht)。它提倡为了保护"人类尊严"通过立法对生殖技术进行规范。以该报告书为基础,在讨论与修改法案的基础之上,德国在 1990 年制定了《胚保护法》(Embryonenschutzgesetz,ESchG)。该法共有 13 条,其中有 7 条是处罚性规定,有较强的特别刑法色彩。该法第 6 条明确规定:"(1)人为制造与其他胚胎、胎儿、人具有相同遗传情报的人类胚胎的,处 5 年以下自由刑或者罚金。(2)将第 1 款所规定的胚胎移植进女性体内的,处同样刑罚。(3)未遂也处罚。"[1]依据该法,任何形式的克隆在德国都会被作为犯罪来处罚。

由于《胚保护法》过度限制了科学家的研究自由,制定后不久就出现了改正论。特别是关于如何对待利用了克隆技术的干细胞研究,存在较大争议。激烈争论之后的结果是,在 2002 年 6 月 26 日制定了《干细胞法》[Gesetzzur Sichellung des Embryonenschutzesim Zusammenhangmit Einfuhund Verwendungmenschlicherembryonaler Stammzellen(Stammzellgesetz-StammzellG)]。该法规定,在严格的条件之下,可以进口国外在 2002 年 1 月 30 日之前所制成的胚胎进行研究利用[2]。可以看出,立法者的意图在于,既要保护人类胚胎,也要顾及ES 细胞的研究能够造福患者的可能性以及科学家的研究自由。虽然德国允许进口的 ES 细胞仅限于国外已经制成的剩余胚,但是,这种做法其实是间接地促进了外国对胚胎的制造和消费。所以,德国的这种做法在理论上讲并不具有一贯性,只能说是一种临时性的艰难决定。

随着时间的流逝,德国的研究者能够利用的干细胞胚胎,无论是数量还是质量都在逐渐

---

〔1〕 [日]甲斐克则:《生殖医療と刑法》,成文堂,2010 年,第 264 页。

〔2〕 [日]神馬幸一:《ドイツにおける"ヒト胚性幹細胞(ES 細胞)"研究を対象とした刑事規制について—いわゆる"幹細胞法(StZG)"成立を契機として—》,载《法学政治学論究》2002 年总第 56 期,第413 页。

下降。因此,学界要求修改《干细胞法》的呼声越来越大。虽然事先出现了全面禁止和废除胚胎制造日期限制等各种提案,但是国会最终还是采取了折中方案。在 2008 年 5 月 23 日,德国联邦议会通过《干细胞法修正法》,将允许进口的胚胎的生成日期的期限改为 2007 年 5 月 30 日,而且明确规定可以延长生成期限的仅限于这一次[1]。此次的法律修改只能说是一时之策,并没有从根本上解决问题。

从上述可以看出,德国采用较为严厉的刑事法对运用克隆技术的行为作了极为严格的规制。这既反映德国对纳粹德国时期的人种政策以及滥用优生思想的反思,也体现了德国对"人类尊严"的极力推崇。但是,从德国的干细胞研究者的视点看来,德国的法律状况并不值得乐观,因为他们不能自己制造干细胞,法秩序留给他们的活动空间相当狭小。从某种程度上而言,过于死板的刑事规定抑制了德国医学的发展,侵害到了不少患者的潜在受益权。要想解决这个问题,显然需要更为彻底地修改法律。对于德国今后的动向,需要继续关注。

2. 英国的规制方法

1978 年,世界上第一个试管婴儿在英国诞生,关于是否需要规制生殖辅助医疗技术,在英国引起了全国性的争议。以此为背景,沃克诺委员会在经过两年多的调查之后,于 1984 年公布了著名的《沃诺克报告》(Warnock Report)(Department of Health & Social Security:Report of the Committee of Inquiry into Human Fertilisation and Em bryology,1984.)。[2] 该报告从多个角度对如何规制生殖辅助医疗技术进行了探讨之后,给出了 64 条建议。在此基础上,英国在 1990 年制定了《人类生殖与胚胎法 1990》(Human Fertilisation and Embryology Act 1990,以下称之为 HFEA1990)。[3] 本法的主要内容是,规定对受精卵和胚胎进行研究必须事先向监督机关 HFEA 提出申请并获得许可,其目的在于通过认可机关对受精卵和胚胎的研究进行规制。其第 3 条第 3 款(d)明确规定禁止"置换胚细胞核"。如果违反该条规定的话,依据该法第 41 条最高可能会被处以 10 年以下的自由刑,并处罚款。虽然当时还没有出现应用在"多利"身上的体细胞克隆技术,但是,由于体细胞克隆需要使用"置换胚细胞核"这项技术,所以大多数学者都认为该法在"实际上"或者说是"基本上"禁止了克隆。然而,也有少数学者主张,由于 HFEA 不是针对克隆技术而制定,所以它并没有完全禁止克隆[4]。此后,随着生命科学的发展、干细胞研究的出现,逐渐出现了 HFEA 难以应对的情况。为了解决这些问题,英国国会于 2001 年 1 月制定了《人工生殖与(以研究为目的)

〔1〕 [德]Hans-Georg Koch:《法的問題としての幹細胞研究と"再生医療"》,[日]甲斐克则、三重野雄太郎、福山好典译,载《ジュリスト》2009 年总第 1381 期,第 85 页。

〔2〕 本报告的内容参见英国政府网站,http://www. hfea. gov. uk/docs/ Warnock_Report_of_the_Committee_of_ Inquiry-into_ Human_Fertilisation_and_ Embryology_1984. pdf,最后访问日期:2015 - 01 - 04。

〔3〕 本法内容参见英国政府网站,http://www. legislation. gov. uk/ukpga/1990/37/ contents,最后访问日期:2015 - 01 - 04。

〔4〕 [日]川口浩一:《クローニングについての法的問題点—'人のクローニングの処罰は不要である'というテーゼの論証—》,载《奈良法学会雑誌》1997 年总第 10 卷第 1 期,第 33 页。

胚研究的法律》[Human Fertilisation and Embryology（Research Purposes）regulations 2001.][1]对 HFEA1990 进行了修正，规定要申请胚胎研究还必须符合以下三个追加条件，即能够增加关于胚胎发育的知识，能够增加关于重大疾病的知识，能够增加关于开发治疗疑难杂症方法的知识。

虽然当时英国的多数学者认为，体细胞克隆事实上已经被 HFEA1990 所禁止，但是，在后来一起由胎儿权利联盟（Pro-Life）提起的诉讼中，英国高等法院于 2001 年 11 月 28 日判定，用细胞核转移技术制成的胚胎不属于 HFEA1990 所规定的胚胎[2]。这样一来，"疯狂的科学家"就有可能利用这一漏洞来制造克隆人，因此，有必要用新法律来禁止利用通过克隆技术而制成的胚胎。于是，英国在 2001 年制定了《人类生殖克隆法》（Human Reproductive Cloning Act 2001）。[3]该法非常简洁，仅有两个条文。第 1 条第 1 款规定：将用受精以外的方法制成的人类胚胎植入女性体内的人，作为犯罪加以处罚。该条第 2 款规定：违反前款行为的，处 10 年以下自由刑，单处或并处罚金。由于"用克隆技术制成"，属于"用受精以外的方法制成"，因此，依据本法的规定，生殖性克隆在英国被明文禁止。

由于医疗性克隆处于上述《人类生殖克隆法》的规制范围之外，所以之后引起了新一轮的争议。2002 年 2 月 13 日，英国上院委员会在调查的基础之上，公布了《英国上院委员会关于干细胞研究的报告书》（The House of Lords Select Committee Report on Stem Cell Research）。其最大亮点在于，没有全面禁止利用 ES 细胞和体性干细胞，主张为了尽最大可能地保障医学利益，应该同时确保 ES 细胞和体性干细胞这两种治疗途径，是一种较为灵活的对应方式。另一亮点是，提倡初期胚胎的研究界限应该限定于 14 天之内，并且只有在剩余胚不够用的例外情况下，才能特意制造新胚胎。该报告为规制医疗性克隆研究提供了基本框架，获得了学界大多数人的赞成，其内容在 2002 年 7 月出台的《关于干细胞研究的英国保健省报告》（Government Response to the House of Lords Select Committee Report on Stem Cell Research）中得到了追加认可[4]。

综上所述，英国通过制定行政（刑）法、设置认可机构以及运用准入制度来规制克隆技术的运用。一方面严格禁止生殖性克隆，另一方面对医疗性克隆采用有限制的许可。虽然要受到 HFEA 的严格监督，但是只要符合所定的条件就会被认可，具有一定的合理性。

3. 日本的规制方法

克隆羊多利的出生，在日本也引起了很大的社会反响。首先，日本政府于 1998 年 1 月在科学技术会议生命伦理委员会中设立了克隆小委员会对克隆问题进行探讨。该委员会在 1999 年 11 月提出了最终报告书《针对克隆技术产生个体人等问题的基本思路》。以此为基

---

〔1〕 本法内容参见英国政府网站，http://www. Legislatio. gov. uk/uksi/2001/188/contents/made，最后访问日期：2015 - 01 - 04。

〔2〕 [日]甲斐克则：《生殖医療と刑法》，成文堂，2010 年，第 242 页。

〔3〕 本法内容参见英国政府网站，http://www. legislation. gov. uk/ukpga/2001/23/introduction，最后访问日期：2015 - 01 - 04。

〔4〕 [日]甲斐克则：《生殖医療と刑法》，成文堂，2010 年，第 253 - 263 页。

础,政府向国会提出了法案,在 2000 年 11 月 30 日成立了《规制与人有关的克隆技术等法律》[1](ヒトに関するクローン技術等の規制に関する法律)。这是日本最初的生命伦理法,本法共有正文 20 条,附则 4 条,附带决议 7 个项目,主要规定了以下两个内容:第一,第 3 条规定:"任何人都不允许把人的克隆胚、人与动物的杂交胚、人的融合胚或者人的集合胚移植到人或者动物的胎内。"第 16 条规定:"违反了第 3 条规定的,处以 10 年以下的有期徒刑,单处或并处 1 000 万日元以下的罚金。"通过这两条规定,严厉禁止了制造克隆人以及人兽杂交体的行为。第二,本法第 4 条将"人的胚的分割胚、人的胚核移植胚、人的克隆胚、人的集合胚、人与动物的杂交胚、人的融合胚、动物性融合胚以及动物性集合胚"定义为"特定胚",规定对于涉及这些"特定胚"的行为,由文部科学省通过制定行政法上的"指针"来加以规制。所以,在生成、转让、进口这些"特定胚"时,必须要先向政府的文部科学省提出申请(第 6 条),随后还必须遵守文部省大臣制定的"指针"(第 5 条)。可以看出,本法在用刑事法处罚禁止生殖性克隆的同时,解除了对医疗性克隆的限制。由于日本的行政诉讼法第 32 条规定,行政法上的指针不可以附带刑事处分。所以一般而言,在日本制造和研究克隆胚是不会被处罚的。因此,有日本学者戏称本法是克隆技术的"解禁法"[2]。

由于 ES 细胞可以利用体外受精时产生的剩余胚来制造,所以与 ES 细胞相关联的技术,在原则上不属于上述《规制与人有关的克隆技术等法律》的规制对象。为了解决这一问题,日本文部科学省于 2001 年 9 月公布了《关于制造与使用人类 ES 细胞的指针》(ヒトES 細胞の樹立及ひ 使用に関する指針)。[3] 该指针指出,人类胚胎是"人类生命的萌芽",用其来制造 ES 细胞必须持慎重态度。同时还规定为了制造 ES 细胞,能够利用的人类胚胎应该限定为在治疗不孕时所产生的符合一定条件的"剩余胚"。此后,日本文部科学省于 2009 年 8 月对其加以修订,将该指针分为《关于制造与分配人类 ES 细胞的指针》(ヒトES 細胞の樹立及ひ 分配に関する指針)[4]和《关于使用人类 ES 细胞的指针》(ヒトES 細胞の使用に関する指針)[5]两个指针。而且,制定后不到一年,在 2010 年 5 月又对其加以修订。

《关于制造与分配人类 ES 细胞的指针》规定,能够用来制造 ES 细胞的,除了使用人类剩余胚之外还可以使用人类克隆胚。剩余胚的使用要件如下:提供者同意毁灭该受精胚;其用途已经获得提供者的知情同意;使用的是冷冻胚;扣除冷冻期间,使用的是受精后 14 天以内的受精胚;提供的数量仅限于必要使用量;被提供的胚应尽快使用;必须是无偿提供。

---

〔1〕 本法内容参见日本政府网站,http://law.e-gov.go.jp/htmldata/H12/H12HO146.html,最后访问日期:2015-01-04。

〔2〕 [日]葛原力三:《クローン技術規制法第三条の処罰根拠と不処罰根拠》,载《关西大学法学论集》2002 年总第 52 卷第 3 期,第 508 页。

〔3〕 本指针的内容参见日本政府网站,http://www.lifescience.mext.go.jp/files/pdf/32_88.pdf,最后访问日期:2015-01-04。

〔4〕 本指针的内容参见日本政府网站,http://www.lifescience.mext.go.jp/files/pdf/n592_J01.pdf,最后访问日期:2015-01-04。

〔5〕 本指针的内容参见日本政府网站,http://www.lifescience.mext.go.jp/files/pdf/n592_S01.pdf,最后访问日期:2015-01-04。

至于人类克隆胚的使用条件,则由《关于处理特定胚的指针》(特定胚の取扱いに関する指针)[1]在 2009 年 5 月修订时新增添的条文加以规定。主要的要件有:只能限于不使用人类克隆胚就难以获得科学真知的场合;人类克隆胚的制成目的是为了用于治疗有生命危险或者严重影响身体机能疾病,而且具有科学的合理性和必要性的场合;制成者需要符合一定的条件;使用设备要符合一定的要求;所使用的未受精卵和体细胞要符合一定的要求;要征得未受精卵和体细胞提供者的同意。显然,这些指针对人类克隆胚的使用要件比人类剩余胚的使用要件规定得更为严格,可以推测其目的在于防止研究者滥用人类克隆胚。

《关于使用人类 ES 细胞的指针》规定,使用由人类剩余胚制造的 ES 细胞必须符合以下两个要件:研究目的是为了解明人类的起源、分化以及再生机能,或者是为了开发新的诊断法、预防法或医药品;必须具有科学合理性与必要性。与此相对,使用由人类克隆胚制成的 ES 细胞必须符合的要件有:使用的目的是为了治疗有生命危险或者严重影响身体机能的疾病;该研究具有科学的合理性以及必要性;该使用目的得到提供者的知情同意;如果是在外国制成的 ES 细胞,则只限于那些在和日本同等条件下所制成的 ES 细胞。此外,在第 6 条规定了 4 个禁止事项,即:把利用 ES 细胞制造出来的胚植入人或者动物的胎内或者用其他方法使 ES 细胞生成为个体;将人类 ES 细胞导入人类胚胎;将人类 ES 细胞导入人类胚儿;从人类 ES 细胞制成生殖细胞。总体而言,日本采取了用刑事规定坚决禁止生殖性克隆的立场,而对于医疗性克隆则采取了相对宽容的态度,通过多个指针对科研者进行管理与引导,并结合科学技术的发展对指针作了较为频繁的修改。

以上主要阐述了德国、英国和日本对于克隆技术所采取的法律规制现状。三个国家均严格禁止制造克隆个体(克隆人与人兽混合体),并有限度地允许医疗性克隆。从本文所探讨的规制根据来看,他们的做法整体上都是妥当的。

(三) 我国克隆技术法律规制完善建议

法制化其实存在着多种方法,例如自主规制、民事规制、行政规制以及刑事规制。如上所述,英国采取的规制方式是通过立法(该法类似于我国的行政法)设置认可机关,规定认可程序和认可要件,仅对较为严重的违反行为规定了刑事处罚。英国模式既严格禁止了"滥用",又为"合理利用"留下了众多自由空间,值得我国参考。而德国采用的是严厉的特别刑法,不但禁止了生殖性克隆,而且也几乎禁止了医疗性克隆。德国模式则把刑法推到最前面,为科学家留下的活动空间相当狭小,不可否认其在一定程度上限制了科学家的研究自由,阻碍了医学的发展。我国仍然属于发展中国家,在再生医疗领域与发达国家存在较大差距,需要鼓励科学家迎头赶上,所以这种模式不太适合我国。与此相对,日本采取的是混合规制方式,即特别刑法加自主规制。一方面通过刑事立法严厉禁止了生殖性克隆,另一方面则对医疗性克隆采用了指针规制的方式。在日本模式中,指针的内容十分详细,也具有较高的妥当性,在规制中起到了重要作用。指针在日本也被称为"软性法律(ソフトロー)",一般

---

[1] 本指针的内容参见日本政府网站,http://www.lifescience.mext.go.jp/files/pdf/30_226.pdf,最后访问日期:2015-01-04。

是政府或相关学会制定出来的自主行为规范,相关的人员有遵守的义务。但是由于指针都没有规定处罚条例,因此,研究者即使违反了该指针,最多只是被学会除名,此外不会受到任何实质性处罚。由于日本人具有相当强的遵守行为规范的倾向,所以在日本存在大量"软性法律",并且几乎都能起到很好的规制效果。这种规制方法的优点在于能够给予研究者充分的自由,激发研究者的科研热情,而且修改的程序十分简单、便利。但是,其缺点在于"软性法律"不具有强制性,法益很难从法律制度上得到保障,只能依靠科学研究者高度的自律精神以及强烈的社会责任感。显然,由于文化背景以及国情的不同,我国不适合照搬这一模式。根据国情,我国应该采取混合规制方式,但不是采用日本的特别刑法加指针的模式,而是采用行政法加刑法的模式。具体建议如下:

第一,全国人大应该尽快制定《克隆技术管理法》。如上述,目前我国针对克隆技术的立法主体是卫生部和科技部,而全国人大及其常委会尚未介入。由于规制克隆技术涉及对公民科研自由、生育权利等重要基本权利的限制,按照基本权利限制的法律保留原则,不应该由国务院的有关部门制定部门规章,而应当由全国人大或至少应由全国人大常委会通过立法来实现[1]。而且,从上述德国、英国、日本的立法状况来看,也都是由议会(或国会)通过法律的形式来明确禁止生殖性克隆的。此外,目前的几部部门规章分别使用了"克隆人""生殖性克隆技术"以及"生殖性克隆人"等概念,且没有加以明确界定,容易带来理解和运用上的混乱;同时存在着规制对象范围狭窄难以涵盖所有科研机构及科研人员的问题。

第二,《克隆技术管理法》的内容应体现科学性。首先,明确界定相关概念。其次,明确禁止生殖性克隆(包括禁止制造克隆人以及人兽混合体)。不仅要处罚生殖性克隆的既遂行为,而且要处罚其未遂行为。再次,对医疗性克隆予以附条件式的许可和常态化监管。在制度上可以参照上述英国模式,通过设定认可机构和准入制度来监督和管理医疗性克隆的研究。法律必须明确规定能够开展医疗性克隆的具体要件及相关程序。至于要件与程序的具体内容可以在现有的这几部部门规章的基础上适当地借鉴日本上述的"软性法律"。让那些有资质的机构或个人在法律允许的范围内顺利开展医疗性克隆研究。最后,应明确相关法律责任。对于违反《克隆技术管理法》相关规定的机构(包括医疗机构和科研机构)可处以吊销"克隆技术研究许可证书",情节严重的吊销"医疗机构执业许可证"或冻结科研资金并处罚款等行政处罚;对于机构的主要责任人和直接责任人可给予行政处分,情节严重的应当依照刑法追究其刑事责任。

第三,建议通过刑法修正案将生殖性克隆入罪。目前我国针对克隆技术的法律规制最大的问题就是缺乏刑事规制。仅仅依靠行政处罚难以有效禁止生殖性克隆,而且,行政法本身不可以规定直接的刑事处罚。因此《克隆技术管理法》制定后,为了使刑法与之保持衔接,相互配合,更好地禁止生殖性克隆,我国应该通过刑法修正案将生殖性克隆入罪,并配设相适宜的刑罚[2]。至于具体刑罚,可借鉴国外的立法。如德国、英国、日本的立法对生殖性克

〔1〕 上官丕亮、孟凡壮:《克隆人立法的宪法规制》,载《北方法学》2013 年第 3 期,第 126 页。
〔2〕 刘长秋:《刑法学视域下的克隆人及其立法》,载《现代法学》2010 年第 4 期,第 103 页。

隆的刑事处罚分别是"5 年以下自由刑或者罚金""10 年以下的自由刑""处以 10 年以下的有期徒刑,单处或并处 1 000 万日元以下的罚金"。因此,《克隆技术管理法》立法之后,我国应通过刑法修正案增加"生殖性克隆罪",规定"从事生殖性克隆的,处 10 年以下 5 年以上有期徒刑并处 100 万元以下罚金"。这种做法并不违背刑法的谦抑性,因为刑法在面对人类整体安全、社会稳定、人类尊严等重大法益受到威胁时,不能"不作为"。

四、展　　望

究竟该如何对待克隆技术,这是一个典型的全人类问题。关于医疗性克隆,如果有的国家禁止,有的国家许可,那么被禁止的国家的国民就有可能丧失享受医学成果的机会。关于克隆人或者人兽结合体,如果只是在一部分的国家被禁止,这一问题就很难得到真正的解决。因为,疯狂的科学家可以在那些没有禁止克隆的国家制造克隆体。虽然行为确实是发生在一个国家,但是其结果则无疑会影响到全人类。因此,人类需要进行全球性的大讨论,形成全球性合意,并最终依靠国际合作来制定具有普遍合理性的全人类的行为规制。这是人类在 21 世纪必须要解决的重大课题。

这个领域的科技发展可谓是日新月异。2007 年京都大学的山中伸弥教授科研小组已经用人的皮肤细胞成功地制造出了与 ES 细胞具有同样多能性与自我复制能力的"人工万能细胞"iPS 细胞(Induced pluripotent stem cells)。iPS 细胞的出现使得人类可以通过不毁灭受精卵的方法获得干细胞,因此,这种方法被认为可以避免 ES 细胞所涉及的伦理问题,从而获得全世界的高度关注。然而遗憾的是,有研究表明该方法制造的干细胞存在着致癌的可能性,而且仍然会有出现排斥反应的可能性。因此,该领域的问题不会因为 iPS 细胞的出现而彻底消失[1]。但是,在不久的将来,在该领域出现可以完全取代 ES 细胞的技术也不是没有可能。因此,针对该领域,法律在制定后也必须随着科技的发展而不断再行探讨和修改。

---

〔1〕 ［日］甲斐克则:《先端医療技術の研究開発と適正ルールの確立－医事法・生命倫理の観点から－》,载 *Law and Technology*,2011 年总第 52 期,第 34 页。

手术机器人的医疗损害责任研究

邓明攀　刘春林 *

20 世纪 80 年代中期,手术机器人开始出现在手术室,发展至今,已被广泛应用于妇产科等外科科室。[1] 数据显示,截至 2015 年底,全球医疗机构安装使用达芬奇手术机器人达 3597 台,截至 2017 年 3 月,国内达芬奇手术机器人已装 62 台,全球机器人手术量以年均 15％的速度增长。[2] 随着《"互联网＋"人工智能三年行动实施方案》(发改高技〔2016〕1078 号)、《新一代人工智能产业发展规划》(国发〔2017〕35 号)和《促进新一代人工智能产业发展三年行动计划(2018—2020 年)》(工信部科〔2017〕315 号)等文件的相继出台,医疗人工智能迎来发展机遇。然而,手术机器人的智能化发展,改变了传统的医疗行为模式,由此产生诸多法律问题,尤其是其中的责任承担问题。尽管手术机器人研发的目的是为了提高手术质量,减少临床医疗风险,但并不代表绝对安全。[3] 手术机器人手术意外等不良事件时有发生。这些医疗不良事件不仅使公众对手术机器人技术产生怀疑,也引发理论界和实务界对手术机器人法律地位、不良事件的责任承担等法律问题的热议。[4] 基于此,本文对手术机器人引发的医疗损害责任问题展开研究,讨论手术机器人的法律地位,同时,对侵权责任法、产品质量法和合同法适用中存在的问题进行探讨,以为民法典侵权责任法编的完善提供建议。

一、手术机器人的"法律人格"

关于手术机器人的定义,临床多指用于辅助临床外科医生开展手术,提高手术精准性和安全性的人工智能技术。[5] 人工智能技术既依赖于算法、数据和技术方法模拟人类,又须置于机器装置、系统等载体上以智能表现,二者缺一不可。随着全球信息产业发展及科学技

* 邓明攀、刘春林,四川闰则律师事务所。

〔1〕 王成勇、谢国能、赵丹娜等:《医疗手术机器人发展概况》,载《工具技术》2016 年第 7 期,第 3 页。

〔2〕 尹军、刘相花、唐海英等:《手术机器人的研究进展及其在临床中的应用》,载《医疗卫生装备》2017 年第 11 期,第 97 页。

〔3〕 熊瑶、陈敏:《人工智能在医疗领域应用现状探讨》,载《医学信息学杂志》2018 年第 4 期,第27 页。

〔4〕 王海星、田雪晴、游茂:《人工智能在医疗领域应用现状、问题及建议》,载《卫生软科学》2018 年第 5 期;凌卓、伍敏、郑翔等:《医疗机器人的研究进展及伦理学思考》,载《医学与哲学》2014 年第 11A 期,第 25 页。

〔5〕 《人工智能辅助治疗技术管理规范》(2017 年版)(国卫办医发〔2017〕7 号)。

术的不断进步,手术机器人临床应用日益广泛,并朝着通用手术机器人、自主手术机器人和微纳手术机器人领域发展,[1]有利于人工智能和临床医学深度融合,为人类医疗事业的发展创造更多空间。然而,手术机器人在临床工作中发生医疗损害的情况时有发生,并非绝对安全。那么,手术机器人在外科手术操作过程中造成医疗损害,责任由谁承担,法律没有明确规定。因此,对手术机器人的法律性质进行界定,明确其法律地位是必要的。

人工智能在多领域的应用和发展,催生了各类机器人,关于机器人是机器还是人,本质上涉及法理学中主体和客体二分法问题,学界对此有不同的认识,主要分为主体说和客体说。(1)主体说。有的学者基于人工智能具有独立自主的行为能力,但因其承担行为后果的能力有限,故而提出赋予其有限法律人格。[2]有的学者从历史的角度论证机器人权利主体地位、权利类型的正当性。[3]同时,也有学者对人工智能的概念进行厘定,提出"电子人"这一新的法律主体类型,并从实践、历史和理论三个层面论证人工智能具有法律主体资格的合理性。[4]简而言之,人工智能因人机关系的深度融合,具有相当大的自主性和自动性,甚至在个别领域超过人类智能,符合权利发展的内在规律和社会发展的法律需求,从而应确立其法律主体地位,以弥补法律规制缺位的空白。(2)客体说。基于民法体系中主客体关系理论认识,有观点主张机器人的行为目的没有独立意志,同时其知识库源于人类输入,与具有独立法律人格的自然人和法人不同。[5]在人工智能发展的相当时期内,当前法律制度及规则体系可有效应对智能机器人所带来的挑战,因此不需赋予机器人民事主体资格[6]。

手术机器人是人工智能在医学领域中的应用类型,其同样面临法律地位不明确问题,上述对人工智能法律人格的讨论同样适用手术机器人。从手术机器人的发展进程看,其尚未对传统民事主体理论带来颠覆性挑战,相当时期内不宜将手术机器人规定为民事主体,主要原因如下:一是现实基础不充分。日本赋予宠物机器人"户籍"、美国自动驾驶系统"驾驶员"决定、沙特"公民"宣告等实践,[7]局限于人工智能应用的个别领域,为确立机器人法律主体资格提供可能,但难以证明赋予手术机器人法律资格的必要性。二是手术机器人即使具有法律主体资格,但尚无落实责任规则的可行办法,其无独立收入来源,最终责任人仍为支配其使用的自然人或法人,故没有确立其民事主体资格的必要。三是人工智能诸多技术难关有待突破,突破传统法律体系,确立手术机器人主体资格,立法成本较大。同时,面临伦

〔1〕 尹军、刘相花、唐海英等:《手术机器人的研究进展及其在临床中的应用》,载《医疗卫生装备》2017 年第 11 期,第 97 页。

〔2〕 袁曾:《人工智能有限法律人格审视》,载《东方法学》2017 年第 5 期,第 50 页。

〔3〕 张玉洁:《论人工智能时代的机器人权利及其风险规制》,载《东方法学》2017 年第 6 期,第 57 - 59 页。

〔4〕 郭少飞:《"电子人"法律主体论》,载《东方法学》2018 年第 3 期,第 39 页;孙占利:《智能机器人法律人格问题论析》,载《东方法学》2018 年第 3 期,第 10 - 17 页。

〔5〕 吴汉东:《人工智能时代的制度安排与法律规制》,载《法律科学》2017 年第 5 期,第 130 - 131 页;王利明:《人工智能时代对民法学的新挑战》,载《东方法学》2018 年第 3 期,第 5 页。

〔6〕 李晟:《略论人工智能语境下的法律转型》,载《法学评论》2018 年第 1 期,第 103 页。

〔7〕 郭少飞:《"电子人"法律主体论》,载《东方法学》2018 年第 3 期,第 41 页。

理学挑战,在机器人损害的数量和类型尚不清楚的情况下,详细制定法律规制原则可能阻碍科学技术的创新和发展。[1] 随着人工智能技术的不断发展,手术机器人的自主意识和思考能力有与人类智力相当甚至超越的可能,并在一定范围内具有独立承担责任的能力,或许手术机器人纳入民事主体范畴在未来或许是可实现的,但目前手术机器人还不能以民事主体论。

二、手术机器人的基本类型和社会价值

(一) 手术机器人的基本类型

根据人工智能与人的互动关系和未来前景,对人工智能的水平状态进行预设,约翰·赛尔认为人工智能分为弱人工智能和强人工智能,前者是指各种用于模拟人类或动物智能解决各种问题的辅助智能技术,又被称为通用人工智能,后者是指有自我意识的类脑智能技术。[2] 从弱人工智能到强人工智能甚至超级智能,[3] 人机关系存在位阶,依是否与人体独立而概括为两种情形:外在而独立于人体,内嵌而融合于人体。独立于人体而存在的智能体,在弱人工智能时代,因不具有人类所有的自主意识,受到人类完全或不完全支配,在既定程序下具有一定的判断和决策能力,虽为独立智能体,但受人类终极支配,仍被视为客体。在强人工智能背景下,人工智能类脑化,达人类智能水平,人类智能工作被部分或全部替代。[4] 此时,当综合考虑社会经济、道德伦理、人类安全等因素确定其法律地位,若不符合传统民事主体理论的认定条件,则仍以客体论。内嵌或植于人体的智能体,因其为人体的一部分,兼具生物智能与机器智能或机能,视为客体。手术机器人在眼科、微创外科和血管外科等临床领域的应用和研究进展显示,[5] 手术机器人作为辅助外科医生开展手术的助手,受医生操作和控制,考虑到手术机器人实用性、高成本和操作复杂等现实问题,手术机器人尚处于通用人工智能阶段,不具有法律主体资格的条件。裘法祖院士曾说,"外科学是一门科学、技术和艺术的综合"。科学家和艺术家将是最难被人工智能技术取代的职业之一,若通过改变手术思维,重视数据科学,在人工智能发展浪潮中占据主动,那么,外科医生更是难

---

[1] 苏铃雅:《眼科手术机器人的研究进展》,载《中华实验眼科杂志》2018年第4期,第311页;凌卓、伍敏等:《医疗机器人的研究进展及伦理学思考》,载《医学与哲学》2014年第11A期,第24页。

[2] J Copeland. Artificial intelligence: Philosophical introduction. Wiley-Blackwell,1993.

[3] 郭少飞:《"电子人"法律主体论》,载《东方法学》2018年第3期,第39页。

[4] 莫宏伟:《强人工智能与弱人工智能的伦理问题思考》,载《科学与社会》2018年第1期,第17+20页。

[5] 李万刚、崔静:《机器人辅助外科的历史、现状和展望》,载《中国现代医学杂志》2012年第36期,第45页;赵纪春、曾国军、王家嵘:《人工智能在血管外科的应用前景》,载《中国普外基础与临床杂志》2018年第5期,第517页;季照平:《体外微创手术机器人发展概况》,载《现代制造工程》2017年第9期,第160页。

以被取代的。[1]

从上述分析可知,当前手术机器人的临床应用尚处于通用人工智能阶段,作为外科医生开展手术的辅助工具,受到人类的控制和支配,不具有独立的法律人格,应属于法律关系中客体范畴。

(二) 手术机器人的社会价值

手术机器人具有非常重要的社会价值,归纳为以下三个方面:

第一,提高手术的精准性和安全性。这也是手术机器人广泛运用于临床的重要原因,也是其最为重要的功能。随着外科手术对临床操作的准确度和效率更高以来,医疗损害高发区中,手术科室始终居于首位,[2]而手术机器人的应用,将突破手术空间极限、人眼极限和人力极限,减少或消除术者震颤,精确操作,挑战医学禁区,减少或避免并发症,提高手术疗效和安全性,为患者带去福音。[3]

第二,创新诊疗模式。借助手术机器人的微创化、数字化和智能化优势,有效改变传统外科医生手术模式,形成一种实时透明的经验传承与交流模式。还可通过远程指导异地手术操作,形成多学科融合的创新诊疗模式。[4]

第三,减少医生的工作量。外科医生采用坐姿进行操作,利于进行长时间的复杂手术,同时减少辐射,通过图像导航实施介入操作,缩短手术时间。完善术前告知和术后记录,可有效减轻医生工作负担。[5]

除此之外,手术机器人给外科医生带来的机遇和挑战是并存的,工作思路和学习态度需立即转变,以实现职业可持续发展。当然,手术机器人也带来诸多新问题,包括隐私、安全、失业、算法歧视等。[6]其中,最大的问题来自手术机器人的安全漏洞所引发的医疗损害,由此也引发了医疗损害侵权责任承担的难题。

---

〔1〕 曹晖、顾佳毅:《人工智能医疗给外科医生带来的挑战、机遇与思考》,载《中国实用外科杂志》2018 年第 1 期,第 32 页。

〔2〕 石镁虹、章桦、程琴:《5012 例医疗损害纠纷的成因、分布及赔偿情况分析》,载《医学与法学》2015 年第 6 期,第 42 页;邹来宾、张中林:《手术机器人在微创外科的应用进展》,载《中华普通外科学文献》2013 年第 1 期,第 53 页。

〔3〕 陈飞、干振华、柳飞等:《手术机器人临床运用管理的思考》,载《中国卫生质量管理》2015 年第 5 期,第 30 - 31 页。

〔4〕 周宁新、陈军周、刘全达等:《机器人外科手术辅助下治疗胰腺疾病的临床疗效》,载《上海医学》2011 年第 7 期,第 705 页。

〔5〕 赵纪春、曾国军、王家嵘:《人工智能在血管外科的应用前景》,载《中国普外基础与临床杂志》2018 年第 5 期,第 517 页。

〔6〕 曹晖、顾佳毅:《人工智能医疗给外科医生带来的挑战、机遇与思考》,载《中国实用外科杂志》2018 年第 1 期,第 28 页;张玉洁:《论人工智能时代的机器人权利及其风险规制》,载《东方法学》2017 年第 6 期,第 63 页。

三、手术机器人致人损害的责任规则分析

对于手术机器人的医疗损害侵权责任问题,学界有不同的观点,但都倾向于参照现行侵权责任规则处理,主要有以下观点:

第一,适用医疗损害责任规则,由手术机器人消费者或使用者承担责任。现有医疗损害侵权责任制度主要围绕医疗机构、医务人员和医疗行为展开,医疗损害责任的诉讼处理方式统一为医疗过错损害赔偿责任。因此,对手术机器人而言,让手术机器人使用者承担责任是自然选择。然而,手术机器人的运行主要是系统操控,但仍需手术医生对控制监视器进行设定。[1] 考虑到手术医生对手术机器人的指示和支配地位,认定医院享有运行支配利益具有正当性。因而,医院处于使用者地位,需要承担医疗损害责任。[2]

第二,适用产品责任规则,由手术机器人生产者、销售者承担责任。产品责任规则已被广泛适用于科学技术发明,手术机器人自不例外。2016 年,联合国教科文组织会同世界科学技术知识与技术伦理委员会发布报告指出,机器人属于通常意义上的科技产品范畴。[3] 因此,机器人以及机器人技术造成的损害适用产品责任相关规定。产品责任是指产品生产者、销售者因生产、销售缺陷产品造成人身、缺陷产品以外的其他财产损害而应承担的特殊侵权责任。致人损害的产品必须是缺陷产品,它包括设计缺陷、制造缺陷、警示缺陷和跟踪观察缺陷。[4] 从产品责任认定条件看,手术机器人致人损害可归于产品生产者和销售者的过失,包括产品生产过失、产品设计过失、产品警告过失和未尽合理注意义务。手术机器人致人损害的原因也可是系统故障引起,而非使用人过错导致。[5] 因此,手术机器人的生产者、销售者承担产品责任具有合理性。

第三,参照雇主替代责任规则,由手术机器人的所有者承担责任。有学者认为,手术机器人如医院雇佣的医生一般,若其按照使用者的指示运行时,违反医疗规范或操作指南,进而发生医疗损害,那么,理应由医院承担责任,诚如雇员行为致人损害由雇主承担责任一样。[6] 技术中立原则可为产品致人损害提供责任规避事由,若手术机器人本身无瑕疵,符合技术中立原则要求,但手术机器人的使用者或所有者未尽合理注意义务和善良管理义务,或放任手术机器人实施侵权行为,则不能以技术中立原则免责,而应由手术机器人所有者承

〔1〕 季照平:《体外微创手术机器人发展概况》,载《现代制造工程》2017 年第 9 期,第 158 - 159 页。

〔2〕 钱玉文:《论我国产品责任归责原则的完善——以〈产品质量法〉第 41、42 条为分析对象》,载《中国政法大学学报》2017 年第 2 期,第 90 - 91 页。

〔3〕 杨婕:《全球人工智能发展的趋势及挑战》,载《世界电信》2017 年第 2 期,第 15 页。

〔4〕 杨立新:《中华人民共和国侵权责任法精解》,知识产权出版社,2010 年,第 184 - 190 页;周友军:《民法典编纂中产品责任制度的完善》,载《法学评论》2018 年第 2 期,第 141 页。

〔5〕 吴汉东:〈人工智能时代的制度安排与法律规制〉,载《法律科学》2017 年第 5 期,第 132 页;张云:《突破与超越:〈侵权责任法〉产品后续观察义务之解读》,载《现代法学》2011 年第 9 期,第 174 页。

〔6〕 徐爱国:《英美侵权行为法》,法律出版社,1999 年,第 247 - 248 页。

担责任。[1]

第四,若手术机器人具有法律人格,则由其本身承担责任。关于是否赋予手术机器人法律人格,学界争论激烈,尚未形成统一观点。[2] 有学者认为,法律既然将自然人集合体拟制为法人,也应同样赋予人工智能法律主体资格。[3] 那么,就手术机器人而言,应当赋予其民事主体资格,为其设立财产账户,从而独立承担责任。

第五,非法控制机器人系统致人损害,由实施非法行为的侵权人承担责任。人工智能发展给安全带来巨大挑战,黑客、病毒等人为因素侵入互联网,进而控制手术机器人,导致损害后果。这种情况下,实施黑客和传输病毒的侵权人理应承担损害责任。[4]

从最终的责任承担主体看,上述观点可归结为如下四类:第一类由医院作为使用者或操作者承担责任,如"医疗损害责任说""雇主替代责任说";第二类是由生产者、销售者承担责任,如"产品责任说";第三类是由手术机器人本身承担责任;第四类是其他侵权人承担责任,如黑客、病毒传输人。第三类因前文已作分析,手术机器人不符合法律人格认定的条件,故因其产生的损害不应由其本身承担。而第四类侵权人可根据一般侵权责任规则向侵权人主张,但因侵权人难以确定,基于救济受害人原则,由手术机器人生产者、销售者或使用者根据公平原则分担责任较为适宜。第四类不是本文讨论的主题,故重点评析医疗损害责任和产品责任两类。

首先,从手术机器人的运行原理看,手术机器人离不开手术医生的操作,但它本身有自己的网络系统,手术的成功离不开人机的有效配合,因此由生产者、消费者或使用者任何一方独立承担责任并不合适。手术前,医生将结合患者病情,提前设定器械操作幅度、张开的角度和操作臂活动范围等操作参数;手术时,医生需要引导操作,通过控制机械臂进行手术,但不能实现力反馈,故人、机的有效配合非常重要。[5] 在手术机器人运行过程中发生医疗损害后果,若系机器人技术瑕疵导致的,则由生产者承担责任;若系手术机器人所有人或使用人未尽到合理注意义务致人损害,则由其所有人或使用人承担责任。然而,上述思路有违手术机器人设计的初衷,且不利于医疗智能机器人技术的进步和机器人产业的发展。手术机器人设计的初衷是为了提高手术操作效率,减少人为失误,为临床工作提供便利。若强调使用人的医疗损害责任,则手术机器人的临床应用将受到限制,并将大大增加其使用手术机器人的成本,进而阻碍手术机器人产业的发展。

其次,由手术机器人生产者一方承担责任更具正当性。一是风险收益一致原则,生产者通过销售手术机器人获得巨大收益,让其承担责任可高效救济受害人。[6] 二是手术机器人

〔1〕 吴汉东:《人工智能时代的制度安排与法律规制》,载《法律科学》2017 年第 5 期,第 132 页。

〔2〕 郑志峰:《自动驾驶汽车的交通事故侵权责任》,载《法学》2018 年第 4 期,第 19 页。

〔3〕 Jessica Berg. Of Elephants and Embryos: A Proposed Framework for Legal Personhood. Hastings Law Journal, 2008(1): 369 - 406.

〔4〕 王竹:《侵权责任法疑难问题专题研究》,中国人民大学出版社,2012 年,第 203 页。

〔5〕 王成勇、谢国能、赵丹娜等:《医疗手术机器人发展概况》,载《工具技术》2016 年第 7 期,第 9 页。

〔6〕 王泽鉴:《民法学说与判例研究》(第 3 册),中国政法大学出版社,1998 年,第 236 页。

需要对关键技术进行突破,从预防损害发生的角度,生产者控制或编写手术计算机系统的算法程序,由生产者承担责任可督促其持续提升人工辅助智能技术的安全性能。[1]三是手术机器人生产者承担损害责任,可增强使用人购置信心,减少或消除风险忧虑,从而推动手术机器人技术的发展。而且因手术机器人降低了术后并发症,减少医疗不良事件的发生,生产者的总体责任成本将下降,故而不会限制手术机器人产业的发展。

最后,手术机器人致人损害多以产品责任规定调整,但法律并未明确规定手术机器人属于产品或是医疗产品,若以产品论,其责任主体主要为生产者、销售者和使用人,没有涉及手术机器人的研发者,这尚是法律规制的又一空白。关于手术机器人是否属于医疗产品,属于何种医疗产品,以及其在产品质量法和侵权责任法适用中发生冲突时,如何构建责任规则以与民法典侵权责任法编进行衔接,下文将逐一阐释。

四、我国手术机器人医疗损害责任规则的构建

(一) 鼓励创新与救济受害人并重

科技改变着人类的认知方式和生活方式,也改变着人类对世界变化的预期,从而改变着正当性的来源。法律与科技二者相互影响,既要认识到医疗人工智能技术发展的进步性和时代性,又要正视其不确定性给权利保护等法律价值带来的挑战。[2]创新离不开法律的支持,同时也需要法律的约束,以避免其威胁人类基本权利和公共福祉。[3]历史上,诸多与医疗人工智能技术发展类似的案例,如疫苗、航空和核能等新兴产业的发展和繁荣,均有合理的责任配置规则保障。[4]在手术机器人医疗责任承担问题上,手术机器人可降低手术医疗损害发生的风险,同时也将会增加机器人生产者因技术缺陷而承担责任的风险。若此问题不能有效解决,诉讼将会增加,进而影响技术研发和改进的动力,阻碍机器人产业的发展。因此,手术机器人医疗损害责任规则的配置需要平衡受害人救济和科技创新之间的冲突,以推动手术机器人技术的发展,发挥其强大的社会功能。

(二) 明确产品属性,与民法典侵权责任法有效衔接

1. 手术机器人的法律属性——医疗器械

手术机器人智能技术仍处于通用手术机器人阶段,尚未完全进入自动化阶段,但并不影响对其法律属性进行界定。《产品质量法》第 2 条第 2、3 款和第 73 条以及《侵权责任法》对"产品"的内涵和外延进行了规定,所谓产品是指经过加工、制作,用于销售的产品。"加工"与"制作"是人类从事生产活动的两种基本行为,因是否改变物质基本形态,提升或创造新的

---

[1] 王成勇、谢国能、赵丹娜等:《医疗手术机器人发展概况》,载《工具技术》2016 年第 7 期,第 10 页。

[2] 苏力:《法律与科技问题的法理学重构》,载《中国社会科学》1999 年第 5 期,第 64 页;郑玉双:《破解技术中立难题——法律与科技之关系的法理学再思》,载《华东政法大学学报》2018 年第 1 期,第 85 页。

[3] 郑戈:《在鼓励创新与保护人权之间——法律如何回应大数据技术革新的挑战》,载《探索与争鸣》2016 年第 7 期,第 79 页。

[4] 郑志峰:《自动驾驶汽车的交通事故侵权责任》,载《法学》2018 年第 4 期,第 24 页。

价值而有所不同,但均是为了保护消费者或使用者的合法权益。[1] 而"销售"一词的理解,用于销售即为生产的目的,但国外对"销售"多作扩大解释,包括流通、有偿交付或无偿交付等形式,客观上构成促进销售的表征也应纳入产品范畴。[2]

而手术机器人是经过研发制造的科技成品,并在市场广泛流通和销售,并且不在建设工程、军工产品、核设施核产品之列。因此手术机器人是符合产品概念要件的。《侵权责任法》第 59 条规定以列举范式将医疗产品分为药品、消毒药剂和医疗器械三类。那么,手术机器人是属于何种类型的医疗产品呢? 有学者认为智力产品属于产品范畴,提出确定智力产品的两个要求:一是智力产品需以有形物为物质载体,二是只有包含技术信息的技术性智力产品才可适用产品责任。[3] 同时,在民法典专家建议稿中也对"计算机软件和类似的电子产品"进行列举。[4] 而《医疗器械监督管理条例》(2000 年版)第 3 条将医疗器械定义为单独或者组合用于人体的仪器、设备、器具、材料或者其他物品,包括所需的软件。实务中,我国手术机器人上市是经过国家食品药品监督管理总局批准许可的,[5]因此,将手术机器人定性为医疗器械具有合理性,但医疗器械的内涵需要作扩张解释,包括大数据软件,以为未来医疗智能产品的发展提供法律支撑。

2. 手术机器人损害责任分担规则

第一,责任主体。手术机器人属于医疗器械,理应适用产品责任规定。但是,当手术机器人的研发者与生产者不一致时,产品存在设计缺陷发生医疗损害,可考虑对《侵权责任法》第 44 条"第三人"的规定进行扩大解释,将手术机器人的研发者纳入责任主体范围。同时,当医疗机构作为手术机器人的生产者时,有必要补充医疗机构的生产者责任。同时,《产品质量法》第 41 条和《侵权责任法》第 41 条中明确规定生产者在产品缺陷责任中适用无过错责任原则,而在医疗损害责任中适用过错责任原则。[6] 当医疗行为与产品服务融为一体时,适用医疗损害过错原则,则有违受害人权益保护的公平性,同时不符合归责原则在法律体系中适用的一致性。可将《侵权责任法》第 59 条规定移入产品责任章节,以保证法律规则适用的逻辑性和体系性。因此,手术机器人产品缺陷致人损害的责任主体包括生产者、研发者、销售者和使用者。

第二,构成要件。产品责任的构成要件包括产品缺陷、损害后果和因果关系。《产品质量法》第 46 条既强调了产品存在危及人身、他人财产安全的不合理危险,又规定了产品符合

〔1〕 孙宏涛:《产品责任立法中的产品概念分析》,载《海南大学学报》2012 年第 4 期,第 76 页。

〔2〕 何桢、蓝志明、解晶:《产品责任立法中的产品范畴比较研究》,载《天津大学学报》2009 年第 5 期,第 240 页。

〔3〕 温世扬、吴昊:《论产品责任中的"产品"》,载《法学论坛》2018 年第 3 期,第 78 页。

〔4〕 杨立新:《中华人民共和国侵权责任法草案建议稿及说明》,法律出版社,2007 年,第 224-236 页。

〔5〕 尹军、刘相花、唐海英等:《手术机器人的研究进展及其在临床中的应用》,载《医疗卫生装备》2017 年第 11 期,第 97 页。

〔6〕 钱玉文:《论我国产品责任归责原则的完善——以〈产品质量法〉第 41 条、42 条为分析对象》,载《中国政法大学学报》2017 年第 2 期,第 90-91 页。

保障人体健康和人身、财产安全的国家标准、行业标准,不合理危险和不符合标准是判断产品存在缺陷的重要标尺。无论是适用消费者合理期待模式还是不合理危险模式,均应当制定统一的手术机器人安全标准,以提供缺陷判断依据。[1]而且,国家、行业等强制性标准为最低标准,即使符合标准,也不代表其没有缺陷。因此多数学者认为,不需纳入国家或行业标准。[2]但考虑到国家、行业标准为最低标准,在人工智能技术迅猛发展阶段,可有效为人工智能产品的安全提供技术参照,现阶段应该纳入国家标准和行业标准,并且在认定时,综合考虑产品说明、产品智能程度、市场流通时间、合理期待预期以及产品属性、技术法规、安全标准和价格等因素。[3]

产品责任损害概念是一个处于发展中的基础性概念,《侵权责任法》将缺陷产品本身的损害纳入其中,引发合同法与侵权责任协调问题,分别是产品责任与物的瑕疵担保责任的关系和产品责任是否救济产品自身的损害。产品责任与物的瑕疵担保责任的关系便引发侵权责任法与合同法竞合的思考。学界大多数认为,应区分"产品缺陷"和产品"瑕疵",不可等同视之。[4]当手术机器人缺陷仅仅造成机器人本身损害,而未造成缺陷产品以外的损害,则仍属于合同履行利益范畴。虽然合同法未明确界定期待利益概念,但理论和实务界均认可合同本身所承载的合理期待。若合同交付标的物不合格,则损害了对方的期待利益,同时也是违反了合同约定。因此,手术机器人使用人应依据合同约定向对方主张权利。同理,若损害的内容未超过合同履行范畴,原则上应适用合同责任。此外,手术机器人没有产生医疗损害,仅仅发生故障,无法正常发挥功能,应适用合同法违约责任条款,而非产品侵权责任规定。因此,产品责任不救济纯粹的经济损失,若伴随了"缺陷产品以外的其他财产损害"则可一并救济,这有利于受害人救济,降低诉讼成本。[5]

人工智能时代,传统因果关系理论受到挑战,必然性和确定性的因果关系正在逐步衰弱,而渐进转向不确定性的因果关系,即相关关系,但这并不意味着严格因果关系被彻底抛弃。[6]目前,手术机器人参与的医疗行为与医疗损害之间的因果关系仍沿用传统因果关系理论,但仍需做好对理论学说进行认真反思、批评和超越的准备,改变传统思维,适应时代发展的需要。

第三,免责事由。产品责任并非绝对责任,存在免责情形。除《产品责任法》所规定的三种免责事由外,生产者可主张以下免责事由:一是使用人不按大型医疗设备管理规定进行维护和保养,若因此发生医疗损害,使用人自行承担责任。二是使用人不依据产品说明操

〔1〕 霍原:《论我国产品责任归责原则的体系重构》,载《学术交流》2014年第11期,第70页;周友军:《民法典编纂中产品责任制度的完善》,载《法学评论》2018年第2期,第142页。

〔2〕 张新宝:《侵权责任法》,中国人民大学出版社,2006年,第288页。

〔3〕 周友军:《民法典编纂中产品责任制度的完善》,载《法学评论》2018年第2期,第141页。

〔4〕 温世扬、吴昊:《论产品责任中的"产品"》,载《法学论坛》2018年第3期,第71-80页。

〔5〕 王利明:《论产品责任中的损害概念》,载《法学》,2011年第2期,第53页;周友军:《民法典编纂中产品责任制度的完善》,载《法学评论》2018年第2期,第146页。

〔6〕 吴义龙:《因果关系在大数据时代的转变》,载《法律和社会科学》2016年第1辑,第149页。

作,导致操作不当引发医疗损害,则由使用人承担责任。三是第三人非法侵入系统,若生产者尽到合理注意义务,则可免除或减轻其责任。[1]

第四,举证责任。缺陷产品侵权诉讼中,"谁主张,谁举证"原则增加了消费者的举证负担,不利于受害人救济。鉴于手术机器人的智能化程度越来越高,其运行系统具有专业性和复杂性,可考虑由患者举证证明产品存在缺陷和遭受损害的事实,然后由研发者、生产者和销售者一方就产品不存在缺陷或产品缺陷与损害后果不存在因果关系承担举证责任。此为举证责任缓和制度的基本内容。[2] 手术机器人作为医疗产品,同样适用产品责任归责原则。因手术机器人在手术中致人损害的原因多为医疗技术过失和医疗产品缺陷共同作用,[3]故而在举证时,鉴定成为过错认定和原因力大小划分的重要方法,既有利于患者主张权利救济,又为研发者、生产者、销售者提供追偿权依据。

3. 责任保险、监测技术和监督机制的建立

第一,引入责任保险制度具有重大意义。手术机器人技术作为高风险技术产业代表,属于科技新兴产业,其研发和应用均需强大的技术支持,涉及人的生命健康权,风险极大。即使产品责任可有效调整,也有引入责任保险制度的必要。一是受害人救济效率、产品缺陷及缺陷与损害间的因果关系举证较为困难,技术资料分析和专家证言均增加了诉讼成本。二是充分发挥医疗人工智能辅助技术的社会价值,减轻生产者和研发者的负担,符合社会伦理观念。三是责任保险制度可使生产者和研发者从诉累中脱离出来,专心从事技术创新。因此,引入责任保险制度,正好与医疗损害责任保险衔接,同时降低诉讼成本,高效救济受害人,分散事故风险,有利于人工智能技术的创新和发展。[4]

第二,引入电子监测技术。为真实记录手术机器人的操作过程,以防发生医疗损害时难以界定过错和确定责任主体,建议借鉴自动驾驶汽车"黑匣子"技术的经验,引入电子监测技术,通过数据记录和分析,确定损害发生的原因,从而合理地分配责任。

第三,建立机器人监管机制。手术机器人医疗损害归责属于事后救济范畴,为预防或避免手术机器人医疗损害风险,理应加强手术机器人监管,包括事前准入管理和运行中的风险管理,以减少或避免医疗损害不良事件的发生,并为事后损害责任承担主体的确定提供依据。面对手术机器人带来的机遇和挑战,一方面,按照《医疗器械监督管理条例》规定,取得设备准入资质,并达到人员和环境准入要求。另一方面,重视运行管理,完善技术规范,持续优化流程,建立技术档案,形成临床路径,以确保医疗质量安全,减少手术机器人应用中的潜

〔1〕 郑志峰:《自动驾驶汽车的交通事故侵权责任》,载《法学》2018 年第 4 期,第 26 页。

〔2〕 范文进:《医疗侵权因果关系举证责任缓和制度的设计构想》,载《河北法学》2015 年第 1 期,第 176 页。

〔3〕 卢意光、孙乐民:《〈侵权责任法〉对医疗器械产品责任影响之探讨》,载《医学与法学》2012 年第 1 期,第 32 页。

〔4〕 袁曾:《人工智能有限法律人格审视》,载《东方法学》2017 年第 5 期,第 56 页。

在风险。[1] 这是手术机器人监管的基本要求,随着手术机器人关键技术的突破,智能化程度不断提高,现行的领域性、行业化的分类监管模式难以适应专业化监管需求。此时,应引入科技监管维度,采用国外人工智能技术分层监管模式,为完善机器人监管体系提供思路。[2]

五、结　　语

迅猛发展的人工智能在医疗领域得到广泛应用,其中手术机器人为其突出代表。手术机器人不具有法律人格,属于医疗产品范畴。手术机器人具有提高手术精准性、安全性,创新诊疗模式,减少医生工作量等社会价值,同时也带来诸多新问题,包括隐私、安全、失业、算法歧视等。其中最大的问题来自手术机器人的安全漏洞所引发的医疗损害,由此也引发了医疗损害侵权责任承担的难题。在手术机器人成为手术医生助手后,传统医疗损害责任规则体系难以适应这一新状况,亟待完善责任规则。对此,笔者认为在兼顾创新和救济受害人基础上,进一步明确手术机器人的产品属性,将研发者纳入责任主体,并补充规定医疗机构作为生产者的责任情形。同时,科技产品缺陷仍应坚持不合理危险和不符合标准两个原则,逐步认识到因果关系从必然、确定向不确定变化的规律,手术机器人生产者增加了使用人未尽到维护保养义务即善良管理义务、操作不当和第三方非法侵入三类免责事由。此外,鉴于人工智能辅助技术的专业性和复杂性,适用举证责任缓和制度。最后,完善手术机器人医疗损害责任配套制度,引入责任保险制度和电子监测技术,建立机器人监管机制,分散损害风险和降低责任分配的难度,以高效救济受害人和促进人工智能辅助技术的发展和繁荣。

---

〔1〕 陈飞、干振华、柳飞等:《手术机器人临床运用管理的思考》,载《中国卫生质量管理》2015年第5期,第32页。

〔2〕 李文莉、杨玥捷:《智能投顾的法律风险及监管建议》,载《法学》,2017年第8期,第23页;杨东:《监管科技:金融科技的监管挑战与维度重构》,载《中国社会科学》2018年第5期,第69-91页。

第五章 医患关系与医疗纠纷法律问题

论医疗美容纠纷的法律适用[*]

刘炫麟[**]

党的十九大报告指出,我国社会主要矛盾已经转化为人民日益增长的美好生活需要和不平衡不充分的发展之间的矛盾,我国医疗美容领域更是如此。中商产业研究院发布的《2017 年中国医疗美容行业市场前景研究报告》显示,2016 年我国医疗美容行业市场规模达到 7 420 亿元,同比 2015 年增长 16%,但与美、韩两国的市场相比,仍有较大的增长空间。该机构同时预测,至 2022 年我国医疗美容行业市场规模将突破 16 800 亿元。[1] 随着社会经济的快速发展和审美观念的不断提升,大众对医疗美容的需求与日俱增,但国内正规且技术水平较高的医疗美容机构尚十分有限,且分布不均衡,主要集中于部分大中城市,部分机构及其操作人员欠缺相关资质、虚假宣传等违法乱象丛生,因医疗美容致使当事人合法权益受到侵害的案件时常涌现,并陆续诉至法院寻求司法救济。当前,理论界和实务界对医疗美容纠纷的法律适用仍然存在许多分歧,不同省市、不同层级的法院在裁判依据和处理结果上亦保有一定的差异性,亟须通过进一步的理论研讨不断增进共识,以助益当前的司法审判实践,维护当事人的合法权益,促进医疗美容行业的健康有序发展。

一、基本案情与判决结果

(一)基本案情[2]

2014 年 9 月 10 日,蔡彪与新发现植发连锁机构签订《分期付款植发手术治疗协议书》,约定由该连锁机构为原告进行自体毛发移植手术,手术费用为 12 000 元,首付款为 8 400元,余款 3 600 元分 6 期按月支付。蔡彪在该协议书上签名,新发现植发连锁机构加盖的公章显示的名称为"新发现植发连锁机构广州中心"。蔡彪共支付了手术费用 12 886 元(含清洗费、药费共 886 元)。其中,通过银联 POS 机消费两笔,金额分别为 636 元和 8 650 元,对应的银联 POS 签购单显示的商户名称为广州健棠医疗科技有限公司(以下简称健棠公司),另有新发现植发门诊部的收款单显示蔡彪支付手术费 600 元,该收款单加盖了新发现医疗

---

[*] 原文刊载于《法律适用》2018 年第 6 期。

[**] 刘炫麟,法学博士,中国政法大学副教授,硕士生导师。

[1] 中商产业研究院:《2017 年中国医疗美容行业市场前景研究报告(简版)》,http://finance.jrj.com.cn/2017/10/10085623209297.shtml,上传日期:2017 年 10 月 10 日,访问日期:2018 年 1 月 31 日。

[2] 广东省广州市中级人民法院二审民事判决书(2017)粤 01 民终 21636 号。

美容门诊部的收费专用章。蔡彪主张健棠公司不以真实名称提供服务,且与蔡彪签订协议书的连锁机构未取得医疗资格,健棠公司的行为属于欺诈。健棠公司提供的门诊部的医疗机构执业许可证显示,门诊部的诊疗项目包括医疗美容科、美容外科等,有效期限为2015年1月5日至2020年1月4日。健棠公司未提供新发现植发连锁机构的营业执照和医疗机构执业许可证。另查明,健棠公司与新发现医疗美容门诊部的法定代表人均为吴安利,健棠公司当庭表示愿意在本案中代替新发现医疗美容门诊部承担所有责任。健棠公司主张在与蔡彪签署协议书时正在注册新发现植发连锁机构,但后来审批注册成功的名称是新发现医疗美容门诊部。

(二)判决结果

一审法院认为,在签订协议书及实施手术时,新发现植发连锁机构与新发现医疗美容门诊部未取得医疗机构执业许可证,故新发现植发连锁机构与蔡彪签订《分期付款植发手术治疗协议书》为蔡彪实施自体毛发移植手术,属于非法行医,健棠公司自愿作为本案的责任主体,应退还蔡彪已支付的费用12 886元,但是本案中的自体毛发移植手术属于美容医疗的范畴,涉及医疗行为,不适用《消费者权益保护法》,故蔡彪主张两倍的惩罚性赔偿,依据不足,原审法院不予支持,遂依照《中华人民共和国民法通则》第106条第2款、《中华人民共和国民事诉讼法》第64条第1款,参照《医疗机构管理条例实施细则》第88条之规定,判决如下:一、健棠公司自本判决书发生法律效力之日起10日内退还蔡彪12 886元;二、驳回蔡彪的其他诉讼请求。健棠公司不服,向二审法院提起上诉。

二审法院经审理查明,蔡彪在原审为证明其已经支付的款项,提供了银联POS签购单,共两张,分别是636元、8 650元。提供了中国建设银行自动柜员机客户通知书,共三期,两次通过建设银行转账,两次均为600元,一次为现场刷POS机,金额为600元。蔡彪在一审庭审中确认还拖欠手术费用1 800元。关于健棠公司上诉主张蔡彪实际支付11 086元的问题,经审查,蔡彪提供的证据能证实已经支付的费用是11 086元(636元+8 650元+600元+600元+600元),且蔡彪在一审庭审中确认还有1 800元的手术费用没有支付,因此健棠公司上诉主张蔡彪实际支付11 086元,依据充分,本院予以采信。关于健棠公司是否需返还蔡彪11 086元的问题,虽然新发现植发连锁机构与蔡彪在签订涉案的《分期付款植发手术治疗协议书》时,尚未具备实施自体毛发移植手术的主体资格,但蔡彪实际上已经接受植发手术服务,且蔡彪没有证据证实其人身受到损害。新发现植发连锁机构在签订合同时无资质的问题,蔡彪可向相关行政部门进行投诉反映,由其承担相应的行政责任。但在蔡彪已经实际享受了新发现植发连锁机构提供的植发服务,且蔡彪并无证据证实人身受到损害的前提下,新发现植发机构无须再向蔡彪返还已经支付的手术款项。关于是否构成欺诈的问题,原审法院对此已有论述认定,蔡彪对此并未提出上诉,在二审中本院对该问题不进行审查。综上所述,依照《中华人民共和国民事诉讼法》第170条第1款第二项之规定,判决如下:一、撤销广东省广州市天河区人民法院(2016)粤0106民初16252号民事判决。二、驳回蔡彪的全部诉讼请求。一审案件受理费760元,二审案件受理费122元,均由蔡彪负担。

二、医疗美容及其法律准入

（一）医疗美容的概念

我国首次对医疗美容的概念作出明确法律界定的是原卫生部于 1994 年 8 月 29 日发布的《医疗机构管理条例实施细则》，该实施细则自 1994 年 9 月 1 日生效，并于 2017 年 4 月 1 日进行过一次修正。根据该实施细则第 88 条的规定，医疗美容是指使用药物以及手术、物理和其他损伤性或者侵入性手段进行的美容。2002 年 1 月 22 日，原卫生部又公布了《医疗美容服务管理办法》，该管理办法自 2002 年 5 月 1 日实施。国家卫生和计划生育委员会于 2016 年 1 月 19 日对该管理办法进行了一次修正。修正后的《医疗美容服务管理办法》第 2 条第 1 款规定："本办法所称医疗美容，是指运用手术、药物、医疗器械以及其他具有创伤性或者侵入性的医学技术方法对人的容貌和人体各部位形态进行的修复与再塑。"应当说，与《医疗机构管理条例实施细则》相比，我国《医疗美容服务管理办法》对医疗美容的界定更为全面、科学和精准。《医疗美容服务管理办法》第 29 条规定："外科、口腔科、眼科、皮肤科、中医科等相关临床学科在疾病治疗过程中涉及的相关医疗美容活动不受本办法调整。"在上述案件中，被上诉人蔡彪前往新发现植发连锁机构进行自体毛发移植就是通过手术的医学技术方法对秃顶、脱发部位的修复和再塑。

（二）医疗美容的法律准入

1. 医疗美容机构的法律准入

我国《医疗美容服务管理办法》第 2 条第 2 款规定："本办法所称美容医疗机构，是指以开展医疗美容诊疗业务为主的医疗机构。"该办法第 5 条明文规定："申请举办美容医疗机构或医疗机构设置医疗美容科室必须同时具备下列条件：（一）具有承担民事责任的能力；（二）有明确的医疗美容诊疗服务范围；（三）符合《医疗机构基本标准（试行）》；（四）省级以上人民政府卫生行政部门规定的其他条件。"换言之，当前我国提供医疗美容服务的主体主要是医疗美容机构和医疗机构设置的医疗美容科室（以下简称医疗美容科室）。我国现行《医疗机构基本标准（试行）》对美容医院、医疗美容门诊部和医疗美容诊所的最低标准作出了明确规定。《医疗美容服务管理办法》第 8 条规定："美容医疗机构必须经卫生行政部门登记注册并获得《医疗机构执业许可证》后方可开展执业活动。"在本案中，无论是新发现植发连锁机构，还是卫生行政部门最终审批核定的新发现医疗美容门诊部，其在为被上诉人蔡彪提供医疗美容服务之时，均没有取得"医疗机构执业许可证"，因此不具备合法资质，依规定不能开展相关的医疗美容服务。但问题在于，能否据此认为新发现植发连锁机构构成非法行医？笔者认为，一审法院首先在措辞上不够严谨，因为非法行医是针对执业人员而非医疗机构而言的。其次，行政法上的非法行医[1]，主要指的是违反了我国 1999 年 5 月 1 日生效

---

[1] 王瑞：《论非法行医罪的主体界定标准及适用（上）》，载《中国卫生法制》2018 年第 1 期，第 13 - 14 页。

的《执业医师法》第 39 条的规定,即"未经批准擅自开办医疗机构行医或者非医师行医的,由县级以上人民政府卫生行政部门予以取缔,没收其违法所得及其药品、器械,并处十万元以下的罚款;对医师吊销其执业证书;给患者造成损害的,依法承担赔偿责任;构成犯罪的,依法追究刑事责任"。在本案中,新发现植发连锁机构虽然没有及时取得卫生行政部门颁发的医疗机构执业许可证,属于行政许可上的瑕疵,但其执业人员拥有相应的合法资质,因此不构成非法行医。关于这一点,二审法院纠正了一审法院的判决是正确的。

2. 医疗美容诊疗科目的准入

我国《医疗美容服务管理办法》第 2 条第 4 款规定:"医疗美容科为一级诊疗科目,美容外科、美容牙科、美容皮肤科和美容中医科为二级诊疗科目。"该管理办法第 10 条规定:"美容医疗机构和医疗美容科室开展医疗美容项目应当由登记机关指定的专业学会核准,并向登记机关备案。"2009 年 12 月 11 日,《卫生部办公厅关于印发〈医疗美容项目分级管理目录〉的通知》(卫办医政发〔2009〕220 号)发布,其对美容牙科项目、美容皮肤科项目、美容中医科项目暂不分级,但依据手术难度和复杂程度以及可能出现的医疗意外和风险大小,将美容外科项目分为四级。在上述案件中,新发现医疗美容门诊部一级诊疗科目为医疗美容科,二级诊疗科目主要是美容外科,符合我国《医疗美容服务管理办法》关于医疗美容诊疗科目的设置,且依据《医疗美容项目分级管理目录》的规定,其有权进行属于一级项目的自体毛发移植手术。被上诉人蔡彪在一审、二审中,均未对新发现医疗美容门诊部的诊疗科目设置与手术权限提出异议。

3. 医疗美容执业人员的法律准入

我国《医疗美容服务管理办法》对医疗美容执业人员(主诊医师、护士等)的法律准入作出明确规定。第一,主诊医师。该管理办法第 11 条规定:"负责实施医疗美容项目的主诊医师必须同时具备下列条件:(一)具有执业医师资格,经执业医师注册机关注册。(二)具有从事相关临床学科工作经历。其中,负责实施美容外科项目的应具有 6 年以上从事美容外科或整形外科等相关专业临床工作经历;负责实施美容牙科项目的应具有 5 年以上从事美容牙科或口腔科专业临床工作经历;负责实施美容中医科和美容皮肤科项目的应分别具有 3 年以上从事中医专业和皮肤病专业临床工作经历。(三)经过医疗美容专业培训或进修并合格,或已从事医疗美容临床工作 1 年以上。(四)省级人民政府卫生行政部门规定的其他条件。"第 12 条规定:"不具备本办法第十一条规定的主诊医师条件的执业医师,可在主诊医师的指导下从事医疗美容临床技术服务工作。"第二,护理人员。该办法第 13 条规定:"从事医疗美容护理工作的人员,应同时具备下列条件:(一)具有护士资格,并经护士注册机关注册;(二)具有二年以上护理工作经历;(三)经过医疗美容护理专业培训或进修并合格,或已从事医疗美容临床护理工作 6 个月以上。"由上述规定可知,我国对医疗美容执业人员的法律准入设定了较高的门槛,实行较为严格的管控制度。在上述案件中,经法院审查,在新发现医疗美容门诊部执业的主诊医师和护理人员均符合法律规定的相关资质要求,作为被上诉人的蔡彪,在庭审过程中亦未对此提出异议。

三、医疗美容的行为定性与法律适用

(一) 医疗美容的行为定性

法院审理医疗美容纠纷案件,首先需要对医疗美容的行为定性有一个基本的把握,即事实认定,这亦是准确适用法律的前提条件。从我国《医疗美容服务管理办法》对医疗美容的概念界定、机构及人员准入、诊疗科目的审批等进行综合考察,医疗美容服务属于医疗行为。但稍有遗憾的是,我国《医疗美容服务管理办法》没有对医疗美容进行更加细致的类型化区分,而是统一用医疗美容予以概括,这在相当程度上阻碍了理论研究的深入和案件审判的精细化处理。与一般的生活美容不同,医疗美容可分为病理性医疗美容和非病理性医疗美容,前者是按照病情需要必须予以处理的,其服务带有(准)公共产品的特性,与一般的诊疗行为别无二致。后者不是必须予以处理的,其服务不具有(准)公共产品的特性,是个性化的,可选择的,当事人之所以进行修复和再塑,不是基于病情需要,而是为了满足其某种心理需求,比如个人审美等。不过,无论是病理性医疗美容,还是非病理性医疗美容,其均具有一定的创伤性或者侵入性特征,在本质上仍然属于医疗行为,其结果均具有一定的未知性和风险性。我国《医疗美容服务管理办法》第17条第1款规定:"美容医疗机构执业人员要严格执行有关法律、法规和规章,遵守医疗美容技术操作规程。"由此可知,在医疗美容服务法律关系中,医疗美容服务机构及其执业人员并不负有结果义务,而仅负有过程义务。[1]但是在现实生活中,对于非病理性医疗美容往往约定了具体的效果(如特定的模型或者图片等),这符合我国《民法总则》《民法通则》关于自愿原则以及《合同法》关于合同自由的规定,且不违反法律法规的禁止性规定,在法律上应当予以认可,即一旦双方当事人对医疗美容的效果作出具体约定,其就合法有效,不仅对当事人具有形式上的法律拘束力,而且会产生实质上的法律拘束力。

在前述案件中,被上诉人蔡彪与新发现植发连锁机构签订的《分期付款植发手术治疗协议书》属于当事人自愿签订,且不违反法律法规的禁止性规定,应当受到法律保护。至于新发现植发连锁机构(广州中心)最终被卫生行政部门审批核定为新发现医疗美容门诊部,其主体名称的变更并不影响合同的法律效力,其权利义务由新发现医疗美容门诊部概括承受。新发现医疗美容门诊部为被上诉人蔡彪进行自体毛发移植手术,属于非病理性医疗美容,且未约定具体的效果。不过在本案中,被上诉人蔡彪的头发经过手术后生长得非常健康和正常,且左右鬓角也在手术后长出了头发。但应当认识到,术后能否达到一定的效果,并不会

---

〔1〕 详可参见唐仪萱:《服务合同的法律特征和义务群——兼论过程义务、结果义务的区分与统一》,载《四川师范大学学报(社会科学版)》2016年第1期,第21-28页。另有学者指出,手段义务和结果义务区分的实益体现在:结果债务未履行时,推定违约方有过错;手段债务未履行时,债权人还需证明债务人未采取必要的手段,没有按照医学现有技术水平和规范来治疗患者,存在过错。参见叶名怡:《医疗合同责任理论的衰落——以法国法的演变为分析对象》,载《甘肃政法学院学报》2012年第6期,第53-62页。

影响到新发现医疗美容门诊部的债务履行。

（二）医疗美容纠纷的法律适用

2017 年 3 月 27 日，《最高人民法院关于审理医疗损害责任纠纷案件适用法律若干问题的解释》获得通过，自 2017 年 12 月 14 日起施行。该司法解释第 1 条规定："患者以在诊疗活动中受到人身或者财产损害为由请求医疗机构、医疗产品的生产者、销售者或者血液提供机构承担侵权责任的案件，适用本解释。患者以在美容医疗机构或者开设医疗美容科室的医疗机构实施的医疗美容活动中受到人身或者财产损害为由提起的侵权纠纷案件，适用本解释。当事人提起的医疗服务合同纠纷案件，不适用本解释。"此外，2007 年 10 月 29 日，最高人民法院通过了《民事案件案由规定》，并于 2011 年 2 月 18 日进行了一次修正。修正后的《民事案件案由规定》在合同纠纷项下规定了服务合同纠纷，在服务合同纠纷项下明确规定了医疗服务合同纠纷；在侵权责任纠纷项下规定了医疗损害责任纠纷，并在此项下又明文列举了两类，即侵害患者知情同意权责任纠纷和医疗产品责任纠纷。在司法实践中，争议较大的，主要是涉及《合同法》《侵权责任法》《消费者权益保护法》的法律适用问题。

1. 医疗美容纠纷与《合同法》的法律适用

我国于 1999 年 10 月 1 日生效的《合同法》第 122 条规定："因当事人一方的违约行为，侵害对方人身、财产权益的，受损害方有权选择依照本法要求其承担违约责任或者依照其他法律要求其承担侵权责任。"2017 年 10 月 1 日生效的《民法总则》对此进行了再次确认，其第 186 条规定："因当事人一方的违约行为，损害对方人身权益、财产权益的，受损害方有权选择请求其承担违约责任或者侵权责任。"如果在医疗美容服务履行过程中没有造成医疗美容接受者固有利益的损害，那么应当适用《合同法》的相关规定，而不能适用《侵权责任法》。如果在医疗美容服务履行过程中造成医疗美容接受者固有利益的损害，那么当事人可以选择适用《合同法》提起违约之诉，亦可选择适用《侵权责任法》提起侵权之诉。由于违约责任和侵权责任在归责原则、举证责任、责任构成要件、免责条件、责任形式、损害赔偿范围、对第三人的责任以及时效期限、诉讼管辖等方面存在一定的差别，[1]故受到损害的一方当事人会综合考虑案件的具体情况选择不同的案由提起诉讼。在前述案件中，由于新发现医疗美容门诊部没有造成被上诉人蔡彪固有利益的损害，因此其在一审时选择依据《合同法》提起违约之诉，属于医疗服务合同纠纷。

2. 医疗美容纠纷与《侵权责任法》的法律适用

我国于 2010 年 7 月 1 日生效的《侵权责任法》在第七章规定了医疗损害责任。杨立新教授认为，对于在医疗美容实施过程中发生的损害责任，是否适用《侵权责任法》第七章医疗损害责任的规定，存在争论。主要争论的不是在医疗机构的医疗美容科室发生的人身损害纠纷，而是就美容发生的损害赔偿纠纷，包括在医疗美容机构以及一般的美容机构，是否适用医疗损害责任的规定。医疗美容损害责任纠纷案件发生在两种场合：一是专门的医疗美容机构，二是在医疗机构开设的医疗美容科室。不论在上述哪种场合，凡是发生医疗美容损

---

〔1〕 王利明、房绍坤、王轶：《合同法》，中国人民大学出版社，2013 年，第 225 - 226 页。

害责任纠纷的,其前提都是通过医疗手段进行美容。医疗美容机构须经医疗卫生行政主管部门批准,否则不能进行医疗美容。因此,医疗机构开设的医疗美容科室就是医疗机构的分支机构,而医疗美容机构则是经过批准的准医疗机构。在上述医疗美容活动中发生的医疗美容损害赔偿责任纠纷案件,当然是医疗损害责任纠纷案件,应当适用《侵权责任法》第七章关于医疗损害责任的规定。值得注意的是,在没有医疗机构资质的一般的美容机构进行美容而发生的损害责任纠纷案件,不是在医疗活动中发生的纠纷,不适用《侵权责任法》关于医疗损害责任的规定,[1]但可适用《侵权责任法》的一般规定。笔者基本同意上述观点,但需说明的是,按照我国《医疗美容服务管理办法》第2条第2款的规定,医疗美容机构不是"准医疗机构",而就是医疗机构。

3. 医疗美容纠纷与《消费者权益保护法》的法律适用

1993年10月31日,我国《消费者权益保护法》获得通过,自1994年1月1日开始实施。2009年8月27日和2013年10月25日先后对该法进行了两次修正。修正后的《消费者权益保护法》第2条规定:"消费者为生活消费需要购买、使用商品或者接受服务,其权益受本法保护;本法未作规定的,受其他有关法律、法规保护。"当前,浙江、福建等省市已经通过地方立法将部分医疗美容纠纷纳入消费的范畴。例如,2017年3月30日,浙江省人大常委会对《浙江省实施〈中华人民共和国消费者权益保护法〉办法》进行了第二次修正,其第17条第1款规定:"美容医疗机构提供医疗美容服务的(因疾病治疗涉及的修复重建除外),应当事先向消费者本人或者其监护人书面告知实施医疗美容项目的适应证、禁忌证、美容方式和效果、医疗风险、医用材料、负责实施医疗美容项目的主诊医师和注意事项等,并取得消费者本人或者其监护人的书面确认。对美容效果的约定应当以图片、音像等事后可以核对的方式保留。因美容医疗机构责任导致医疗美容达不到约定效果或者消费者容貌受损的,美容医疗机构应当根据消费者的要求退还费用或者重做,并依法赔偿损失。"该条第2款规定:"美容医疗机构明知其服务存在缺陷仍然向消费者提供服务,或者未取得资质的机构和个人实施医疗美容,造成消费者死亡或者健康损害的,受害人有权依照《中华人民共和国消费者权益保护法》第五十五条的规定向经营者要求赔偿。"笔者认为,有以下三个问题需要进一步探讨。

第一,地方性法规在人民法院民事审判中的法律适用问题。1991年4月9日,我国《民事诉讼法》获得通过,2007年10月28日、2012年8月31日、2017年6月27日分别进行了三次修正。该法无论是在制定之初还是在修正之后,均未对人民法院民事审判能否适用地方性法规作出明文规定。1993年5月6日,《最高人民法院关于印发〈全国经济审判工作座谈会纪要〉的通知》发布,其明文指出:"经济审判涉及的法律、法规门类广、层次多、数量大,正确适用法律是保证办案质量的关键。正确适用法律,必须准确地掌握法律、行政法规、地方性法规、自治条例、部门规章、政府规章等不同层次的规范性文件的效力及其相互之间的

---

〔1〕 杨立新:《医疗损害责任司法解释第1-3条释评》,http://www.360doc.com/content/17/1224/15/943329_715870002.shtml,上传日期:2017年12月24日,访问日期:2018年1月31日。

关系,正确地予以适用。""行政法规为了贯彻执行法律,地方性法规为了贯彻执行法律、行政法规,就同一问题作出更具体、更详细规定的,应当优先适用。"1999 年 11 月 29 日,最高人民法院印发了《全国民事案件审判质量工作座谈会纪要》,其明文指出,"在处理各类民事案件时,对于国家法律、行政法规有规定,而地方性法规和各种规章中规定的内容,属于结合当地实际情况而对有关立法精神和原则具体化、条文化,加以明确范围和标准的,应当适用或者参照;对于国家法律、行政法规尚无明确规定,地方性法规或规章的规定不违反国家法律的基本原则的,可以适用或者参照;与法律、行政法规规定的基本原则和精神相抵触的,不能适用或者参照"。[1]前文所述的《浙江省实施〈中华人民共和国消费者权益保护法〉办法》在法律位阶上属于地方性法规,只要其不与法律、行政法规规定的基本原则和精神相抵触,就可以适用或者参照。

第二,医疗美容是否属于生活消费需要。根据我国《消费者权益保护法》第 2 条的规定,其将适用范围限定在基于生活消费需要而购买、使用商品或者接受服务。这同样涉及案件事实的认定问题,即医疗美容的行为定性。前文已述,医疗美容分为病理性医疗美容和非病理性医疗美容。对于病理性医疗美容而言,其显然不属于生活消费需要,其自然不能适用我国《消费者权益保护法》的规定。对于非病理性医疗美容而言,有的学者认为其并不是以治疗疾病为(主要)目的,并非社会所必需,并不是一个需要社会促进和保护的一隅。相反,它是一个极易滋生诱导、盲目追求、经济利益考虑占主导地位的领域,需要法律的纠偏和矫正。[2]换言之,非病理性医疗美容实际上兼具医疗行为和生活消费的双重特性,具有营利性的特征,笔者认为可以适用《消费者权益保护法》的规定,不仅可以有效保护服务接受者的合法权益,而且可以通过法律威慑敦促医疗美容行业的合法自律。有疑问的是,人民法院此时是否需要结合医疗机构的性质进行判断和考量?笔者认为有必要。以医疗机构的性质为标准,可以将其划分为非营利性医疗机构和营利性医疗机构。其中,非营利性医疗机构又包括公立医疗机构和非公立非营利性医疗机构。三者的核心区别在于,公立医疗机构不能营利,而非公立非营利性医疗机构与营利性医疗机构均可营利,但二者的差别在于,前者不能用于出资人的分配(但可用于医疗卫生事业的发展,如扩建等),而后者可以用于出资人的分配。至于营利性医疗机构与非营利性医疗机构在税收上的差别,则是显而易见的,在此不赘。一言以蔽之,对于公立医疗机构设置的医疗美容科室,其在提供医疗美容服务过程中产生的纠纷不宜适用《消费者权益保护法》的规定,但对于营利性医疗机构、非公立非营利性医疗机构设置的医疗美容科室以及医疗美容机构在提供医疗美容服务过程中所产生的合同纠纷,[3]可以适用《消费者权益保护法》的规定。

---

〔1〕 崔文俊:《人民法院审理案件适用地方性法规问题的探讨》,载《天津商学院学报》2007 年第 4 期,第 63 - 72 页。

〔2〕 赵西巨:《医疗美容服务与医疗损害责任》,载《清华法学》2013 年第 2 期,第 73 - 91 页。

〔3〕 对于一般的医疗美容机构而言,其绝大部分登记的是营利性医疗机构。当然,现实中也不排除极少部分登记为非营利性医疗机构,且是非公立的。这些医疗美容机构在提供医疗美容服务过程中,与医疗美容科室相比,通常表现出更强的营利性的动机和行为。

第三,医疗美容纠纷与惩罚性赔偿制度的法律适用。我国《消费者权益保护法》第55条规定:"经营者提供商品或者服务有欺诈行为的,应当按照消费者的要求增加赔偿其受到的损失,增加赔偿的金额为消费者购买商品的价款或者接受服务的费用的三倍;增加赔偿的金额不足五百元的,为五百元。法律另有规定的,依照其规定。经营者明知商品或者服务存在缺陷,仍然向消费者提供,造成消费者或者其他受害人死亡或者健康严重损害的,受害人有权要求经营者依照本法第四十九条、第五十一条等法律规定赔偿损失,并有权要求所受损失二倍以下的惩罚性赔偿。"前文已述,对于一般的医疗美容机构、营利性医疗机构设置的医疗美容科室、非公立非营利性医疗机构设置的医疗美容科室可以适用《消费者权益保护法》的规定,但能否适用惩罚性赔偿的规定,当事人需进一步举证证明其在提供非病理性医疗美容服务过程中产生的医疗服务合同纠纷,是否满足上述《消费者权益保护法》第55条的规定,这亦是法院审判过程中需要重点审理的一项内容。如果经营者提供的医疗美容服务存在欺诈,作为医疗美容服务的接受者可以增加赔偿的金额为接受服务的费用的三倍;增加赔偿的金额不足五百元的,为五百元。如果明知医疗美容服务存在缺陷仍然提供,致使服务接受者死亡或者健康严重损害的,服务接受者可以要求赔偿损失,并要求二倍以下的惩罚性赔偿。此外,如果医疗美容服务提供者存在虚假宣传或者明知其使用的医疗产品(如药品)、医疗器械等存在缺陷,仍然向服务接受者提供,造成消费者或者其他受害人死亡或者健康严重损害的,则当然适用《消费者权益保护法》关于惩罚性赔偿的规定。

在前述案件中,因新发现植发连锁机构、新发现医疗美容门诊部不具备独立法人资格,故一审原告蔡彪请求其举办主体健棠公司承担赔偿责任,符合民事法的基本原理和相关规定。难点在于,一审原告蔡彪主张被告在为自己提供自体毛发移植手术过程中存在欺诈行为是否成立?一审法院对此问题阐述简略,其核心的裁判理由就是"自体毛发移植手术属于医疗的范畴,涉及医疗行为,不适用《消费者权益保护法》"。[1]二审法院以原审法院已有论述认定且蔡彪对此未提出上诉为由,回避了这一问题。笔者认为,尽管在裁判根据和裁判结果上无可厚非,但就其说理而论,尚存在进一步完善的空间,不宜以其不适用《消费者权益保护法》直接否定惩罚性赔偿的法律适用。

一般认为,所谓欺诈是指故意告知对方虚假情况,或者故意隐瞒真实情况,诱使对方基于错误判断作出意思表示。其中所谓故意,是指行为人实施欺诈行为的目的就在于使对方产生或加重动机错误。所谓隐瞒真实情况,当以行为人存在说明义务为前提,若行为人故意

---

[1] 笔者对中国裁判文书网上的医疗美容合同纠纷案件和医疗损害责任纠纷案件进行对比分析后发现,许多法院坚持了这一观点,徐莹、河南聚美实业有限公司医疗损害责任纠纷一案[详可参见郑州市中级人民法院(2017)豫01民终11781号]、江兴南诉四川成都武侯臻瑞新美医疗美容门诊有限公司医疗服务合同纠纷一案[详可参见成都市武侯区人民法院民事判决书(2017)川0107民初1563号]等均为适例。值得注意的是,在乔荷诉北京金炫澈技术推广有限公司(医疗整形公司)一案中,一审法院支持医疗美容合同纠纷适用《消费者权益保护法》,但二审法院否定了医疗美容合同纠纷适用《消费者权益保护法》。详可参见白松:《医疗美容纠纷是否应适用〈消费者权益保护法〉》,http://bj2zy.chinacourt.org/public/detail.php?id=1330,上传日期:2015年9月10日,访问日期:2018年2月1日。

未进行必要的说明,导致对方产生或加重动机错误,即构成欺诈。[1] 在本案中,被告健棠公司没有故意告知原告蔡彪虚假情况,虽然隐瞒了新发现植发连锁机构没有取得医疗机构执业许可证的事实,但对医疗美容服务的内容和效果没有任何隐瞒,原告蔡彪难以证明其是基于被告隐瞒了医疗机构的资质瑕疵而导致了错误判断,又基于错误判断进而作出意思表示,况且即便是其能够证明,也只能构成民法上的欺诈,而不能适用《消费者权益保护法》第55条规定的惩罚性赔偿制度的情形,因为在本案中,原告蔡彪并未造成任何损失。

新发现植发连锁机构与蔡彪签订《分期付款植发手术治疗协议书》属于民事法律行为,其与卫生行政部门最终审批核定的新发现医疗美容门诊部在手术之时并未取得医疗机构执业许可证而开展医疗美容,构成行政法上的违法行为,但其并不影响民事法律行为的效力。况且,新发现医疗美容门诊部之后成功获得卫生行政部门的审批登记,这在一定程度上补正了新发现植发连锁机构在主体资质上的不足。卫生行政部门应当依据《医疗机构管理条例》《执业医师法》等相关规定对机构及其责任人员进行行政处罚。因此,二审法院告知被上诉人蔡彪可向相关行政部门进行投诉反映是正确的。在本案中,被上诉人蔡彪所接受的自体毛发移植手术服务属于继续性合同,在结果上无法回溯,在没有受到固有利益损害的情况下,无法适用《侵权责任法》的规定,而应适用《合同法》的规定。据此,二审法院纠正一审法院需退还被上诉人蔡彪12 886元(实际支付11 086元)手术费用是正确的。尽管如此,上诉人健棠公司亦不会全身而退,等待其的将是相关行政部门的行政处罚。

四、医疗合同的典型化问题

除医疗美容合同之外,医疗合同还包括一般诊疗合同、健康体检合同和实验性医疗合同等类型,我国民事立法应否明文规定医疗合同,学术界和实务界存在很大争议,可以概括为肯定说和否定说。

(一) 肯定说

梁慧星教授领衔编撰的《中国民法典草案建议稿》在第四编(合同)第五十四章规定了医疗合同。[2] 徐国栋教授领衔编撰的《绿色民法典草案》在第八分编(债法分则)第二题(各种典型合同)第十八章明确规定了医疗合同。[3] 而且,国外已经存在相应的立法例。1994年《荷兰医疗服务法案》(Act on Medical Services)规定,医疗合同是指作为一个自然人或者法人的健康照护提供者,根据其商业活动或者执业活动,与另一方订立的以直接向其提供医疗服务或者向某特定第三人提供医疗服务的合同。该法案于1995年被收录至《荷兰民法典》第七编"具体合同"之中,并易名为"医疗服务合同"。德国于2013年2月20日通过了《患者权利法》,这促使《德国民法典》在第二编(债务关系法)第八章(具体债务关系)第八节(雇佣

---

〔1〕 王利明:《民法》(第六版),中国人民大学出版社,2015年,第109页。

〔2〕 梁慧星:《中国民法典草案建议稿》(第三版),法律出版社,2013年,第290-294页。

〔3〕 徐国栋:《绿色民法典草案》,社会科学文献出版社,2004年,第587-589页。

合同)又扩展了一个目,即第二目——医疗合同。[1]《埃塞俄比亚民法典》在第五编(合同分则)第16题(提供服务的合同)中第5章规定了医疗或住院合同。[2]《立陶宛民法典》(Civil Code of the Republic of Lithuania)第35章(服务契约)第二节规定了医疗契约。尤其值得注意的是,《欧洲示范民法典草案》在第四卷(有名合同及其产生的权利义务)第三编(服务合同)第八章规定了医疗合同。[3]

(二) 否定说

王利明教授领衔编纂的《中国民法典学者建议稿及立法理由》在合同编中规定了买卖合同、旅游合同、演出合同等30种合同类型,典型合同的数量是现有典型合同数量的两倍,但始终未见医疗(服务)合同的踪影。[4] 2017年8月8日,由全国人大法工委起草的《中华人民共和国民法合同编(草案)》(室内稿)同样没有规定医疗合同。而且,就世界范围内考察,《法国民法典》《意大利民法典》《韩国民法典》《奥地利民法典》《智利民法典》《西班牙民法典》《葡萄牙民法典》《泰王国民商法典》《阿根廷共和国民法典》《马耳他民法典》《埃及民法典》《巴西民法典》《阿尔及利亚民法典》《菲律宾民法典》《路易斯安那民法典》以及《独联体成员国示范民法典》等均未设置医疗合同之内容。

笔者认为,包括医疗美容合同在内的医疗合同应在未来民法典合同编中予以典型化,使其上升为一种有名合同,其中一个很重要的理由就是其可以为医疗美容合同在合同法中找到明确的体系归宿,通过较为细致的规定解决司法实践中法律适用较为模糊的问题。同时,这样的制度安排和规则设计,不仅有效地回应了当前的社会现实,而且进一步完善了当事人寻求私法救济的制度体系。

五、结　语

与一般的民事纠纷案件相比,医疗纠纷案件具有较强的专业性,常常需要仰赖相关机构的鉴定和医学专家的咨询,[5]这就需要充分发挥中华医学会等专业协会的智库功用,比如对病理性医疗美容和非病理性医疗美容的项目进行科学论证和规范设定,这显然亦是司法实务界所迫切需求的。医疗纠纷案件的精准妥善处理需要多方参与共建,包括但不限于以下三个方面:一是较为完备的立法,例如前文所述,《侵权责任法》已经专章规定了医疗损害责任,那么亦应在民法典合同编中规定医疗合同,为法官适用法律提供明确依据。二是专业

[1] 杜景林、卢谌:《德国民法典全文注释(上册)》,中国政法大学出版社,2014年,第514-520页。

[2] 薛军译:《埃塞俄比亚民法典》,厦门大学出版社,2013年,第376-378页。

[3] [德]巴尔、[英]克莱夫:《欧洲私法的原则、定义与示范规则:欧洲示范民法典草案》(第4卷),于庆生等译,法律出版社,2014年,第630-707页。

[4] 王利明:《中国民法典学者建议稿及立法理由　债法总则编、合同编》,法律出版社,2005年,第320-799页。

[5] 郭华:《司法鉴定制度改革的基本思路》,载《法学研究》2011年第1期,第167-180页。

化合议庭的构建。[1] 早在 2002 年 7 月 18 日,最高人民法院就发布了《关于加强法官队伍职业化建设的若干意见》,其明文指出,要"实行审判工作的专业化分工,着力培养法官不同岗位所需要的业务特长,使他们尽快成为一定审判领域的专才"。三是高等院校卫生法学人才的培养供给,不断满足司法审判部门的人才需求。当然,对于存在法律适用冲突的案件,法官还应发挥其智慧作出适当的选择,[2]维护当事人的合法权益,促进行业的健康发展,努力让人民群众在每一个司法案件中感受到公平正义!

---

〔1〕 李菊萍、吴续辉:《医疗纠纷专业化合议庭构建研究》,载《中国卫生法制》2017 年第 1 期,第 11 - 20 页。

〔2〕 法官对于发生冲突的法律规范是直接认定和选择适用,还是只能送请有权机关裁决,存在着较大的认识分歧。实际上,现行法律特别是《立法法》已解决了这一问题,即不论根据法律规定还是根据实际和法理,我国法院均应当享有对不一致或者相抵触的法律规范的选择适用权,即法官在裁判案件时,对于发生冲突的法律规范能够按照法律适用规则直接决定如何取舍和适用的,当然可以直接选择应当适用的法律规范,不需一概送请有权机关裁决。参见孔祥俊:《论法官在法律规范冲突中的选择适用权》,载《法律适用》2004 年第 4 期,第 2 - 8 页。

论药害中的产品责任与侵权责任*

——以日本易瑞沙药害案为视角

刘明全**

一、问题的提出

近年来药品问题给社会带来沉重危害,特别是带有缺陷的药品不仅使患者无法接受药品的治疗功能,反而因副作用给其自身造成"二次伤害",如 2006 年齐二药案、2016 年问题疫苗事件。一般而言,当药品存在缺陷问题时,存在《侵权责任法》第 41 条、43 条、59 条情况,《产品责任法》第 41 条、43 条等不同规定所述情况,具体适用却存在争议。司法实践中,根据最高人民法院《民事案件案由规定》,"351(2)医疗产品责任纠纷"作为一项独立案由,与"349产品责任纠纷"并存。而我国学界目前对药害的责任适用及其判断标准等问题并没有完全清晰的定论,学界尚存争论。其中,关于药害中的缺陷制度构建以及适用责任可谓典型。厘清药品缺陷责任的根据、判断标准以及适用责任,成为解决、预防药害问题的重要路径之一。而近期在日本医事法学界引起争论的易瑞沙(Iresse)药害案(以下简称"易案"),特别是药品缺陷责任上的最新动态[1],对药品缺陷责任判断的规范构造与细化上,有相当参考价

---

* 原文首发于《东南大学学报(哲学社会科学版)》2016 年第 5 期。

** 刘明全,男,东南大学法学院副教授,日本早稻田大学法学博士。

[1] 易案基本事实是:X(一审原告,二审控诉人与被控诉人,再审申请人)是因服用进口抗癌药 Iresse 250(以下简称"易瑞沙")而死亡的受害者的家属,Y(一审被告,二审被控诉人与控诉人,再审被申请人)是进口易瑞沙的某股份公司,是由英国制药公司在日本开设的子公司,主要进行医药品、医疗用器械的研究、开发、制造、贩卖以及进出口等业务。Y 在 2002 年取得易瑞沙的进口许可并开始销售。随后,多名患者因服用该药后引发间质性肺炎而导致死亡。患者家属 X 认为,Y 应当承担产品责任和侵权责任,日本国厚生大臣没有履行药事法规定的相关规制权限,具有《国家赔偿法》第 1 条第 1 款的违法性,应当承担国家赔偿责任。详细评论可见:[日]大塚直:《抗癌剂イレッサの製造物責任法上の欠陥と国の規制権限不行使》,现代民事判例研究会编《民事判例Ⅴ》(日本評論社,2012),第 144-147 页,同:《医療用医薬品と製造物責任法 2 条 2 項の欠陥》,载《ジュリスト》第 1466 号,第 91 页;[日]浦川道太郎:《薬害イレッサ訴訟控訴審判决[東京高裁平成 23.11.15 判决,大阪高裁平成 24.5.25 判决]》,《現代消費者法》第 19 号(2013),第 65-72 页;[日]新美育文:《抗癌剂イレッサの製造物責任と不法行為責任》,《私法判例リマークス》第 46 号(日本評論社,2013)第 58-61 页等。案例详见:《判例時報》第 2124 号第 202 页、第 2131 号第 35 页、第 2189 号第 53 页。

值[1]。因此,本文结合我国医疗产品缺陷责任现状与易案判断方法,尝试提取适合我国药害归责法律体系的有益启示。

二、药品缺陷与产品责任

在易案中,对于产品责任,X认为易瑞沙除了有指示、警告上的缺陷之外,还存在设计缺陷、广告宣传上的缺陷等。Y则认为,关于产品责任的设计缺陷,通过比较衡量易瑞沙的有效性和副作用,其具有历来抗癌剂所不具备的有效性,且明显超过其副作用,具有有用性,因而不存在设计缺陷;关于指示、警告上的缺陷,附件文书中有多处提醒注意间质性肺炎及其可能致死的记载,因而不存在指示、警告上的缺陷;关于广告宣传上的缺陷,新闻报道等广告宣传并不是医生是否开具处方的决定因素,因而也不存在广告宣传上的缺陷。东京地方裁判所经审理做出一审判决[2],判定Y承担产品责任(指示警告上的缺陷),国家承担连带赔偿责任。首先界定了"缺陷"的判断方法,即,对于医药品是否具有缺陷,应当根据该医药品的功能、效果,因开具通常可预见的处方而使用该药品可能产生副作用的内容、程度,有无副作用说明及警告,有无其他可替代的安全医药品,以及交付该医药品时的医学、药学知识等诸多要素来综合判断。第一,通过对制药公司的一般责任、产品责任与设计上的缺陷、关于易瑞沙的有效性与副作用的有害性的程度的知识等三个方面进行分析,判定易瑞沙不存在设计上的缺陷。第二,从指示、警告上的缺陷的判断准则[3],批准进口时的第1版附件文书的记载方法上,并没有关于间质性肺炎副作用的警告栏,在重大副作用栏中没有"致死"的记载,而且重大副作用是放在记载事项的第4位,导致医生在开具该药品时无法认识到该药品是有致死副作用,故该药品有指示、警告上的缺陷。第三,易瑞沙被定为需要指示的医药品,在开具处方时,医生以附件文书记载内容为标准,承担调查医学、药学知识的义务,因此不能认定广告宣传对医生具有重大影响,进而判定不存在广告宣传上的缺陷。第四,从开具易瑞沙的医生的限定等指示、全例登记调查的指示上看,批准易瑞沙时并不存在入院指示,对开药的医生、医疗机关进行限定的必要,故不存在销售上的指示的缺陷。

在东京高等裁判的二审判决中[4],法官撤销一审判决Y败诉部分,驳回X诉求。具体

---

[1] 日本侵权行为法不仅站在世界之巅,而且还在妥善处理本国科学技术以及经济急剧发展期大量出现的药物致害等导致人身损害等重大社会问题过程中,成功地改革和发展了侵权行为法的传统理论体系。夏芸:《医疗事故赔偿法:来自日本法的启示》,法律出版社,2007年,第3页。

[2] 东京地方裁判所2011年3月23日平16(ワ)第25016号民事判决。

[3] 关于判断准则,该判决采取如下综合判断方法。首先,因医药品副作用引起的有害性程度,不超过其有效性所容忍限度的,不具有设计上的缺陷,但即使在此情形,为防止个别患者遭受因其副作用受害,有必要进行确切的指示、警告。如果没有进行该指示、警告,则具有指示、警告上的缺陷。其次,医药品是否具有指示、警告上的缺陷,应当从该医药品的效能、效果、因使用通常预见到的处方能产生的副作用的内容及程度,副作用的表示及警告的有无,其他安全的医药品的替代性的有无,以及交付该药品时的医学、药学知识等诸多情形。

[4] 东京高等裁判所2011年11月15日平23(ネ)第2630号民事判决。

判断如下：

第一，易瑞沙是具有缩小肿瘤作用的分子标的药，与传统抗癌药具有不同的作用机制，没有传统抗癌剂的血液毒性、消化器官毒性、脱毛等副作用，对于无法手术或再发非小细胞肺癌的治疗具有有效性。同时，应当根据疾病对身体生命的有害性程度与医药品的有效性程度及副作用内容程度的相关关系来判断医药品是否具有有用性。易瑞沙虽然能引发间质性肺炎副作用，但也不能仅仅因此就否定其有效性、有用性。也就是说，不能以存在副作用为由判定存在设计上的缺陷。

第二，申请进口易瑞沙时，该药没有历来抗癌剂所引发的血液毒性、消化器毒性、脱发等副作用。根据专家证人证言，易瑞沙对患者中的东亚人等具有较高有效性的同时，仅对日本人具有较高的间质性肺炎的发症频度（该特性在申请时并没有被认识到）。但申请时的附件文书里并没有把间质性肺炎标注在"重大副作用"一栏中。

产品责任法上的缺陷或者不法行为法上的违法性的判断基准是，有害性与投用药品之间是否"存在因果关系"，或者是否有"存在因果关系的可能性或疑点"，在此基础上，有必要判断附件文书中的副作用记载是否存在缺陷等。一审做出"副作用病例"的认定，是在有害性与使用易瑞沙之间"不能否定因果关系"的判断，仅停留在"存在因果关系的可能性或疑点"的判断，而非"存在因果关系"的认定。关于 EAP 副作用死亡病例，虽然不能说投用易瑞沙与死亡之间"没有"因果关系，但却无法认为"存在"。

批准进口时的附件文书第 1 版中，间质性肺炎与"重度腹泻，伴有脱水的腹泻""中毒性表皮坏死溶解症，多形红斑""肝功能障碍"共同被列为"重大副作用"。厚生劳动省药务局安全课长"关于药品等副作用的重症度分类基准"的通知把"重度腹泻、中毒性表皮坏死溶解症、多形红斑、肝功能障碍以及间质性肺炎"都列在"第 3 等级"中。由此来看，在批准进口时，对治疗癌症的、具有专门知识经验的医生（癌症专门医生）或者进行肺癌相关抗癌剂治疗的医生（肺癌相关抗癌剂治疗医生）而言，应当认为已经知道在药剂副作用引发间质性肺炎的发病时可能存在死亡这一事实。故癌症专门医生或者肺癌相关抗癌剂治疗医生已经认识到，因抗癌剂等药品投用引发间质性肺炎发病的，其能够致死。因易瑞沙是一种肺癌相关分子标的药，不会带来历来抗癌剂引发的血液毒性、消化器毒性、脱毛等副作用，对癌症专门医生而言，是值得期待的药品。但 2002 年批准进口以前，日本几乎没有把分子标的药用于肺癌治疗的实践经验，仅存在作为 EAP 的易瑞沙国内患者使用例，且从第 1 版附件文书开始，在针对"不能手术、再发非小细胞肺癌"上，记载内容包括了作为重大副作用的间质性肺炎。

关于批准进口后判明的间质性肺炎病例以及相关处理，Y 接受厚生劳动省的指导，发出紧急安全性信息（2002 年 10 月 15 日），该信息已经传达给医疗机构等；同时，该公司做成附件文书第 3 版，在开头设置"警告"栏，记述了"因投用本药出现过急性肺障碍、间质性肺炎，请充分进行胸部 X 线检查等观察，出现异常的，中止投用，并进行适当处置。另外，应对患者充分说明副作用"，在"使用上的注意"栏中"重要的基本注意"栏的开头部分，增加了急性肺障碍、间质性肺炎的说明，并记述了"存在引发致命经过"，而且也在"重大副作用"栏的第一项中记述了"出现过急性肺障碍、间质性肺炎"。附件文书第 4 版在开头"警告"栏增加了"急性肺障碍、间质性肺炎发生在本药投用的早期,引发致死结果病例较多,因此,至少投用开始后 4 周在住院或者相当管理之下,充分进行关于间质性肺炎等重症副作用的观察"等内容。作为指示、警告上缺陷的判断前提,易瑞沙作为药品的特征包括需要指示药、烈性药、新药,功能效果的对象疾病是不能手术或者再发非小细胞肺癌。本案附件文书的说明对象是癌症专门医生或者肺癌相关抗癌剂治疗医生,而非患者。非小细胞肺癌极为难治,死亡率很高,是迫切需要改进治疗法的癌症。而易瑞沙的临床试验符合厚生劳动省药物局新医药品课长通知(《关于抗恶性肿瘤药的临床评价方法的指针》)的相关规定。考虑到每年有超过 6 万人死于这种癌症,迅速批准具有安全性、有效性的新医药品,也是尊重生命的一项政策课题,易瑞沙相关临床试验的范围与内容没有不相当性。

就指示、警告上缺陷而言,本案附件文书第 1 版没有警告栏,也没有因间质性肺炎副作用引发致死的记载,并不构成指示、警告上的缺陷。如果以第 1 版附件文书中是否有"可以看到的表示方法"作为违法性判断标准,则意味着司法过度看低癌症专门医生或抗癌剂治疗医生的"读解能力、理解能力、判断能力",有损医生尊严,并不妥当。在"重大副作用"栏中进行"间质性肺炎"的记载时,增加"进行充分观察,发现异常时中止投药并进行适当处置"的说明,关于未记载可发生致死主旨的本案附件文书第 1 版,并不缺失合理性,不构成指示、警告上的缺陷。副作用的高发病率仅发生在日本人这一临床结果,是在开始贩卖易瑞沙后才判明的,并不存在历来抗癌剂中重大副作用仅在日本人中存在高发病率的认知,依照日本国内临床试验基准,易瑞沙临床试验并不具有违法、不当之处,故关于易瑞沙临床试验,不存在日本人病例百分比较少这种缺陷。第 3 版在文书开头设置了"警告"栏,并记载出现间质性肺炎。与此不同,第 1 版并没有在文书开头设置警告栏。但是,间质性肺炎是历来抗癌剂等引发的一般副作用,如果通读附件文书就会知道易瑞沙有 4 种重大副作用,仅针对不能手术、再发非小细胞肺癌;关于"重大副作用"记载顺序与指示、警告上缺陷,鉴于"重大副作用"中前 4 种副作用都是厚生劳动省药物局安全课长通知(《关于医药品等副作用重度的分类基准》)中最为严重的副作用,并没有发现评价对象临床试验中间质性肺炎具有较高百分比的情况,把间质性肺炎排在第 4 位不构成指示、警告上的缺陷。易瑞沙是以不能手术或者再发非小细胞肺癌为对象疾病的需要指示药,由癌症专门医或者肺癌相关抗癌剂治疗医来决定是否投用,对间质性肺炎整体进行平易说明的要求,超出了指定为要指示药与烈药的医药品的附加文书的主旨、目的范围。没有记载"入院中使用、限定使用该药的医生与医疗机关以及全部登记调查",这并不构成指示、警告上的缺陷。投用易瑞沙时,不能仅仅以该副作用来决定是否住院;本案患者的担当医都是癌症专门医,其所在医院皆为治疗癌症的综合医院,故再限定使用该药的医生与医疗机关是没有意义的;不存在足以证明全部登记调查与本案患者死亡之间具有因果关系的证据,故全部登记调查的理由不成立。

第三,不存在"需在入院中投用易瑞沙、限定使用该药的医生与医疗机关以及全部登记调查"的指示义务,在销售时,也不存在上述相关内容的指示义务。

第四,易瑞沙的广告宣传上并不存在违反药事法禁止事项的虚假广告、夸大广告,因此不具有广告宣传上的缺陷。

最高裁判所终审判决仅对"指示、警告上的缺陷"部分请求予以受理,并进行审理。关于指示、警告上的缺陷,X在再审请求中提出,截至批准进口时为止,Y能够认识到作为易瑞沙副作用的间质性肺炎的信息,也能够认识到间质性肺炎能够致死,而第1版附件文书中却没有对此做出记载,故具有指示、警告上的缺陷。对此,最高裁判所予以驳回[1],具体理由如下[2]:

首先,药品本身对人体就是异物,这就为其带来难以避免的副作用特性,故不能仅因存在副作用就认定产品有缺陷。当然,通常情形上,为了正常使用产品,对于交付时能够预见的副作用,需适当地提供必要信息,来确保通常安全性,故没有适当地提供副作用相关信息是药品缺陷的要因之一。根据上述事实关系,上述医用药品副作用相关信息应当适当地记载在附件文书里,而上述附件文书的记载是否适当,需要综合考虑上述副作用的内容或程度(包括其发生频度)、由该医用药品的功能或效果通常设定的开具处方人或使用人的知识与能力、该附件文书中副作用相关记载的形式或体裁等诸多情形,并结合上述能够预见到的副作用的危险性是否被开具处方人等很明确地表述来判断。

其次,根据前述事实关系,在批准进口时,国内临床试验中没有因间质性肺炎副作用引起死亡的病例,国外临床试验与EAP副作用信息的间质性肺炎的死亡病例中,没有积极肯定易瑞沙投用与死亡之间存在因果关系的病例,仅仅停留于易瑞沙有与其他抗癌剂相同程度的间质性肺炎副作用层面,基于这种认识,Y在本案附件文书第1版中没有设置"警告"栏,而是在以向医师等提供信息为目的而设置"使用上注意"栏中"重大副作用"栏的第4项记载了间质性肺炎。并且,易瑞沙在上述时点,因不能手术或者再发非小细胞肺癌为功能效果需被指定为要指示药品等,通常开具处方人或使用人是进行上述肺癌治疗的医生,而根据上述事实关系,其已经认识到,抗癌剂里一般都存在间质性肺炎副作用,其发病能够致死。如是,易瑞沙存在与其他抗癌剂相同程度的间质性肺炎副作用,使用易瑞沙的患者因易瑞沙引发间质性肺炎的,能够致死。对此,上述医生只要阅读了本案附件文书第1版记载内容的,应当能够认识到。如此急速重症化的间质性肺炎症状,不是其他抗癌剂引发副作用的相同程度的间接性肺炎,且从截至本案批准进口时的临床试验等来看,也不能说能够预见到。治疗以不能手术或者再发非小细胞肺癌这样极其预后不良的难治癌为功能和效果,易瑞沙因当时处于第⟨2⟩相试验结果而得到厚生劳动大臣承认,肺癌治疗的医生也很容易能够理解抗癌剂情况。鉴于此,不能以没有像以副作用中存在急速重症化的间质性肺炎为前提的附件文书第3版那样的记载为由,来判定本案附件文书第1版的记载不适当。故根据本案附件文书第1版的记载,不能判定作为在本案批准进口时能够预见的副作用是不适当的。

最后,最高裁判所根据《产品责任法》第2条第2款、《药事法》第52条、《药事法施行规

〔1〕 最高裁判所第三小法庭2013年4月12日平24(受)293号民事判决。

〔2〕 关于裁判理由部分,笔者参照判决书内容、顺序进行概括介绍。详细见日本最高裁判所《民集》第67卷第4号899页,《判例时报》第2189号第53页。

则》第 18 条 4－2、第 42 条第 1 款等规定,驳回再审诉求[1]。

三、药品缺陷与侵权责任

易案中关于侵权责任,X 认为,销售尚未确定是否有延命效果的易瑞沙的行为本身已构成侵权行为,且没有提供易瑞沙的正确信息,因而 Y 有销售易瑞沙的过失责任、懈怠确保安全性措施的过失责任以及开始销售易瑞沙后的确保安全性义务的违反等。对此,Y 则认为,是否有前两项过失责任的关键在于是否存在产品缺陷,由于易瑞沙不存在缺陷,因此不存在前两项过失责任;关于第三项,已经将间质性肺炎记载在重大副作用一栏,没有提供除此以外的安全信息的义务。

在一审判决中,法官判定 Y 不构成侵权责任。首先,制药公司在开始制造、销售医药品前,应当根据最高学术水平来调查研究、验证其有效性并预见其副作用,在此基础上,如果该药仅在部分情形具有部分有用性,则应当将该药品限定在该有效性范围内使用。在本案中,开始销售时所作指示、警告是依据当时国内医学、药学知识做出的,Y 没有对适用(功能、效果)范围进行再次限制的义务。

其次,由于判定易瑞沙存在指示、警告上的缺陷,Y 承担产品责任,因而没有必要判断是否违反指示、警告义务。同时,虽然第 1 版附件文书对间质性肺炎副作用信息提供并不充分,但第 3 版附件文书提供了充分信息,因而已经不存在指示、警告上的缺陷。在修订第 3 版之前,Y 一直承担产品责任,没有必要对该项确保安全性义务的侵权责任进行判断。

最后,虽然制药公司除了通过附件文书等进行指示、警告以外,应当依据当时医学、药学知识,为防止副作用引发受害而采取确保安全性措施。但在本案中,在批准进口易瑞沙时,并无必要限定可能使用该药的医生和医疗机关、进行全例登记调查,因而 Y 并不承担销售上的指示义务。

二审法官亦不支持侵权责任。第一,没有违反限定适用义务。虽然 X 认为,易瑞沙对 EGFR 基因变异呈隐性的患者没有效果,Y 却没有对此进行限定,因而违反了限定适用义务。但是,无法认定 X 所主张的限定适用义务,且 EGFR 基因变异即使呈隐性,易瑞沙也具有有效性。第二,由于不存在指示、警告上的缺陷这一前提,因而不能认定其违反了指示、警告义务。第三,因不存在销售指示上的缺陷这一前提,因而不能认定违反销售指示义务。所以,Y 不承担侵权责任。

四、药害责任与二元机制

药品不合格致人损害的责任在本质上也是一种产品责任,只是因为药品的使用一般都

---

[1] 不过,作为最高裁判所本案裁判官,田原睦夫、冈部喜代子、大谷刚彦、大桥正春提出了各自补充意见,因篇幅关系,不再逐一介绍。

和诊疗活动密切结合在一起,所以侵权责任法没有将药品致人损害的责任置于产品责任之中,而是置于医疗损害责任之中加以规定[1]。

如上,易案是因医药品副作用引发的纠纷问题,从一审立案到再审经历了近十年,在医疗界、法律界可以说是具有重要影响的药害案例之一。关于缺陷的定义与种类[2],与我国现行法规定并无太大差异,但其缺陷的判断方法却能为我国目前学界提供一定参考。其中,警示缺陷是医疗产品责任与医生注意义务的连接点,故下面以作为易案焦点的指示警告缺陷为例,尝试对其启示进行探讨。

(一) 药品缺陷是过失责任的前提条件

在过失责任与药品缺陷之间的关系上,药品的指示警告缺陷的有无决定了医生是否承担注意义务(指示警告义务)。医生承担注意义务的前提是药品存在缺陷,换言之,药品若无缺陷,则医生不承担侵权责任。对此,一审法院、二审法院认为,如果存在缺陷,则因承担产品缺陷责任而无须判断侵权责任,指示警告上的缺陷乃判断违反指示警告上义务与否的前提。我国医疗产品责任与一般产品责任相比,在性质上是一种特殊的产品责任,它与该法中产品责任的规定,应当属于特别法与一般法之间的关系[3]。对此,存在厘清药品缺陷引发的产品责任与注意义务违反引发的侵权责任的连接点的探讨空间。

然而,国内尚存在基于侵权责任法规定的拔高"无过错归责"、忽视过错责任的问题。典型观点如双元论,该观点强调内、外两种归责方式,即第 59 条将医疗机构视为产品销售者,对患者承担无过错责任,对生产者承担过错责任[4]。医疗机构通过提供医药产品获得经济利益,其行为性质与销售无异,因而与产品的生产者、销售者按照严格责任原则承担连带责任。这是我国《侵权责任法》的做法。就外部法律效果而言,对医疗机构和生产者同时适用产品责任的严格责任原则,患者既可以向生产者请求赔偿,也可向医疗机构请求赔偿。就内部法律效果而言,对医疗机构和生产者分别适用过错原则和产品责任的严格责任原则,即医疗机构在经患者请求赔偿其损害后,如果对医药产品的缺陷没有过错,可以向生产者追偿。我国《侵权责任法》的规定在倾斜保护患者利益的同时,有可能产生负面影响。医疗机构应当积极应对[5]。医疗机构就缺陷医疗产品致害准用销售者责任规则[6]。在中国当前形势下,医疗机构对医药产品存在加价行为,因而与医药产品的销售者并无二致。在司法实践

---

〔1〕 王利明:《侵权责任法研究(下卷)》,中国人民大学出版社,2011 年,第 417 页。

〔2〕 所谓缺陷,是产品的特性、通常能预见到的使用形态、商家在交付该产品时经过考量其相关情况,缺少该产品应具备的安全性(日本产品责任法第 2 条)。

〔3〕 王利明:《侵权责任法研究(下卷)》,中国人民大学出版社,2011 年,第 421 页。

〔4〕 王松:《医疗损害赔偿案件的法律适用》,载《法律适用》2016 年第 1 期,第 65 页。

〔5〕 陈昌雄:《医疗机构在医药产品侵权中的责任研究——以中外对比研究为重点》,载《中国卫生法制》2010 年第 5 期,第 8 页。

〔6〕 王竹:《论医疗产品责任规则及其准用——以〈中华人民共和国侵权责任法〉第 59 条为中心》,载《法商评论》2013 年第 3 期,第 60 页。

中,法院也持同样的观点〔1〕。对于缺陷医疗产品损害案件,由生产者承担无过错责任,销售者承担过错责任。缺陷医疗产品致害,医疗机构承担赔偿责任后,当然有权向缺陷医疗产品的生产者、不合格血液提供机构追偿〔2〕。

与此相对,过错论认为,对于医疗服务从业者,在医疗损害责任归责原则这一点上应坚持过错责任原则,而且在过错的判定上以同行业的"合理医生"之所为为标准〔3〕。该类观点指出,药品存在缺陷时,医疗行为并无过失,故医方无须承担赔偿责任,这种观点为民事司法所适用〔4〕。对医生提供医疗服务应当实行过错责任,而不是严格责任。考虑因素包括医疗服务不是一般商业交易,具有医生不能控制的不确定性与危险性,医疗机构不具有影响产品研发能力或者分散损害成本能力,严格责任将导致医生防御型医疗、增加医疗服务成本等〔5〕。可以说,医疗机构就药品缺陷承担无过错责任不符合我国的国情,不利于我国医疗事业的进步。第 59 条中关于药品缺陷侵权责任中医疗机构先行连带承担无过错责任的规定,将本应该由政府药品监督管理部门的职责和药品生产企业应承担的监督责任,部分转移到了不应承担如此严格责任的医疗机构身上,必将增加医疗成本、阻碍医学进步,使"看病难"问题更加突出。我国应及时修正医疗机构对药品缺陷侵权承担连带责任的做法,回归到医疗机构仅就医疗过错引起药品缺陷而担责的轨道。我国应将医疗机构对药品瑕疵责任限定于医疗过错责任范畴,医疗机构可能因违反诊疗和组织义务而承担基于药品缺陷的过错责任〔6〕。亦有观点提出,如果医疗产品的使用已构成医疗服务的必要组成部分的,确定医疗机构的责任应当适用第 54 条规定的过错责任原则,而非第 59 条〔7〕。

有必要再度考量第 59 条规定。例如,医疗产品损害责任是《侵权责任法》第 59 条规定的医疗损害责任类型,但对责任分担的规定不够完善,应当根据产品责任的一般规则以及侵权责任法的连带责任规则进行补充。第 59 条需要继续补充缺陷产品销售者的责任、医疗机构承担最终责任的规则、医疗机构自己作为医疗产品的生产者的责任〔8〕。否则存在可能使过多的医院陷入诉累、医疗机构的追偿权难以实现、加剧医患矛盾以及与医疗体制改革的方

〔1〕 陈昌雄:《医疗机构在医药产品侵权中的责任研究——以中外对比研究为重点》,载《中国卫生法制》2010 年第 5 期,第 12 页。

〔2〕 梁慧星:《论〈侵权责任法〉中的医疗损害责任》,载《法商研究》2010 年第 6 期,第 39 页。

〔3〕 赵西巨、唐炳舜:《诊疗、告知、医疗产品使用与医疗损害责任之厘清——以我国〈侵权责任法〉为中心》,载《私法研究》2014 年第 15 卷,第 120 页。

〔4〕 余明永主编:《医疗损害责任纠纷》(第二版),法律出版社,2015 年,第 167 页。

〔5〕 赵西巨:《我国〈侵权责任法〉中的医疗产品责任立法之反思——以商品与服务二分法为视角》,载《东方法学》2013 年第 2 期,第 97 页。

〔6〕 廖焕国:《医疗机构连带承担药品缺陷责任之质疑》,载《法学评论》2011 年第 4 期,第 55 - 60 页。

〔7〕 杨立新、岳业鹏:《医疗产品损害责任的法律适用规则及缺陷克服——"齐二药"案的再思考及〈侵权责任法〉第 59 条的解释论》,载《政治与法律》2012 年第 9 期,第 121 页。

〔8〕 杨立新:《医疗产品损害责任三论》,载《河北法学》2012 年第 6 期,第 16 - 17 页。

向相悖等问题[1]。在司法实践中,应当注意区分营利性医疗机构与非营利性医疗机构、考虑医疗产品与医疗服务联系的紧密程度、医疗机构的免责事由等[2]。就第59条而言,不应当将其作为医疗机构无过错责任的根据,应对其进行实质解释。究其原因,离不开我国医患矛盾以及患者相对弱势等社会背景。但是,不能以过度加重医生负担为代价来缓和医患关系,因为这超出了侵权责任法能够解决问题的范畴。换句话说,通过基金等其他途径来缓和医患关系则更为妥当。

(二) 缺陷的界定标准: 综合判断

对药品缺陷的判断,应采取综合判断方法,对实质内容与形式内容进行判断。前者包括有用性与副作用,后者包括副作用的表达方式。

对于缺陷的种类,我国学界大多主张四分法。即缺陷包括制造/生产缺陷、设计缺陷、警示/指示缺陷、发展缺陷或者跟踪观察缺陷。前三种导致产品损害赔偿责任,第四种属于免责或抗辩事由。三种缺陷中,唯一与医疗服务提供者有关的是警示缺陷。同时,医生的警示义务及其责任应是医疗领域知情同意法则的一部分,是以过错为基础的医疗过失损害赔偿责任法的一部分,而不是产品责任法的一部分。让医疗机构对药品缺陷承担赔偿责任实际上混淆了产品责任法与医疗损害赔偿法。药品质量的法定标准主要为国家药典。不符合上述标准的,当然应认定存在药品缺陷;但符合上述标准的,也不能直接认定无缺陷[3]。

在警告缺陷的判断上,一方面以是否说明充分作为考量。即对药品说明的警告内容是否充分揭示危险范围,是否适当指出药品误用时所导致损害的严重性,说明中警告部分醒目的程度能否引起理性患者、医师的注意。处方药和非处方药因说明的对象不同,其内容标准无疑应当有所差异。非处方药因患者可直接购买使用,说明应当注意通俗性,说明的内容易于理解,对危险的披露也应更加细致、明了。处方药说明的对象为医师,虽然按照循证医学的理念,标示外用药获得一定共识,但很多时候医生是通过药品说明做评估选择,因此处方药说明也须充分[4]。在易案中指示、警告的对象的判断上,日本最高裁判所首次明确将没有适当地提供交付药品时能预见到的副作用的必要信息界定为缺陷,并揭示出在附件文书适当记载副作用相关信息的判断基准。对于具备有效性的药品,社会在该药有效性与副作用风险之间如何进行分担,值得进行立法论探讨[5]。另一方面,具体参照主体以专科医生为参照,而非一般意义上的执业医师。最高裁判所重视以治疗癌症的医生为判断对象,而一

---

[1] 杨立新、岳业鹏:《医疗产品损害责任的法律适用规则及缺陷克服——"齐二药"案的再思考及〈侵权责任法〉第59条的解释论》,载《政治与法律》2012年第9期,第119-120页。

[2] 杨立新、岳业鹏:《医疗产品损害责任的法律适用规则及缺陷克服——"齐二药"案的再思考及〈侵权责任法〉第59条的解释论》,载《政治与法律》2012年第9期,第120页。

[3] 赵西巨:《我国〈侵权责任法〉中的医疗产品责任立法之反思——以商品与服务二分法为视角》,载《东方法学》2013年第2期,第98、103页;杨立新、岳业鹏:《医疗产品损害责任的法律适用规则及缺陷克服——"齐二药"案的再思考及〈侵权责任法〉第59条的解释论》,载《政治与法律》2012年第9期,第115页。

[4] 宋跃晋:《药品缺陷的法律分析》,载《河北法学》2010年第11期,第136页。

[5] [日]大塚直:《医疗用医薬品と製造物責任法2条2項の欠陷》,载《ジュリスト》第1466号,第91-92页。

审裁判所却认为一般医生不能认识到易瑞沙能致死[1]。判断医生是否认识到药品的副作用，并不是以具体医生的具体判断环境为判断基准，而是以当时整体医疗环境为判断依据，即厚生劳动省相关通知、医学界学术认知。如东京高院在二审判决所指，"在批准易瑞沙进口前，即使存在表明上述期待感的医学文章，但从药剂性间质性肺炎是因投用抗癌剂等产生的一般副作用且附件文书中记载了上述副作用来看，对指示服用易瑞沙的癌症专门医生或者肺癌相关抗癌剂治疗医生而言，应当说已经能认识到易瑞沙存在产生重大副作用的间质性肺炎以及致死情形。对已经阅读了附件文书并指示使用易瑞沙的医生而言，即使没有附件文书的上述记载，受上述医学文章的影响，很难说其抱有易瑞沙是没有任何副作用的药品的认识"。

五、结　语

药品缺陷责任上，缺陷本身是判断侵权责任的前提。具有缺陷，则具备判断注意义务；如无缺陷，则无须判断是否构成侵权责任。副作用不等于缺陷，判定缺陷需要对有用性、副作用等综合考量。当存在药品缺陷时，并不意味着医疗机构承担无过错责任，例如指示、警告缺陷与指示、警告注意义务。指示、警告缺陷上，对生产商而言，基于制造之由，直接承担产品责任；对医疗机构而言，则以此为前提，结合其他要素来综合判断是否违反指示警告的注意义务。前者是无过错责任，后者是过错责任。

当然，除此之外，亦需要通过设立救济基金直接补偿模式来扩大补偿范围，为受害者提供充分救济[2]。即，解决医疗产品缺陷问题，不是一般侵权责任与产品责任的纯粹责任判断所能承受的，应当结合基金、保险等制度来共同解决。侵权法中对医疗责任的规定并不能涵盖药品缺陷责任，产品责任法规定亦不能完全规制产品缺陷责任。这就需要相关司法解释进一步明确药品缺陷责任的判断基准，特别是与医生医疗侵权责任的关系。但值得注意的是，对于不可预测的副作用等引起人身伤害的，虽然可以通过社会救济进行救助（如我国台湾地区药害救济办法），但产品责任与侵权责任的作用应首先得到充分发挥。

---

〔1〕　最高裁判所采取与过失责任判断相近的方法，仍存质疑之处。[日]大塚直：《医疗用医薬品と製造物責任法 2 条 2 項の欠陥》，载《ジュリスト》第 1466 号，第 92 页。

〔2〕　以疫苗伤害救济为例，关于各国救济方法，可见刘洪华：《我国疫苗伤害救济的路径选择和制度构想》，载《法学评论》2015 年第 1 期，第 142 页。

专断医疗行为的刑法规制

张爱艳*　　陈　灿**

从 2007 年北京"肖志军案件"〔1〕到 2017 年"榆林孕妇坠楼事件"〔2〕历经了十年的时间,这是医患矛盾尖锐发展的十年,"医闹"更是衍生为一个特殊的行业。这两次事件均因孕妇手术知情同意权的行使引起了社会的广泛关注,从侧面反映了我国法律对于患者知情同意权保护的缺位及专断医疗行为法律责任规定的缺失。2010 年《侵权责任法》的出台,规定了医师违反说明义务对患者造成损害的,医疗机构应当承担赔偿责任。2017 年最高人民法院发布的《关于审理医疗损害责任纠纷案件适用法律若干问题的解释》重申了专断医疗行为给患者造成损害时医疗机构的赔偿责任。我国司法实践中对于"专断医疗行为"多数用侵权法予以规制。一方面,对医师追究刑事责任在情理上令人难以接受;另一方面患方可从民事诉讼中得到经济赔偿,医院也愿意花钱了事。但是对专断医疗行为"一刀切"地以民事法律予以规制,不利于缓和医患矛盾,也没有做到对患者权益的妥善保护。因为给患者造成严重身体危害后果的专断医疗行为可能已经达到追究医师刑事责任的程度。

鉴于此,刑法应当重新考量专断医疗行为的社会危害性,并对它作出及时的回应,这也是落实健康中国战略目标的重要举措。专断医疗行为虽说是医事刑法中一个比较小的问题,但是对它的研究涉及刑法上医疗行为的界定、患者的知情同意权理论、医疗行为的正当化事由等多个问题。因此对于专断医疗行为刑法规制问题的研究不仅可以解决专断医疗行

＊　张爱艳,女,法学博士,山东政法学院教授,山东省高校证据鉴识重点实验室常务副主任,山东省刑法学研究会秘书长。

＊＊　陈灿,法律硕士,山东省郓城人民法院法官。

〔1〕 "肖志军案件"即之前备受关注的"丈夫拒签手术致使孕妇死亡"事件。2007 年 11 月 21 下午 4 时左右,丈夫肖志军将怀孕 41 周的李丽云送往北京市朝阳医院西分院就诊。李丽云被诊断为"孕足月,双肺感染,疑似心衰",医院提出紧急实施剖宫产手术进行救治。肖志军坚持是带着妻子来看感冒的,拒绝手术。虽已被告知不手术或不及时手术,孕妇就会死亡,肖志军依然拒绝手术,于 4 时 30 分在手术同意书上签下了"拒绝剖宫产手术生孩子,后果自负"。医方几次劝说无效,紧急调来已下班的神经科主任,认定肖精神正常;又请警方 110 紧急调查孕妇户籍,试图联系她的其他家人;医方还紧急报告北京市卫生系统各级领导,但终因缺少患者家属签字,不能手术。当日 19 时左右,确认患者死亡。参见《新京报》及《京华时报》2007 年 11 月 23 日,A12 版。

〔2〕 2017 年 8 月 31 日晚,在陕西省榆林市第一医院绥德院区,产妇马茸茸在待产时,从医院五楼坠亡。事发后,医院方面表示,由于家属多次拒绝剖宫产,最终导致产妇难忍疼痛跳楼。但是产妇家属却声称,曾向医生多次提出剖宫产被拒绝。参见 http://news.163.com/17/1124/20/D41JP04N000187VE.html,最后访问日期:2018 年 7 月 20 日。

为的责任归属问题,也有助于梳理医事刑法的一些基础性理论问题。

一、专断医疗行为的界定

（一）医疗行为

1. 医疗行为的含义

我国法律条文中并没有对"医疗行为"的概念做出规定,实践中有不少学者对法律上医疗行为的界定做出了探讨。我国学者对于医疗行为概念的界定较为传统,均突出了医疗行为对于疾病治疗的目的性。有学者认为,医疗行为是指对疾病的预防、诊断、治疗、护理和对身体之矫正、助产、堕胎等以医学知识和医学技术为行为准则,直接作用于人体,导致人体的形态或功能发生一定变化或恢复的医学行为的总称。[1] 也有学者对于医疗行为的界定突出了医疗行为的正当目的性和经患者同意的原则,将医疗行为的概念界定为"医务工作者出于正当的目的,经就诊人或其监护人、亲属、关系人同意,对其进行的身体健康检查、疾病治疗或进行计划生育手术的行为"。[2] 冯军教授《专断医疗行为的刑事处罚及其界限》一文中引入了我国台湾地区卫生主管部门对医疗行为界定的概念,强调了医疗行为治疗、诊断及预防疾病或伤害的目的性。[3] 日本学者中对于医疗行为的概念界定重点均有不同,平野龙一将医疗行为界定为广义、狭义两种,广义的医疗行为突出了医疗的目的性,狭义的医疗行为是指对于疾病的治疗行为。大谷实教授对于医疗行为的定义突出了医疗行为中"医学的适应性"及"医疗技术的正当性"。[4]

由此可以看出,国内外诸学者对于医疗行为的界定均包含以下四个要点:第一,医疗行为均是医师实施的作用于人体的行为;第二,医疗行为都具有医疗的目的性,或是疾病的诊断、治疗、预防或出于身体的保健,也可以归纳为大谷实教授提出的"医学适应性";第三,在操作层面,均要求符合医疗标准,以丰富的医学知识和精湛的医学技术为支撑;第四,在医疗行为的范围上不仅包括疾病的治疗这一主要医疗行为,还应当包括疾病的预防、身体保健、生殖干预或生殖辅助以及医学美容、变性手术和其他尖端医疗行为。

笔者倾向于将医疗行为定义为具有医学适应性的,由医师实施的作用于人体的,符合医疗标准的,包括疾病的预防、诊断、治疗以及身体保健、医学美容、生殖辅助技术、变性手术等在内的行为总称。诚然,医疗行为的概念不会是一成不变的,随着医疗技术的发展和医学水平的提高,其概念的内涵和外延都会发生相应的改变。但是,目前对于医疗行为的探讨应当

---

〔1〕 臧东斌:《医疗犯罪比较研究》,中国人民公安大学出版社,2005 年,第 49 页。

〔2〕 王政勋:《正当行为论》,法律出版社,2000 年,第 346 页。

〔3〕 我国台湾地区卫生主管部门对于医疗行为的定义为:"凡以治疗、矫正或预防人体疾病、伤害、残缺或保障目的,所为之诊断及治疗,或基于诊察、诊断结果而以医疗为目的所为之处方、用药、施术或处置等行为全部或一部分总称,谓为医疗行为。"参见冯军:《专断性医疗行为的刑事处罚及其界限》,载《过失犯研究——以交通过失和医疗过失为中心》,北京大学出版社,2010 年,第 168 页。

〔4〕 大谷实:《刑法总论》,黎宏译,法律出版社,2007 年,第 200 页。

是包含上述四个要点的。

2. 医疗行为的性质

关于医疗行为的性质，在刑事法研究领域一直存在着"医疗行为伤害说"与"医疗行为非伤害说"两种对立的观点。德国、日本以及我国台湾地区的部分学者认为，医疗行为如果采用对人体具有侵袭性的方式进行，本质上与用刀伤害他人的身体并没有什么不同。也有部分学者认为，医疗行为的本质是恢复人体健康，将其评价为对身体的伤害行为是不恰当的。德国司法判例多站在"医疗行为伤害说"的立场，但理论上学者多支持"医疗行为非伤害说"。[1] 传统刑法理论对于医疗行为的定性多采用"正当业务行为说"。在我国，学者倾向于将医疗行为认定为正当业务行为的一种。张明楷教授将医疗行为认定为基于法益衡量阻却违法的事由中正当业务行为的一种，但对其规定了较为严格的阻却违法条件。[2] 周光权教授认为，由于医疗行为的治疗目的与国家承认的、维持共同生活的目的相一致，因此将得到患者同意的医疗行为界定为合法行为。[3] 杨丹博士也认为，由于违法阻却事由的存在，使得医疗行为由于缺乏实质的违法性而成为刑法上的正当行为。[4] 我国学者倾向于将医疗行为认定为正当业务行为可能是因为医学父权主义与法律父权主义有着某种契合性。

就医疗关系而言，理论界一般将其认定为民事法律关系，但究竟是属于合同关系还是侵权关系，不同的学者对此有着不同的看法。有的学者倾向于认定其为合同关系，[5] 例如杨立新教授就将患者挂号、就诊，医疗机构听诊、告知的过程看作是医疗合同订立的要约、承诺过程。[6] 也有学者将其认定为是侵权法律关系，[7] 还有学者认为其既不是完全的合同法律关系，也不是完全的侵权法律关系，而是介于二者之间的一种特殊的法律关系。[8] 由此引申出，对于医疗关系中出现的专断医疗行为有侵权和违约两种民事法律规制方式。因此医师违反告知义务造成患者的人身权利损害和财产损失，应当承担民事责任时，构成合同法上规定的责任竞合情形，患者可以根据自己的利益主张，选择侵权损害赔偿之诉或是违约之诉。但实践中，进入诉讼程序中的侵犯患者知情同意权的专断医疗行为，受害人多提起民事侵权损害赔偿之诉，由医疗机构承担损害赔偿的责任。患者选择侵权责任也更为有利，因为侵权损害赔偿责任不仅包括人身损害赔偿，还包括精神损害抚慰金的赔偿。如果选择违约赔偿责任，就意味着不能请求精神损害赔偿。[9]

医疗行为是以对身体的必要侵袭换取更大的生命利益，从其出发点及目的来看，都很难

〔1〕 曹斐：《医疗行为的正当化与医疗过失犯罪》，载《过失犯研究——以交通过失和医疗过失为中心》，北京大学出版社，2010年，第276页。

〔2〕 张明楷：《刑法学》，法律出版社，2016年，第236页。

〔3〕 周光权：《刑法各论讲义》，清华大学出版社，2003年，第14页。

〔4〕 杨丹：《医疗刑法研究》，中国人民大学出版社，2010年，第167页。

〔5〕 邱聪智：《医疗过失与侵权行为》，载《民法债编论文选辑》，台湾五南图书出版有限公司，1984年。

〔6〕 杨立新：《医疗侵权法律与适用》，法律出版社，2008年，第89页。

〔7〕 黄明耀：《审理民事医疗纠纷案件的几个问题》，载《人民司法》1995年第2期，第14-16页。

〔8〕 范晓静：《试论医患法律关系的性质》，载《法制与社会》2008年第1期，第76-77页。

〔9〕 杨立新：《侵权法论》，人民法院出版社，2005年，第230页。

被认定是对患者的伤害行为。"正当业务行为说"与"医疗行为非伤害说"的立足点都是医疗行为中治疗疾病的正当目的,但治疗行为也会伴随着身体侵袭性,侵袭性的医疗行为通常能引起患者医源性身体损伤的后果。这种医疗行为过程中的风险性与实质危害性是不可忽视的。

(二) 专断医疗行为相关概念辨析

在界定专断医疗行为之前应当对那些与专断医疗行为类似的概念作出辨析。强制医疗行为、紧急医疗行为与过度医疗行为三者与专断医疗行为之间,形式上相似,实质上却是截然不同的。

1. 强制医疗行为

强制医疗是对精神障碍患者进行的非自愿性住院治疗。在我国,强制医疗制度有特殊的含义,对于精神障碍患者是否属于强制医疗对象的判断兼采医学标准与心理学标准。首先,强制医疗的对象需要患有医学上的精神病;其次,这种精神疾病严重影响了患者的辨认能力和控制能力。我国法律明确规定了两种强制医疗程序:《刑事诉讼法》中规定的对依法不负刑事责任的精神障碍患者的强制医疗与《精神卫生法》中规定的对社会造成危害或者具有潜在危害性的精神障碍者的强制医疗。前者为刑事强制医疗,后者为行政强制医疗。强制医疗行为与专断医疗行为二者一般都不具有患者对于治疗行为的知情同意权,但是二者之间存在实质性的区别。

首先,我国强制医疗行为的适用对象是精神障碍患者,但专断医疗行为的对象没有限制。其次,强制医疗行为有严格的适用条件,尤其是刑事强制医疗行为,精神障碍患者需要经法定程序鉴定为不负刑事责任。[1]最后,在患者的知情同意权方面,强制医疗行为是无须获得患者的知情同意即可对其实施治疗行为,[2]专断医疗是需要但未得到患者对治疗行为的知情同意。

2. 紧急医疗行为

紧急医疗行为是指在患者处于危重状态或者其他紧急状况时,医师在没有获得患者有效同意的情况下,基于患者最佳利益实施的具有医学适应性的治疗行为,也有学者称之为紧急专断治疗行为。[3]出于对生命权的尊重,世界上大多数国家都认为,患者无法对自己重

---

〔1〕 张爱艳:《强制医疗:法治之路怎么走》,《健康报》2017 年 3 月 16 日,第 2 版。

〔2〕《精神卫生法》中规定了对精神障碍患者的住院治疗包括自愿治疗与强制医疗两种。精神障碍与其他的疾病一样,原则上都是根据患者的意愿自行决定是否进行治疗、采用何种方式治疗。自愿治疗是精神病人自己愿意在治疗机构接受治疗,这是知情同意权的体现。当诊断结论、病情评估表明,就诊者为严重精神障碍患者并已经发生伤害自身的行为,或者有伤害自身的危险,或者已经发生危害他人安全的行为,或者有危害他人安全的危险等情形,而精神病患者不愿意接受治疗时,政府可以对其实施强制医疗。此时对于公共利益与患者身体健康法益的保护要优越于患者的自我决定权,对于严重精神障碍患者的强制医疗制度具有合理性。参见董丽君:《我国精神病人行政强制治疗法律制度研究》,湘潭大学 2014 年博士论文,第 19 页。

〔3〕 满洪杰教授将紧急医疗行为称为紧急专断医疗行为,指当患者处于不立即实施医疗行为其生命可能遭受重大危险的紧急状态时,医生有权在没有获得患者知情同意的情况下按照应有的方式进行治疗。参见满洪杰:《作为知情同意原则之例外的紧急专断治疗——"孕妇死亡"事件舆论降温后的思考》,载《法学》2008 年第 5 期,第 127 - 135 页。

要的身体利益,例如生命权做出承诺。我国同样不承认人可以对自己生命权益做出承诺,而且规定了在紧急医疗情况下不能取得患者或家属的同意权时,也可以对处于紧急情况下的患者进行医疗处置。对于危重病人的紧急救助义务,不仅仅是医师的职业伦理要求,也是法定义务。我国《医疗机构管理条例》中明文规定了紧急医疗的情形。[1]

专断医疗行为与紧急医疗行为二者都不具备患者的知情同意权,但二者之间存在很大区别。首先,紧急医疗行为是在患者陷入危急状况或者失去意识等特殊情形下医师实施的医疗行为,而专断医疗行为的认定无此限制。其次,紧急医疗是以医师无法取得患者的知情同意为前提,而专断医疗是医师怠于履行告知义务。最后,紧急医疗是医师以患者的最佳身体利益为基础,以患者的推定同意为根据,而专断医疗行为则是直接无视了患者意愿擅自进行的医疗处置。

3. 过度医疗行为

过度医疗行为即医师在诊疗过程中,违反了与患者的约定,采取了超出治疗疾病实际需要的重复检查、重复治疗的行为。在界定专断医疗行为的概念时,冯军教授认为"超越患者同意范围的积极治疗行为"也为专断医疗行为。[2] 但是并非所有超越患者同意范围的积极治疗行为均为专断医疗行为,还有一些当属过度医疗行为。过度医疗行为与专断医疗行为区分的着眼点还是在患者的承诺范围上,即患者承诺的射程上。患者承诺的射程,应当是针对医疗行为本身的。患者对于其同意实施的医疗行为是否意味着患者自担风险暂且不予考虑,但是患者承诺的射程应当是不包括医疗结果在内的。

医疗行为本身就是一个风险较高的行业,治疗行为是否取得预想的医疗效果与许多因素相关,也和患者自身体质状况相关。如果以是否取得实际的医疗效果来确定是否要追究医师的刑事责任,对于医师来说也增加了其负担责任。医师在医疗过程中进行的超出患者同意范围的医疗行为是否应当界定为专断医疗行为应当看所实施的医疗行为是否为对于减轻患者身体痛苦、治愈患者疾病的过程所必需的。对于诊疗过程中医师进行的重复检查、增加处方用药量等行为,不应当认定为专断医疗行为,应认定为过度医疗行为。

(三) 专断医疗行为的概念

1. 理论争议

专断医疗行为的概念,不同的学者从不同的角度出发会得出不同的结论。甘添贵教授认为,专断医疗行为是指医生未取得病人同意或者违反病人的意思实施的医疗行为。[3] 但此种定义方式不能清晰地区分"应当获取患者同意但未获取"与"无须获得患者同意"情形。

---

〔1〕 我国《医疗机构管理条例》第 33 条规定:"无法取得患者意见又无家属或者关系人在场,或者遇到其他特殊情况时,经治医师应当提出医疗处置方案,在取得医疗机构负责人或者被授权负责人员的批准后实施。"

〔2〕 冯军:《病患的知情同意与违法——兼与梁根林教授商榷》,载《法学》2015 年第 8 期,第 108 - 125 页。

〔3〕 甘添贵:《医疗纠纷与法律适用——论专断医疗行为的刑事责任》,载《月旦法学教室》2008 年第 6 期,第 38 页。

冯军教授对专断医疗行为的概念进行进一步界定,区分出了专断医疗行为中超越患者同意范围的积极治疗、违背患者意愿的积极治疗以及没有满足患者意愿拒不治疗三种情况。[1]如上文所述,超越患者同意范围的积极治疗行为中有些属于过度医疗行为。杨柳教授从患者的主观意愿出发,将专断医疗行为分为无患者同意的专断医疗行为以及超越患者同意范围与受欺诈胁迫的专断医疗行为。[2]但笔者认为,从字面意思上,"无患者同意"的表达无法准确界定是"不需要患者同意"还是"不具备患者同意"。其次,并非所有受欺诈的医疗行为均为专断医疗行为。如上文所述,仅在患者因欺诈行为对所放弃的法益的范围、种类和危险性产生了错误认识时才会产生患者同意无效的情形,也即专断医疗的情形。

2. 本文观点

在某些特定情况下,医疗行为的专断性被合法化。当遇到公共利益的冲突或者是紧急医疗情况出现时,根据优越利益原则,公共利益的保护或患者生命利益的保护要优越于患者的知情同意权。对于精神病人的强制医疗和对患有传染性疾病患者的强制隔离治疗是基于维护社会公共利益的需要,从而侵犯患者的知情同意权。在医疗紧急情况下,法律试图通过限制患者知情同意权,实现医方在医疗紧急情况下的处置权。[3]根据我国现有的法律规定,精神病人的强制医疗以及传染病患者的隔离治疗和医疗过程中多发的紧急医疗行为都是对患者知情同意权的合理侵犯,根据利益均衡原则或者是优越利益原则实施了擅自的治疗行为。

"紧急医疗、强制医疗与隔离治疗"三种情形的"专断性医疗行为"具备法律上的容许性,不应当追究医方的法律责任。从广义层面上理解专断医疗行为,即治疗行为的独断性,缺少患者的知情同意,是医师擅自实施的治疗行为。强制医疗与紧急医疗都不具有患者对于治疗行为的知情同意,仅从语意上理解,二者也应当被纳入专断医疗行为的范围之内。但本文探讨的纳入刑法规制的专断医疗行为是狭义层面上的专断医疗行为。在法律的语境下,专断医疗行为不仅仅形式上缺少患者的知情同意,还应当具有获取患者知情同意的必要性及可能性。

笔者认为,广义的专断医疗行为是缺乏患者知情同意的情形下,医师擅自实施的治疗行为,包括紧急医疗、强制医疗、隔离治疗情形下的"专断性医疗行为"和典型的专断医疗行为。本文所讨论的对象为狭义的专断医疗行为,也即典型的专断医疗行为,指的是在应当获取患者知情同意权且有获取患者知情同意权可能性的情况下,医师怠于履行告知义务或者违反病人意愿擅自实施的医疗行为,包括患者的无效同意与假定同意的情形。

---

[1] 冯军:《病患的知情同意与违法——兼与梁根林教授商榷》,载《法学》2015 年第 8 期,第 108 -125 页。

[2] 杨柳:《专断性医疗行为的刑法处遇问题研究》,东南大学出版社,2015 年,第 6 页。

[3] 龚赛红、董俊霞:《论患者知情同意权的限制——从患者知情同意权保护的核心理念出发》,载《中国社会科学院研究生院学报》2009 年第 5 期,第 62 - 68 页。

二、专断医疗行为刑法规制的基础

（一）专断医疗行为刑法规制的现实基础

1. 刑事追责的司法实践

根据中华医学会的统计，目前在我国发生的医患纠纷，60％以上都是因侵犯患者的知情同意权引起的。[1] 尽管患者的知情同意权已经得到了医疗行业的重视，但是实践中的专断医疗行为还是很多。即使是给患者造成了严重身体损害后果的专断医疗行为也很少能进入刑事诉讼程序。在我国大陆地区，专断医疗行为给患者造成身体危害后果的，一般患者会向法院提起侵权损害赔偿之诉。对于绝大多数涉诉的专断医疗案件，法院均是依照《侵权责任法》第55条的规定，判定医院承担赔偿责任。但也有案例以医疗事故罪追究了医师的刑事责任，笔者将引一案例以示说明。

在本案中，10岁的患者胡某因发烧由母亲沈某带至被告人李某的诊所就诊。李某对患者注射安痛定、小诺霉素和板蓝根针剂，又开了冲剂服用。当日16时许，沈某再次带胡某到李某的诊所治疗，李某在未确定胡某对注射头孢唑林钠无相关禁忌证的情况下，为胡某用头孢唑林钠等药进行输液。在药液快输完时，胡某挣脱了输液针，此时胡某已高烧至40度。李某停止输液，接着在胡某臀部注射安痛定，并在胡某肚脐处贴退烧贴后仍无济于事。17时15分许，沈某急忙将胡某转至余干县人民医院治疗，经住院部医生陈某检查，胡某已没有生命体征。经检验，胡某系因注射头孢类青霉素引起急性过敏休克而死亡，该事故系一级医疗事故。法院审理后认为，注射用头孢唑林钠说明书已明确规定，对头孢菌素过敏者及有青霉素过敏休克或即刻反应史者禁用。李某在没有向患者告知注射头孢唑林钠可能出现的风险，也未详细询问患者的相关禁忌证的前提下，为胡某注射该药，严重违反诊疗常规，导致胡某急性过敏休克而死亡。法院判决李某构成医疗事故罪，判处有期徒刑8个月。[2]

2. 医疗行业的需要

当今社会，医患关系日趋紧张，医患矛盾尖锐发展。医疗技术的不断发展反而带来了医疗纠纷的增多，不仅是在我国，在美国亦是如此。从20世纪70年代中期以来，随着医疗技术的迅猛发展，美国经历了三次医疗纠纷危机。[3] 我国在这种医疗纠纷频发的时期更是滋生出了"医闹"这一特殊行业。医疗父权主义已经不适应当下的医疗环境，患者要求更多的话语权。目前我国医疗资源还比较紧缺，各个地区之间分布不平衡，医师对于患者知情同意权的理解也不同，在现实中却比较普遍地将告知义务与知情同意机械化地理解成"不签字，不手术"。部分医师出于多种考虑，并不完全履行告知义务，有的医师可能是因为患者的决

---

〔1〕 刘晓燕：《患者知情同意权探析——兼评〈侵权责任法〉第55条、第56条的规定》，载《前沿》2012年第10期，第49-51页。

〔2〕 北大法宝网司法案例库：(2014)干刑事初字第54号。

〔3〕 龙敏：《风险社会下医疗安全的刑法保护》，上海人民出版社，2014年，第40页。

定并不理智,但也有医师是为了规避风险。不管患者的自我决定是否理智,只有患者自己才能决定医疗行为是否可以作用于其身体以及对其的意义。结合当前我国医疗纠纷频发、医患关系紧张的背景,医疗行业本身也需要刑法这一社会治理工具的介入。

当前,我国医疗不法行为不断出现的一个重要原因就在于目前刑法对医疗安全的防范和对医疗责任的追究不够,存在很大范围的监管空白。[1] 当下刑法对于医疗行业的规制多集中在尖端医疗科技的发展方面,但是专断医疗行为作为医疗行业中更为常见的医疗不法行为,同样带给患者严重的身体损害的后果。对专断医疗行为进行刑法规制有利于保障患者的身体利益,另一方面也督促着医师规范医疗行为,履行说明义务,保障患者的知情同意权,这也是对医师利益的保护。

3. 民事侵权保护的局限性

关于专断医疗行为法律规制问题,在我国大陆地区依然存在着很大争议。部分学者认为专断医疗行为仅具有民事违法性,刘明祥教授认为专断医疗行为是紧急避险中的一种情况,[2]杨丹教授则认为专断医疗行为侵犯了患者自我决定权,只有民事侵权的违法性。[3]谢望原教授则认为专断医疗行为不具有违法性,因为医院本身就负有对危重病人的救助义务,即便是违背了患者的意志也应当对其实施救助行为。[4] 这其实是混淆了专断医疗行为与紧急医疗行为。也有学者认为专断医疗行为有构成刑事犯罪行为的可能,梁根林教授就提出对于专断医疗行为的法律规制应当构建"以民法规制为原则,以刑法规制为例外"的归责体系。[5]

司法实践中,侵犯患者知情同意权的专断医疗在实践中多以民事侵权行为提起诉讼,实际上,不管是对医师提起侵权损害赔偿之诉或者违约之诉,都不能全面保障患者的利益。民事法律对于不法行为的规制主要是财产上的强制,并不涉及人身自由,对于不法行为人的威慑力远达不到现实需要的水平。实践中,医患双方信息严重不对等,医疗行为的专业性极强,对于患者来说,在诉讼中也难以对自身身体损害的事实提出有力的证据。若是将专断医疗行为纳入刑法规制的范围,由侦查机关和公诉机关介入,就可以更好地解决患者在诉讼中举证不力的问题。[6]

我国《侵权责任法》中规定,对于医师实施的专断医疗行为,造成损害的,由医疗机构承担赔偿责任。实际上就是说,即便是医师实施了给患者造成身体损害的专断医疗行为,医师

---

[1] 龙敏:《风险社会下医疗安全的刑法保护》,上海人民出版社,2014 年,第 34 页。

[2] 刘明祥:《伤害罪若干问题比较研究》,载《比较法研究》,中国人民大学出版社,2007 年,第 376 页。

[3] 杨丹:《医疗刑法研究》,中国人民大学出版社,2010 年,第 208 页。

[4] 谢望原:《孕妇事件:医院应负不可推卸的法律责任》,载《法制日报》2007 年 12 月 2 日。

[5] 梁根林:《医疗过失与专断医疗行为断想》,载《过失犯研究》,北京大学出版社,2010 年,第 260 页。

[6] 冯军:《病患的知情同意与违法——兼与梁根林教授商榷》,载《法学》2015 年第 8 期,第 102 - 125 页。

个人也是不需要承担法律责任的,由医疗机构承担患者的损害赔偿责任就可以了,这显然也是不合理的。2017年最高院发布的《关于审理医疗损害责任纠纷案件适用法律若干问题的解释》(以下简称《解释》)中规定,只要医疗机构提交了书面同意证据的,就认定为医师尽到了说明义务,除非患者有足以反驳的相反证据。由此看来,《解释》实际上是加重了患者的举证责任。《解释》中规定,"医疗机构是否尽到了说明义务、取得患者或患者近亲属书面同意的义务"的专门性问题,可以作为申请医疗损害鉴定的事项。但是客观来看,医疗损害鉴定机构对这一问题应当适用何种鉴定程序,采用什么样的鉴定方式,也是一个亟须解决的问题。因此综合上述方面,实践中民事侵权法对于专断医疗行为的法律规制具有很大的局限性,需要借助于刑法来完善专断医疗行为的法律规制。

(二)专断医疗行为刑法规制的理论基础

1. 患者的承诺

患者的承诺是指患者在经医师详细说明医疗行为的可能风险后作出是否接受医疗行为的真实、独立的意思表示,也即患者对于医疗行为的知情同意。有学者将患者的知情同意与被害人承诺比较,认为二者具有相似性,[1]均是针对自己可处分的身体法益做出的意思表示。被害人承诺是对自己可处分的身体利益的放弃,患者的承诺是患者结合了自己的疾病状况和医师提供的医疗方案做出的是否接受医疗行为的法益选择。可以说,患者的承诺是被害人承诺在医疗领域的特殊表达。

古罗马有法谚曰:"得承诺者不违法。"被害人承诺是刑法上一种重要的违法阻却事由。医师在实施医疗行为之前必须获取患者的承诺,就是要以患者的有效承诺阻却对身体侵袭性医疗行为的违法性,也即使得医师的医疗行为正当化。关于医疗行为正当化依据,理论界有"正当业务权说""患者承诺说"与"更优越利益说"等多种学说。我国传统的刑法理论将医疗行为认定为业务行为的一种,因而阻却其违法性。医疗行为是业务行为的一种存在形式并不意味着医疗行为的实施是正当的,"正当业务行为说"过于注重医疗行为的社会意义而忽略了患者个人的利益。有的学者坚持"保护优越的利益"[2]为医疗行为正当化事由,优越利益的判断标准并非是完全客观的,应当涉及患者自身的主观意愿。但也只有患者自己才能决定,什么才是对于他来说更优越的利益。医疗行为面对的不仅仅是疾病,其面临的客体是作为疾病载体的患者本人。

将患者的承诺作为医疗行为正当化的依据具有合理性。首先,医疗行为的实施多是医

---

[1] 被害人承诺是指基于被害人允许他人侵害自己可支配的权益的承诺而实施的阻却犯罪的损害行为,其对于行为人的刑事责任的承担具有重要意义,可以降低行为的可责性,甚至可以排除行为人行为的违法性。被害人承诺制度源自罗马法谚"得承诺者不违法"。但是被害人承诺在德日犯罪论体系中是阻却违法性还是阻却构成要件该当性尚存争议。参见车浩:《论推定的被害人同意》,《法学评论》2010年第1期,第140-147页。

[2] "保护优越的利益"的概念是从被害人承诺中引出的,西原春夫曾指出,刑法的任务是保护优越的利益,但优越利益的享有者如果放弃法的保护,且这种放弃对公共利益和他人利益不产生影响时,法就没有对其保护的必要性。

师基于专业知识经验进行裁量的后果,但是医疗行为可能发生的结果具有很大的盖然性。正是因为医疗行为的不确定性,才应当在医疗行为实施之前取得患者的有效同意。其次,对人体具有严重侵袭性的医疗行为例如外科手术,其对于患者外观体形与身体机能的改变是不可逆转的,在这种重大利益选择的情况下,应当对患者本人的意愿绝对尊重。最后,患者才是医疗行为的直接受体,但是患者不是医疗行为中的客体,医疗行为是医患双方主体互动完成的,因此只有处于医疗关系主体一方的患者本人才有权力决定对于其本人的最佳利益。

医疗行为的正当化是形式要件与实质要件的统一,医疗行为在具备医学适应性、符合医疗目的的前提下,还应当具备患者承诺。具备医学适应性、符合医疗目的是医疗行为正当化的形式要件,患者的承诺是医疗行为正当化的实质要件。专断医疗行为欠缺患者的承诺,也就欠缺医疗行为正当化的实质要件,自然是非正当化的医疗行为。

2. 犯罪的本质

犯罪的本质是行为被认定为犯罪的最典型特征,也是区别违法行为与犯罪行为的关键。我国早期刑法理论受苏联影响,将犯罪本质界定为"社会危害性说"。近些年来,受大陆刑法理论的影响,关于犯罪本质的学说出现了"法益侵害说""规范违反说"以及"社会相当性说"等。"法益侵害说"立足于结果无价值,重点评价行为对法益造成损害或者是危险。"规范违反说"立足于行为无价值,认为犯罪本质是违反了既定规范及其规定的义务。"社会相当性说"实际是前面两种学说的折中,认为犯罪不仅仅是对法益的破坏,也要关注行为样态。

本文赞同"社会相当性说",严重脱逸社会相当性的行为即为犯罪。对立性地理解行为无价值与结果无价值是不正确的,行为无价值也要考虑法益侵害,结果无价值也要重视规范违反。[1] 具体到医疗行为领域,给患者造成的重伤、死亡后果的专断医疗行为具有严重的法益侵害性,且这种法益侵害性已经超出了社会整体伦理秩序的许可范围。因此,给患者造成重伤、死亡等严重后果的专断医疗行为应认定为犯罪行为。

具有严重侵袭性的医疗行为通常会给患者身体完整性或者是生理机能带来侵害,且这种侵害的实施事前并未得到患者有效承诺,因此违背了社会民众的法秩序情感,应当将其纳入刑法规制的范畴之内。不能因为医疗行为对患者疾病的救助有正当目的就无限扩大法律对其容忍性,实际上正是因为医疗行为将人作为行为客体才更应该加强对它的法律规制,规范其行使。

将专断医疗行为入罪并非限制医师医疗权的行使,而是为了规范医师医疗权的行使。在处于医疗行业高风险的情境下,规范也是另一种意义的保护。督促医师在进行相关诊疗前履行如实告知义务,在某种程度上分担了医师的风险。医疗行业自古以来就是一个高风险的行业,医疗行业的发展不仅依靠科学技术的发展,很大程度上也依靠动物实验、人体试药、人体试验的开展,还有一些创新性、试验性的疗法,结果都是未知的,因此有必要运用法律的手段对其予以规范,医疗行业的高风险性也需要刑法对其予以规制。医疗行为相当程度的侵袭性与医疗行为风险的不确定性决定了专断医疗行为的行使必然会严重背离社会相

---

〔1〕 〔日〕松宫孝明:《刑法总论讲义》,钱叶六译,中国人民大学出版社,2013 年,第 69 页。

当性,因此应当采用刑法手段予以规制。

3. 被允许的危险

被允许的危险是指某种危险行为的实施是对社会有益的,为追求行为实施后的利益,允许冒着危险去实施此等行为。被允许危险理论的重点是各种合法化事由的共同结构原理,行为的实施虽然为社会所期盼,但不过是将行使有危险的行为可能作为合法化事由加以承认。[1]被允许的危险行为合法化的依据在于行为人通过实施一定的行为,履行了回避危险结果发生的义务,因此"不被允许的危险行为"就转变为"被允许的危险行为"。[2]被允许的危险理论已广泛应用于医疗行为中,成为医务人员免责的重要事由之一。[3]被允许的危险理论与圣·托马斯·阿奎那提出的双效原则有一定的相似之处,双效原则是说"一桩行为同时有善恶两种效果,在某些特定的条件下,为达成善的目的而同时造成恶的结果是可以被允许的"。[4]

被允许的危险理论是危险分配理论的表现形式。根据危险分配理论,对于从事医疗行业、交通运输行业等高风险的行业,防止危险结果发生的注意义务不能完全由业务人自己承担。为达到限制行业危害性与保障行业正常发展两者之间的平衡,基于社会的相当性预防危害结果发生的危险应当在从业者、受害人甚至是社会群体之间作出合理分配。[5]但是,将被允许的危险理论适用于高风险的医疗领域并非是免除医师的注意义务,若医师在行为前没有取得患者的知情同意,不应当适用被允许的危险理论。换言之,专断医疗行为中所涵盖的危险是不被允许的,专断医疗行为的实施是不被允许的危险行为。"被允许的危险"中的危险应当是一般情形下必要的、不可避免的,适用到医疗行业,即只有在正当化的医疗行为中,医师才能以被允许的危险原则为抗辩理由减轻刑事责任。专断医疗行为是非正当化、非一般的情形,自然不能适用被允许的危险来减轻责任。

三、专断医疗行为刑法规制的要件

专断医疗行为存在其实质的违法性基础,但并非所有的专断医疗行为都一概而论采用刑法手段予以规制,只有具备了一定要件的专断医疗行为才需要追究医师的刑事责任。当专断医疗行为满足相应的不法要件与责任要件时,方可将其纳入刑法规制的范畴内。

(一)专断医疗行为刑法规制的不法要件

专断医疗行为刑法规制的不法要件是指专断医疗行为是否满足犯罪的构成要件符合

〔1〕 [德]汉斯·海因里希·耶赛克、[德]托马斯·魏根特:《德国刑法教科书(上)》,徐久生译,中国法制出版社,2017年,第544页。

〔2〕 郑泽善:《刑法总论争议问题研究》,北京大学出版社,2013年,第214页。

〔3〕 张爱艳:《医疗过失犯的限缩——以注意义务阻却事由为视角》,载《中国刑事法杂志》2008年第11期,第54-61页。

〔4〕 [美]托马斯·卡斯卡特:《电车难题:该不该把胖子推下桥》,朱沉之译,北京大学出版社,2014年,第62页。

〔5〕 臧东斌:《医疗犯罪比较研究》,中国人民公安大学出版社,2005年,第183页。

性,这是判断其违法性的逻辑起点,也是判断行为违法的基础。当专断医疗行为具备了侵袭性医疗行为、严重的身体危害后果以及医疗行为与结果之间具备因果关系三个主要的构成要件要素时,即具备了构成要件符合性。又因满足构成要件符合性的专断医疗行为欠缺患者同意这一违法阻却事由,故可以判断行为是违法的。

1. 侵袭性医疗行为

应当纳入刑法评价范围的专断医疗行为中的"医疗行为"是有所限制的。首先,此处的医疗行为应当是侵入人体的,对人体具有侵袭性的医疗行为。医疗行为中有普通的一般医疗行为,也有侵袭性的医疗行为。一般性的医疗行为是指无须进入患者体内也不会给患者造成损害的行为,比如按摩、涂抹药膏等行为;而侵袭性的医疗行为是指需要侵入患者体内并可能损害患者身体的行为,比如静脉注射、外科手术等医疗行为。[1] 以侵袭性的高低判断医疗行为对人体的侵入程度虽然比较片面,但也有一定的道理。因为进入人体内部,甚至是破坏了患者身体完整性的医疗行为必然是给患者带来更大的身体损害的风险。其次,专断医疗行为应当是对人体造成损害的行为。此处的"损害"并非是医疗行为造成的危害患者身体健康的结果,而是指行为本身是破坏人体完整性的,例如截肢手术、切除病变组织等,且不论这种破坏身体完整性的行为是否具有医学上的适应性,是否是符合医疗操作标准的。在我国鲜有学者赞同德国刑法学界学者关于"医疗行为伤害说"的观点,暂不考虑医疗行为是否取得预想的效果,侵袭性的医疗行为会对患者的身体造成一定程度的损害,这是不可避免的。

专断医疗行为无疑都侵犯了患者的自我决定权,但只有当医师擅自实施的医疗行为侵袭性达到一定的程度时才可以纳入刑法规制的范围之内。

2. 严重的身体危害后果

专断医疗行为为刑法规制中另一必不可少的要件是具有实质损害性的结果,且这种身体损伤的结果属于医源性损伤结果。[2] 医疗行为的初衷和目的都是对于人身体健康法益的恢复和保护。但是,由于医疗行为的高风险性和不确定性,现代医疗技术的局限性,医疗侵袭也可能对人体造成严重的后果,对专断医疗行为追究刑事责任也有了实质性基础。德国判例对于专断医疗行为的立场是:即便是取得了预想中的医疗效果,只要行为的实施违背了患者的意愿,就要追究医师专断医疗行为的刑事责任。但是笔者认为,只要违反患者的知情同意权进行了擅自治疗行为就要追究医师的刑事责任是不合理的,在我国也是不现实的。专断医疗行为侵犯的是患者的自我决定权和身体健康权。对于那些具有医学上的适应性,取得了预想的治疗效果,但是治疗行为未取得患者同意的医疗行为,不应当追究医师的刑事责任。有学者将专断医疗行为的损害结果分为以下两种:一是符合医学常规、具有医学上的适应性的专断性医疗行为造成的损害。此种情形下的损害分为两种,第一种是必要的、医

---

[1] 杨柳:《专断性医疗行为刑法处遇问题研究》,东南大学出版社,2015年,第22页。

[2] 医源性损伤指患者的损伤源自医方,即患者在就医过程中,医者主观上无过错或过失,在客观上对患者造成的出于治疗目的的符合技术、伦理、法律要求的有限而必要的损伤。

学上所允许的损害,例如对骨坏死患者进行截肢手术,第二种是不必要的且医学上不允许的损害,例如内科检查时损害了患者的处女膜。二是不必要的行为造成了不必要的损害,该种医疗行为本身不算是真正意义上的医疗行为,造成的后果自然是毫无必要且不被允许。[1]

本文讨论的应当受到刑法规制的专断医疗行为的损害后果不是医疗行为固有风险转化而来的,即不是必要的医学上所允许的损害,而是医疗行为附带的、随机的风险或者是医师没有尽到应有的注意义务带来的风险现实化后的损害后果。

3. 医疗行为与损害结果之间具有因果关系

归因是归责的前提,若要对医师追究专断医疗行为的刑事责任,先要证明医师的擅自治疗行为与患者身体损害的结果是有因果关系的。专断医疗行为与患者身体损害后果之间的因果关系具有责任归属与责任限制的双重作用。传统刑法理论所讨论的因果关系是危害行为与危害后果之间引起与被引起的关系。[2]因果关系是客观存在的,并不以行为人的意志为转移,而且需要注意的是,作为专断医疗不法要件中的因果关系,其原因应当是专断的医疗行为而非既存的疾病事实,结果也应当是由专断的医疗行为直接造成的。我国刑法理论关于因果关系的学说有必然因果关系说和偶然因果关系说,国外的刑法理论中有条件说、相当因果关系说等,这些都是在事实层面上对因果关系进行的评价。客观归责理论将构成要件分为事实层面上的归因判断以及价值层面上的该当性认定两个方面。[3]笔者认为也应当在我国医疗损害案件的司法实践中将归因与归责分离开来。

医疗行为是一种特殊的技术性行为,其因果关系也具有自身的特殊性。在任何的一个医疗行为中,损害结果的出现都难以说是由单一的因素引起的,通常存在疾病风险、患者自身因素、医疗过失、医学技术本身的缺陷等各种因素的影响,[4]给实践中医疗纠纷案件中损害结果的原因判断带来了困难。因此在专断医疗行为引起纠纷的案件中,应当委托有专门性医学知识的专业鉴定机构对损害结果进行原因归属的判断,而法官的责任则是在此基础上判断行为人是否应当承担法律责任。

(二)专断医疗行为刑法规制的责任要件

根据现代刑法的责任原则,在判断行为人是否应当对违法行为承担刑事责任时,不能仅仅依据行为造成的危害后果,还应当考虑行为人主观心态方面的要素。犯罪行为的责任要件主要包括行为人的故意、过失、目的与动机以及期待可能性等问题。本文探讨的专断医疗行为刑法规制的责任要件主要是医师的责任形式问题,也即医师实施专断医疗行为时的故意或过失的主观心理状态。

1. 责任形式宜认定为过失

传统刑法理论对于故意、过失的判断结合了认识因素与意志因素两个方面综合考量。

〔1〕 杨柳:《专断性医疗行为刑法处遇问题研究》,东南大学出版社,2015年,第19页。
〔2〕 张明楷:《刑法学》,法律出版社,2016年,第175页。
〔3〕 陈兴良:《客观归责的体系性地位》,载《法学研究》2009年第6期,第37-51页。
〔4〕 龙敏:《风险社会下医疗安全的刑法保护》,上海人民出版社,2014年,第166页。

认识因素上判断行为人是否认识到了危害结果发生的可能性以及对于危害结果发生的认识程度问题。意志因素上判断行为人是追求、放任危害结果的发生还是尽力回避危害结果的发生。首先,医疗行为过程具有突发性和紧急性,医疗行为后果的发生也与多种因素相关。因此,即使是经验丰富的医师也很难保证自身对于医疗行为可能发生的后果有绝对确定性的认识。其次,由于医师职业的特殊性与医疗行为"治疗疾病"的目的性,不管医师是否有意违反病人意愿实施医疗行为,其都是在以积极的作为去追求预想的良好治疗效果,医师对于可能给患者造成的身体危害后果是持否定态度的,也就不能将医师的责任形式认定为故意。因此,不管医师是违背患者意愿实施的专断医疗行为还是误以为得到患者承诺后实施的专断医疗行为,都倾向于认定医师的责任形式为过失。

在我国刑法理论中,对于过失犯的处罚依据有多种学说,主要有"严重不负责任说""结果避免说"与"注意义务违反说"。传统刑法理论采用的是"严重不负责任说",在我国刑法典的多个条文中也出现了"严重不负责任"的表述。但是"严重不负责任"的表达相对模糊,涵盖的范围也较为宽泛,给司法实践中的认定带来了困难。理论界的通说是"结果避免说",重点评价行为人对于危害结果的回避义务,也划分了过于自信的过失与间接故意二者之间的界限。[1]行为人实施相应行为去回避结果发生的前提是对结果有预见,在疏忽大意的过失中,行为人没有认识到危害结果发生的可能性,更无从实施结果回避的义务。笔者认为"注意义务违反说"作为过失犯的处罚依据较为合理,行为人违反了日常生活中的注意义务或者是违反了职务业务领域中特定职务要求的注意义务。

因此,专断医疗行为刑法规制的责任要素宜认定为过失,也即医师违反了医疗行业特定的注意义务形成的业务过失。

2. 违反多重注意义务的过失

医疗注意义务是医方技术性注意义务、伦理性注意义务和组织性注意义务组成的诸多注意义务集群。[2]医疗伦理性注意义务主要包括了医师对于诊疗过程中关于治疗行为的告知、说明以及保密等义务。医疗技术性注意义务是指医疗行为的实施应当符合诊疗规范,具备医学适应性,与当时的医疗水平相适应。专断医疗行为刑法规制的责任要素是医师违反医疗注意义务形成的过失,但是专断医疗行为责任要素的过失与一般过失的最大区别是,它是违反多重注意义务所形成的过失。所谓违反多重注意义务是指医师实施的医疗行为不仅没有取得患者同意,违反了医疗伦理性注意义务,而且医疗行为的实施不符合诊疗规范或者不具备医学上的适应性,违反了医疗技术性注意义务。总的来说,专断医疗行为刑法规制责任要素中的过失是医师违反了医疗伦理性注意义务与医疗注意性义务所形成的过失。

在实践中,对于医师是否违反了医疗伦理性注意义务的判定可以结合医疗机构提供的

---

〔1〕 陈兴良:《刑法适用总论》,中国人民大学出版社,2006 年,第 179 页。

〔2〕 张爱艳:《医疗过失犯的限缩——以注意义务阻却事由为视角》,载《中国刑事法杂志》2008 年第 11 期,第 54 - 61 页。

书面证据与患方的意见判断医师在实施医疗行为之前是否与患方进行了有效的沟通,取得了患者的知情同意。但是判断医疗行为的实施是否违反了医疗技术性注意义务则是专业领域内的问题,法官应当结合专门机构出具的鉴定意见,综合考量后作出合理的判断。

应当注意的是,医疗行为的实施是否违反医疗技术性注意义务的判断标准不应是绝对的。首先,我国各个地区之间的医疗水平不同,经济水平发达地区与相对偏远落后地区的医疗水平存在一定的差距。其次,各个医疗机构之间的等级不同,也应当适用不同的技术水平标准,不能用三级甲等医院的技术标准去评定一级医院。最后,实施专断医疗行为的各个医师的资历也是不尽相同的,主任医师的资质和技术经验水平应当高于住院医师。因此,对于实施专断医疗行为的医师是否违反了医疗技术性注意义务的判断应当结合医师所属医疗机构之间的地区差异、所属医疗机构的资质以及医师本身的资质多个因素综合判断。

四、专断医疗行为刑法规制的完善

(一) 专断医疗行为刑法规制的理念

1. 坚持刑法的谦抑性

刑法并非是以善去恶,而是以恶制恶,以痛苦相威胁,防止人们去实施犯罪。[1] 正是因为如此,我们应该对允许刑法延伸到的生活范围妥善地考量。刑法是必要的"恶",故而刑法必须谦抑。现代刑法应当是后位法,是其他部门法的保障法,应当是最后的、不得已的规制手段。对于专断医疗行为,对其进行法律规制的前置法还应当是《侵权责任法》。医师因违反告知义务给患者造成损害的,医疗机构需要承担赔偿责任。专断医疗行为给患者造成的损害严重程度直接决定了行为是属于民事侵权还是过失犯罪。犯罪行为与违反民事法律和行政法律的区别并不在于数量的不同,而在于质量的不同。[2] 只有专断医疗行为侵犯患者的法益达到一定的价值时才能纳入刑法规制的范围之内。

目前实践中多以民事侵权解决专断医疗行为,但不意味着医师具有医疗过失行为的刑事豁免权。刑法是后位法不代表刑法就不出现,它是不得已但也是不可或缺的手段,在专断医疗行为的刑事处遇中体现刑法谦抑性是毫无疑问的。从各国的立法及司法实践来看,大多数是采用了民事赔偿的方式。在司法实践中对于专断医疗行为的刑法规制应当坚持谦抑性原则,对于那些给患者造成损害较轻的专断医疗行为应当进行非犯罪化处理,运用民事的或者是行政的法律手段进行调整。如果专断医疗行为给患者造成的身体或精神损害较小或

〔1〕 A Ashworth. Principles of Criminal Law. Oxford University Press,2006:22.
〔2〕 [德]汉斯·海因里希·耶赛克、[德]托马斯·魏根特:《德国刑法教科书(上)》,徐久生译,中国法制出版社,2017年,第74页。

者医师在专断医疗行为的实施上责任较轻,那么就要抑制刑事处罚。[1]刑法谦抑性在司法实践中的内涵也包括轻刑化处理。当医师的专断医疗行为造成了患者重伤或死亡的严重后果时,应当追究医师医疗事故罪、过失致人重伤罪或者过失致人死亡罪的刑事责任,但处罚上应当低于医疗事故罪、过失致人重伤罪或过失致人死亡罪。鉴于大部分的专断医疗行为都取得了良好的治疗效果,故可考虑将给患者造成较轻危害结果的专断医疗行为作为自诉案件处理。是否追究医师刑事责任的决定权在于患者,有利于缓和医患矛盾,稳定医患关系。

总之,对专断医疗行为的法律评价应当以《侵权责任法》或行政法为前置;对于给患者造成轻微损害后果的专断医疗行为作为自诉案件处理;在医师具有重大过失,造成了患者重伤、死亡的后果时,追究医师的刑事责任,但应当在医疗事故罪、过失致人伤害罪或过失致人死亡罪的法定刑基础上减轻处罚。

2. 坚持患者知情同意权的合理限制

对专断医疗行为进行法律规制的目的是为了保护患者的知情同意权,但是患者权利的行使也应当有一定的限度。前段时间网上热议的"医生抢救病人剪坏衣物遭索赔"就是患方滥用知情同意权的典型情形。事件经过大体如下:肺栓塞、心脏骤停的危急患者,急诊上ECMO,成功复苏。但是患者家属却来找医护人员索赔衣服,因为衣服被医护人员在抢救过程中剪坏了。紧急情况下,剪坏衣服义务对患者进行救助也是正当的医疗程序,患方以此理由找医方索赔其实不应该予以支持。在患者陷入危急状态下,即便是医师实施的救助行为没有取得预想的治疗效果,只要医疗行为的实施符合正当医疗程序,具备医学上的适应性,患方也不得以救助未得患者承诺要求医师承担法律责任。患者对于知情同意权滥用的情形不能纳入刑事法律规制的范围之内。

对患者知情同意权保护的合理限制也是为了防止患方滥用诉权。2014年12月我国台湾地区的一篇报道中指出,由于刑事诉讼的成本低,台湾地区的患方多偏好提起刑事诉讼,造成了医疗纠纷"以刑逼民"的诉讼状态。[2]我国大陆地区应当警示此种状况的出现,对患者权利的保护也要有一定的界限,防止患方滥用诉权,造成诉讼之累。

(二)专断医疗行为刑法规制的路径

通过对专断医疗行为的域外考察后发现,将专断医疗行为纳入刑法规制范围的国家中,或设立了专门的专断治疗罪,或是以伤害罪追究刑事责任。在我国无须新设罪名来规制专断医疗行为。首先,专断医疗行为的行为方式与造成的法律后果在我国现有的刑法体系内

---

[1] 熊永明:《医师义务的悖反关涉的刑事问题》,载《医事刑法重点问题研究》,东南大学出版社,2017年,第32页。

[2] 根据新华网2014年12月20日的报道,台湾医疗体系内、外、妇、儿、急诊五大科医师人力吃紧,缺口很大。如不采取得力措施应对,到2022年"五大皆空"的状况将更加恶化,严重影响医疗品质,台湾医疗纠纷案件80%是以"刑事诉讼"方式提出。台湾真理大学财经法律系副教授吴景钦认为,现行规范不分医疗过失轻重,一律以"刑法"绳之。他认为:"这才是医师被指为高犯罪行业的原因所在,造成诉讼之累。"http://news.163.com/14/1220/20/ADUF0HOE00014JB5.html,最后访问日期:2018年7月20日。

可以找到相应的条款予以规制。其次,将具有严重违法性与危害性的行为纳入刑法规制的范畴并非意味着要为这一行为增设特定的罪名。成文法有着天然的滞后性,自法律颁布施行时就已经落后于社会的需要。随着社会不断发展,会出现更多新的具有社会危害性的犯罪方式,将其纳入刑法规制并非要动辄立法"谏言",完善立法,应当在现有刑法体系内对相关犯罪行为解释运用。

1. 过失致人重伤、死亡罪

传统刑法理论将医疗行为界定为正当业务行为,从而阻却了行为的违法性。由于医疗行业的特殊性,因此医疗行为所带来的风险都被认为是可容许的风险。手术失败或者治疗没有取得相应的效果,也可以归因于治疗方式不适合患者的体质。医疗行业一直都是在"探索身体"的过程中发展,创新疗法,总结疗效。正是因为如此,更不应该降低医师的注意义务。将医疗行为与伤害行为相比较可能情理上难以接受,但是不可否认的是,侵袭性医疗行为给人体带来的创伤性并不亚于伤害身体犯罪带来的损害后果。伤害罪所保护的不仅仅是身体健康权的法益,还包括身体上外观的完整性以及内在机能的正常性。专断医疗行为给患者造成严重后果的,是有构成伤害罪的可能性的。

专断的医疗行为也是医疗行为的一种,其行为的出发点是以必要的医疗侵袭来换取患者相应的医疗效果,在这一层面上讲,医疗行为并非是伤害行为,而是对患者的保护行为。医师在实施医疗行为前缺少患者的有效承诺,且在医疗行为操作过程中违反了注意义务,故不存在对危害结果的违法阻却事由。医疗行为的实施是故意行为,但是医师实施医疗行为的意图并非是要追求或者放任患者的死伤后果。[1]虽然医师在实施医疗行为时有预见患者死伤风险发生的可能性,但是这种结果的发生违背了医师的本意。因此,即便是医师有意违背患者意愿实施了医疗行为,由于医师疏于防范,致使医疗风险实质化,发生了患者死伤的严重后果,也只能追究医师的过失致人重伤罪或过失致人死亡罪的刑事责任。

通说认为,依据限制罪责理论,[2]医疗行为固然该当犯罪构成要件,但不成立故意犯,并不影响过失犯的成立。[3]因此,给患者造成严重身体伤害后果的专断医疗行为也并不能构成故意伤害罪,只能构成过失致人重伤罪或者过失致人死亡罪。可能医师违反患者意愿,对患者强行治疗是故意行为,但是医疗行为造成患者的死伤后果是违反医师的意志的。根据主客观相一致的原则,医疗行为的专断性是医师的故意行为,应当追究其故意侵犯患者自我决定权的法律责任,但是患者出现的死伤后果是由于医师在医疗行为中的严重过失发生的,仅能让医师承担这一伤害后果的过失责任。不能将医疗伤害的结果与普通伤害罪的结果等同视之,更不能仅以医疗行为是否取得了良好的治疗效果来判断是否构成伤

---

〔1〕 黄丁全:《医事法新论》,法律出版社,2013年,第255页。

〔2〕 限制罪责理论也被称为限制责任理论,是德国刑法中的理论对严格责任的改良,其修正了严格责任理论中对一切法律错误一视同仁的做法。在德国,限制责任理论被司法判例与大多数学者所认可,认为限制责任理论可以适用于欠缺故意的情形。

〔3〕 林钰雄:《新刑法总则》,台湾元照出版有限公司,2006年,第332页。

害罪,是否构成伤害罪要看医师在医疗行为过程中是否符合医学上的适应性,尽到了相应的注意义务。

2. 医疗事故罪

即便是依照传统刑法理论,医疗行为是正当的业务行为,给患者造成严重身体损害后果的专断医疗行为在现行的刑法体系下,也有被评价为犯罪的可能性。对于过当的专断医疗行为,当医师在擅自实施的医疗行为中严重不负责任,不具有医学的适应性,给患者造成严重的身体损害后果的,实际上构成了我国刑法条文中规定的医疗事故罪。

我国刑法第 335 条规定的医疗事故罪,此罪成立的条件是由于医务人员的严重不负责任,造成就诊人死亡或严重损害了就诊人的身体健康。2002 年国务院颁布的《医疗事故处理条例》第 4 条规定,根据实际对患者造成的人身损害程度,将医疗事故分为四级。因此,当医师实施的专断医疗行为中有不符合医疗常规的行为,且给患者造成了足以认定为医疗事故的严重损害后果时,应当追究医师医疗事故罪的刑事责任。同样,构成此罪的前提依然是医师对于患者的死伤后果持否定的态度。尽管医师有意违背患者的意愿擅自实施了医疗行为,这种有意也并非刑法规定中的"故意",并且医师对于操作不当造成患者身体危害后果的态度是否定的。医师实施的专断医疗行为必须发生了患者死亡或者是严重危害患者身体健康的结果时才能以医疗事故罪定罪处罚,在这种情形下,实际上是过失致人死亡罪或者过失致人重伤罪与医疗事故罪的竞合。

总的来说,若是专断医疗行为取得了良好的治疗效果,由于不存在客观的实质损害后果,因此不具备追究刑事责任的基础,只能评价为医师的擅自治疗行为侵犯了患者的自我决定权。专断医疗行为没有取得预想的治疗效果,但医师尽到了相应的注意义务,行为符合医疗规范,具备了医学上的适应性,也不能追究医师过失伤害罪的刑事责任。仅有在专断医疗行为给患者造成了严重的身体损害的后果,并且医师没有尽到应尽的注意义务时,才能追究医师的刑事责任。

五、结　语

目前法律条文中明确对专断医疗行为进行规制的法律只有 2010 年的《侵权责任法》。2017 年最高院出台的《关于审理医疗损害责任纠纷案件适用法律若干问题的解释》(以下简称《解释》)第 17 条规定:医师违反说明义务但未造成患者的人身损害,患者请求医疗机构承担赔偿责任的,法院不予支持。医护人员大量流失,医患矛盾尖锐发展,这确实是目前我国医疗行业面临的不容乐观的局面。但《解释》的最新规定实际上是降低对于患者知情同意权的保护力度,这对缓和医患矛盾是无益的。专断医疗行为的刑事处遇不能一概论之,只要侵犯患者的知情同意权就要追究医师的刑事责任,或者不管给患者造成怎样严重的身体危害后果都不追究医师的侵权责任,这两种一刀切的做法都是有失偏颇的。

关于是否要将专断医疗行为作为新的犯罪类型予以规定,像我国台湾地区那样,将其认定为强制罪,或者是像奥地利那样将其专门定罪,在我国(大陆)没有必要性。在现有的刑法体系内就可以对专断医疗行为进行规制的情况下,我们不能无视它可能带来的刑事责任。对于那些取得预想治疗效果的专断医疗行为,仅仅是侵犯了患者的知情同意权,医疗机构可以承担侵权损害赔偿的责任。而由于违反注意义务,给患者造成重伤或死亡严重后果的专断医疗行为应当区分情形,以过失致人重伤罪、过失致人死亡罪或者医疗事故罪定罪处罚。

在十九大推动构建和谐医患关系,促进平安医院建设的战略部署下,对于专断医疗行为,应当坚持"保护患者利益,稳定医患关系"原则,合理考量专断医疗行为的违法性。对于专断医疗行为的法律规制应当以民事侵权法律规制为前置,以刑法规制为补充,做到法律规制上民事制裁与刑事制裁之间的平衡,这也是助推"健康中国"的有力举措。

法律对医患关系契约性的强化[*]

——医改不可忽视的历史必然性

曾日红^{**}

一、"来自陌生人的照顾"何以可信?

正如哈佛大学查尔斯·罗森伯格教授在其医院批判专著《来自陌生人的照顾》(*The Care of Strangers*)中所揭示的,200 年来医院制度的变迁,由诊所巡医到医院坐诊医,标志着医患关系的根本转变,即从熟人关系到陌生人关系,以非契约性为主的关系转为以契约性为主的关系。现代医患关系本质上是陌生人对陌生人的求助与救助,也是一次"陌生人"之间涉及药品与医疗服务的交易活动。[1]

"来自陌生人的照顾",是社会历史发展的必然。社会分工所产生的专业化,使得个人必须用自己的劳动成果换取别人的劳动成果,才能维持生存与发展。交换,实现着人与人之间的互补、互惠。而契约,自古有之,作为交换机制之一,是指一种可约定、可物化、可度量、可检验的交换方式,其通常被简化为要约与承诺[2]。最典型的契约就是新古典微观经济学的个别性交易,其意味着"除了物品的单纯交换外当事人之间不存在关系"[3],即所谓的"一锤子买卖"。最能体现这种交换方式特点的是有关要约与承诺的"镜面原则"——即要约与承诺必须完全一致,互为镜面。医患关系,显然不属于"一锤子买卖",其存在明显的非契约性,但无疑也是社会分工、专业化的产物,是人与人之间的一种交换关系[4]。实际上,人类所有形式的医疗活动都存在一个通行的流程。首先,治疗者必须做出诊断;其次,预后(这是最不确定的部分),即预测病情的发展进程;再者,开处方;最后,付账单。[5] 即便病人到神庙去看病,也应献上适当的祭品并给付祭司酬劳。职业医生因为专业分工的细化,更需要通过医

* 本文系 2015 年江苏高校哲学社会科学研究项目"法政策学视野下医疗损害之非对抗式诉讼研究"(2015SJB161)及 2015 国家社会科学基金项目"医患关系规制的法政策学研究"(15BFX033)的阶段性研究成果。

** 曾日红,女,法学博士,南京医科大学人文社会科学学院副教授。

[1] 王一方:《医学是什么》,北京:北京大学出版社,2010 年,第 48 - 49 页。

[2] A. L. 科宾:《论合同》,王卫国等译,中国大百科全书出版社,1997 年,第 50 页。

[3] 麦克尼尔:《新社会契约论》,雷喜宁、潘勤译,中国政法大学出版社,2004 年,第 10 页。

[4] 周安平:《社会交换与法律》,载《法制与社会发展》2012 年第 2 期,第 52 - 63 页。

[5] 约翰·伯纳姆:《什么是医学史》,颜宜葳译,北京大学出版社,2010 年,第 12 页。

疗行为换取自身需求的满足。货币具有可量化、可物化的特性,是最具契约性的资源,是一种可普遍化的社会媒介,其"在使社会物质交换超越一切地方的、宗教的、政治的和宗族的区别方面成为异常有力的因素"。[1] 事实上,当医患交换在法律层面的主要内容逐步被固化为药品、物、价格、数量、货币、技术信息时,其便被转换成药品销售和医疗服务合同。

一般而言,契约内容来源于当事人的承诺,是对未来的一种安排。而未来具有不确定性,因此,契约的成立与确保承诺得以实现的机制紧密相关,有效的信任机制是交换行为的重要保障。从历史的角度看,医患交易互惠的信任机制主要有习俗、信仰、伦理、国家强制力,其中国家惯用的社会控制方式是法律:(1)最初人类活动的范围小,彼此较为了解,这种熟人社会中的医患契约主要靠习俗来维系互惠,谁服从了互惠的原则,便可以从中受惠,否则就会受到习俗的惩罚;(2)而在巫医模式下的契约互惠主要靠信仰来维持,此时的医患契约具有神圣的色彩,其等同于一份誓言——一方签订合同,其对象不仅仅是另一个人,还有神灵;(3)在医学不断祛魅的过程中,人类也随着活动范围的扩大呈现陌生化,为此,职业医生通过不断增强医疗技术的优势及高标准的伦理规范来获取社会的认可,医患间建立了以医疗职业伦理为基础的互惠信任机制;(4)当医生对自我利益过度追逐并不断突破医学职业伦理的栅栏时,如极端追求医疗技术的秘密人体实验、医疗行业过度商业化运作,国家强制力便担负起为医疗职业设立伦理底线的职责,以保障交换互惠。法律作为"善良和公正的艺术",其漫长的发展史其实就是一部向"等值互惠"交换目标靠近的进程史。可见,法律作为一种以国家强制力为保障的社会控制方式,也是医患之间交换的信任机制之一,其对医患关系的介入由来已久。当然,社会历史的进程总是渐进式的,上述四种信任机制出现的时间虽有先后,但通常是以混合体的形式发挥作用;只是在某一特定历史阶段,其中之一会具有相对优势。

无疑,现代民众之所以信赖"来自陌生人的照顾",主要是因为契约与法律并存与同构。换言之,契约与法律的并存与同构已成为现代医患双方交往的重要信任机制。契约强调交易主体平等性、交易标的可评价性以及交易自主性,自然也会影响医患关系,被法律所保障。而基于法律背后国家强制力的存在,只要被法律所保障的事物,便会得到强化。因此,法律的介入,客观上难免进一步强化医患关系的契约化。

二、法律保障并强化医患主体地位的平等性

现在,"医患关系为人与人之间的平等关系"这一定论是一法律常识,但其并非从来如此,而是历史不断发展的产物。一般而言,当医生被患者赋予太多人身依赖时,法律对医患关系的介入是非常有限的。

在西方,最早的医事法《汉谟拉比法典》只论及了外科医生,因为外科医生的工作原理容

〔1〕《马克思恩格斯全集(第46卷)(下)》,中共中央马克思恩格斯列宁斯大林著作编译局译,人民出版社,1979年,第435页。

易被理解,治疗效果也外在可见。所以,其像工匠一类的人,如果做得出色,受人尊敬;但若有闪失,则备受惩罚。而对使用"高贵语言"——苏美尔语、受人尊敬、仍带有神秘性的内科医生,该法则未予论及,似乎他们无须服从普通的法律。[1]事实上,在很长一段时期,医生职业群体内部不平等,医疗技术的差异也让医疗者在社会中的地位呈现多样化,如民间医学、巫医、各式江湖游医等等,医学没有统一的行业标准,各式医疗者的治疗理念不相上下。为争取在行业竞争中获胜,各种医疗者不懈努力,其中医学精英的行为和教诲在竞争中发挥着超乎寻常的影响。《希波克拉底誓言》和不断完善的医学伦理为医疗职业争取社会认可起了重大作用。在中世纪已出现法学院、医学院、神学院。从大学训练出来的医生们经过奋斗,一步步提高自己在社会中的地位。而在等级社会中,权力也必会被作为一种资源融入医患间的互惠交换体系。

法律作为调整医患关系的重要方式,其在等级社会中必然会被优势阶级用来控制医学以保障自身利益。此时,医患关系的状态因受制于等级社会的层级制,呈现立体的多样性。在某种意义上,医学进步是医生为获得权威、地位和收入共同奋斗的结果。文艺复兴时期的医生,以自己的方式形成了一门职业。20世纪,医生则穿上了实验室的白大褂,以提醒患者和公众,医生代表科学,并最终赢得医疗行业的主导地位。20世纪中期,医疗技术的飞速发展使得公众对医生的认可达到顶峰,甚至带来部分医生的专横,其命令若没有得到立即执行,便会用最苛刻的话训斥患者,甚至毫不犹豫地打患者。[2]医疗主体获得了医疗方案的绝对决定权,医疗父权主义达到登峰造极的地步。而此时,法律对医患关系的调整是有限的。

随着社会等级观念的逐渐弱化,人与人之间平等、自由理念深入人心。同时,医疗权威特别是当医疗权威与政治军事权威相联手时,给社会带来了一系列问题,并引发社会的广泛关注与反思。在第二次世界大战中,在国家主义、民族主义和优生理论的影响下,德国纳粹分子借用科学实验和优生之名,以人体实验名义杀死了约600万犹太人、战俘及其他无辜者。主持这次惨无人道实验的,除纳粹官员外,还有曾经誓称遵守《希波克拉底誓言》的德国纳粹医生,包括许多医学教授和高级专家。德国纳粹医师所实施的未获得任何知情和同意的秘密人体试验被认定是利用"发展医学科学的名义"对战俘犯下了"谋杀、殴打和其他的惨无人道的罪行",是反人类的罪行。[3]这种惨无人道的人体试验,严重瓦解了社会大众对医生原本朴素的信任。而在和平年代出现的医学实验丑闻如美国Tuskegee梅毒系列研究及在危地马拉的医学研究[4],更是加重了民众对医生职业神圣化的质疑,并严重消解了曾赋予医生的绝对权威。医生被从神坛推向了世俗,其身上原有的神性光环被层层剥离,地位几

---

〔1〕 乔治·萨顿:《希腊黄金时代的古代科学》,鲁旭东译,大象出版社,2010年,第110页。

〔2〕 约翰·伯纳姆:《什么是医学史》,颜宜葳译,北京大学出版社,2010年,第29-30页。

〔3〕 斯塔夫里阿诺斯:《全球通史:从史前史到21世纪》,吴象婴、梁赤民、董书慧等译,北京大学出版社,2006年,第719-720页。

〔4〕 Tim Johnson. U S apologizes for. abhorrent' Guatemala syphilis study. http://news. xinhuanet. com/world/2010-10/02/c_12626396. htm.

乎与大众等同。而医生与患者被认为是平等、独立的两个交换主体,正好符合契约本身对交换主体资格的要求。契约交换双方独立、平等、陌生,无人情羁绊,可以权责清晰分明,才能被要求"彼此间任何活动都遵循一个完备且能严格执行的合同"。[1]

医患平等化的过程中,契约发挥了关键性作用。具体来说,合同法、侵权法等民事法律向来是天生的平等派,在促进医患平等方面能够发挥较大作用。不过,有观点认为将患者当作医疗消费者,适用消费者权益保护法处理双方的关系,才能真正朝实质平等的方向迈进。医患关系从实质不平等到形式平等,再到实质平等,在这个历史流变中,法律显然居功至伟。而一旦医患关系在形式平等与实质平等两个方面都得到强化,其彼此之间的契约性会得到更为充分的体现。

三、法律保障并强化医患交换标的的可评价性

人的生物性意味着其生存与发展离不开物质性事物,这种物质性事物往往是契约性交换的标的。可以说,人的社会行为从本质上讲,总是一种情况与另一种情况的交换。"为取而予"是奥地利学者路德维希·冯·米塞斯用以定义交换行为的招牌话语,他认为,社会的本质可以经由人类的交换行为予以考察。[2]契约的本质特性就是,每一方都要通过交换利益来提高自己的利益,实现双方互惠。契约的这种特性在商品交易中得到了全面的诠释,因为"商品是天生的平等派"[3],"等价交换"作为商品经济领域的概念,是商品交换的基本原则。典型的商品交换作为一种直接交换,是利益之间直接平衡的结果,并时常表现为价格等值,特别在陌生人之间的交换往往遵循一手交钱一手交货的原则。商品交换的等价原则反映在人际关系上,则表现为当事人与他人交往中要求其支出与收益对等,成本越大,人们期待的报酬也会越多。医患间的交换标的如药物、技术服务及货币等的存在,使得医患关系不可避免地具有物质性。而将医患关系界定为契约关系的观点,也绝非纯粹的人为杜撰,而是源于该关系自身成长过程中基于对物质性事物的依赖而形成的契约性。因此,即使我们不能将医疗服务定位为一种商品,不能将医患关系定性为一种商品交换关系,但医患关系的维系同样不能不考虑各自的付出与所得,不遵循互惠原则,将难以为继。

为了确保这种互惠,特别是确保这种互惠能够被以一种客观的标准评价,契约如果能够有所作为,应该从哪几个方面着手呢?

首先作为抽象的、普适的、格式化的保障机制,契约为陌生人之间的交换提供了可资信任的权力资源,从而保证契约交换的预期能够兑现。有了契约就有了可强制执行要约与承

---

〔1〕 萨缪·鲍尔斯:《微观经济学:行为,制度和演化》,江艇、洪福海、周业安译,中国人民大学出版社,2006年,第7页。

〔2〕 路德维希·冯·米塞斯:《人类行为的经济学分析》,赵磊、李淑敏、黄丽丽译,广东经济出版社,2010年,第171页。

〔3〕 马克思:《资本论(第1卷)》,中共中央马克思恩格斯列宁斯大林著作编译局译,人民出版社,1979年,第103页。

法律对医患关系契约性的强化

213

诺,正如英国《不列颠百科全书》称契约为"可以依法执行的诺言。这个诺言可以是作为,也可以是不作为"。美国《第二次契约法重述》更是直截了当地称:"所谓契约,是一个或一组承诺,法律对于契约的不履行给予救济或者在一定意义上承认契约的履行为义务。这个定义不是事实上的契约,而是法律上的契约的定义。根据这个定义,任何关系,不论包含了怎样多的交换,只要不具有法律给予救济或被法律承认为义务的可能性,就不是契约"。[1]

其次,契约促进交换标的物量化与标准化。交换标的物量化与标准化,在法律上的重大意义是能被执行。契约的公正性要求判断标准本身必须是可客观化的,无法想象一个充满着主观性的标准可以作为判断合法与非法的尺度。事实上,为更准确认识医患间的交换关系,有学者将医患间的交换资源划分为六类:爱、地位、服务、货物、信息以及金钱。[2] 其中"服务、货物、信息以及金钱"符合契约的内容要件,即为"可约定、可物化、可量化、可检验"的事物。法律技术化与程式化正好可以在"可约定、可物化、可量化、可检验"等几个方面发挥不可替代的强制性作用。业已确定的标准终结了再讨论的可能,减少了医患交往关系的模糊性与不确定性,为医患的交换关系划定清晰的界限,设定标准化的蓝图。事实上,在促进医疗服务定量化与标准化方面,立法者的努力是不遗余力的,法律规范被认为应尽可能地确保在交换情况下,每一方都接受一个等价物。[3]

《汉谟拉比法典》只以治疗结果为奖罚依据:治疗成功,由患者支付相应价款给医生;治疗失败,医生则应赔偿一定数额的金钱或接受一定的体刑。法典对在什么情况奖、奖多少,什么情况罚、罚多少,都做了明确规定。[4] 当然,根据患者所处的社会等级,对医生的奖罚存有差异,这虽明显在保护社会等级制度,但同一等级的价格与赔偿相同。这种以治疗效果为标准的因果关系简单、明确、便于执行、利于定纷止争。而现代医学也在极力追求医疗服务的定量化与标准化。首先,实行统一的教育标准、准入制度、执业要求,以保证医疗提供者的最低质量。医师资格考试是世界各国对医疗人员普遍采用的行业准入形式,只有受过正规职业训练,具备标准的职业技能,考核合格后才被允许进入医疗行业。目前对医疗人员的管制模式主要有三种:带有服务垄断色彩的许可制度、证明制度、注册制度,[5]以此来确保公众不被医疗技能不够的治疗人员侵害。其次,药品与医疗服务项目在现代医院中均明码标价,只是常常基于医疗的公益性,这种价格不完全是市场竞争的价格;在治疗效果上,也往往强调治疗修复和恢复身体的正常生物和生理指标。最后,现实中的商业组织与消费者之间广泛采用的格式合同早已经顺理成章地被医患关系仿效,以便确定各自的义务与权利。而最重要的是,在医疗损害赔偿责任中,世界各国普遍适用一般理性人(医师)的标准来测试医生是否有过失;在患者原则中,也以理性人或合理人为判断的客观化标准,如基于行为人

---

[1] 麦克尼尔:《新社会契约论》,雷喜宁、潘勤译,中国政法大学出版社,2004年,第4-5页。

[2] Foa E B, Foa V C. Resource Theory of social Exchange. In J W thibant, T T spence, R C Carson. Contemporary Topics in social psychology. worroestown. N. J.: General Learning, 1976.

[3] J Gordley. Enforcing Promises. California Law Review, 1995, 83: 547.

[4] 乔治·萨顿:《希腊黄金时代的古代科学》,鲁旭东译,大象出版社,2010年,第110页。

[5] 赵西巨:《医事法研究》,法律出版社,2008年,第6页。

的年龄和智力状况界定民事行为能力。法律上的这些规定,虽因未考虑个案的特殊性显得机械,但却具有统一性、便捷性和确定性。

四、法律保障并强化医患协商式交换的程序性

即使医患双方在法律上具有平等性,二者交换的标的可以被物量化并具可评价性,但要求这些事务性的交换绝对等值互惠却依旧难以实现。为此,双方的意思自治便显得格外重要,因为交易对象的价值时常需要依据合同当事人的喜好来加以判定。因此,医患间的交换必然会有协商或者说"讨价还价",在基本上属陌生人间交互行为的现代医患关系中尤其如此。契约成立,一般以承诺为标志。承诺是为规划未来,而在当前通过交流作出的一个从事互惠性、可度量交换的允诺,其通常有五个因素:要约人的意志、承诺人的意志、为限制未来的选择采取的现时行为、交流、可度量的互惠性。[1]

现代医患关系的规制,着眼于合同协商与履行过程中的几个关键因素,医患关系被认为是"信任(选择)—诉求—承诺—履约"的循环加速过程,其核心是信任与承诺。[2]在现代医疗的分项支付模式中,医患间的交换往往由一组连环契约组成。虽然单项的医疗收费标准一般是预先设定的,但在患者就诊过程中医患之间仍存在交流与协商,这些交流与协商过程都有着完整的合同法构造,而交流与协商本身却又都是程序性的。

在患者拿着挂号单向医生求诊的过程中,往往需要进行为确诊而做的身体检查。这种检查既是医生的履约行为,也是一项典型的、可以适用"镜面原则"的独立契约:医生开具检查单,患者可以选择是否检查,如果患者选择不检查,医生可能不做进一步的诊疗;如果患者选择检查,则该契约在患者缴费后成立。诊断出来后,如果患者拒绝拿药或进一步治疗,则该医患关系就此终结。但通常情况下,医患关系最终会表现为两种主要形式,即药品治疗服务关系和包括手术在内的其他治疗服务关系。如果医患关系最终表现为前者,患者将通过支付药费获取药品,这一过程便成立了以药品为标的的买卖契约。如果医患关系最终表现为后者,即当医患关系最终表现为包括手术在内的其他治疗时,便成立服务契约,该契约于患者办理相关手续,如交纳住院押金办住院手续时成立。[3]为此,医患之间存在大量的契约文书,如挂号单、病历本、手术单、知情同意书、结账单等等。医生可能会认为,这些必须重视,它们是流程与常规。从法律角度看,这些细节具有法律意义,对于医生而言,以程序而非以结果论,是职业保障的基本要求,毕竟许多病即便使用最尖端的医疗手段也无济于事。

医患关系中,契约双方的意志因素都是决定性的,"一方只有符合另一方的意志,就是说

〔1〕 麦克尼尔:《新社会契约论》,雷喜宁、潘勤译,中国政法大学出版社,2004年,第7页。

〔2〕 王一方:《医学是什么》,北京大学出版社,2010年,第329页。

〔3〕 纪建文:《关系视角下中国的医患契约与医患纠纷》,载《法学论坛》2006年第6期,第93-98页。

每一方只有通过双方共同一致的意志行为,才能让渡自己的商品占有别人的商品"。[1] 但是,允诺不能被看作是依据定义而合乎公平的实践行为,其往往只是双方当事人通过博弈形成的。交换不仅仅是指给予的同时要求回报,也不可能意指交换中个别利益的对等或者当事人从交换中获得利益均等。[2] 事实上,法律只是为等值交换创造可能,是否落实交由法律更高价值——自由来决定。为此,契约自由向来被视为契约法的一条基本原则。但形式意义上的自由未必是真自由,在医事法中,契约自由必须以确保医患协商的实质公正为目标。

一定意义上,体现了契约精神的合同法,本身就是程序法,契约讲求平等、自由,程序也讲求平等、自由。通过法律保障医患关系的契约性,就是要保证其程序性,其基本目标是,一方面使得医患之间的对话成为可能,另一方面也有助于医患双方协商的公正性。换言之,当事人的平等能增强"约定"的正当性,即博弈的公平性。而医患间重大的不平等主要是对医学专业掌握程度相差悬殊以及患者所得健康收益不确定。于是,为确保医患关系之间有效的沟通,防范不必要的风险,患者知情同意权在医患关系规制的体系中就显得异常重要。

1947 年的纽伦堡审判通过了名为《纽伦堡法典》的文件,明确提出"人体试验中受试者的自愿同意是绝对必要的"。该法典标志着知情同意作为一项医疗法律规则在医学试验领域被认定下来,开始受到法律的保护。1972 年 11 月 17 日,美国医院协会发表了《病人权利宣言》(Patient's Bill of Rights),其明确列举的病人权利共 12 条,其中 9 条都涉及患者知情同意权。此后,美国有 13 个州以法律形式颁布《病人权利法案》,明确规定病人享有知情同意权。1979 年,欧共体医院委员会通过《患者宪章》(Charter of the Hospital patient)。1981 年,世界医学会公布了《里斯本患者权利宣言》(Declaration of Lisbon on the Rights of the Patient)。1990 年,美国国会立法正式通过了《患者自我决定法》(Patient Self-Determination Act)。该法案的核心内容是,有决定能力的患者在被告知有关自己的病情、治疗的足够信息的前提下,有权自己决定是否接受治疗、在哪里治疗、选择治疗方案、拒绝治疗等。美国这一行动,极大地推动了世界各国和地区纷纷制定和公布有关患者知情同意权的典章。如今知情同意权在各国和地区通行,它遵从了自然法中所谓的没有同意就没有合同的理念。[3] 毋庸置疑,没有浸润着伟大契约精神的法律,就没有知情同意权及其相关制度。

五、通过契约实现公益性——代结语

无疑,作为社会分工的产物之一,医患关系必然具有契约性;法律,作为重要的社会控制

---

〔1〕 马克思:《资本论(第 1 卷)》,中共中央马克思恩格斯列宁斯大林著作编译局译,人民出版社,1979 年,第 102 页。

〔2〕 詹姆斯·戈德雷:《现代合同理论的哲学起源》,张家勇译,法律出版社,2006 年,第 8、70、119 页。

〔3〕 Conradus Summenhart, Deillicitis contractibus licitis atque tractatus, compendium (Venice, 1580), q. 57, p. 22.

方式之一,其介入医患关系的调整,亦是历史的必然。法律保障医患地位平等性、交换标的可评价性及交换具有协商功能的程序性,客观上难免强化医患关系的契约化。由于医患关系契约性的存在,基于医患双方掌握医疗专业技术知识之差异程度以及医生在诊疗过程中的主导地位之平衡考量,《消费者权益保护法》对消费者作了倾斜性保护,在医事法领域引发了一场尚未终结的争议,即医患纠纷能否适用《消费者权益保护法》,或者说患者能否定位为消费者。对此,理论界的主流观点作了否定式的回答,但实践中的广大患者很自然地表现出对肯定式回答的偏好。显然,简单的肯定或否定,都会显得过于机械,让医方或患方不服气。[1] 其中患方的倾向,不仅是对自我权益保护倾斜的偏好,还缘于法理上难以就"对同样具有对价形式的交换关系却拒绝承认患者消费者的法律地位这一决策"给出合理解释。事实上,现实状况颇为复杂,在医疗行业高度福利化的制度下,患者往往不被认为是消费者;而在医疗行业高度商品化的制度下,患者则往往被视为消费者。就此而言,患者是不是消费者取决于医疗行业的商品化程度,而商品化程度又往往取决于国家对该行业的政策定位。所以,患者是不是消费者不可一概而论,各个国家或地区甚至同一个国家的不同阶段会有不同的答案。

医患关系契约化被强化固然存在诸多困境[2],但简单地强调尊重病人自主、降低医疗费用等等,必然侵害到医患关系的契约化,甚至滋生以药养医、医疗红包或医务人员大逃亡等社会问题。为此,医疗改革必须尊重历史必然性,只有尊重医患关系的契约化,并正视法律规制对医患关系的影响,才能切实实现医疗公益性这一改革目标。如何在尊重医患关系契约化的前提下实现医疗公益性,对于中国医改而言,确实是一个非常现实而又紧迫的课题。本文通过历史与法理的交叉叙述,只是想强调,公益性是本质,而契约化是形式,如果无视形式或者夸大形式的副作用,都难以实现本质。

[1] 王一方:《医学是什么》,北京大学出版社,2010年,第48-49页。

[2] 曾日红:《医患关系契约性被强化的困境——基于契约法语境下的探讨》,载《南京医科大学学报(社会科学版)》2014年第6期,第448-452页。

支架管术后遗留患者体内的损害赔偿责任

周　伟*

一、基 本 案 情

　　患者周某,女,52 岁,2009 年 8 月 1 日因"突发左肾绞痛 35 小时"入住无锡市某医院(以下简称医方),入院诊断为"左输尿管结石、低血容量性休克、高血压病"。8 月 13 日在硬膜外麻醉下行右输尿管探查术、左侧经皮肾穿刺气压弹道碎石术、左输尿管探查置管术,术中予肾造瘘管＋双 J 管＋导尿管各 1 根。术后予抗炎、止血等治疗。患者于 8 月 20 日出院,医方嘱其 6 周后门诊拔管。9 月 28 日,周某到该院门诊复查,未挂号,医方在未摄卧位腹部平片的情况下,只拔除了右输尿管内双 J 管,拔管方式为膀胱镜下拔除,左输尿管内双 J 管当时未拔除。

　　术后六年间患者血压高居不下,渐感腰部不适,浑身无力。2015 年 6 月 8 日,患者到无锡市第四人民医院检查示"左肾积水严重,左输尿管内有支架管"。江原医院检查示"左肾功能明显受损"。2015 年 6 月 23 日患者入住长海医院,经查确诊"左肾重度积水、左侧输尿管置管向上脱出、左侧肾盂及输尿管扩张积水,右侧肾盂轻度扩张积水",6 月 25 日行"左肾切除术",术中见左侧输尿管内有双 J 管一根。6 月 29 日病理切片结果显示:(左肾)符合肾压迫性萎缩伴慢性肾盂间质炎。周某于 7 月 1 日出院。

二、案 件 争 议

(一) 患方的观点

　　2015 年患者委托律师起诉至无锡当地某法院,并调取了 2009 年在医方的住院病历,经审查病历,结合法院开庭审理,患方认为医方诊疗行为存在以下几点重大过错:

　　首先,医方违反诊疗规范,未尽谨慎治疗的注意义务,未将左侧输尿管双 J 管拔除,存在重大过失。患者术后双侧输尿管留置双 J 管,根据出院医嘱,术后一月至医方门诊拔管,然而因医务人员疏忽,仅拔除了右侧双 J 管,左侧双 J 管还遗留在患者体内。据患者家属回忆,当天拔管的是位老医生带着一位年轻医生,在没有按常规进行复查 X 片、正确判断双 J

　　* 周伟,江苏苏秦律师事务所合伙人律师,无锡市医疗纠纷预防和调解中心法学专家库成员。

管的位置和数量的情况下,直接进行拔管操作,且拔管后医方也未按病历书写规范对拔管手术进行记载,亦未告之患方拔管手术经过及后续注意事项,更未对留置管是否全部拔除进行相关检查确认。患方认为,左侧输尿管双 J 管遗留体内近 6 年,最终致左肾无功能,导致周某左肾切除的严重后果,完全是因为在诊疗过程中医方未遵守诊疗规范、应尽的注意义务,草率操作导致,医方对此存在重大过失。

其次,医方违背医疗机构和医务人员的告知义务,侵犯了患者的知情同意选择权。一方面,诊疗过程中医方变更手术方式,但术前术后却均未向患者如实告知。在 2009 年医方的住院病历中,医方的手术前小结、手术同意书、手术记录和出院记录中,关于手术名称的记载出现了三处不同之处。其中手术前小结和手术同意书中记载的手术名称为"经皮肾盂输尿管碎石取石术",手术记录中记载为"右输尿管探查术＋左侧经皮肾碎石术＋左输尿管探查置管术",但是在出院记录中的手术名称又记载为"双侧输尿管探查置管术＋经皮肾输尿管碎石取石术(左)"。也就是说,医方在术前仅告知患方要做碎石取石术,并未告知需要进行双侧输尿管探查以及放置双 J 管,在手术之后出院前也未能及时将上述情况补充向患方告知,医方未经得患方同意对手术方式进行变更,此行为严重违背了医疗常规,侵犯患者知情权。另一方面,关于双侧输尿管均留置双 J 管,更是未如实告知患者。医方疏于将留置于体内的引流管的相关医疗信息和不取出的风险等向患方进行充分说明,导致患方对于自己体内支架管的数量、位置等情况均不知情。通常情况下,双 J 管放置于人体内,对于缺乏医学常识的普通人从外观上根本看不到双 J 管的存在,所以这样的医疗信息必须依赖于医方的明确告知,否则患方是不可能知道身体里还放着两根管子的。医方在告知方面存在着重大疏漏,严重侵犯了患者的知情同意权,更是为后面的遗漏拔管事件埋下了隐患。

最后,医方过错行为与患者损害后果之间存在直接因果关系,医方应负全责。患方认为,左侧肾脏发生慢性压迫性萎缩,肾脏功能完全丧失,最终被迫切除,与"左侧双 J 管在体内留置近 6 年之久"之间存在直接因果关系,医方对此应负全责。另外,患者目前高血压、右肾积水合并囊肿,左肾切除后导致右肾负荷加重,患者仅剩的一侧肾脏也面临着功能失常的风险。患者目前的身体状况均是因为医方违反诊疗规范导致的,对上述不利后果需承担全部责任。

(二) 医方的观点

医方认为,患方于 2009 年 8 月 20 日治愈出院,并嘱咐其 6 周后门诊拔管。患者于 2009 年 9 月 28 日来院就诊,当日拔出右侧支架管,因病情需要需暂时保留左侧支架管,并告知 2 周后复诊,3 月内适时拔出支架管,如有不适需随诊。2 周后病人未复诊,并且失访。在患者周某的诊疗过程中,医方的行为符合诊疗常规、操作规范,亦尽如实告知之义务,不存在过错。

(三) 争议焦点

在法院审理过程中,遇到以下问题:

第一,关于手术治疗过程:医院变更手术方式未如实告知,未经患者同意,是否是导致患者产生系列损害后果的原因?

第二,关于 2009 年 9 月 28 号的复诊过程:(1)医方在拔管过程中是否做了相应的检查,在拔管后对留置管是否全部拔除并进行相关检查确认? 是否尽了诊疗活动应尽之注意义务? 当日复诊,患者称没有挂号,医方亦未书写病历,而经法院核查,当天患者在医方的门诊就医过程只有拿药的记录,没有挂号和相关检查及收费的记录,而医方称门诊病历书写规范,并交由患者保管,这种患者复诊、不挂号直接就医的行为,在证明医疗损害责任的过程中,由谁承担存在病历的举证责任? 在没有病历的情况下,又由谁承担医方违反诊疗规范、未尽注意义务的举证责任?(2)医方称当日系因病情需要而需暂时将左侧支架管保留于患者体内,那么这个病情是什么,不同时拔出双侧输尿管内的双J管的客观依据是什么?(3)医方决定暂时不拔出左侧双J管,那么是否有告知患者其体内还有一根双J管留置,需继续复诊拔除? 医方声称已告知,而在病历不存在的情况下,由谁举证证明医方已履行告知义务?(4)医方声称告知患者需在复诊后 2 周进行二次拔管,患者并未再次复诊,且失访,而在患者的住院病历首页的家庭住址和联系方式始终未变,一直有效,但却从未收到医方回院拔管的通知,那么,医方的回访制度具体形式及要求是什么? 医方是否具有过错? 是否履行了诊疗规范要求的回访义务?

第三,患者遭受的损害后果与医方的行为是否具有直接的因果关系:患者左侧双J管留置在体内,是否是导致患者肾压迫性萎缩伴慢性肾盂间质炎、左肾切除、肾功能不全代偿的严重后果的直接原因?

三、案件争议分析

(一)争议分析背景

当初患者复诊,没有挂号,而是直接找门诊医生进行拔管,现有证据也只有:(1)患者提供了其 2009 年 8 月 1 日的住院病历;(2)医方提供了 2009 年 9 月 28 日门诊诊查费 3 元、药品 101.3 元,共计 104.3 元的门诊收据;(3)2015 年 6 月 23 日患者入住上海长海医院,术中发现左侧输尿管内有双J管一根的证明。从上述陈述及已有证据可以看出,目前任何一方都没有提供复诊病历,医方声称病历书写规范、已交由患者保管,而患方却声称医方并未书写病历。那么,在没有复诊病历的情况下,所有有关复诊的相关事实及争议则难以定夺,故而本案的举证责任的分配成为了解决争议的关键。

实践中,《侵权责任法》第七章医疗损害责任一般适用过错归责,医疗损害责任通常适用《侵权责任法》第 54 条规定,患者在诊疗活动中受到损害,医疗机构及其医务人员有过错的,由医疗机构承担赔偿责任。那么要确定医疗机构承担侵权赔偿责任,则应满足存在医疗侵权的违法行为、损害结果、因果关系和医疗过错四个构成要件的要求。而在举证上应由被侵权人即患者举证,且《侵权责任法》第 57 条规定,医务人员在诊疗活动中未尽到与当时的医疗水平相应的诊疗义务,造成损害的,医疗机构应当承担损害赔偿责任。该条对医疗过错认定采取了客观化的标准,那么患者必须举出医师客观上的过错,而本案上述已经明确目前缺乏相关的客观证据,没有复诊病历,且由于医疗行为的专业性,患者是很难举出医师客观上存在过错的。若一味以《侵权责任法》第54条来分配举证责任显然不妥。而现行的《侵权责任法》，为了避免将举证责任和举证不能的后果简单化地归属于任何一方所可能造成的不公正结果，特专设若干条文明确规定判断过错的客观标准，第55条、第58条、第60条即是在不同情况下过错判断标准的具体化规定。然而，虽然《侵权责任法》专章规定医疗损害责任，但适用的仍然是一般的过错责任原则，患方需要举证证明医方存在过错才能胜诉。如上所述，目前实践仍然适用单一的责任分配方式，法律在实践中未能得到落实。而本案可以说是对此现象的一个突破，具体到案件中，针对不同的事实，根据现行法律规定，适用了相对应的举证责任分配方式。

(二) 案件争议具体分析

上述，我们已经对本案涉及的举证责任分配的方式进行了交代，在此前提下，方能更好地处理本案的具体争议。

1. 医院变更手术方式未如实告知，未经患者同意，是导致患者产生系列损害后果的原因之一。

从住院病历中可以看出，医方变更手术方式却未告知患者，使得患者认为其只做了碎石取石术，并未告知需要进行双侧输尿管探查及放置双管，医方未经得患方同意对手术方式的变更，严重违背了医疗常规，这也是第一次使得患者失去知道其体内置有两根双J管的机会。根据《侵权责任法》第55条规定：医务人员在诊疗活动中应当向患者说明病情和医疗措施。需要实施手术、特殊检查、特殊治疗的，医务人员应当及时向患者说明医疗风险、替代医疗方案等情况，并取得其书面同意；不宜向患者说明的，应当向患者的近亲属说明，并取得其书面同意。这里医方单独决定变更手术方式，未取得患方同意，且在术后仍然未向患者说明情况，违反了《侵权责任法》规定的如实告知义务，侵犯了患者的知情同意权，更使患者失去了一次知晓其体内置有两根双J管的机会，为日后由于体内久置双J管而引起的系列损害后果留下了巨大隐患。

2. 医方在拔管过程中并未做规定的检查，在拔管后对留置管是否全部拔除亦未进行相关检查确认，违反了诊疗活动应尽之注意义务。

医方称其按照医疗规范为患者进行了拔管，而患者则称，当天直接找的门诊医生，直接拔管，并未收到任何检查要求。而拔管属于门诊手术，按照正常的诊疗规范，需要术前复查X片，判断双J管位置和数量，患者签署膀胱镜检查同意书，拔管前麻醉准备，若是没有进行这些医疗行为，则违反了诊疗活动应尽之义务。本案中，推定医方违反了诊疗规范，具有过错，原因如下：

首先，从客观事实推定来看，现有证据表明，医方已经提供了2009年9月28日门诊诊查费3元、药品101.3元，共计104.3元的门诊收据，说明医方有能力提供患者复诊时相关诊疗活动的收费凭证，却只能提供上述两种，而拍摄X片在普通门诊是必然需要凭缴费单的，故而很可能患者复诊根本不存在其他收费项目，那么可以推定，医方未按规定对患者进行拔管前系列检查，更没有对其拔管后再次确认是否有遗留支管进行医疗检查。

其次，通常情况下，凡在医院就医，所有的医疗行为均应当记录在病历中，而本案双方均不能提供复诊病历,按照通常实践,医疗损害责任适用过错责任,患者应承担举证医方违反诊疗规范的责任,前述,经过患方充分说理后,本案严格遵守了法律规定,适用《侵权责任法》第 58 条第一款规定:患者有损害,医方违反法律、行政法规、规章以及其他有关诊疗规范的规定,推定医疗机构有过错,分配医方应当承担其医疗行为合规性的举证责任。如上,医方一不能提供病历,二不能提供相应缴费记录,不能提供法律要求的证据,证明己方不存在过错,那么根据《侵权责任法》第 58 条推定医方未尽高度注意义务,其诊疗行为违反了诊疗规定。

最后,医方在拔管过程中存在违规操作,没有对患者体内的支架数量、位置进行拍片检查,间接地使患者第二次失去了知晓其体内置有两根双 J 管的机会。

3. 医方称当日系因病情需要而需暂时将左侧支架管保留于患者体内并无客观依据,应当在 2009 年 9 月 28 日同时取出双侧输尿管中的双 J 管。

根据 2009 年 8 月 13 日的手术记录描述"两侧输尿管无异常、无狭窄",故而两侧输尿管放置的双 J 管应同时拔除,左侧输尿管并无延迟拔管的指征,与医方称的"因病情需要而暂时保留左侧支架管,并告知 2 周后复诊,3 月内适时拔出支架管"的说辞相矛盾,显然医方有过错,要么错误诊断,要么在没有做拔管检查的情况下根本不知患者体内仍存一根双 J 管未拔,但无论是前者还是后者,医方都具有过错,没有尽到谨慎治疗的义务。

4. 在复诊病历不存在的情况下,医方决定暂时不拔出左侧双 J 管,推定未向患者告知其体内还有一根双 J 管。

根据《侵权责任法》第 55 条规定,医务人员在诊疗活动中应当向患者说明病情和医疗措施。本案中,医方决定暂时不拔出左侧双 J 管,属于医生的如实告知义务,而关于此义务,相关法律并没有明确规定使用何种医疗损害责任,更没有举证责任分配的规定,那么,从对《侵权责任法》的体系解释来看,可以适用医疗损害责任的一般性规定,即一般过错责任,患方需要证明医方在履行如实告知义务时存在过错,否则将承担举证不能之后果。

然而,此案中,患者要证明医方在履行如实告知义务存在过错的前提是复诊病历,前述已经交代双方均不能提供复诊病历。那么就存在举证病历是否存在的问题,患方交代当初复诊时,因为对门诊医生的熟知,故而没有挂号,直接就诊,拔管术亦是医方从简处理,更没有书写病历。而医方则主张,医院符合诊疗要求,按规书写了病历,在病历中更是对留管一事予以告知,而病历则交由患方保管,患方有义务提供。这里,我们可以看出,患方主张病历不存在,医方主张病历存在,此争议不属于医疗损害责任的问题,而是属于一般性的问题,那么,根据《民事诉讼法》第 65 条规定:当事人对自己提出的主张应当及时提供证据。既然医方主张病历存在,就应该提供,否则应承担举证不能的后果。此外,从情理上看,医方也应当承担举证病历存在的责任,虽然通常情况下,病历交由患方保存,但本案中若要求患方提供一份根本不存在的病历,对于患方是极不公平的,因此,不应由患方承担此责任。本案,医方不能举证存在病历,且从其提供的门诊收费材料看,亦没有收取挂号、病历费用,从客观上也不能反映病历的存在,故而认定病历不存在,合情合法,而医方称的其已在病历上注明二次拔管的告知事项则亦应当认定不存在。综上,医方没有书写病历,未以书面形式尽告知义务。

此外,从另一方面看,医方对患者的告知义务具有双重属性,除了书写病历进行书面告知外,更应进行充分的口头告知,作为医生,不应当只在病历上写完注意事项以后就了事。同时,在人体内留管更是涉及患者生命健康权的重大事项,医生应负高度注意义务,应将留置于引流管的相关医疗信息和不取出的风险向患者充分说明。而复诊拔管当日,患者及其家属共三人在场,按照常识,三人不可能同时将"还有一根管子留在体内,2 周后回院拔除"的事给忘了。患方称,其诊疗全部过程均是一家三口同时参与,可见患方对患者生命健康之重视,因此可以推断,患方在这种情况下不具备主观上故意及过错的可能性,医方并未口头告知患方拔管之事。

综上,可以推定,医方既未通过病历书面告知患方二次拔管,亦未口头告知,其行为严重违反《侵权责任法》第 55 条要求的医方如实告知之义务。此行为使患者第三次失去了知晓其体内置有两根双 J 管的机会。

5. 在患者的住院病历首页的家庭住址和联系方式始终未变,一直有效,但却从未收到医方回院拔管的通知,医方的回访制度形同虚设,未履行诊疗规范要求的回访义务。

医方称患者未复诊且失访是导致其最后一次失去知晓其体内留有一根双 J 管的机会,然此说法却与其提供的患者住院病历记载的内容相悖。在患者的住院病历首页的家庭住址和联系方式始终未变,不可能联系不上,后医方又辩称不复诊也是失访。而事实上,据法院调查,医方的回访只是抽签式回访,并不是对每个患者都会回访,而且,患者根本不知需要二次拔管的事,又何谈复诊。所以,医方未履行诊疗规范要求的回访义务,使患者第四次失去了知晓其体内还有一根双 J 管的机会。

6. 患者遭受的损害后果与医方的过错行为具有直接的因果关系。

2015 年 6 月 29 日上海长海医院的病理切片结果显示:(左肾)符合肾压迫性萎缩伴慢性肾盂间质炎。而"肾压迫性萎缩伴慢性肾盂间质炎"是由于肾积水导致的肾盂肾盏压力过高,压迫肾实质,并伴有肾盂和肾盏慢性炎症,最终导致肾实质广泛萎缩。本案中,患者双 J 管(输尿管内置支架管)留置输尿管内 5 年余,双 J 管具有双向反流作用,使用双 J 管后,膀胱输尿管抗反流机制消失,膀胱压大于肾盂压引起尿液反流,导致肾积水,肾盂长期受压,导致肾实质渐进性萎缩,同时尿路感染发生概率增加,尿液中晶体易吸附于尿管壁表面形成尿盐沉积,进一步阻塞管腔导致尿液引流不畅。因此,本案符合"肾压迫性萎缩伴慢性肾盂间质炎"的病理过程。

综上所述,周某左侧输尿管长期留置双 J 管致左肾压迫性萎缩伴慢性肾盂肾间质炎,最终导致左肾切除,即其左肾切除与双 J 管长期留置左侧输尿管内存在因果关系。

四、总　　结

从上述分析可以看出,整个医疗过程中,患者均不知晓其左侧输尿管有一根双 J 管未拔除,而医方自始至终对此也未尽应告知之义务,且其医疗行为具有很大的随意性,严重违反诊疗规范,其不规范的医疗行为最终导致了患者遭受的损害后果,其医疗过错行为与患者遭受的人身损害后果之间有直接因果关系,构成医疗损害,原因力为直接因素。

虽然目前本案尚未判决,但司法鉴定所已下结论且经双方认可:周某左肾缺失,对侧肾功能不全代偿符合《医疗事故分级标准(试行)》(2002)三级医疗事故(一)三级甲等医疗事故第 21 项规定之情况,相当于六级伤残,医院承担全责。

关于榆林产妇跳楼事件的法律及伦理问题探析[*]

张　广[**]

案 情 简 介

2017 年 8 月 31 日,榆林市第一医院绥德院区妇产科二病区发生产妇跳楼身亡事件[1]。院方称当时医护人员根据产妇及胎儿情况建议剖宫产,且在产妇因疼痛两次下跪乞求家人同意实施剖宫产的情况下,作为产妇授权的委托代理人,其丈夫仍拒绝签署剖宫产同意书。过程中产妇情绪不稳定,最终跳楼自杀。9 月 3 日,榆林市第一医院发布有关情况说明,9 月 5 日针对有关情况及大众关注的事件疑点发布"关于'8·31'产妇跳楼事件有关情况的再次说明",9 月 6 日凌晨公布三份材料证明并非医院方不同意实施剖宫产手术,即产妇夫妇在产前签署的"产妇住院知情同意书"、记载产程中家属三次拒绝剖宫产的"护理记录单"、记录事发经过的监控视频截图。但该产妇的家属称产妇夫妻关系、婆媳关系都很好,家庭经济状况属于"中等水平",不会因为经济原因不同意做剖宫产手术。在分娩过程中,产妇还与丈夫发微信沟通,家属们都没有感觉到产妇情绪异常。截图中产妇并非下跪,而是疼痛难耐向下瘫软的下蹲动作,家属看到产妇疼痛不堪,就跟医院表达了同意剖宫产的意愿,但医生向家属称产妇即将临盆,不需要实施剖宫产手术。

9 月 7 日晚,榆林市卫计局就"产妇马某某在榆林市第一医院绥德院区妇产科二病区坠楼身亡"事件公布了初步调查结果。经初步调查,8 月 30 日,产妇马某某入住榆林市第一医院绥德院区妇产科二病区,入院后经医院诊查,产妇各项体征正常,符合自然分娩指征,但 B 超显示胎儿头部偏大,存在难产风险,医生建议剖宫产终止妊娠,但家属选择自然分娩并签字确认。8 月 31 日 10 时许,该产妇进入待产室待产,产程、产图、产检结果显示产妇和胎儿

　　* 本文首发于 2017 年 9 月 7 日"海坛特哥"微信公众号,后被搜狐网社会频道、新浪网司法频道等转载,收入本书时有删改。

　　** 张广,北京德恒律师事务所顾问。

〔1〕 案件情况参考:搜狗百科:8·31 榆林产妇跳楼事件,http://baike.sogou.com/v165964011. htm? fromTitle＝％E6％A6％86％E6％9E％97％E4％BA％A7％E5％A6％87％E8％B7％B3％E6％A5％ BC,2018 年 1 月 10 日访问。

各项指标均正常。

17 时 50 分起,该产妇因疼痛出现烦躁不安,情绪波动较大,两个多小时内先后多次走出待产室与家属交流,后由医务人员劝回。20 时许,医护人员发现该产妇从备用手术间窗口坠下,医院立即组织抢救,经抢救后仍无生命体征,经告知家属,家属同意放弃抢救,于 21 时 25 分宣布临床死亡。后经院方组织有关专家对死亡病例进行讨论,初步诊断为:(1) 院前呼吸心跳停止;(2) 急性特重型颅脑损伤;(3) 全身多处骨折;(4) 失血性休克;(5) 死胎。经警方勘查取证、调查走访,初步认定:死者马某某系跳楼自杀身亡,排除他杀。市专家组经过认真调查讨论,初步认为:该产妇入院诊断明确,产前告知手续完善,诊疗措施合理,抢救过程符合诊疗规范要求。此次产妇跳楼事件,暴露出了医院相关工作人员防范突发事件的意识不强,监护不到位等问题[1]。

榆林产妇跳楼案的发生从客观事实上看,有着一定的偶然性和意外性,但是其引发的医事法学和伦理问题值得我们进一步探讨深思,抛开产妇是否达到剖宫产手术指征,医院并未属于应当告知而未告知的前提,按照当时医院与产妇家属双方的说法进行讨论。

一、手术知情同意权应由谁来行使

首先需要明确一个关键问题,知情同意权行使的最优主体是患者本人。

患者近亲属的知情同意权来自患者本人的授权或者法律规定,在行使知情同意权时,有着"患者→近亲属"的先后顺位。

那我们来看现行法律规范是如何规定的。根据《侵权责任法》第 55 条,"医务人员在诊疗活动中应当向患者说明病情和医疗措施。需要实施手术、特殊检查、特殊治疗的,医务人员应当及时向患者说明医疗风险、替代医疗方案等情况,并取得其书面同意;不宜向患者说明的,应当向患者的近亲属说明,并取得其书面同意;医务人员未尽到前款义务,造成患者损害的,医疗机构应当承担赔偿责任"。根据法律和行政法规的规定,我们可以得知,患者本人是知情同意权行使的第一主体,患者家属应当在患者知情同意权行使之后表达意见或无法取得患者本人同意时表达意见,或者在实施保护性医疗措施时表达意见,而非当然的知情同意权主体。尤其是在患者与近亲属的意见不一致,近亲属之间的意见不一致时,医疗机构更是应当以尊重患者本人的意愿为准。当然知情同意权的行使必须要取得权利人的书面同意,口头同意的表示和行为默认都是无效的。

本来《侵权责任法》的规定已经十分明确,但由于还涉及另外一个行政法规的规定,就使得在知情同意权的表达上容易产生这样的疑问:患者签字同意之后还要不要家属一并签字表达意见?

根据《医疗机构管理条例》第 33 条的规定,"医疗机构施行手术、特殊检查或者特殊治疗

---

〔1〕《官方公布产妇坠楼事件初步调查结果,坠楼监控曝光》,2017 年 9 月 1 日发表于搜狐网社会频道,http://www.sohu.com/a/191012383_748280,2018 年 1 月 10 日访问。

时，必须征得患者同意，并应当取得其家属或者关系人同意并签字；无法取得患者意见时，应当取得家属或者关系人同意并签字；无法取得患者意见又无家属或者关系人在场，或者遇到其他特殊情况时，经治医师应当提出医疗处置方案，在取得医疗机构负责人或者被授权负责人员的批准后实施"。但是根据卫生部《病历书写基本规范》第10条的规定，"对需取得患者书面同意方可进行的医疗活动，应当由患者本人签署知情同意书。患者不具备完全民事行为能力时，应当由其法定代理人签字；患者因病无法签字时，应当由其授权的人员签字；为抢救患者，在法定代理人或被授权人无法及时签字的情况下，可由医疗机构负责人或者授权的负责人签字"。由此可见，1994年的医疗机构管理条例规定的患者与家属双同意的内容，既与上位法《侵权责任法》的内容不一致，又与卫生部新颁发的行政管理的规定《病历书写基本规范》不相同，应当按照《侵权责任法》的统一规定规范告知的主体和行使知情同意权的要求。

在该事件中，产妇本人已经成年，并且具备完全行为能力，并无精神疾病影响意思表达，其完全可以自行行使剖宫产手术的知情同意权，但是产妇却书面全权委托其丈夫行使其知情同意的权利，根据《民法总则》关于委托代理的规定，该代理行为是合法有效的。

但是值得我们考虑的一个问题就是，当代理人行使代理权严重损害被代理人的生命和健康利益时，这种代理是否仍然具有合法性和有效性。本案中产妇本可以随时声明解除委托代理关系，或通过自行表达意思表示否定委托代理人的意思表示，但是通过已知的事实我们无法看到产妇本人向医院明确表达了剖宫产的意思或解除了委托代理关系，这其中的缘由不得而知，也非法律问题可以解决。

二、患者家属作出明显损害患者本人利益的知情同意时能否紧急救治

法律赋予了医务人员在特殊情况下的"紧急救治权"。根据《侵权责任法》第56条的规定，"因抢救生命垂危的患者等紧急情况，不能取得患者或者其近亲属意见的，经医疗机构负责人或者授权的负责人批准，可以立即实施相应的医疗措施"。另外，依据《执业医师法》第24条的规定，"对急危患者，医师应当采取紧急措施进行诊治；不得拒绝急救处置"。由此可见，对患者进行紧急救治是医疗机构及其医务人员的基本职责，同时，对患者进行紧急救治也符合医学伦理道德要求。

我们需要注意的是，根据现行《侵权责任法》的规定，可以得知紧急救治权的行使必须要具备"不能取得患者或者其近亲属意见"的前提条件，根据《最高人民法院关于审理医疗损害责任纠纷案件适用法律若干问题的解释》第18条，"因抢救生命垂危的患者等紧急情况且不能取得患者意见时，下列情形可以认定为侵权责任法第五十六条规定的不能取得患者近亲属意见：（一）近亲属不明的；（二）不能及时联系到近亲属的；（三）近亲属拒绝发表意见的；（四）近亲属达不成一致意见的；（五）法律、法规规定的其他情形。"司法解释的这一规定明确了紧急救治权行使的情况，医疗人员则可以在经医疗机构负责人或者授权的负责人批准后，立即实施相应的医疗措施。但是，尽管司法解释做出了较为详细的规定，但由此延伸出

一个重要的问题:"不能取得患者或者其近亲属意见"与"患者家属作出的知情同意明显违背医学常理或明显损害患者本人利益的情形"有着何种关联?

如果按照通常的文字含义理解,"不能取得患者或者其近亲属意见"仅仅包括患者无意识、无法联系患者家属、无法确定家属或家属之间的意见不一致、无法表达明确意见等情形,医疗机构方可以行使紧急救治权。换句话说,如果患者或近亲属可以明确表达意见,可以自行行使知情同意权,医疗机构是无法行使紧急救治权的。

但是此事件中反映出了一个引人深思的问题,那就是如果患者本人或者家属作出的知情同意明显不利于患者本人,医疗机构是否具有紧急救治权?

这就如同当年的李丽云案(肖志军拒签案)[1]一样,肖志军作为患者李丽云的"丈夫"(近亲属),作出拒绝手术的意思表示,但是在当时根据临床指征和需要,实施手术对患者更为有利,不手术就可能出现死亡后果,此时医疗机构是否具有紧急救治权?根据现有法律规定,《侵权责任法》第 55 条的前提是患者出现紧急情况,但不能取得患者或者近亲属意见的,不能取得意见显然不应包含患者或者家属做出了拒绝治疗的意见,但是这种意见如果在医学临床上判断是完全不符合患者的生命健康权的,医疗机构或医务人员能否行使紧急救治权,直接对患者进行救治呢?我们认为根据《侵权责任法》第 55 条的紧急救治权的情况,是不能够依据紧急救治权对其进行救治的,但是却可以根据紧急避险条款对紧急情况进行处置,因为毕竟患者或家属的知情同意权此时与患者生命健康权受到严重威胁的紧急情况相比不再那么重要,医务人员是可以采取适当的救治措施避免他人因为紧急情况而受到损害,从而牺牲法益较轻的利益,我们认为如果患者或家属做出了"明显违背患者本人利益"的知情同意时,医生也可以根据临床处置规范对患者本人进行治疗,并且因为紧急救治过程出现的损害可以根据紧急避险条款免责或减责。

结合本案而言,医院已经经检查诊断"产妇超过预产期、胎儿头部 99 mm 明显超出一般足月胎儿头颈 90 mm,顺产风险大,建议剖宫产[2]"。但是根据事后的事实调查结果显示,产妇当时处于可剖可不剖的情形,并未在临床上达到必须要进行剖宫产手术的情况,所以医生此时尊重患者及家属意见不进行剖宫产具有合理性,但是应当加强对产妇及其家属的告知。实际上在榆林案件中医院从未向产妇或家属告知过剖宫产手术(并未出现手术知情同意书,仅有一份住院告知书),而在住院告知书上患者家属签字要求顺产,拒绝手术的意思表示是不能够用在手术的知情告知同意上的,而应当及时向患者或家属告知病情和治疗方案,需要手术时要充分告知手术的风险和替代治疗方案以及并发症等要素。

---

〔1〕 案件情况参考:《男子拒签致产妇死亡事件进程(组图)》,2007 年 11 月 28 日发表于新浪网新闻中心社会新闻频道,http://news.sina.com.cn/s/p/2007 - 11 - 28/002614402236.shtml,2018 年 1 月 10 日访问;《关于产妇马××跳楼事件有关情况的说明》,发表于 2017 年 9 月 3 日"榆林一院"微信公众号。

〔2〕《关于产妇马××跳楼事件有关情况的说明》,发表于 2017 年 9 月 3 日"榆林一院"微信公众号。

三、手术与否是临床问题，同意与否是告知问题

跳脱出本案的情形，现实中经常会出现产妇因为无法忍受疼痛或其他原因（如选择良辰吉日生产等），主动要求医院对其进行剖宫产手术，此时医院能否对其进行剖宫产？ 笔者认为，无论是患者或家属同意与否抑或是主动要求实施剖宫产手术，手术的前提都应当是具备剖宫产手术的临床指征，即从医学上可以进行也有必要进行剖宫产手术。如果不具有医学上的临床指征，医生是具有拒绝手术的权利的，因为手术与否完全是个医学问题，同意与否则属于知情告知问题。结合本案，榆林产妇的情形如果符合剖宫产手术的临床指征，主治医师就必须做出判断，是剖宫产还是不剖，即使是可剖可不剖的情形，也应当做出一个较为明确的临床建议，因为产妇和家属并非专业的医学人员，对医学知识匮乏，医务人员此时必须要拿出较为明确的推荐治疗方案和替代治疗方案，充分解释说明之后，再由患者或家属履行知情同意权。

四、患者或家属的意思表示应符合医师职业操守

如果患者的意思表示或选择明显与医师的职业道德、职业操守相悖，则医师可以实施治疗特权或称干预权（紧急救治权）。如一个没有任何剖宫产手术指征的产妇，完全可以自然分娩试产，但是由于患者本人或家人希望其某天一定要把孩子生下来，所以要求必须立即做剖宫产手术，并愿意签署知情同意书，此时医师是否可以实施剖宫产手术？ 显然，如果医师实施没有手术指征的手术，就会违背职业操守，此时医师应当有权干预患者的选择。

下面我们延伸来看两则报道里的故事。第一则报道是，路人在广州昌岗中路昌岗大街发现路边倒卧一中年男子神志不清，口吐白沫，赶忙拨打120，急救中心派车将男子送往附近一家三甲医院进行诊治，该院急诊内科梁医生称44岁的刘先生送来时已陷入深度昏迷，有明显酗酒迹象，经紧急CT检查发现，他的大脑右侧颞叶正在出血，出血量约为60毫升，血液流入脑室系统及蛛网膜下腔，情况危急，必须马上进行手术，否则有生命危险。随后，刘先生的两个姐姐赶来医院，他们表示弟弟没老婆、没工作，长期酗酒，家人多次劝阻均无效，现在自食其果，并不打算对其进行救治。医生对两名家属详细介绍刘先生的病情，他们听完后拒绝医生进行任何救治，甚至不同意办理入院手续，最终还签字放弃治疗。无奈医生按常规给予刘先生保守治疗，但因病情过重，第二天凌晨2时刘先生死亡[1]。

第二则报道，一名29岁的临产孕妇被送至暨南大学附属第一医院抢救，此前该产妇被广州某医院诊断为无胎心，并怀疑有胎盘低置。医生检查发现，胎心很微弱，产妇下体一直

---

[1] 《图文：广州版"拒签致死"：生命被谁抛弃》，发表于2010年10月16日网易首页-新闻中心，https://www.sogou.com/link? url＝6IqLFeTuIyhB8S4v2mhiQJJNPqY8F2nkMsC0brBqgAg7tph0M_yjub-GIyywPemxH0ztd7q5nl6o，2018年1月10日访问。

在少量流血却没有疼痛,医生分析认为,产妇已有胎盘早剥症状,如果不尽快手术将导致胎儿宫内缺氧窒息死亡,并引发母体大出血,造成一尸两命的严重后果,但产妇却情绪激动地表示要自己生,不要手术。医生反复说明情况的严重性,但产妇始终没有同意手术,后来医院相关负责人出面向其家属进行解释,其丈夫最终同意手术,并在手术知情同意书上签字。但产妇本人仍坚决拒绝签字,甚至在手术台上大喊要自己生,眼看再不手术产妇就有性命危险,医院本着生命权第一的原则在征得其家属同意,并由医院相关负责人签字同意的情况下行使医生紧急处置权,强行为其进行剖宫产挽救了产妇生命。但遗憾的是,由于延误手术时机,宝宝一出生就出现中毒窒息症状,出生数小时后不幸夭亡[1]。

这则报道让我们意识到,不仅是患者的家属可能在危急抢救中做出不利于患者的意思表示,即使是患者本人也有可能作出不利于自己的意思表示。在这种情况下,医务人员到底该如何处理?患者自己的意思表达已经存在明显冲突和不一致,即一方面要求确保她的生命安全,另一方面又要求自己分娩。患者持此矛盾的意见是因为其没有医学专业知识,而根据主治医师的判断,两要求共同实现是不现实的。换句话说,如果确保生命安全,就必须要进行剖宫产。

《侵权责任法》第56条规定,"因抢救生命垂危的患者等紧急情况,不能取得患者或者其近亲属意见的,经医疗机构负责人或者授权的负责人批准,可以立即实施相应的医疗措施"。对于该法条规定应该如何理解?不能取得患者或者其近亲属意见,没有争议的情况是:(1)患者意识不清,家属无法取得联系;(2)患者意识不清,家属不予表态,无法取得意见。但是像两则报道中的患者意思不清,联系到其家属明确表态,但其表态明显不利于患者的抢救,医院是否实施抢救?或者是患者自己的意思表示明显不利于其抢救时,医院又该如何实施抢救?《侵权责任法》第56条的表述从司法实践中看极易产生误解。

实际上,1981年世界医师协会第三十四次会议通过的《关于患者权益的里斯本宣言》中就明确提及了类似问题的处理方式。一是患者意识不清或因其他理由不能表明意思的场合,应该尽可能地获得法定代理人的同意。二是当没有法定代理人且对患者的医学侵袭紧急且必要的场合,推定为患者同意,但基于该患者事先的明确表示或信仰,明确且毫无疑义拒绝此种状况下的医学侵袭的除外。但是医师应该尽量尝试挽救因自杀企图而失去意识的患者的生命。三是如果患者的法定代理人,或者从患者处获得授权的人,禁止了从医生的立场来看是患者最佳利益的治疗时,医师有义务基于有关法律和其他惯例提出异议,在危急时刻医生应以患者的最佳利益为准则作出医疗行为。

五、医疗机构的疏忽促成悲剧发生

首先,患者家属不同意剖宫产,医院可以建议产妇在自然分娩的情况下使用无痛分娩技

---

[1] 《孕妇临产遇险拒手术 医院强行剖宫救其命》,发表于2010年12月4日腾讯新闻-社会新闻,https://news.qq.com/a/20101204/000276.htm,2018年1月10日访问。

术，以减轻产妇的疼痛。根据医院公布的事实情况说明，产妇是因为无法忍受过度疼痛从而跳楼自杀，并且在整个商议的过程中，产妇也一直表现出疼痛不堪的状态，此时医疗机构不应当对其漠视不理。虽然未能取得患者或家属的同意进行手术，但是可以征求患者或家属的意见，在自然分娩过程中使用无痛技术或使用麻醉药物。无痛分娩也称为分娩镇痛，能够减轻产妇分娩时的疼痛感，也可以减少产妇的恐惧心理。目前许多医院已经广泛引入了"椎管内分娩镇痛"技术，镇痛泵可以持续使用直至分娩结束。因为无痛分娩技术属于麻醉手术的一种，需要征求患者本人或家属同意方可实施，医疗机构应当向患者或家属提供这样的替代方案，以缓解自然分娩的疼痛，同时也能打消患者或家属拒绝剖宫产的困扰，从而可能会避免悲剧的发生。

其次，医疗机构应当进一步向患者本人和家属解释说明，全面履行说明告知义务。医院方公布了几张视频截图用以说明患者本人曾经跪下乞求患者家属同意剖宫产。笔者认为仅根据视频片段截图，在无现场录音的情况下，无法得知患者本人是否是在下跪乞求进行手术，其也有可能是因为疼痛或因为家中其他的事情情绪激动而下跪，该部分事实需要进一步查清加以确定。换句话说，如果患者已经下跪乞求家属同意手术，医疗机构和医务人员应当及时让患者本人重新签署知情同意书，或者向患者本人进行法定程序和法律意义的解释，使患者可以正确行使自己的权利，解除之前的委托代理，做出自己的意思表示以否定之前患者家属的意思表示；如果患者并非是在乞求，这时候医务人员也不应该因为家属签署了不同意手术的知情同意书而对患者本人不管不问，应当进一步向患者本人进行解释说明，尤其是按照法律规定，对患者现在的情况、医疗机构可以采取的治疗措施、医疗风险如何评估以及是否具有可以替代的治疗方案等内容，反复向患者及其家属进行说明告知，防止产妇本人或其家属因无法理解医疗行为可能带来的风险或误解该风险而做出了错误的意思表示。如果医院能够多一些人文关怀和沟通，可能产妇也不至于如此无助而跳楼身亡。

最后，应当加强医院管理，规范相关科室工作。根据公开的记录，可以得知 17 点 50 分医生检查产妇宫口已近全开，但 18 时 05 分产妇走出待产室，18 点 16 分产妇被医务人员搀扶回待产室，18 时 40 分，经副主任医师检查，宫口开到 8～9 厘米，19 点 19 分，产妇第二次从待产室出来，19 点 26 分再次回到待产室，而 20 时，产妇最后一次走出待产室，进入对面的备用手术室坠楼身亡。由此可知，产妇在临近分娩、宫口近全开的时候，曾经多次自由出入待产室。通过生活常识我们可以知道，待产室里的产妇一般是和外界相对隔离的，家属往往都是在待产室外焦急等待，需要交接的物品、食物都要由专业的医务人员转递，因为待产室是一个相对无菌封闭的环境，产妇往往只着上衣或简单着装，产妇或家属是不允许自由出入的。另外根据待产室的相关管理规定，待产室实行 24 小时值班制，值班人员不得擅离职守，要严密观察产妇的胎心音、子宫收缩与产程进展，并做好记录，发现异常及时报告。待产室和产房应当严格管理，不允许产妇自行随便出入，对一些情绪已经十分激动的产妇或者患者，应当安排专人进行陪护，对产妇要进行心理疏导，缓解其紧张和绝望的情绪，发现异常要及时沟通，对特殊病人或家属要密切关注，说明告知要反复解释，消除误解，做好视频记录和资料留存。

六、医疗机构的法律责任分析

关于医院是否需要承担法律责任,目前该案的事实尚未查清明确,并且纠纷正在处理之中,我们无法评价在本案中各方的法律责任。但是在衡量医院是否需要承担责任这个问题上,我们可以剖析一下法律规定,明确一下法律要件,主要从以下三个方面加以分析:

首先,关于自杀是否可以免责的问题,根据《侵权责任法》第 27 条规定,损害是因受害人故意造成的,行为人不承担责任。如果经过事实查明,可以确定产妇属于自杀,而非意外坠楼,则产妇本人是完全民事行为能力人,能够辨认自己行为的意义,知道自己行为的后果,其难以忍受疼痛(这个理由不一定是其选择跳楼的真实原因,真实原因我们目前不得而知),属于自己明知行为结果而故意为之,此时则医院不承担赔偿责任。

其次,关于医疗损害赔偿责任,根据《侵权责任法》第 54 条规定,"患者在诊疗活动中受到损害,医疗机构及其医务人员有过错的,由医疗机构承担赔偿责任"。医疗损害赔偿责任必须具备医疗事实、损害结果、医疗过错与因果关系四个侵权要件,如果医疗机构在给产妇的诊断和治疗过程中并没有过错,或者即使医疗行为存在过错但与产妇的死亡没有直接因果关系时,医疗机构无须承担医疗损害责任。如果经过事实查明,发现医疗机构的诊疗行为存在过错并且导致了患者坠楼死亡,则医疗机构需要承担责任。

最后,关于医疗机构是否违反安全保障义务责任。安全保障义务的判断需要综合考虑保障人的法定义务或约定义务,受害人的行为性质和行为各方是否存在过错等因素。根据现有的事实来看,如果产妇属于自行跳楼,那么产妇虽需要医护人员照顾,但是其行动较为自由,并非出行活动均需由医护人员全程陪护的情形。另根据医院公布的情况说明,产妇跳楼时的窗口护栏高达 1.13 米,一般正常成年女性的身高很难隔着护栏不小心失足坠落,医院的相关硬件设施并不存在缺陷,且医院在发现产妇坠楼后及时进行了救助,已经尽到了安全保障义务。当然如果是产妇因为过于疼痛依靠医院护栏不小心坠楼则需另论,此时则需要考虑医疗机构设置护栏的高度和窗户的高度是否符合国家规定,是否尽到了提示义务等,医疗机构则可能承担法律责任。

德国与荷兰受试者保护法制的比较法考察

[日]甲斐克则*著　高　翔**译

一、序　　言

伴随着医学及其周边的生命科学的进步,新型医疗技术的开发研究变得盛行起来。但是,这些研究也包含侵害受试者的人权或是"人类尊严"之可能性。因此,我们在保护受试者的人权或"人类尊严"的同时,有必要对医疗科学技术的发展进行关注。承担其重要任务的是医院,或研究设施,或从中独立出来的机构的伦理委员会。然而,伦理委员会在日本经常容易流于形式上的审查。因此,构筑以受试者保护为目的、更加具有实效性的伦理委员会体系(制度)实属必要。

附带需要说明的是,对于医疗伦理或生命伦理的问题进行审查的伦理委员会如果对其形式做区分,基本上可以划分为以下几种情况:① 以法律为基础对伦理委员会的构成或功能进行规定,在此之上对违反需遵守事项的课以罚则之"法规制模式"(荷兰),② 依赖于医疗工作等的自主监管或对某些先端性难题国家制定指导方针寻求(相关人员)遵守的"伦理规制(指导方针)模式"(日本),③ 两者的复合形态"法规制、伦理规制复合模式"(德国、美国、英国等)。

采取以上②形态的日本,在具有能够灵活应对这一优点的同时,在其他方面也存在某些问题。笔者认为主要包括以下几点:(1)伦理委员会陷入仪式性的性质,并未发挥原本的伦理审查功能;(2)人才储备不足;(3)成本不足;(4)因无法律制度的参与(临床试验的审查是例外),不具有强制力,规则没有被充分遵守;(5)虽存在数个指导方针,但因其修修补补的性质,多有漏洞且相互之间存在差异。

本文的目的在于,探讨如何打破这样的现状,使伦理委员会真正地发挥作用,并使受试者的人权保护与医学的持续性发展两者兼容并进。从这一全球性的视点出发,应当摸索确

---

* 甲斐克则:早稻田大学法务研究科教授。

** 高翔:东南大学法学院副教授。

本文原载于《早稻田法学》第 80 卷第 1 号(2004 年),后由甲斐教授补充修改后收录于《被験者保護と刑法》,成文堂,2005 年,特此说明。

立受试者保护法律制度的基本视角,主要尝试对德国与荷兰进行制度上的比较。[1]

二、德国的受试者保护法律制度与伦理委员会的功能

首先,我们可以了解在德国以受试者保护为目的而展开的法律体系的构建过程。在学说上从很久之前就已经有了许多积累,而作为制度被具体化则是在进入 20 世纪 70 年代之后。一方面是受到美国的影响,在 1973 年哥廷根大学设置了伦理委员会之后,各大学也相继设置伦理委员会。另一方面,在法律层面,1976 年的《药事法》第 6 章《临床试验上的人的保护》中,不仅仅是对非处方药,而是对所有药物设置了作为受试者的人权保护与救济手段的加入保险之义务。[2] 在防止放射线损伤的规定(1976 年)中,也设置了详细的受试者保护规定(特别是第 41~42 条)。

伦理委员会的角色在实践里开始被重视的背景之中,根据 1995 年 8 月 17 日的药事法修改(特别是第 40 条 1 款 2 项),临床试验须经依州法而设置的伦理委员会的同意,以及从 1995 年到 1996 年各州通过了《委员会法》——规定对州医师会与大学附属医院导入"公法上的伦理委员会",这两个事件意义非凡。"公法上的伦理委员会"是指,其基础是依据药事法(AMG)第 40 条第 1 款第 2 项、医药品制造物法(MPG)第 20 条第 7 款、医师的模范职业纪律第 15 条而设置的伦理委员会。的确,一般会认为由此可以建立在一定程度上具有权威性的伦理委员会。但是,德国到目前为止仍不存在受试者保护的统一立法。当然,为了应对围绕生命伦理而产生的各种新问题,伦理委员会最近 10 年间经历了巨大的变化。[3] 此外,正如下面将要论述的,对于基于上述法律设立的伦理委员会之外的领域,单独的伦理委员会进

---

〔1〕 本文是 2002 年 8 月厚生劳动省的厚生劳动科学研究费资助项目"关于遗传基因分析研究、再生医学等先端医学领域中研究的审查及监督机构的功能与作用的研究"(研究主任为国立精神·神经中心·精神保健研究所的白井泰子研究员)研究成果的一部分,同时对荷兰及德国的制度进行调查时的报告,以及此后收集的资料为基础整理而成的。本文的底稿包括:甲斐克则:《医事刑法への旅　道草編・その3　被験者保護法制と倫理委員会の機能に関する独蘭の比較法的考察——再び倫理委員会の在り方の模索への旅——》,《現代刑事法》第 6 卷第 6 号(2004)第 125 页以下,以及《医事刑法への旅　道草編・その1　オランダの被験者保護の法システム——倫理委員会の在り方の模索への旅——》,《現代刑事法》第 5 卷第 6 号(2003)第 111 页以下(变更了顺序收录在甲斐克则:《医事刑法への旅Ⅰ》,2004 年,现代法律出版),本文是将上述论文进行统合,并对其内容加以修改而成。

〔2〕 对于此点的详细介绍,请参照甲斐克则:《臨床研究・人体実験とドイツ法》,《年報医事法学》第 13 号(1998)第 69 页以下。

〔3〕 Vgl. Elmer Doppelfeld, Medizinische Ethik-Kommissionen im Wandel, in Urban Wiesing (Hrsg.), Die Ethik-Kommissionen. Neuere Entwicklungen und Richtlinien, 2003, S. 1 ff. 德国到 20 世纪 80 年代初为止的伦理委员会的发展过程及伦理委员会的法上的意义,vgl. Reinhard Bork, Das Verfahren vor den Ethik-Kommissionen der medizinischen Fachbereiche, 1984, S. 32 ff. 此外,作为重点关注 20 世纪 80 年代中期以来特别是围绕人体基因组分析研究的问题的研究,盛永审一郎:《ドイツ各種委員会資料に見るヒトゲノム解析研究に対する態度(1)遺伝子診断》,《富山医科薬科大学一般教育研究紀要》第 22 号(1999)第 1 页以下。

行着个别的应对。

那么,伦理委员会的现状到底是怎样的呢。同样在德国,伦理委员会的重要性也愈发被认识,虽然存在各种提案,但就像之前所介绍的,并未与统一立法体系直接挂钩,各大学的伦理委员会或州的伦理委员会只进行了个别的应对。药事法上的伦理审查似乎要多一些。现在,有 52 个公法上的伦理委员会在进行着活动(参见下文表 1 及表 2[1])。根据州的不同也有特别活跃的州,例如从汉堡等州就可窥探出端倪。[2] 顺带提及的是,汉堡医师法第 15 条 b 规定,"伦理委员会,对患者以及受试者的保护、研究者的保护、对于人不可欠缺的医学研究之信赖的构筑提供助力",为实现此目的,在同法及《汉堡医师会伦理委员会规定》(Satzung der Ethik-Kommission der Ärztekammer Hamburg vom 20. 05. 1996)里将各种措施纳入其中。无论哪一个州,即使是在多设施之间的共同研究中,研究负责人管辖之下的伦理委员会也会承担某种"指导功能",为了达到品质与安全的保障这一目的,投入了很多心思。

表 1　州医师会的公法上的伦理委员会

巴伐利亚(Bayern)州医师会伦理委员会
巴登—符腾堡(Baden-Württenberg)州医师会伦理委员会
巴登—符腾堡(Baden-Württenberg)州牙科医师会伦理委员会
柏林(Berlin)州医师会伦理委员会
勃兰登堡(Brandenburg)州医师会伦理委员会
不来梅(Bremen)州医师会伦理委员会
汉堡(Hamburg)州医师会伦理委员会
黑森(Hessen)州医师会伦理委员会
梅克伦堡—西波美拉尼亚(Mecklenburg-Vorpommern)州医师会伦理委员会(1)
下萨克森(Niedersachsen)州医师会伦理委员会
北莱茵(Nordrhein)州医师会伦理委员会
莱茵兰—普法尔茨(Rheinland-Pfalz)州医师会伦理委员会(2)
萨尔(Saarland)州医师会伦理委员会(3)
萨克森—安哈尔特(Sachsen-Anhalt)州医师会伦理委员会
萨克森(Sachsen)州医师会伦理委员会
石勒苏益格—荷尔斯泰因(Schleswig-Holstein)州医师会伦理委员会
图林根(Thüringen)州医师会伦理委员会
威斯特法伦—利帕(Westfalen-Lippe)州医师会伦理委员会(4)

注:(1) 被分类为合议制机构的罗斯托克大学医院及格赖夫斯—瓦尔德大学医院伦理委员会。

(2) 包含美因茨大学医院伦理委员会。

(3) 包含洪堡大学医院伦理委员会。

(4) 与明斯特大学医院伦理委员会共同组成。

〔1〕　Vgl. Hanjörg Just, Die öffentlich-rechtlichen medizinischen Ethik-Kommissionen in Deutschland-der zeitige Struktur und Arbeitsweise sowie Perspektiven der zukünftigen Entwicklung, in Wiesing (Hrsg.), a. a. O. (Anm. 3), S. 91.

〔2〕　Vgl. Almut Wilkewning, Der Hamburger Sonderweg im System der öffentlich-rechtlichen Ethik-Kommissionen Deutschlands, 2000.

表 2　大学医院的公法上的医疗伦理委员会

亚琛工业大学医学部伦理委员会
柏林自由大学附属 Benjamin·Franklin 医院伦理委员会
柏林洪堡大学附属医院柏林布赫校区伦理委员会
柏林洪堡大学附属フィルコー校区医院伦理委员会
波鸿大学医学部伦理委员会
波恩大学医学部伦理委员会
德累斯顿工业大学医学部伦理委员会
杜塞尔多夫大学医学部伦理委员会
埃尔朗根—纽伦堡大学医学部伦理委员会
杜伊斯堡—埃森大学医学部伦理委员会
法兰克福大学医学部伦理委员会
弗莱堡大学医学部伦理委员会
吉森大学人类医学部伦理委员会
哥廷根大学伦理委员会
格赖夫斯瓦尔德大学梅克伦堡—西波美拉尼亚州医师会伦理委员会(1)
哈勒大学医学部伦理委员会
汉诺威医科大学伦理委员会
海德堡大学医学部伦理委员会
海德堡大学曼海姆临床医学部伦理委员会
耶拿大学伦理委员会
基尔大学医学部伦理委员会
科隆大学医学部伦理委员会
莱比锡大学医学部伦理委员会
吕贝克医科大学伦理委员会
马格德堡大学伦理委员会
马堡大学伦理委员会
慕尼黑大学附属格劳斯哈登(Großhadern)医院伦理委员会
明斯特大学医学部伦理委员会(2)
慕尼黑工业大学医学部伦理委员会
雷根斯堡大学医学部伦理委员会
罗斯托克大学梅克伦堡—西波美拉尼亚州医师会伦理委员会(3)
萨尔大学伦理委员会(4)
图宾根大学医学部伦理委员会
乌尔姆大学伦理委员会
威滕—黑尔德克大学伦理委员会
维尔茨堡大学医学部伦理委员会

注：(1) 梅克伦堡—西波美拉尼亚州医师会伦理委员会的"合议制机构"。

(2) 与威斯特法伦—利珀州医师会伦理委员会共同组成。

(3) 梅克伦堡—西波美拉尼亚州医师会伦理委员会的"合议制机构"。

(4) 与萨尔州医师会伦理委员会共同组成。

而更加具有特点的是,在德国,医师会具有决定医师身份这样程度的强大力量,尤其是德国联邦医师会中央委员会[正式名称为"医学与其邻接领域中以保持伦理性诸原则为目的的中央伦理委员会(Zentrale kommission zur Wahrung ethischer Grundsätze in der Medizin und ihren Grenzgebieten=ZEKO)"]的权限很大。在联邦医师会主席 Prof. Dr. Vilmar 的指挥下,该委员会的创设会议于 1995 年 7 月 12 日在科隆举行。该委员会有一个 11 条的规定,"在其意见的形成与作出决定这一过程中,是独立的。此时委员会,特别是对于人的尊严的不可侵性、生命的保护是明确的,特别是如世界医师联盟的宣言中所记载的那样,具有与对医师的活动或生物医学的研究来说重要的伦理性原则同样应受到注目的基本法的价值秩序"(第 1 条第 2 款),并且对任务进行了 3 项规定(第 2 条)。

1) 对因在医学及其邻接领域的进步与技术的开发而被提起的,且对于德意志联邦共和国要求共通回答的伦理性问题进行意见的表明。

2) 关于医师在履行其职责之际的义务,在伦理性的观点之下原则上对于重要的问题表明其立场。

3) 基于州医师会或医学部的伦理委员会的期望,保持该伦理委员会的独立性之际,原则上对关于重要事项的伦理问题的补充性评价提供帮助。

此外,中央伦理委员会也可以采取建议或指针的形式进行其意见表明。

观察中央伦理委员会的构成,可以看到:① 委员会最多有 16 名成员(第 3 条第 1 款)。② 规定了委员会成员代表不同的学术领域,应当属于由立法机关推荐的委员会,对伦理性的问题有熟悉的学术资历与经验(第 3 条第 2 款)。③ 为了保证由不同领域的人员构成,规定 12 名成员应分属以下医学领域和其他的学术领域(第 3 条第 3 款)。即 5 名医学的代表、2 名哲学或神学的代表、2 名自然科学的代表、1 名社会科学的代表、2 名法学的代表。成员的任期为 3 年,有连任的可能性(第 4 条第 2 款)。

德国联邦议会与联邦参议院拥有各自向中央伦理委员会派遣 2 名成员的权利。立法机关的行政长官,于此情形下,在其职业上的范围内,或其现在或过去的政治性职务范围内,针对医学研究与伦理的关系由委员会进行处理的,此类问题,被要求指定有过相应经验的人员(第 3 条第 4 款)。此外,还有"联邦医师会的会长,根据中央伦理委员会主席(Vorsitzenden)的提议,应当被邀请参加该审议"这样独特的规定(第 3 条第 5 款)。

在组成上异常严格的中央伦理委员会的特殊性,并非是其作为联邦医师会的咨询委员会(Ausschuss),而是体现在依据联邦医师会的特别规定,作为独立的专门委员会(Gremium)而被设立这一点上。委员会的成员,的确是由从社会性质上看重要的机构进行提名,但与其说其作为该机构的代表,不如说其实是根据规定的第 3 条,对于伦理性的问题基于其人格与经验而被推荐的。委员会,对于在医学中作为技术发展的结果而未解决的伦理性问题,无论是怎样的边界领域都保持其独立的见解,并且被期待对这些问题有明确的立场。中央伦理委员会,在与州的医师会或医学院的已经存在的伦理委员会的关系上,并非其上级的机构,因此其判断也不处于优先的地位。对于跨州的问题,通过该委员会表明审议的意见是可能的。中央伦理委员会进行审议的议题，一般是由成员进行提案。[1]

中央伦理委员会从 1997 年到 2001 年为止，公开发表的意见包括以下内容：

① "对于医学研究中无同意能力者的保护"之态度表明（1997 年）。

② "因器官摘取的杀害"之意见表明（1997 年）。

③ 对于"向人类的脑部进行的神经细胞的移植"之态度表明（1998 年）。

④ 对于"在医学以及保健的研究中与患者相关的信息的利用"之态度表明（1999 年）。

⑤ "法定患者保险体系（GKV）中医学上考量的优先顺序：我们必须决定吗，且能够决定吗？"之态度表明（2000 年）。

⑥ 对于干细胞研究（Stammzellforschung）之态度表明的论点（2001 年）。

⑦ 对于干细胞研究的中央伦理委员会之态度表明（2002 年）。

在上述内容中，第 1 项的态度表明[原文是 Schutz nicht-einwilligungsfähiger Personen in der medizinischen Forschung（1997）]的情形，欠缺同意能力的人之中，特别是将儿童进行分组，在 4 种研究方法中，相对于视情形可以被接受的治疗性实验（Heilversuch）（第 1 组），主要是与儿童无关的利益的研究（第 4 组）在伦理性上无法被正当化。在第 3 组的研究中，即使对于该受试者自身来说并未显示有任何利益，但至少对于其他人，即同一年龄的分组或是面对同一种类疾病而受到困扰的人，能够从被获取的知识中得到利益，在对研究进行正当化的时候，根据该委员会的见解，认为风险的比较衡量具有决定性（委员会对于风险的定义特别困难，从而不得不通过事例具体地描述这一点非常了解。这一特殊情况的讨论时至今日仍未得出结论，预计将继续态度表明）等，进行着相当深入的讨论。[2] 其他方面因为字数的关系只好割爱，值得一提的是，2001 年 11 月 23 日的关于干细胞研究的态度表明引人注目。这一态度表明，对于 2002 年 5 月 31 日的《关于人体胚胎干细胞的输入及利用确保胚胎保护为目的的法律（Gesetz zur Sichenrung des Embryonenschutzes im Zusammenhang mit Einfuhr und Verwendung Menschlicher embryonaler Stammzellen）》（＝Stammzellengesetz：干细胞法）的成立有着非常大的影响。[3]

此外，在德国，除上述中央伦理委员会之外还存在德国联邦议会中设置的调查（En-

〔1〕 Vgl. Heinz Pichlaier / Urban Wiesing, Die Zentrale Ethik-Kommission bei der Bundesärztekammer, in Wiesing（Hrsg.）, a. a. O.（Anm. 3）, S. 146.

〔2〕 Pichlaier / Wiesing, a. a. O.（Anm. 6）, S. 147.

〔3〕 详细内容，请参照神馬幸一：《ドイツにおける『ヒト胚性幹細胞（ES細胞）』研究を対象とした刑事的規制について——いわゆる『幹細胞法（StZG）』成立を契機として》,《法学政治学論究》第 56 号（2003）第 413 页以下。即便在德国这一问题的讨论同样白热化。Vgl. Duetsche Forschungsgemeinschaft, Forschung mit humanen embryonalen Stammzellen. Strafrechtliche Grundlagen und Grenzen, 2003. 这一著作里，包含了 Albin Eser 博士与 Hans-Georg Koch 博士对于同法的鉴定。而且，对于人体胚胎干细胞的输入和研究，莱茵兰-普法尔茨州的生命伦理委员会也在 2001 年 6 月进行了意味深远的态度表明。Vgl. Stellungnahme der Bioethik-Kommission Rhenland-Pfalz zum Import von und zur Forschung an humanen embryonalen pluripotenten Stammzellen. 上述内容今后将在其他场合进行介绍和研究。

quete)委员会,[1]或是首相直管的国家伦理评议会(National Ethikrat),在干细胞研究的审查这样的场合,也会出现与中央伦理委员会竞争的情况,在各方见解有所不同的时候如何确保达成共识,对于德国来说是一个挑战。在这样的多元性中进行政治性的妥协吗?

即使存在这样的顾虑,在德国据说这样的多元性体系得到了国内外极高的评价。[2] 这样的评价,大概是因为在采用此种多元性体系的同时,各委员会在委员组成上,吸纳了医生、法律家、统计学和计量生物学的专家、自然科学家、哲学家、神学家、心理学者、其他的精神科学和社会科学的专家、护士、医学生、普通人,进行了灵活的应对。[3] 另外,在德国,由于人们铭记纳粹的惨痛经验,存在对于伦理问题进行真诚讨论这一社会风气。围绕伦理委员会的法律责任展开的讨论即为其表现,并且在与 EU 的动向的关系上,如果坚持德国的标准,有对于任何情况都能够应对的自信。[4] 此外,伦理委员会的程序应遵循非诉事件的程序或

---

[1] 作为最近的重要报告,有 Duetscher Bundestag (Hrsg.), Schlussbericht der Enquete-Kommission-Recht und Ethik der modernen Medizin,2002. 作为此报告的日本语翻译(并非全译),ドイツ連邦議会審議会答申(松田純監译、中野真紀＝小椋宗一郎译):《人間の尊厳と遺伝子情報——現代医療の法と倫理(上)》,(2004・知泉書院)。

[2] Just,a. a. O.(Anm. 4),S. 103. Just 本人也作出了以下论述,"与其他欧洲国家的审议体系、伦理委员会相比较,德国的体系贴近现实情况,显然具有将来性"(S. 100)。但是,或许由于不存在统一立法,围绕伦理委员会相互之间的"管辖"产生了问题。Vgl. Ingeborg Walter-Sack, Zuständigkeit" medizinischer Ethikkommissionen——(wünschenswerte?) Ausweitung durch Satzungsrecht, dargestellt anhand der Regelungen für die Ethikkommissionen an der Universität Heidelberg und bei der Landesärztekammer Baden-Württemberg, MedR 1999, S. 357 ff. 此外,作为伦理委员会对于审查临床研究的科学性质量与伦理正当性的意义进行反思的论稿,有 Nobert Victor, Prüfung der wissenschaftlichen Qualität und biometriespezifischer Anforderungen durch die Ethikkommissionen?, MedR 1999, S. 408 ff.

[3] 关于伦理委员会的详细人员构成,可参考 vgl. Gerald Neitzke, Über die personelle Zusammensetzung von Ethik-Kommissionen, in Wiesing (Hrsg.), a. a. O.(Anm. 3),S. 104 ff. 特别是对于普通人,Neitzke 进行了以下论述:"研究的透明性,以及通过一般人加入因此而掌控研究的委员会,这一出于政策性的信用,无论是从国内来说还是从国际上来说都不可能只是说给别人听听而已。若非如此,伦理委员会将变成'封闭的社会'或是'关闭着的门背后隐藏的秘密社团'。宁可相反,不得不将普通人置于掌控的出发点。医生的专业知识,只不过是辅助人,就像一直以来实务中看到的那样,其本身并不能成为法官。实验的伦理上的问题不能够由利益的承受人来解答。那些问题,必须由该市民一侧来进行解答。"(SS. 115—116)这一论述,可以说是至理名言。其实根据 Neitzke 的介绍,在新西兰及丹麦,委员会成员的半数是普通人,在英国及澳大利亚,根据规则,每个委员会有普通人 2 人参加,而在美国,普通人参加的比例更是达到伦理委员会的90%以上,德国虽然 18％的伦理委员会中有普通人的成员,但仅仅占到全体成员数的 1. 9％(S. 116)。此外,从哲学的观点论述普通人参加的意义(信息公开或说明责任)的资料见:vgl. Ludwig Siep, Probleme der Ethik-Kommissionen aus der Sicht des Philosophen, in Wiesing (Hrsg.), a. a. O.(Anm. 3),SS. 134—136.

[4] 关于欧洲整体的动向,可见 Jochen Taupitz, Die Stellung der Ethik-Kommission im Entwurf eines Forschungsprotokolls des Europarates, in Wiesing (Hrsg.), a. a. O.(Anm. 3),S. 35 ff.,本章已无充分介绍的余力。另外,与此相关联的文献,Jochen Taupitz(村山淳子译):《子どもを用いた臨床試験——ドイツの法状況——》,《早稲田法学》第 79 巻第 2 号(2004)第 143 页以下,是将关注点放在儿童的临床试验上的意义重大的论文,笔者将在今后再做探讨。

是行政程序法的基本规则来管理这样的观点[1]也被有力地主张,可以说,现在德国关于这一问题的讨论质量非常高。

三、荷兰的受试者保护法制与伦理委员会的功能

接下来,我们来了解一下关于荷兰的受试者保护的法律制度与伦理委员会的功能。

荷兰于 1998 年 2 月 26 日成立了《关于涉及人体受试者的医学研究的法律》(Wet Medisch-wetenschappelijk Onderzoek met Mensen＝WMO)。本法由全部 39 条构成,对有关伦理审查的委员会的组织、权限、审查内容等进行了详细规定。特别是,遵循 WMO 的规定设置了关于涉及人体受试者研究的中央委员会(centrale commissie voor medisch-wetenschappelijk onderzoek; centrale commissie mensgebonden onderzoek＝CCMO)是其较重要的特征。CCMO 于 1999 年 4 月 6 日设立,总部设置在海牙。其主要的职责是监督在荷兰进行的有关人体受试者的医学研究的审查以及全国各审查委员会的活动,并为促进 WMO 的实现作出贡献。

重要的是 CCMO 的业务内容,根据 WMO 的规定,其内容集中在以下 6 点(14～17 条):

首先第 1 项内容包括各设施或地区的医疗伦理审查委员会(medisch-ethischetoetsings-commissies＝METC)对涉及人体受试者的医学研究的研究协议进行最初的评价,之后由 CCMO 对 METC 进行认证与监督,在 METC 的活动被判断为不适当时,可以取消对 METC 的认证。

第 2 项内容是对涉及人体受试者医学研究的协议的审查。在荷兰所有关于受试者的医学研究,都必须进行最初的评价,这一审查是由得到认证的 METC 或是 CCMO 来实施。但是,对于遗传基因治疗与异种器官移植的审查只由 CCMO 实施。CCMO 还对有关安慰剂对照研究及疫苗研究进行非治疗性介入审查(包括不能给予知情同意的儿童及成人)。此外,CCMO 还应卫生部部长的申请,对有关胚胎及配子母细胞的研究提供建议。

第 3 项内容是关于涉及人体受试者医学研究的协议的登录。CCMO 对于涉及人体受试者医学研究的所有研究协议进行监督。因此,METC 要将附上研究形式及概要的一份评价书向 CCMO 提交。

第 4 项是涉及为提起不服申诉及异议申诉的作为行政机关的角色的内容。也就是说,在 METC 对评价或是认可、认证存在疑问的场合,CCMO 将成为公开的不服申诉机关。

第 5 项内容是提供关于促进 WMO 的实现及其适用的信息。

---

〔1〕 Vgl. Erwin Deutsch, Das Verfahren vor den Ethik-Kommissionen, in Wiesing (Hrsg.), a. a. O. (Anm. 3), S. 24 ff. 作为在早期论述德国伦理委员会的法上的重要性的文献,除 Borg, a. a. O. (Anm. 3)之外,有 Albin Eser / Hans-Georg Koch, Zum rechtlichen Wert von Ethik-Kommissionen, DMW 1982, S. 443 ff. 此外,有关围绕医药品的临床试验问题的文献有 Ralf H. W. Hägele, Arzneimittelprüfung am Menschen. Ein strafrechtlicher Vergleich aus deutscher, österreichlicher, schweizerischer und internationaler Sicht, 2004. 这一著作已经出版,显示出了对受试者保护问题的高关注度。

第 6 项内容是从 METC 送交的年度报告的登录。CCMO 通过公布年度报告尽到其说明责任的同时，必须对 METC 的年度报告的概要进行保管。

对中央伦理委员会赋予这样强有力的权限的二元体系，在检验伦理委员会的功能的意义上，并在受试者保护这一意义上，被认为是存在实际意义的。

接下来对 CCMO 的成员构成进行了解，这也是由具体条文决定的（14～16 条），全部有 12 名成员。其中具体包括伦理学者 2 名，分子遗传学者、研究方法论学者、药理学者各 1 名，医生 3 名，看护学者、法律家、医疗心理学者、受试者各 1 名。任期为 4 年（再任任期为 2 年）。

实际上在成员构成上保持了很好的平衡，尤其是研究方法论学者与受试者一方作为成员加入这一点不容忽视。通过和笔者有着亲密交往的荷兰奈梅亨（Nijmegen）大学法学部的 Peter J. P. Tak 教授的说明可知，此种构成实际上发挥了很好的作用（顺带提及的是在上述成员中，伦理学者是当时 Peter 教授在奈梅亨大学的同事）。此外，机构的工作人员有 8 名，卫生部、福祉部、体育部方面的观察员也加入了进来。CCMO 每月召开一次委员会。

那么，关于荷兰的受试者保护的法律框架到底是怎样的呢。

首先，如上所述，《关于涉及受试者的医学研究的法律（WMO）》占据中心的位置。如下文所述，这是经过深思熟虑的法律制度，对日本也具有参考价值。并且，还制定有《涉及受试者医学研究强制保险的暂行规定》(Temporary decree regulating compulsory insurance for medical research involving human subjects)（共 9 条），构成了应对受试者的损害补偿的制度。此外，还包括属于 CCMO 管辖下的关于遗传基因治疗与异种器官移植的一般性行政规章《涉及受试者的医学研究的中央审查规定》(Central Review of Medical Research Involving Human Subjects Decree)（共 3 条）。最后是多中心研究审查程序的指令(Multicentre Research Review Procedure Directive)。

当然，在这些法规中最为重要的是 WMO。其具体构成分为第 1 章"一般规定"（第 1～2 条）、第 2 章"涉及人体受试者研究的规制"（第 3～6 条）、第 3 章"责任与保险"（第 7 条）、第 4 章"研究实施团体的义务"（第 8～9 条）、第 5 章"研究实施团体的其他义务"（第 10～13 条）、第 6 章"委员会"（第 14～27 条）、第 7 章"附则"（第 28～32 条）、第 8 章"罚则规定"（第 33 条 1～3 款）以及第 9 章"结论性规定"（第 34～39 条）。本文无法对所有内容进行解读，因此只对认为特别重要的部分进行介绍。以上内容中，第 6 章"委员会"（第 14～27 条）的主要部分已经在前面进行了论述。

在此首先应当提及的是，重视研究协议的架构。在第 1 章"一般规定"的第 2 条，规定"研究，必须按照为实现其目的而做成的研究协议进行"（第 1 款），且需要适当的经由委员会的承认（第 2 款）。如果违反以上内容，将被处以 6 个月以下的拘役或是第 14 类的罚金（第 33 条第 2 款）。此外，第 2 章"涉及人体受试者研究的规制"（第 3～6 条）也很重要，尤其是第 3 条，对研究协议的承认条件分以下 8 项进行了规定：

a）该研究将会带动医学的发展之预想是合理的。

b）上述医学的发展缺少受试者的参加就无法达成，或不采取激进的介入就无法达成之预想是合理的。

c）对受试者的风险及负担应当与该研究的潜在价值保持平衡之预想是合理的。

d）该研究的方法论处于被要求的标准之内。

e）该研究通过有研究鉴定书的鉴定人的监督或在其监督下进行。至少其中 1 人为与受试者参加的研究活动有直接关系的鉴定书的持有人。

f）对受试者提供的一切报酬，不会对受试者是否参加该研究而作出的决定有任何不当影响之预想是合理的。

g）研究协议，对该研究对于受试者在多大程度上是有益的这一问题，应进行明确的阐述。

h）该研究满足其他所有合理的要件。

以上这些条件，即使对研究协议的各种各样的情况作出假设，也被认为是妥当的。而且，受试者是未成年人（未满 18 岁）或即便是成年人，但被认为对该事项的利益无法进行合理的评价，关于此类人的研究原则上是被禁止的；但该研究与该受试者有直接利益的场合，或参加研究的风险微不足道只需最小限度的负担，与该受试者同一类型的人不参加便无法进行研究的场合并不禁止（第 4 条）。此外，研究的实施团体或受试者招募团体与受试者之间存在事实的或是法律上的关系对同意原理产生不利益，这一情况被合理地预想时，该研究原则上也应被禁止；但该研究与该受试者有直接利益的场合，或参加研究的风险微不足道只需最小限度的负担，与该受试者同一类型的人不参加便无法进行研究的场合并不禁止（第 5 条）。违反第 4 条及第 5 条的，将被处以 6 个月以下的拘役或第 14 类的罚金（第 33 条第 2 款）。这些内容，原则与例外的划分清晰适度，应给予评价。

而且，在以下条件里研究实施受到禁止（第 6 条第 1 款）：

a）受试者是成年人，不能适用 c 项的情形，即没有受试者书面同意的情形。

b）受试者是未满 12 周岁的未成年人，不能适用 c 项的情形，即没有受试者以及受试者的父母（父母如果是法定监护人）或法定监护人的书面同意的情形。

c）受试者年满 12 周岁，但不能认为其对相关事项中涉及的自身利益有合理判断之能力的情形。没有受试者的父母（父母为其法定代理人的情形）或法定代理人，或（不能利用法定代理人时）为受试者的利益经受试者的书面授权而行动之人，或（前述之人不能利用时）受试者的配偶或生活中其他伴侣的书面同意的情形。

d）受试者未满 12 周岁，没有受试者的父母（父母为其法定监护人的情形）或法定监护人的书面同意的情形。

通过以上的规定，贯彻同意原则或代为允诺原则，违反以上规定的将被处以 1 年以下的拘役或第 14 类的罚金（第 33 条第 1 款）。最需要注意的是，研究的性质属于只有在紧急状况下有实施的可能，且不能按照同条第 1 款规定的顺序取得同意的情形，以及该研究可能涉及该受试者的直接利益的情形下，研究活动，仅限于不可能取得同意的状况持续时，即使没有同意也可以实施（第 6 条第 2 款）。这里的规定可以看出灵活的应对。在未成年人作为受试者的情形，虽然存在着难题，但还是具有参考价值。

在一定的情形下适用刑罚对研究进行规制的方法是否妥当这一问题，与研究的自由之间存在着保持平衡的难题，但限于引起重大人权侵害的危险性非常明显的情形，适用刑罚也是在情理之中。无论如何，以受试者保护为目的以至于作出如此规定的荷兰，确实有值得借鉴的地方。[1] 同样，伦理委员会制度中，中央委员会(CCMO)具有监督权限，对各审查委员会(METC)的活动进行密切关注这一点，即使对容易流于形式审查的日本伦理委员会的现状的打破也具有极大的参考价值。此外，在 CCMO 保持良好平衡的成员构成上也可以成为参考。因此，对于日本今后的受试者保护制度以及伦理委员会制度的构建，可以认为荷兰的相关制度作为典范是有参考价值的。

四、德国与荷兰的制度比较

在比较德国与荷兰的受试者保护的法律制度的时候，我们能够得出怎样的结论呢。

首先，在制度层面上，像德国这样采取多元性制度体系的情况，与荷兰采取统一法体系的同时在监督层面采取二元主义的情况，着实有着很大区别。

第 1 点，对产生竞合问题的情况，德国模式下可以预想到伦理委员会之间会产生应对的差别，不仅需要相互之间的调整，甚至不得不耗费更多的精力与成本；而在荷兰模式下，这一问题可以顺利地解决，特别是在荷兰模式下讨论的平台可能会减少。这样的比较，需要有跨度地、长期地进行，如果只局限于形式论，则难辨优劣。但是，从明确的标准来看，荷兰模式具有一定优势。

第 2 点，在德国模式下，选取伦理委员的时候，如果不采取回避重复的手段的话，则无法避免同一委员兼任多个重要职位的情况出现。在这一点上，荷兰模式则不会有此种顾虑。当然，如上所述，在德国对于伦理委员会的人员构成的关心非常高，也因此投入了一定的工夫，实际上在这一点上可能没有多少差异。

第 3 点，在运行成本上，荷兰模式相较德国模式能够以更低的成本进行应对。当然，在荷兰模式下，中央委员会的成员的负担增加是被担心的问题。但是，如果限定中央委员会的管辖范围，一般认为能够避免此问题的发生。

接下来从功能层面进行观察，至少在形式上，考虑到上述从制度层面而来的各种问题的侧面，可以认为基于统一法的荷兰模式较德国模式更能发挥作用。无论从哪方面来说，对受试者而言容易理解且更容易受到保护。但是，从实质层面上考虑，不进行长期性的观察，哪一种模式能够更加有效地运行还无法断定。如上所述，在德国内部对此制度抱有自信，如果

---

〔1〕 对荷兰的受试者保护制度进行概览的荷兰语文献，有 F. M. Van Agt en W. J. M. Dekkers, Ethici en de Proportionaliteit van wetensshappelijk onderzoek met mensen, MEDISCH CONTACT, 1998, 53 (7)：239 - 240. 此外，讨论关于使用人类胚胎的研究（含克隆的问题）与伦理委员会的关系的文献，有 Morren Aan Nieuw Leven. Respect voor menselijk leven onvoldoende gewaarborgd in Embryowet. MEDISCH CONTACT，2001,56(47)：1731 - 1734.

此种制度与德国特有的医疗体系非常契合，那么就可以认为此制度是合适的。无论怎样，德国与荷兰都确立了其各自的医疗体系，在现阶段对受试者保护与医学研究的发展的调和产生怎样的影响，还未能明确知晓。今后对于这一点仍需要持续关注。此外，对于人才资源的层面也不能忽视。

因此，德国模式与荷兰模式中的任何一种，都包含了打破日本的伦理委员会制度现状的契机，这一点毫无疑问。

五、结论——对日本的启示

最后，作为对日本的启示，两种模式之间虽存在某种程度的差异，但在以法律作为支撑这一点上，可认为存在巨大的影响。对于克服在本文开始部分论述的日本的现状，笔者深刻认识到需要通过某种形式制定受试者保护的法律，并以此为基础设立伦理委员会制度的必要性。在此之上，将英国、美国的制度也作为参考加以考虑的同时，今后日本也应当着手进行新的体系构建。

在日本，以光石忠敬律师为首的团体公开发表了《研究对象的保护法纲要草案——作为生命伦理法制上最应优先制定的基础法》[1]。本文已没有余力进行详细介绍，这一草案虽然是以法国生命伦理法作为基础，但从具体内容来看更接近荷兰模式，从受试者保护角度出发的观点应当给予评价。此外，笔者本人参加的前述白井泰子首席研究员率领的"白井团队"的共同研究，也可以定位在与此相近的研究。包括共同研究的提案在内的报告也在最近进行了公开发表。[2]诸如此类的积累，毫无疑问将促进更加完善的体系构建。

---

〔1〕 相关内容是光石忠敬、橳岛次郎、栗原千絵子联名发表在《临床评价》Vol. 30. No. 2・3（2003）第369页以下。有关内容在其他地方再做考察。

〔2〕 在厚生劳动科学研究费资助"人体基因组・再生医疗等研究项目"《关于遗传基因分析研究・再生医学等先端医学领域中研究的审查及监督机构的功能与作用的研究 2001 年度至 2003 年度综合研究报告》（2004 年）中，"以人为对象的生物医学研究中受试者保护的制度以及研究管理体系的存在形式"这一课题提出了建议。提案 1"研究者的责任与作用"、提案 2"研究审查体系的确立与伦理审查委员会的基础设施发展"、提案 3"设施外的伦理委员会的设置"、提案 4"设施（机构负责人）的责任与作用"、提案 5"赞助者的责任"、提案 6"研究管理体系的构建"、提案 7"有关人员的培训及技术支持部门的人才培养"是其中的支柱。在整理提案的过程中，白井组长（首席研究员）、佐藤惠子女士（和歌山县立医科大学讲师）等研究团队的诸位给予了笔者有益的学习机会，借此机会表达真挚的谢意。

第六章 卫生立法中的法律问题

综合监督管理制度的立法思考[*]

——基于《基本医疗卫生和健康促进法(草案)》的解读与思考

乐　虹^{**}　黄阿红　沈梦雪　陈　默

一、综合监督管理的必要性

(一) 大健康观念实施的要求

健康是人类发展的共同目标,也是国家软实力的重要组成部分,涵盖了政治、经济、文化、社会等多个层面,涉及多领域和多部门的参与合作,也影响各种公共政策的制定与执行[1]。国务院印发的《"健康中国 2030"规划纲要》中明确了今后 15 年健康中国建设的总体战略。第九届全球健康促进大会以"可持续发展中的健康促进"为主题,呼吁各国将健康融入所有政策。党的十九大报告中则将"健康中国"上升为国家战略。国家重要的战略布局和举措都说明了国家对建设"健康中国"的高度重视,一方面对卫生健康工作提出了更高要求,另一方面也对立法工作提出新要求,立法理念和思路需要与时俱进。

在这种大健康观念实施的要求下,《基本医疗卫生和健康促进法(草案)》从大卫生、大健康理念入手,将基本医疗卫生制度建设的主要内容纳入该法。由于该法涉及的监管体系是对整个基本医疗和健康领域的监管,根据现有法律,承担监管职责的部门至少有七八个,仅凭卫生监督部门无法承担全行业监管,它涉及多部门的共同合作,因而跳出卫生监督的狭隘范畴,提出综合监督管理,是保证医疗卫生体系高效运行,推进健康中国建设的必然要求。

(二) 国家宏观政策与机构改革的要求

在 2016 年全国卫生与健康大会上,习总书记提出要努力在五项基本医疗卫生制度建设上取得突破。对于综合监督管理制度,健全综合监管机制,强化行业的监管职能是健康中国建设的重要工作目标和客观要求[2]。《"十三五"深化医药卫生体制改革规划》中也提出"十三五"期间要提高综合监管效率和水平,推进监管法制化和规范化,建立健全职责明确、分工

---

* 原文首发于《中国卫生法制》2018 年第 4 期。

** 乐虹,女,社会医学与卫生事业管理博士,华中科技大学同济医学院医药卫生管理学院教授,硕士生导师。

〔1〕 傅华、陶沙、李江等:《以健康共治实现全民健康管理》,载《上海预防医学》2016 年第 10 期,第 673 - 676 页。

〔2〕 中华人民共和国中央人民政府. 全国卫生与健康大会 19 日至 20 日在京召开. (2016 - 08 - 20). http://www.gov.cn/xinwen/2016 - 08/20/content_5101024.htm.

协作、运行规范、科学有效的综合监管长效机制[1]。2018 年 7 月国务院办公厅发布了《关于改革完善医疗卫生行业综合监管制度的指导意见》，表明基本医疗卫生制度进入一个新阶段，从重点监管公立医疗卫生机构转向全行业监管，从注重事前审批转向注重事中事后全流程监管，从主要运用行政手段转向统筹运用行政、法律、经济和信息等多种手段[2]。国家的宏观政策文件和召开的重要会议中不止一次地提出建立严格规范的综合监管制度，说明其符合国家基本发展战略和中央政策文件的客观发展要求。

2018 年 3 月国务院进行机构改革，包括将国家卫计委、国务院医改办以及其他三个部门中的一些职责进行整合，组建国家卫生健康委员会[3]。机构改革带来的卫生工作范畴和职责的增加要求现有卫生监管体系扩大监管职责，及时与委员会的工作职能进行对接，否则不仅会影响监管职责的有效发挥，也会影响到整个健康委员会卫生工作的落实。因而《基本医疗卫生和健康促进法(草案)》提出的综合监督管理同样是对国务院机构改革后的健康工作发展要求的积极响应。

(三) 健康维护与促进多部门综合协调的要求

我国目前的卫生立法多是关于某个具体领域的立法，如《中华人民共和国传染病防治法》《中华人民共和国药品管理法》《中华人民共和国食品安全法》《中华人民共和国执业医师法》等。而《基本医疗卫生和健康促进法(草案)》作为卫生与健康领域的第一部基础性、综合性的法律，涉及健康维护与促进的全方面，其监督管理的范围自然是整个医疗卫生行业，需要多个部门的综合协调和监督管理。

随着我国监督体系与监督员制度的不断完善，早已摆脱了最初的立一个法建立一支队伍的单打独斗模式。而行政执法队伍建设的精简高效原则也要求建立一支综合性的监督管理队伍。2013 年 12 月国家卫计委发布《关于切实加强综合监督执法工作的指导意见》，明确了综合监督执法工作的基本原则和主要任务，组建卫生计生委综合监督执法局，作为卫生计生行政部门综合监督执法职权的执行机构。2015 年 11 月国家卫计委发布了《关于进一步加强卫生计生综合监督行政执法工作的意见》，提出强化卫生计生综合监管职能，完善和健全综合监督行政执法体系。从公布机关与行文内容来看，这些规章多是针对原卫计委范畴内的监管而言。但综合监管不等同于卫生计生系统下的卫生监督和综合监督，在健康中国发展新形势下应当具有更宏观的立场和高层次的角色定位[4]。《基本医疗卫生和健康促进法(草案)》提出的政府主导、部门联动、机构自治、行业自律、社会参与的专业、高效的医疗卫生

〔1〕 中华人民共和国中央人民政府. 国务院关于印发"十三五"深化医药卫生体制改革规划的通知. (2017 - 01 - 09). http://www. gov. cn/zhengce/content/ 2017 - 01/09/ content_5158053. htm.

〔2〕 国务院办公厅. 国务院办公厅关于改革完善医疗卫生行业综合监管制度的指导意见. (2018 - 07 - 18). http://www. gov. cn/zhengce/content/2018 - 08/03/content_5311548. htm.

〔3〕 中华人民共和国中央人民政府. 国务院机构改革方案. (2018 - 03 - 17). http://www. gov. cn/xinwen/2018 - 03/17/content_5275116. htm.

〔4〕 乐虹、陶思羽、贾艳婷等：《健康中国背景下构建医药卫生综合监管制度的思考》，载《中国医院管理》2016 年第 11 期，第 14 - 17 页。

综合监督管理体系更符合新形势下的健康发展需求。

二、现有卫生监督机构的技术定位与执法职责存在矛盾

在《基本医疗卫生和健康促进法（草案）》网上征求的意见中，对卫生监督机构职能、法律地位方面的讨论很多，特别是关于卫生主管部门与卫生计生监督机构之间是授权执法还是委托执法的关系，存在很大争议。该法草案第九十一条指出，县级以上地方人民政府卫生主管部门所属的卫生计生监督机构作为医疗卫生行政执法机构，具体负责本行政区域的医疗卫生、公共卫生、计划生育等卫生与健康领域的行政执法工作。该法条明确规定卫生计生监督机构是医疗卫生行政执法机构，具体负责行政执法工作。一般来讲，行政执法工作的内涵包括了立案、调查、决定、行政处罚告知及行政处罚规定，单纯从第九十一条本身来看，我们可能认为该行政执法权属于授权执法的范畴，但结合草案中的第九十四条、九十五条、九十七条和九十八条的相关规定来看，并未赋予卫生计生监督机构行政处罚权，行政处罚主体仍然是卫生主管部门，因而卫生计生监督机构与卫生主管部门之间仍然是委托执法的关系。该法草案的第一百条中提出，卫生计生监督机构属于医疗卫生机构，卫生监督员属于卫生技术人员，这也与第九十一条提出的卫生监督机构是医疗卫生行政执法机构存在一定矛盾。

从 2003 年左右开始，卫生监督机构就一直承担行政执法的具体职责，但现行的法律法规中并没有对卫生监督机构明确授权，使得机构单位性质不统一，人员身份尴尬。根据 2014 年我国卫生监督机构按性质分类的数据显示，公务员管理的行政执法机构占比 6.2%，参照（按照、比照）公务员管理的事业单位占 46.6%，全额拨款事业单位占 44.7%，差额拨款事业单位占 2.5%[1]。由此看出，大多数的卫生监督机构属于事业单位管理机制。法律地位的不统一导致监督员身份不同，大多从事行政执法工作的卫生监督员不具备公务员身份，享受不到公务员的权限和待遇。同时由于监督机构身份的限定，在查处违法行医行为时，监督员只有调查取证等具体的执法职责，并不具备完整的行政处罚权，不能作出暂停或吊销相关执业证书的处罚[2]。待遇的不平等和权利的受限一定程度上也会影响执法工作的权威性和监督人员的工作积极性，不利于监督执法职能的有效发挥。笔者认为，《基本医疗和健康促进法（草案）》作为卫生领域的基本法，应当明确以健康为核心的具备新职责定位与工作范围的监督机构及人员配置，方能更好地落实执法职能。

---

〔1〕 李蛟、郭艳、时福礼：《中国卫生监督机构运行研究》，载《中国卫生监督杂志》2014 年第 5 期，第 409-429 页。

〔2〕 曹文妹、周保松、解凤民等：《〈我国卫生监督行业现状调查与分析〉研究结果简介》，载《中国卫生监督杂志》2015 年第 3 期，第 210-214 页。

三、现有卫生监督机构的综合监管能力不足

(一) 权限范围不足

在健康入万策的背景下,许多部门与基本医疗和健康促进紧密联系并承担一定健康职责。同样综合监管也需要多部门综合协调和多方面监管,包括卫生监督、食品药品医疗器械等健康相关产品的监管、中医药监督管理、国境卫生检验、安全生产监督管理、工商行政管理等多个方面。而目前卫生监督机构的主要职责是依法监督食品、消毒产品、生活饮用水等,监督公共场所、放射、学校卫生以及医疗机构、采供血机构及其人员的执业活动等。现在卫生监督机构所涵盖的职能仅仅是监管的一小部分,不足以支撑整个综合监管体系。虽然国务院机构改革将国家工商行政管理总局、国家质量监督检验检疫总局和国家食品药品监督管理总局合并为国家市场监督管理总局[1],但这些部分监管职能合并后依旧有很多方面无法涉及,并未完全涵盖医疗卫生和健康促进下的全方位综合监管职能。

(二) 硬件设施不足

不同于一般的行政执法,卫生监督工作的技术性和专业性要求监督机构的房屋建筑面积和人均住房面积达到一定规模,并配备充足的装备,如执法交通工具、快速检测设备、取证工具和信息建设设备等。房屋建筑规模达标率、设备种类配置率、设备数量达标率等指标一般用来评价监督机构的硬件设施配备状况。笔者通过文献检索,发现 2014—2018 年有 29 篇文献对卫生监督机构的资源配置状况进行分析,但其中 24 篇文献均是分析机构人力发展现状以及分布公平性,对硬件设施配置状况的调查研究甚少。仅有一篇 2015 年发表的文章于 2012 年通过抽取一定卫生监督样本机构对这几个指标进行测算[2]。利用该文献数据,可获得的具体统计结果见表 1。

表 1　2012 年卫生监督样本机构相关配置情况

指标	全国	省级	市级	县级
自有房屋占比/%	47.42	63.98	40.81	44.10
人均房屋面积/m²	36.63	49.68	38.29	32.20
房屋建筑规模达标率/%	21.23	42.86	26.50	18.35
设备种类配置率/%	—	35.84	29.03	27.36
设备数量达标率/%	—	19.77	14.76	15.81

数据来源:相关文献资料。

---

〔1〕 中华人民共和国中央人民政府. 国务院机构改革方案. (2018 - 03 - 17). http://www. gov. cn/xinwen/2018 - 03/17/content_5275116. htm.

〔2〕 李蛟、郭艳、时福礼:《中国卫生监督机构运行研究》,载《中国卫生监督杂志》2014 年第 5 期,第 409 - 429 页。

从自有房屋占比来看,全国仅有 47.42% 的卫生监督机构对其房屋建筑拥有自主产权,也即有一半以上监督机构的工作场所靠租借。从人均房屋面积来看,卫生部 2005 年印发的《卫生监督机构建设指导意见》中提出标准人均房屋面积是 40 m² 以上,而 2012 年仅有省级监督机构达到相应标准。从达标率来看,全国以及省市县级的房屋建筑规模达标率均不理想,特别是县级机构,达标率仅有 18.35%。从设备配置的情况来看,省市县级监督机构的设备种类配置率和设备数量达标率也都较低,说明设备种类与数量充分不足。

进一步结合笔者以往调研资料及部分文献,可知湖北省 2016 年、河南省和辽宁省卫生监督机构 2015 年的硬件设施配置情况如表 2。

表 2 部分省份卫生监督机构硬件设施配置状况

省份	自有房屋占比/%	人均房屋面积/m²	每机构平均拥有机动车辆数/辆
湖北省	87.65	67.95	2.22
河南省	79.10(县级)	35.76	3.9
辽宁省	43.2	——	——

数据来源:相关文献资料。

从自有房屋占比来看,湖北省和河南省现有的大部分卫生监督机构拥有房屋自主权,而辽宁省拥有房屋自主权的监督机构却不足一半,并且低于 2012 年的全国水平。从人均房屋面积看,仅湖北省达到了人均 40 m² 以上的标准要求。从每机构平均拥有的车辆数来看,湖北省和河南省每机构仅分别有 2.22 辆和 3.9 辆。而辽宁省大约每 12 名监督员配置一辆车,并且有 6 个县车辆配置为 0 台[1]。三个省份车辆的配置均与《卫生监督机构建设指导意见》中规定监督执法人员每 4～8 人配备一辆执法车辆的标准相差较大。由于没有确定卫生监督机构的执法地位,2014 年国务院出台的《关于全面推进公务用车制度改革的指导意见》中未将卫生监督机构纳入执法用车单位,车辆配置情况不仅得不到改善,而且不足的情况会更加严重。从执法设备的配置来看,湖北省平均每机构配置快速监测设备 18 台,手持执法终端 7 台。河南省万元以上设备共 1 123 台,每机构仅有 6.1 台[2]。而辽宁省有约 67% 的单位尚不能保证人手一台电脑,并且照相机、摄像机、录音笔等必要执法取证设备一个科室不足一台(支),部分县级监督机构的相关快检设备为零配备[3]。由此可见,这些省份乃至全国卫生监督机构必要执法设备的种类和数量都是严重不足的。

卫生监督机构房屋建筑、执法车辆、执法设备等硬件设施的不足都给监督执法工作带来了很大的阻碍,导致监督工作无法正常开展,影响监督执法效能的提高。

〔1〕 段颖、窦志勇、张英男等:《辽宁省卫生监督资源配置现况研究》,载《中国卫生监督杂志》2015 年第 1 期,第 47-51 页。

〔2〕 余伟、画宝勇、范冠宇:《河南省卫生监督执法能力现况调查》,载《河南预防医学杂志》2017 年第 6 期,第 440-444 页。

〔3〕 段颖、窦志勇、张英男等:《辽宁省卫生监督资源配置现况研究》,载《中国卫生监督杂志》2015 年第 1 期,第 47-51 页。

（三）人力发展不足

卫生监督人力资源作为监督执法工作开展的基础,其有效配置和合理布局直接影响监督机构执法能力的强弱及整个卫生监督事业的均衡协调发展。通过笔者对中国卫生统计年鉴中信息的分析显示,卫生监督人力发展存在不足,给监督执法工作带来了很大压力。

1. 人员总量不足且逐年递减

截至 2016 年底,我国卫生监督机构中人员总数达到 81 522 人,其中卫生监督员有 65 025 人,每万人口仅配置了 0.47 名卫生监督员。2011 年卫生部印发的《卫生部关于切实落实监管职责进一步加强食品安全与卫生监督工作的意见》中规定,卫生监督执法需要按照辖区每万名常住人口配备 1~1.5 名卫生监督员的标准进行人员编制。现实的人员配置还不到该标准的一半。并且从 2012 年到 2016 年,卫生监督机构内人员数和卫生监督员均呈负增长的趋势,年均增长率分别为－2.1％和－2.4％。

2. 人员老龄化趋势明显且高学历人才缺乏

从 2010 年到 2015 年(2013 年数据暂缺),25~44 岁卫生监督员的年平均增长率为－2.67％,而 55 岁以上人员的年平均增长率达到 11.44％,说明卫生监督机构中青年骨干力量占比下降,老龄化趋势加剧。而在监督人员的学历构成中,以大专和本科学历为主,拥有研究生及以上学历的监督人员仅占 3.5％,高学历人才缺乏,说明监督机构的专业技术水平和整体素养有待进一步提高。

3. 人员职业发展受限

由于目前卫生监督机构定位不明,导致卫生监督人员身份尴尬,职业发展方向不明,待遇和福利两头不靠。不能享受公务员的福利待遇,却要承担行政追责的管理。大多数定位为事业单位人员,不能参与技术职称晋升。目前仅四川省作为一个试点地区,2017 年 1 月省卫计委印发了《关于在医疗卫生计生机构中实行卫生管理专业初中级技术资格考试工作的通知》,将卫生管理专业作为其他卫生技术专业纳入全省卫生专业技术资格,其中就包括卫生监督,即卫生监督员可以通过参加技术资格考试来评定职称。与一般卫生技术人员不同,卫生监督员一般要求具备基础医学、法学等知识以及采样、检测、取证等实践操作能力。但技术资格考试中对基础知识、专业知识以及一些专业实践能力的考核实际上与卫生监督员所要求具备的知识和能力不匹配,不对接,这样的错位也会在一定程度上使监督人员的职业发展受限,使得监督岗位缺乏对高学历专业人才的吸引力。

精神障碍患者强制医疗的司法认定[*]

——以《精神卫生法》实施以来相关判决为分析对象

陈绍辉[**]

一、问题的提出

2012 年颁布的《精神卫生法》专章就"精神障碍的诊断和治疗"作出了规定,其中,共有 6 个条文涉及精神障碍患者的强制住院治疗。第 30 条规定了以"严重精神障碍"和"危险性"为要件的强制医疗实体标准,其中危险性包括对本人的危险和对他人的危险,前者表现为"已经发生伤害自身的行为,或者有伤害自身的危险",后者表现为"已经发生危害他人安全的行为,或者有危害他人安全的危险"。第 31 条和第 32~35 条分别规定了对本人具有危险和对他人具有危险患者的强制住院治疗程序,其中,对本人具有危险性患者的强制治疗应取得监护人同意,对他人具有危险性患者的强制治疗由医疗机构决定,且法律对后者规定了相应的救济程序,即再次诊断和鉴定程序。

总体而言,我国《精神卫生法》有关强制医疗的规定较为原则,例如,关于强制医疗两大要件,尽管《精神卫生法》第 83 条第 2 款对"严重精神障碍"作出定义,但落到司法实践中,哪些种类的精神障碍以及何种严重程度的精神障碍属于强制医疗的对象,仍是难以把握的问题。《精神卫生法》有关"危险性"要件的规定更是模糊难辨,例如,何谓"伤害自身的危险"和"伤害他人安全的危险"? 其判断标准和方法是什么? 在判定过程中应考虑哪些因素? 同时,强制医疗合法性的认定除了实体合法之外,还应考虑程序合法问题,而我国《精神卫生法》有关强制入院程序的规定十分粗略,这就给程序合法性认定带来不小的困惑,法院又该如何就这一问题展开审查呢?

在《精神卫生法》实施后,学界对强制医疗的实体和程序问题探讨较为深入,成果颇多,但这些研究仍然停留在理论层面,对强制医疗的实际运作和司法实践缺乏应有的关注和回应。毫无疑问,纯粹的理论研究可能与司法实践存在巨大的鸿沟,亦很难揭示司法实践的真实图景。法律的生命在于实践,在《精神卫生法》实施的 5 年中,法院是如何对强制住院治疗的合法性进行认定的? 其审查思路和方法是什么? 在认定过程中又存在哪些困境和问题?

为此,笔者以 OpenLaw 公布的裁判文书为资料来源,以"精神卫生法"为检索词,检索截

* 本文系国家社科基金 2016 年度一般项目"强制医疗的程序规制研究"(16BFX076)的阶段性成果。

** 陈绍辉,法学博士,江西师范大学政法学院副教授。

止日期为 2018 年 3 月 9 日,共检索裁判文书 415 份,通过对所收集裁判文书的阅读、梳理和筛选,剔除与精神卫生法强制医疗无关的案件,[1]共梳理 75 件裁判文书,其中涉及强制入院的案件 44 件,强制送治的案件 31 件。本文以这 75 件裁判文书为分析样本,第一部分基于强制医疗的实施过程,结合司法实践,分析当前强制医疗诉讼的基本类型和样态;第二部分结合现有判例和理论,揭示当前司法实践中对强制医疗合法性认定的一般思路、方法及存在的问题;第三部分总结分析当前强制医疗诉讼中存在的困境和问题,并进一步提出相应的对策和建议。

二、强制医疗诉讼的类型

(一) 强制医疗的实施过程分析

在我国,强制医疗仅指强制住院治疗,其实施过程包括送治、诊断、入院和治疗等环节。同时,我国强制入院和强制治疗采取组合模式,入院和治疗合二为一,两者融合为一个实体要件和程序,强制入院即意味着强制治疗,但两者在程序上仍然存在先后顺序,患者在强制入院后方可采取强制治疗措施。在强制医疗的实施过程中,所涉及的法律问题包括:(1)谁有权将疑似精神障碍患者送往医院接受诊断和治疗?(2)精神障碍的诊断和强制入院的评估由谁行使?(3)精神障碍患者强制入院的决定应由谁做出?(4)入院后,强制治疗应由谁实施? 由于精神障碍的诊断和治疗主要涉及医学问题,应由具有资质的医疗机构和精神科执业医师做出,因而第 2 和第 4 个问题应无争议。争议之处在于哪些人有权将疑似精神障碍患者送至医院接受强制治疗,其次,强制入院的决定权由谁行使。

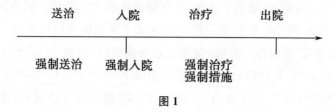

图 1

就制度设计而言,强制医疗的实施涉及诸多主体和利益相关者,应合理平衡相关主体之间的权利义务,从而形成一定的权力制约机制。例如,送治人一般无权决定精神障碍患者的强制入院,其作用主要是启动强制医疗程序;医疗机构及精神科执业医师主要就医学问题做出评估和决定;而强制入院决定由于涉及精神障碍患者的人身自由、人格尊严等基本权利,对于如此重大的法律判断应由法院或其他适格的中立机构做出决定。因此,各国强制医疗制度的一个重要理念是实现诊断评估与入院决定的分离,医疗机构负责疑似精神障碍患者的诊断评估,并提出入院治疗的医学建议,但是强制入院的决定应由法院或其他中立机构做

---

〔1〕 剔除的裁判文书主要包括刑事强制医疗案件、医疗侵权案件、人身侵权案件(主要是涉及精神障碍患者致他人人身伤害,受害人以医疗机构未尽安全保障义务为由要求医疗机构承担侵权责任的案件),以及重复上传的裁判文书。此外,同一案件的一审、二审和再审裁判文书合并为一份裁判文书,不重复计算。

出。具体而言,是通过独立的权威机构如复核机关、专门法庭或法院等,对基于医学/精神科/专业人员意见的非自愿入院进行确认,[1]医学专业人员做出的有关强制住院的医学意见只有获得审查机构的确认或批准,方可对患者采取强制治疗。然而,受制于传统、文化、观念和医疗资源等,我国的强制医疗程序在制度设计上并未体现上述考量,相反赋予监护人(送治人)、医疗机构等相关主体过于集中的权力,从而形成迥异于其他国家的强制医疗法律制度。

(二) 送治主体、强制送治与诉讼类型

在我国《精神卫生法》颁布之前,送治不规范被视为是强制医疗饱受争议的问题之源。[2] 因此,人们普遍认为应限制送治人的范围,应以法定形式明确送治人的范围和送治条件。对此,《精神卫生法》区别一般情形和紧急情形下的送治,[3]前者是在非紧急情况下,由疑似精神障碍患者的近亲属将其送往医疗机构进行精神障碍诊断;对查找不到近亲属的流浪乞讨疑似精神障碍患者,由当地民政等有关部门按照职责分工,帮助送往医疗机构进行精神障碍诊断。后者则是在紧急情况下,疑似精神障碍患者具有伤害自身、危害他人安全的危险时,其近亲属、所在单位、当地公安机关可将其送往医疗机构进行精神障碍诊断。很明显,后者属于违背患者本人意愿强制送诊的情形,不仅是对患者本人自主权的否定,也可能采取一定管束措施护送其至医疗机构接受诊断,从而在一定程度上限制其人身自由。

非紧急情况下送治行为一般不会引起争议,但也有少数案件涉及患者对公安机关的送治行为提起行政诉讼。在此类诉讼中,法院一般认定民政部门或公安机关的送治行为系履行职责的救助行为,而不构成行政违法。实践中,送治环节所引发的诉讼多数都集中在紧急情况下的强制送治行为。针对送治主体的不同,其诉讼类型也有所差异。针对患者近亲属、所在单位的强制送治行为,鉴于近亲属和所在单位并非公权力主体,其送治行为应视为民事行为,患者如认为该行为侵害其合法权利,只能以民事侵权为由向法院提起民事诉讼。相反,如果送治主体是公安机关等公权力机关,且送治过程中往往采取一定的强制手段,该行为无疑属于行政行为,患者只能向法院提起行政诉讼。这种依据送治主体的身份界定送治行为的性质,进而确定诉讼类型的做法获得司法实践的普遍认可,几乎所有案件均遵循这一"二分法"。

根据《精神卫生法》的规定,紧急情况下强制送治的公权力主体仅限于公安机关,但这一限制性规定在实践中并未完全得到严格遵守。实践中,民政部门、乡镇人民政府都可能实施强制送治行为,但司法实践中鲜有案件直接认定上述部门或乡镇人民政府的送治行为系超越职权,从而构成行政违法。然而,在涉及要求乡镇人民政府履行送治职责的行政诉讼案件中,法院以强制送治并非乡镇人民政府的法定职责为由驳回原告的诉讼请求。[4]

---

[1] WHO. WHO Resource Book on Mental Health, Human Rights and Legislation. WHO Press, 2005:51.

[2] 王婧、李响、李佳:《问题之源:送治不规范》,载《中国新闻周刊》2009 年第 3 期,第 32 - 34 页。

[3] 参见《精神卫生法》第 28 条第 1 款和第 2 款的规定。

[4] 庄英屏诉上海市闵行区梅陇镇人民政府一案二审行政判决书,上海市第一中级人民法院,(2014) 沪一中行终字第 294 号。

（三）强制入院的决定主体与诉讼类型

1. 强制入院的决定主体

在强制医疗程序中，最为核心的环节是强制入院的决定由谁做出，是医疗机构，还是中立的第三人，如法院或其他中立机构？基于对强制医疗性质的不同认识和强制医疗制度的不同价值取向，各国的强制医疗程序大致可以分为两种模式：医学模式和法律模式。前者将强制医疗的决定权赋予医疗机构及精神卫生从业人员，并建立以医学专业为主导的强制医疗程序，我国《精神卫生法》即采取这种模式；后者将强制医疗纳入司法程序或准司法程序，医疗机构的强制治疗建议需经法院或中立的机构裁决或审查后，患者方可被强制收治，多数国家和地区均采取该种模式。[1]

强制医疗作为严重限制人身自由的行为，是国家基于其固有权力（国家监护权和警察权）为保护患者本人的利益和公共利益所采取的强制措施，基于该行为的公法属性及其对相对人权益的重大影响，应由公权力机关做出强制医疗的决定。因此，各国无不将强制医疗纳入司法或准司法程序，由法院或中立的裁决机构行使强制入院的决定权或审查权。例如，以美国、德国、澳大利亚等为代表的国家和地区采取司法审查模式，由法院行使强制入院的决定权；以日本为代表的国家和地区采取委员会模式，由专门设立的具有行政机关性质的委员会决定患者的强制入院；以英国为代表的裁判所模式，由具有司法性质的行政裁判所行使强制入院的审查权。无论采取哪种具体模式，强制医疗的最终决定权都不是医疗机构及精神科医师，而是具有司法或准司法性质的中立机构。

然而，我国《精神卫生法》所规定的强制医疗决定主体却迥异于其他国家和地区。《精神卫生法》第 31 条针对患者不同性质的危险性，规定了不同的强制医疗的决定模式。对本人具有危险性患者的强制医疗应取得监护人同意，对他人具有危险性患者的强制治疗由医疗机构决定。无论何种情形，医疗机构应依据患者的精神健康状况和医学诊断标准作出诊断结论，经病情评估，认为患者符合《精神卫生法》第 30 条第 2 款规定的强制医疗条件，方可决定对患者实施住院治疗。换言之，患者是否符合强制治疗条件的判断权和决定权仍是医疗机构及精神科医师，只是对本人具有危险性的精神障碍患者的强制住院治疗还应取得监护人的同意。

可见，我国强制入院的决定程序具有以下特点：（1）强制入院决定权的二元化，即根据患者的危险类型，规定不同的强制入院决定或同意主体；（2）监护人在精神障碍患者的入院决定中发挥重要作用，即对本人具有危险性的精神障碍患者入院应取得监护人的同意；（3）医疗机构在强制入院决定中具有主导地位，即便是对本人具有危险性的精神障碍患者的强制入院，仍以医疗机构诊断评估认为患者符合强制医疗条件为前提；（4）精神障碍患者的强制入院不受法院或中立机构的审查，监护人或医疗机构直接行使强制入院的同意权或决定权。

---

〔1〕 唐忠民、陈绍辉：《论精神病人强制医疗程序之完善——以人身自由保障为视角》，载《河北法学》2014 年第 10 期，第 22-29 页。

2. 强制入院的诉讼类型

由监护人行使强制医疗同意权堪称我国《精神卫生法》的"创举"，其他国家和地区几乎无类似规定，这一制度安排既可能是对强制医疗权法律性质的理论误读，更可能是现实条件下一种务实而取巧的选择。这一制度安排所带来的突出问题是无法解决监护人强制医疗同意权的滥用问题，[1]这就造成实践中不少患者起诉近亲属不当强制治疗，这类案件多数都是因家庭矛盾、经济纠纷引起，原告在"被精神病"后，一般将送治并同意治疗的近亲属和实施强制治疗的医疗机构作为共同被告向法院提起民事诉讼。

同时，当患者被强制入院后，如认为医疗机构违法实施强制医疗的，一般以医疗机构为被告向法院提起诉讼。鉴于实践中普遍将医疗机构视为民事主体，以医疗机构为被告的强制医疗诉讼都是作为民事案件予以审理。那么，原告以何种案由提起诉讼以及法院如何确定案由是这类案件在起诉之时和案件审理过程无法回避的问题。

由于强制医疗纠纷并非独立的民事案件案由，因强制医疗引发的相关民事纠纷，法院一般将这类纠纷纳入人格权纠纷或侵权责任纠纷，前者的具体案由包括生命权纠纷、健康权纠纷、身体权纠纷、名誉权纠纷、人身自由权纠纷、一般人格权纠纷等，后者一般包括医疗损害责任纠纷。很明显，选择何种案由提起诉讼，原告的举证责任、法院的审理思路和重点可能存在较大的差异，从而在很大程度上影响到案件的审理结果。例如，如果患者以医疗机构的强制治疗侵害其名誉权为由提起诉讼的，原告应当就被告的强制治疗行为违法、其名誉受到侵害、被告主观上具有过错等事实承担举证责任。诉讼过程中，患者要完成上述举证责任并非易事，笔者所收集的4起以名誉权纠纷为案由的强制医疗案件，法院都是以原告未能就其主张的事实承担举证责任而判决其败诉，甚至在有的案件中，法院以原告未能证明其"不患有偏执型精神分裂症"而驳回其诉讼请求。[2]

司法实践中，不少法院将强制医疗案件的案由列为"医疗损害责任纠纷"，[3]这就造成原告得就医疗损害责任的全部构成要件承担举证责任，且法院审理的重点是医疗机构的诊疗行为是否具有过错，而非强制医疗决定的合法性。在举证责任的分配上，法院也倾向于将强制医疗决定违法性的举证责任分配给原告，要求原告举证证明自己"没有精神疾病"或"没有危险性"从而不符合法定的强制治疗条件。这就造成大量的案件中患者必须证明自己"没有精神疾病"，并出现法院审原告这一不合理现象。如李世杰案中，原告李世杰在派出所民警的协助下由其母亲送往复退军人医院接受住院治疗，诉讼中针对被告的精神疾病诊断问题，法院认为该诊断系由"具有专业的诊断资质能力"的医师做出，原告不但没有提供"自己没有精神病"的相关证据，反而承认曾三次到其他精神科专科医院治疗的事实，从而印证了

---

〔1〕 实践中，强制医疗权的滥用主要包括两种情形：一是对应当接受强制住院的患者拒绝同意，从而使患者无从接受治疗；二是对不应强制入院的患者，监护人可能与医疗机构"合谋"将患者强制住院，毕竟将患者收治入院符合医疗机构的经济利益，且取得监护人的"授权"，患者本人无法提出异议和救济。

〔2〕 郑阿菊与绍兴市第七人民医院、郑忠立名誉权纠纷一审民事判决书，浙江省绍兴市越城区人民法院，(2013)绍越民初字第3989号。

〔3〕 笔者共收集了24件案例，占全部强制入院纠纷案件的53%。

被告收治行为的合法性。[1] 如此,实践中不少法院都是以原告未能就其主张的事实承担举证责任为由,判决原告败诉。[2]

此外,以医疗损害责任纠纷为案由往往涉及医疗过错和因果关系等专业问题的司法鉴定。然而,司法实践中普遍存在的问题是,司法鉴定机构拒绝受理或退回鉴定。在缺乏鉴定意见的情况下,法院一般直接认定原告未能就其诉讼请求和主张事实完成举证责任,从而判决原告败诉。

三、强制医疗的合法性审查

在强制医疗诉讼中,无论原告以何种案由向法院提起诉讼,其诉讼请求都必然涉及被告的强制治疗行为是否符合《精神卫生法》的规定,并以此为基础认定被告行为的合法性和主观过错。换言之,强制医疗的合法性是案件审理的关键和焦点。然而,在司法实践中这一审理思路并没有完全得以体现,不少案件将审理的重点聚焦于医疗机构的诊疗行为是否具有过失,是否构成医疗侵权或名誉侵权等方面,从而弱化或规避了强制医疗的合法性审查。

当然,也有法院认识到这类案件的审理应在审查强制医疗的合法性基础上,进一步认定被告侵权责任是否成立。综合现有判例,有关强制医疗合法性的认定呈现以下特点:(1)重强制医疗的实体合法性审查,忽视程序合法性审查;(2)在实体合法性审查方面,偏重危险性要件的认定,忽视精神障碍要件的审查,且对两大要件的认定流于形式,未形成清晰的审查思路和方法;(3)鉴于强制医疗的合法性审查具有较强的专业性,且涉及患者人身自由、健康权和公共利益之间的多重利益冲突,法院在认定过程中往往过于强化公共利益之保护,从而采取一种较为宽松的、低强度的审查模式,审查标准和强度均有待强化。总之,在强制医疗诉讼中,被告侵权责任成立的关键在于其强制治疗决定是否符合法律规定,现结合司法实践就这一问题展开分析。

(一) 实体合法性的审查

实体合法的审查主要是判断医疗机构的强制医疗决定是否符合《精神卫生法》第 30 条规定的两大要件,即精神障碍要件和危险性要件。因此,审查的具体思路则是逐一论证分析被告的行为是否符合法律规定的两大条件。

1. 原告是否属于严重精神障碍患者

精神障碍的诊断主要是医学问题,但这并不表明诊断行为和诊断结果不受法院的审查。从实践看,法院对精神障碍诊断行为的审查主要从以下方面展开:(1)诊断主体是否具有合法资质。根据《精神卫生法》第 25 条的规定,开展精神障碍诊断的医疗机构应具备法定的资

---

〔1〕 李世杰与广东省韶关复退军人医院人身自由权纠纷二审民事判决书,广东省韶关市中级人民法院,(2013)韶中法民一终字第 1173 号。

〔2〕 笔者所收集的 75 起案件中,有 58 起案件是以原告未能举证而被法院判决驳回诉讼请求,所占比重高达 77.7%。

质和条件,且精神障碍诊断必须由具有资质的精神科医师作出。(2)诊断依据是否充分,诊断结果是否符合诊断标准。根据《精神卫生法》第27条的规定:"精神障碍的诊断应当以精神健康状况为依据。"这意味着精神障碍的诊断不应以与精神健康状况无直接关系的其他任何理由为依据,包括政治、经济或社会地位,或是否属某个文化、种族或宗教团体等。[1] 如果医师在诊断过程中将精神健康状况以外的无关因素作为诊断依据,则应考虑诊断结果的可靠性。同时,精神障碍的诊断应依据法定的精神障碍分类、诊断标准,如《中国精神障碍分类与诊断标准(第3版)》(CCMD-3,2000),国内诊断标准未规定的,应依据国际通行的诊断标准,如世界卫生组织发布的《疾病及有关健康问题的国际分类(第10版)》(ICD-10)、美国精神医学会发布的《精神障碍诊断与统计手册(第4版)》(DSM-IV,2000)等。(3)诊断结果是否正确,是否存在误诊、漏诊等。诊断结果的审查应依据相关诊断标准判断医师的诊断是否正确,医师在诊断过程中是否尽到与当时医疗水平相应的诊疗义务,是否违反应尽的注意义务。(4)原告是否患有精神障碍,其精神障碍是否达到严重程度,是否属于严重精神障碍患者。法院一般根据病历资料、诊断评估资料等认定原告是否患有精神障碍,是否达到应强制住院的严重程度,以及被告的诊断是否正确。如张联琼案中,张联琼与其丈夫张龙安因家庭矛盾,共同到荆门市口腔医院精神门诊咨询,张龙安向接诊医生口述,张联琼因疑心重、脾气大三年,家属无法管理。后张联琼被诊断为精神分裂症,并被强行入院治疗28天。法院认为,"原告即使存在心理健康上的问题,比如情绪控制力不强、与家人对话的不和谐等情形,但病例记载其就诊时的衣着、交谈、就医前后的表现,结合被告所做辅检意见,无法确定被告在本案中诊疗活动的合理性"。因此,法院认为原告并非系严重精神障碍患者。[2]

患有精神障碍是强制医疗不可或缺的前置性要件,该要件应成为法院审查的重点。然而,司法实践中存在的普遍现象是法院要么完全遵从医疗机构的判断,对诊断结论完全不做审查;要么在判决书中回避这一要件,至于原告是否患有精神障碍,是否属于严重精神障碍患者,避而不谈,或一笔带过。如,朱某树案中,原告朱某树因与家人发生纠纷而被其父送到被告医院住院治疗21天。法院根据被告提供的病历资料,直接认定被告"对原告采取非自愿住院措施符合法律规定",[3]至于被告的强制治疗为何符合法律规定,判决书没有任何论证和说理。回避或弱化精神障碍要件的审查是当前司法实践中普遍存在的现象,其根源可能是法院倾向于认为精神障碍的诊断系医学问题,应尽可能遵从医疗机构的专业判断。

2. 原告对本人或他人是否具有危险性

《精神卫生法》第30条第2款规定,"诊断结论、病情评估表明,就诊者为严重精神障碍患者并有下列情形之一的,应当对其实施住院治疗:(一)已经发生伤害自身的行为,或者有

〔1〕 陈绍辉:《精神障碍患者人身自由权的限制——以强制医疗为视角》,中国政法大学出版社,2016年,第192页。
〔2〕 张联琼与荆门市口腔医院健康权纠纷民事判决书,湖北省荆门市东宝区人民法院,(2016)鄂0802民初238号。
〔3〕 原告朱某国与被告朱某树、成都市温江区万春精神病医院医疗损害赔偿纠纷一案民事判决书,成都市温江区人民法院,(2014)温江民初字第2035号。

伤害自身的危险的;(二)已经发生危害他人安全的行为,或者有危害他人安全的危险的"。根据这一规定,我国强制医疗制度也采取危险性标准,但是对于何谓"伤害自身"和"伤害他人安全"的危险则是理论和实践中莫衷一是的问题。笔者认为,危险性表现为患者因精神障碍在将来一定时期内实施危害行为的可能性。因此,危险性应包括危害行为和危害行为发生可能性这两个要素,前者在于明确何种性质的危害行为构成患者具有危险性的外在表征,这就需要从危害行为的客体、类型、程度等角度进行界定;后者在本质上是对危害行为发生可能性的预测,这就需要解决预测的方法和标准问题。

从司法实践看,法院对于危险性要件的认定缺乏清晰的认定标准和方法,多数判决书要么对这一问题避而不谈,要么一笔带过,笼统地表示患者具有"危害他人安全的危险",或表明医疗机构的行为符合《精神卫生法》第 30 条第 2 款的规定,而至于患者为何具有危险性,为什么符合法律规定,则没有进一步的说理和论证。就此而言,在多数判决书中,法院对危险性要件的表述更多是一种自说自话的标签,并未起到说理论证的作用。然而,也有少数案件对危险性的认定直接或间接地有所涉及。以下结合学理和判例,就危险性的认定应考虑的因素进行分析。

(1)危险性的客体:人身危险抑或财产危险

精神障碍患者的危险性一般表现为人身危险,即对本人或他人的人身权利造成损害或损害可能。[1] 就理解而言,对本人的危害(伤害)仅限于人身伤害,而不应包括财产损害,患者故意毁坏本人财产不应视为对本人具有危险性。但是对他人的危害是否包括财产损害则存有疑问,就文义解释而言,"危害他人安全"理应包括财产安全,实践中有判例持肯定观点。如朱黎明案中,原告在派出所与民警发生口角,一气之下,用脚将派出所玻璃门踹破。民警在家属无法到场的情况下,将其送往襄阳市同和医院检查,并被初步诊断为情绪障碍,留院治疗 12 天出院。法院认为,"原告在被告派出所情绪很不稳定,并故意损坏公有财物,行为极不正常,派出所工作人员为对其负责,在联系不到家人帮助及管控情况下,依据《中华人民共和国精神卫生法》第二十八条第二款的规定,将其送往医院检查,医院视情况予以治疗,是履责行为,并非侵害原告权益"。[2] 本案中,法院明显认为毁坏财产属于"危害他人安全的行为",因而危险性包括对财产安全的危险。

但是,也有判例持否定态度。在潘昌勇案中,潘其兵与潘其江及其父母发生争吵,被告民警到达现场后进行劝解、平息事态,在得知潘其兵患有精神病史后,民警劝说潘其江一家不要刺激潘其兵,要求其父潘昌琴严加监管。次日,潘其兵用锄头将潘其江打伤,将陈久贵(潘其江之母)打死。受害人的家属以被告公安机关未履行法定职责采取约束措施和送治为由诉至法院。法院认为,潘其兵之前无暴力行为,发生纠纷时仅吵闹、砸房子,无具体危及他

---

〔1〕 陈绍辉:《精神障碍患者人身自由权的限制——以强制医疗为视角》,中国政法大学出版社,2016年,第 200 页。

〔2〕 朱黎明诉襄阳市公安局樊城区分局行政赔偿一审行政判决书,襄阳市樊城区人民法院,(2016)鄂0606 行初 65 号。

人人身安全的行为,被告不予送治并不违反法律。[1] 在本案中,潘其兵与他人发生争吵,并实施了毁坏他人财产的行为(砸房子),但法院并不认为该行为表明潘其兵具有危险性,很明显,法院将危险性限定为人身危险。

(2) 危险性的类型:对本人危险或对他人的危险

我国《精神卫生法》将危险性进一步分为对本人的危险(伤害自身的危险)和对他人的危险(危害他人安全的危险)。一般认为,对他人的危险并不限于暴力犯罪行为,既包括危害他人人身安全行为,也包括危害他人财产安全的行为,甚至包括"危害公共安全"和"扰乱公共秩序"的一些行为。[2]

需要进一步探讨的则是伤害自身的危险,除了自杀或自残外,是否包括严重失能、"不住院将导致状况恶化"或"不能满足基本需求"等情形?我国立法并未予以明确,司法实践似乎也没有形成一致的观点。在庄英屏案中,原告庄英屏起诉梅陇镇政府不履行法定职责,没有将无人监护、居住在 201 室的 A 送往医疗机构进行精神障碍诊断与医疗。该案中,A 因精神疾病而无法照顾自己,放弃全部社会福利,长期以拾饭店泔脚、水果摊烂水果、菜场烂叶为食,房间脏臭,并不停将垃圾拾回家里。但是法院认可被告的辩称意见,认为"A 尚未发生伤害自身、危害他人安全的行为,也未显示有伤害自身、危害他人安全的危险,从目前看,强制医疗和诊断的事实也不存在"。[3] 本案中,法院和被告都不认为严重失能行为系伤害自身危险的表征。

(3) 危险性的认定与预测

根据《精神卫生法》第 30 条第 2 款的规定,精神障碍患者的危险性表现为两种形态:一是已经发生伤害自身或危害他人安全的行为,二是有伤害自身或危害他人安全的危险。前者表明严重精神障碍患者只要实施了伤害自身或危害他人安全的行为,即可认定其具有危险性。司法实践中,对危险性的认定一般采取这一路径,只要有证据表明患者已经或曾经实施过危害行为,即可认定其具有危险性。后者实际上是指患者将来可能实施危害行为的可能性,这就需要根据所患精神疾病的类型、症状、严重程度、危害行为的性质和程度以及再犯可能性等因素综合做出评判和预测。[4] 危险性预测具有很强的专业性、技术性和不确定性,无论是临床医学、司法精神医学,还是司法界,对此都未形成成熟的经验和方法,而精神医学界对危险性预测的准确性也一直饱受诟病。从当前司法实践看,笔者所收集的裁判文书均未涉及这一问题。

值得注意的是,患有严重精神障碍并不表明该患者一定具有危险性,危险性判断应根据

---

[1] 潘昌勇、陈立华等与重庆市永川区公安局二审行政赔偿判决书,重庆市第五中级人民法院,(2014)渝五中法少行赔终字第 00205 号。

[2] 刘白驹:《非自愿住院的规制:精神卫生法与刑法(下)》,社会科学文献出版社,2015 年,第 660 页。

[3] 庄英屏诉上海市闵行区梅陇镇人民政府一案二审行政判决书,上海市第一中级人民法院,(2014)沪一中行终字第 294 号。

[4] 陈绍辉:《论强制医疗程序中危险性要件的判定》,载《河北法学》2016 年第 7 期,第 113 页。

其外显行为,并综合各种因素做出判断,不能仅仅以行为人系精神障碍患者就直接推定其具有危险性。这种先入为主的武断做法不仅缺乏科学依据,也违反了《精神卫生法》的规定,实际上给精神障碍患者贴上暴力、危险性的标签。然而,司法实践中仍有判决采取这一方式推定患者具有危险性。如在赖忠武案中,原告因长时间滞留地铁站拒绝离去,而被公安机关送至昌平区中西医结合医院进行诊断并住院治疗。本案中,原告滞留地铁站内并未实施任何危害他人安全的行为,也未表现出任何具有危害自身或他人安全的危险,明显不属于《精神卫生法》第28条强制送治的情形。但法院仍然认为被告的强制送治行为"未违背《精神卫生法》的规定,具有合理性"。[1] 实际上,本案被告实施强制送治的主要依据是"原告系全国重性精神病人",从而主观推定其具有人身危险性,而法院对这一做法也并没有表示质疑。

(二) 程序合法的审查

在强制医疗案件中,法院很少将程序合法纳入司法审查的范围。究其原因,一方面,我国《精神卫生法》对强制医疗决定的程序规定十分粗略,这就造成强制医疗的决定和实施主要遵从医疗机构的诊疗规范、惯例,从而缺乏有效的外部程序约束;另一方面,法院似乎倾向于认为强制医疗仍然属于医疗机构实施的医疗行为,其实施步骤和程序应充分尊重医疗机构的专业判断和裁量,只要诊断结果正确和实体合法,法院不应过多干预。

强制医疗尽管具有医学属性,但本质上仍是严重限制人身自由的法律措施,其实施理应受到法律的严格约束。结合《精神卫生法》的相关规定,以及当前司法判决的观点,强制医疗的程序合法性审查主要包括以下几点:(1)强制医疗决定的做出应建立在精神障碍诊断和病情评估的基础上,未经诊断评估而将患者强制收治入院的,不仅严重违反程序,也违反《精神卫生法》第30条规定的收治条件。如王正喜案中,原告被家人认为有精神问题而被送至宜昌市优抚医院强制住院12天。法院认为,被告只是经门诊初查,在没有确诊和做出病情评估的情况下,对原告实施强制住院治疗,违反了《精神卫生法》第30条的规定。在张联琼案中,法院认为,"被告依据原告丈夫的口述,未进行辅检",其强制医疗行为违反了"诊断结论、病情评估表明,就诊者为严重精神障碍患者的,才应当对其实施住院治疗的法律规定"。[2] 本案中,法院认为被告医院没有经诊断和病情评估,即认定原告患有精神分裂症,明显违反《精神卫生法》规定的诊断评估程序。(2)对本人具有危险性的精神障碍患者的强制治疗应取得监护人同意,未经监护人同意的强制治疗明显违反《精神卫生法》第31条的规定。(3)为提出诊断异议的患者提供进一步诊断核查或再次诊断,[3]确保诊断结论的科学准确。如张联琼案中,法院认为,原告在多次提出自己没病的情况下,被告单位的主治医生

---

[1] 赖忠武诉北京市公安局公共交通安全保卫分局其他一案,北京市东城区人民法院,(2015)东行初字第770号。

[2] 张联琼与荆门市口腔医院健康权纠纷民事判决书,湖北省荆门市东宝区人民法院,(2016)鄂0802民初238号。

[3] 参见《精神卫生法》第32条的规定。

没有作进一步的诊断和检查,且在原告入院第三日进行辅检记载"结果轻度异常,患者无相关临床体征,暂观察,择日复查",未及时进一步诊断,联系家属或者听取患者意见,作出合理意见。因此,被告的诊疗过程存在不符合法律规定的情形。[1]

四、强制医疗诉讼的困境及应对

自 2013 年《精神卫生法》实施至今,因强制医疗引发的诉讼时有发生,尽管总体数量不大,却事关精神障碍患者这一弱势群体的权利保障和救济,其重要性不言而喻。然而,无论是患者诉权的行使,还是法院对案件的审理,强制医疗诉讼均面临一定的困境和难题,如何化解诉讼中存在的困境和问题,成为司法实践中亟待解决的议题。

(一) 强制医疗诉讼面临的困境

1. 胜诉难

胜诉难是精神障碍患者在强制医疗诉讼中面临的最为突出的问题。笔者所收集的 75 起案件中,胜诉的案件只有 8 起,原告的胜诉率只有 10.6%。造成原告胜诉难的原因是多方面的:(1)案由选择不适当。在强制入院案件中,所有案件法院都是以人格权纠纷和医疗损害责任纠纷为案由进行审理,其中过半数案件的案由是医疗损害责任纠纷。上述案由,尤其是医疗损害责任纠纷为原告胜诉设置了极高的门槛和障碍,原告在举证责任、证明事由等方面居于十分不利的地位,并直接导致法院的审理重点是被告诊疗行为的过失而非强制医疗决定的合法性。(2)审理思路错位。在医疗损害责任纠纷和健康权、名誉权纠纷中,法院审理的思路是被告诊疗行为是否具有过失、是否侵害原告权利,进而确定侵权责任是否成立。这一审查思路忽视和弱化了强制治疗决定的合法性审查,尤其是强制医疗实体条件的审查。(3)举证责任分配不合理。套用一般侵权责任的举证责任完全忽视了强制医疗诉讼的特殊性,不仅导致原本弱势的精神障碍患者在诉讼中处于更加不利的地位,也不利于查清案件事实、明确法律责任。(4)法院对强制医疗的合法性认定采取较为宽松的审查标准,且缺乏实质审查,这就造成违法性认定的门槛高、难度大,患者很难获得胜诉。同时,受精神状态等因素影响,精神障碍患者的诉讼能力有限,加之多数案件没有律师代理,患者在诉讼中处于绝对的劣势,很难充分维护自身合法权益。

2. 起诉难

因强制入院而提起诉讼的精神障碍患者往往被贴上"精神病人"的标签,并被推定不具有民事行为能力和诉讼行为能力,自行提起诉讼的,法院可能以原告无诉讼能力为由裁定不予受理或驳回起诉。如曹水兵案中,法院认为"鉴于精神病人是否能够辨认自己的行为比较困难",在原告"未提供其具有完全诉讼能力的初步证据的情况下",自行提起诉讼,应裁定驳

---

[1] 张联琼与荆门市口腔医院健康权纠纷民事判决书,湖北省荆门市东宝区人民法院,(2016)鄂 0802 民初 238 号。

回起诉。[1] 在姚卫华案中,法院以姚卫华曾被卫生部门认定为精神分裂症患者,并根据其身体情况,认为原告未按照法律规定由其法定代理人代为诉讼,属于诉讼主体不适格,从而裁定驳回起诉。[2] 笔者收集了3起类似案件,尽管所占比例不高,但考虑到部分案件在起诉时可能就被挡在法院之外,实际情况恐怕更为普遍和突出。

造成起诉难的原因是多方面的。首先,人们普遍认为精神障碍患者缺乏正常人的认识和辨认能力,不应将其视为完全行为能力人。这种陈旧的观念和偏见使得民事活动和司法实践中对精神障碍患者的行为能力和诉讼能力采取否定性的推定方式,即认为行为人患有精神疾病即推定其无诉讼能力,从而否定其诉讼主体资格。其次,司法实践中,在没有经法定程序宣告或认定原告系无行为能力人的情况下,在诉讼中直接认定原告不具有诉讼能力而驳回其起诉。最后,在欠缺诉讼能力的情况下,精神障碍患者的起诉不一定能够获得监护人的理解和支持,部分案件中,患者的诉讼可能与监护人的利益存在冲突。在此情形下,患者的起诉权将陷入无法行使的尴尬境地。

3. 鉴定难

鉴定难是强制医疗诉讼中普遍存在的问题,表现为司法鉴定机构拒绝受理或退回鉴定现象较为普遍,有的案件甚至先后委托4家鉴定机构都被退回。[3] 实践中,司法鉴定机构的退鉴的原因不一,如超出鉴定机构技术条件及鉴定能力范围,[4]鉴定资料不全,[5]等等。就深层次原因而言,鉴定难系精神障碍诊断的内在局限性所致。众所周知,精神障碍的诊断具有很强的主观性,缺乏客观、可靠的理化检验方法和结果,"在很大程度上主要借助科学的观察和临床收集病史、交谈和精神状态检查等方法来分析判断做出诊断",[6]而且这种诊断只是对患者当时精神状态的评价,鉴定专家很难对该诊断结论的准确性作出回溯性的评价。

4. 强制医疗合法性认定的弱化

实践中强制医疗纠纷一般被列为医疗损害责任纠纷或名誉权、人身健康权纠纷,法院往往围绕被告的诊疗行为是否具有过失从而造成原告损害展开,至于强制医疗决定的合法性并非审理的重点,甚至完全不曾涉及。

即便在部分案件中,法院认识到应以强制医疗决定的合法性审查为核心,但对于如何认定被告的强制医疗决定是否符合法律规定仍然缺乏清晰的思路和方法,在认定过程中要么

---

〔1〕 曹水兵与杭州市第七人民医院医疗损害责任纠纷二审民事裁定书,浙江省杭州市中级人民法院,〔2016〕浙01民终1176号。

〔2〕 姚卫华二审民事裁定书,北京市第二中级人民法院,〔2018〕京02民终286号。

〔3〕 韩镇阳、驻马店市精神病医院医疗损害责任纠纷二审民事判决书,河南省驻马店市中级人民法院,〔2017〕豫17民终179号。

〔4〕 韩镇阳、驻马店市精神病医院医疗损害责任纠纷二审民事判决书,河南省驻马店市中级人民法院,〔2017〕豫17民终179号。

〔5〕 郑阿菊与绍兴市第七人民医院、郑忠立名誉权纠纷一审民事判决书,浙江省绍兴市越城区人民法院,〔2013〕绍越民初字第3989号。

〔6〕 沈渔邨:《精神病学》,人民卫生出版社,2009年,第146页。

一笔带过、语焉不详,要么简单引用《精神卫生法》第 30 条的规定,草率得出合法与否的结论,至于合法与否的理由,仍然不甚明了,缺乏说理论证。

(二) 若干启示和建议

1. 将强制医疗纠纷列为独立的案由

强制医疗决定并非纯粹的诊疗行为,它实际上包含两方面的认定:一是精神障碍的诊断,二是危险性的认定。前者无疑属于医学上的诊疗行为,该诊疗行为是否具有过失应依据《侵权责任法》第 57 条的规定做出判断。但所患精神障碍是否达到严重程度,构成"严重精神障碍",则涉及法律判断,毕竟"严重精神障碍"不是一个专业诊断名称,而是一个法律概念。[1] 后者则涉及对精神障碍患者人身危险性的评估与认定,并非纯粹的医学判断,而属于法律判断。因此,强制医疗决定并非纯粹的诊疗行为,其责任认定不应依据《侵权责任法》有关医疗损害责任的相关规定,而应依据《精神卫生法》第 30 条。具体而言,只要医疗机构的强制医疗决定不符合《精神卫生法》第 30 条规定的条件,即可认定医疗机构的收治行为违法,从而侵害患者的人身自由权。因此,就责任认定而言,强制医疗纠纷案件的构成要件、举证责任、法律适用、审理思路等均迥异于医疗损害责任纠纷,从保护精神障碍患者的合法权益和准确认定责任出发,应将强制医疗纠纷列为单独的民事案由。

在《民事案件案由规定》未作修改之前,宜将强制医疗纠纷案件的案由确定为"人身自由权纠纷",不宜列为"医疗损害责任纠纷"。一则强制医疗系限制人身自由的措施,违法强制医疗直接侵害的权利是人身自由权,而非生命健康权;二则强制医疗诉讼涉及的法律问题是强制医疗的合法性,而非医疗过失,毕竟强制医疗行为不是纯粹的诊疗行为,还包括危险性认定、是否属于严重精神障碍等法律判断问题;三则淡化对鉴定意见的依赖。"人身自由权纠纷"中,法院审理的重点是医疗机构的强制收治行为是否违法并侵害原告的人身自由权,而非医疗机构的诊疗行为是否具有过失,从而在很大程度上规避了医疗损害责任纠纷中对鉴定结论的高度依赖问题。

2. 实行诉讼能力推定

依精神医学理论,几乎不存在完全丧失判断力的患者。精神疾病的病情轻重与民事行为能力的强弱不一定成对应关系。患者在某方面民事行为能力受损并不必然代表他在其他方面民事行为能力也一定不行。民事行为能力全面受损的精神病人确实有,如智力极度低下者,然而大多数精神病人都有残留能力。[2] 事实上,不同类型的精神疾病及其严重程度对患者行为能力的影响并不相同,将精神疾病与欠缺行为能力画上等号的做法并不可取,也缺乏科学依据。

根据《民法总则》第 24 条的规定,无民事行为能力或限制行为能力人应由法院作出认

---

〔1〕 本书编写组:《中华人民共和国精神卫生法医务人员培训教材》,中国法制出版社,2013 年,第 8 页。

〔2〕 何恬:《重构司法精神医学——法律能力与精神损伤的鉴定》,法律出版社,2008 年,第 303 页。

定。具体而言,则是依据《民事诉讼法》第 15 章第 4 节中的特别程序的审理,而该程序的启动应由当事人的近亲属或其他利害关系人提起,法院不宜主动启动行为能力的宣告程序。因此,在强制医疗诉讼中,法院在精神障碍患者未被依法宣告为无行为能力人时,不应直接认定该患者无诉讼能力而驳回起诉。换言之,除非是经法定程序认定精神障碍患者无行为能力或诉讼能力,否则应推定其具有诉讼能力。

3. 强制医疗的合法性应由医疗机构承担举证责任

举证责任分配不合理是导致原告胜诉难的重要原因。基于强制医疗的属性和特点,其合法性的证明应由医疗机构承担举证责任。(1)强制医疗的诊断评估和决定系医疗机构作出,在作出决定之时应有充分的证据证明患者符合《精神卫生法》第 30 条规定的条件,否则其强制医疗决定本身即违反了法律规定。因此,《精神卫生法》第 30 条的立法精神在于促使医疗机构依法行使强制医疗权,并要求医疗机构应对其行为合法性承担"自证清白"的责任。(2)由医疗机构就强制医疗决定的合法性承担举证责任,有利于促使医疗机构先"取证"(严格依法作出精神障碍诊断和病情评估)后作出强制治疗决定,确保医疗机构依法慎重行使强制医疗决定权,防止其滥用权力。(3)在强制医疗的实施过程中,医疗机构在专业知识和信息的占有方面较患者具有绝对的优势,且已经收集了患者是否符合强制治疗条件的相关证据,由医疗机构就强制医疗决定的合法性承担举证责任符合其举证能力,并没有加重其举证负担。(4)在强制医疗中,患者的意思自治被完全排斥,对治疗决定并无选择自由,只能被动接受治疗。在此种情形下,患者不可能具有证明强制医疗合法性的能力和条件,由患者承担举证责任无疑显失公平。(5)如果由患者承担举证责任,将导致患者在诉讼中必须证明自己"没有精神疾病",并可能出现法院审原告这一不合理现象。

4. 强化强制医疗决定的合法性审查

强制医疗案件的争议焦点是医疗机构的强制医疗决定是否符合法律规定,并在此基础上认定医疗机构是否应承担法律责任。因此,强制医疗决定的合法性审查应是案件审理的重点。就审查的依据而言,鉴于强制医疗是《精神卫生法》授予医疗机构实施的强制措施,其认定应依据《精神卫生法》第 30 条规定的有关强制医疗的实体条件,以及《精神卫生法》第 27 条、第 29 条、第 31 条至第 35 条等相关条款规定的有关强制医疗决定应遵循的基本程序。

就审查内容而言,则包括实体合法和程序合法两个层面。其中,实体合法的判定是判定强制医疗决定是否符合法定条件,即《精神卫生法》第 30 条规定的"精神障碍和危险性"要件。精神障碍要件的认定应围绕诊断主体的资质、诊断依据、诊断结果,以及原告是否患有精神障碍,是否属于严重精神障碍患者等因素展开。危险性表现为严重精神障碍患者实施了危害自身或他人安全的行为,或具有危害自身或他人安全的危险。前者系以患者实施了特定的危害行为而直接推定具有危险性,后者则涉及危险性的预测。法院在审理过程中应重点考虑以下问题:(1)哪些危害行为可认定行为人具有危险性?这就需要考虑危害行为的类型、客体、严重程度等因素作出判定。(2)如何认定"危害自身或他人安全的危险"?此种情形下,要求法院根据精神障碍患者当前的精神状态及其外在行为认定其是否具有危险性。具体而言,应根据所患精神疾病的类型、症状、严重程度、暴力史以及再犯可能性等因素综合作出评判和预测。

程序合法的认定主要是判定强制医疗决定的作出是否遵循法定的步骤、方式和时限,如强制医疗决定是否经过精神障碍诊断和病情评估,诊断程序是否合法,是否为提出诊断异议的患者提供进一步诊断核查或再次诊断等。

江苏省职业病诊断与鉴定制度反思

——基于《江苏省职业病诊断与鉴定管理实施办法》效果评估 *

杜珍媛 **

一、引　　言

职业病是指企业、事业单位和个体经济组织等用人单位的劳动者在职业活动中,因接触粉尘、放射性物质和其他有毒、有害物质等因素而引起的疾病。因此,职业病诊断不同于一般医学诊断,是在医学诊断的基础上判断疾病的发生是否与劳动者从事的职业有关,是一种归因诊断。[1] 职业病诊断与鉴定法律制度是对因职业而受到身体损害的劳动者的基本保护制度之一,在劳动者健康权、劳动权的保护方面有着重要意义。职业病诊断与鉴定是一项技术性和政策性很强的工作。2002 年,为配合《中华人民共和国职业病防治法》(简称《职业病防治法》)的实施,卫生部发布了《职业病目录》《职业病诊断与鉴定管理办法》(简称《办法》)等规章,职业病诊断与鉴定工作步入了法制化、规范化的管理轨道。2011 年 12 月 31日,第十一届全国人大常委会第二十四次会议审议通过了《关于修改〈职业病防治法〉的决定》。根据新修订的《职业病防治法》,卫生部组织对《职业病诊断与鉴定管理办法》进行了修订,并于 2013 年 4 月 10 日实施。随着我国市场经济的快速发展,劳动用工和社会保障制度发生了较大变化,劳动人口流动频繁,劳动用工方式复杂化,劳动者职业病诊断鉴定的难题也越来越受到社会的关注。各个省市根据《职业病诊断与鉴定管理办法》分别制定了相关的地方性职业病诊断与鉴定管理实施办法。《江苏省职业病诊断与鉴定管理实施办法》(简称《江苏省实施办法》)是江苏省卫生计生部门贯彻落实《职业病防治法》和《职业病诊断与鉴定管理办法》的具体实施意见,对于进一步加强职业病防治工作,切实保障劳动者合法权益,保障当事人合法权益,明确各职业病诊断和鉴定机构职责和程序要求起到重要作用。本文旨在对《江苏省职业病诊断与鉴定管理实施办法》实施效果进行评估的基础上,研究其是否与卫生计生事业改革相适应,设计《江苏省职业病诊断与鉴定管理实施办法》评估指标体系,帮

---

　* 本文系四川医事卫生法治研究中心课题(yf16 - y23)成果。

　** 杜珍媛,博士,南京中医药大学卫生经济管理学院副教授,江苏省卫生法学会理事,江苏省医学人文青年委员会副会长。

〔1〕 郭美琼、林辉等:《2006—2015 年深圳市 149 例首次职业病鉴定案例分析》,载《中国工业医学杂志》2018 年第 5 期,第 152 页。

助政府部门清理法规,促进法律的科学化和系统化,保障法制统一。通过对该办法的评估进而研究整个职业病诊断、鉴定制度的合法性、操作性、适用性,同时,反思我国现行的职业病诊断与鉴定管理制度的缺失,重构相关制度,对于维持社会的稳定、和谐,促进民权的保障和卫生事业的发展具有重要的理论和实践指导意义。

二、关于《江苏省职业病诊断与鉴定管理实施办法》效果评估方法的选取

评估方法是指评估主体在对选取的法律法规以及规章进行立法后评估时所采用的方式和方法,包括评估工具的选择、评估方式的选用、评估角度的切入等。评估工具多种多样,有学者认为,评估方法(即工具)主要有语义分析法、价值分析法、经济分析法、实证分析法、系统分析法和要素评估法。在确定评估工具后,还可以采取问卷调查、专题调研、实地调研、个案分析、座谈会研讨等具体的方式。

在本次评估中,首先对《江苏省实施办法》进行了专题调研。在专题调研的基础上,针对文件中重要制度的实施情况和突出问题,主要通过实地考察、个案分析等方式进一步收集资料和信息。其次,召开制定机关、实施机关以及相对人、利害关系人参加的座谈会,为评估工作提供了大量鲜活的材料和思想。最后,对于与社会公众利益密切相关的地方规章,本文采用了问卷方式,从受访者对特定规章的知晓程度、满意程度以及实施效果评价等方面,较直观地掌握了社会公众的态度以及地方规章亟待完善的问题。在调查统计以及资料分析的基础上,还运用前述所提及的分析方法,以定性分析为主,辅之以定量分析,建立评估指标体系对该办法进行评估,分析其在具体实施过程中存在的问题。

三、关于评估指标体系的构建

(一) 评价指标初选原则

在初步筛选评价指标时需遵循一定的原则,本研究采用 SMARTER 原则,即遵循具体的(Specific)、可衡量的(Measurable)、一致的(Accordant)、现实的(Realistic)、有期限的(Timed)、可操作的(Exercisable)、全面的(Rounded)原则。在这一原则下初选的评价指标不仅可以增强指标的代表性,而且可以使构建的指标体系具备科学、完整、简单易行的特征。

(二) 指标体系的确立

首先,按照 SMARTER 原则,本研究在文献研究的基础上初步设计了基于公益性的公立医院综合绩效评价指标体系。该体系分为一、二两级指标,其中一级指标是指合法性、统一性、必要性、科学性、操作性和现实性六个指标,二级指标是指包含在六个一级指标下的共17 个具体指标。初步设计好指标体系后,进行专家咨询量表设计。量表中各指标均来自初选的指标,量表的设计采用李克特五分量表法,根据重要性分别赋予 1~5 分,分值越大表示其越重要。然后进行专家咨询,本研究所选择的专家包括政府相关行政人员、法律从业人员

和职业病诊断、鉴定机构专家共 10 人,分两轮进行。在第一轮专家咨询时,首先向各专家说明本次咨询的目的及各指标的来源,在专家填写量表期间回答专家提出的问题,并解释相关评价指标。当专家填完整个量表后,询问专家对量表设计及指标选取的建议,记录并改正。第二轮专家咨询是在总结第一轮专家咨询后进行的,量表中指标筛选部分的各指标是经过第一轮筛选后保留的所有指标,整个量表的设计和专家咨询与第一轮相同,专家咨询后仍然询问各专家对本轮咨询的建议,并询问本轮咨询对比上轮咨询的效果,记录并改正。专家咨询量表数据整理阶段主要统计专家对各指标的打分值,并用数理统计方法进行数据处理,此时数据处理分两步,分别为计算评价指标评分值和变异系数。筛选分析时,将计算出的评价指标评分值,即平均值≥3.99 的视为有效,有效的保留,无效的剔除;变异系数<0.22 的视为有效,有效的保留,无效的剔除。通过对两轮专家咨询进行数据处理,各指标的赋值均数在 4.10～5.00 之间,变异系数在 0.00～0.19 之间,符合指标的筛选条件,如表 1。然后为了确定各个指标的权重,又对同一批专家进行了调查,通过对两两指标的判断矩阵进行打分收集数据,用 yaahp 层次分析法软件处理数据,最终构建了一套由 6 个一级指标、17 个二级指标构成的省级政府推行的实施办法后评估指标体系,如表 2。

表 1　各指标均数和变异系数情况表

指　　标	μ	σ	CV	筛选结果
合法性	5.00	0.00	0.00	√
统一性	4.60	0.52	0.11	√
必要性	4.10	0.57	0.14	√
科学性	4.50	0.53	0.12	√
操作性	4.90	0.32	0.06	√
现实性	4.30	0.48	0.11	√
是否与上位法相矛盾	5.00	0.00	0.00	√
是否与新的法律文件相矛盾	4.80	0.42	0.09	√
制定的程序是否符合程序法规定	4.60	0.52	0.11	√
是否超出现职能的权限	4.80	0.42	0.09	√
是否同其他规范性文件相矛盾	4.60	0.52	0.11	√
是否依照规定有步骤制定实施	4.40	0.52	0.12	√
符合当代职业病患者的迫切利益要求	4.50	0.53	0.12	√
适用期是否届满	4.30	0.48	0.11	√
调整对象是否还存在	4.50	0.53	0.12	√
反映经济社会发展的规律	4.20	0.63	0.15	√
与卫生计生事业改革相适用	4.20	0.79	0.19	√
语言表达规范、无歧义	4.40	0.52	0.12	√

指　　标	μ	σ	CV	筛选结果
是否存在实际执行较为困难的条款	4.80	0.42	0.09	√
是否存在可以进一步简化便民的规定	4.50	0.53	0.12	√
所涉及的机关的权力配置是否明确	4.70	0.48	0.10	√
公众对该实施办法的知晓度	4.50	0.53	0.12	√
执行中,是否存在意见较为集中的条款	4.50	0.53	0.12	√

表 2　《江苏省职业病诊断与鉴定管理实施办法》后评估指标体系

一级指标	二级指标	综合权重
合法性 (0.35)	是否与上位法相矛盾	0.30
	是否与新的法律文件相矛盾	0.29
	制定的程序是否符合程序法规定	0.20
	是否出现超职能的权限	0.21
统一性 (0.18)	是否同其他规范性文件相矛盾	0.70
	是否依照规定有步骤制定实施	0.30
必要性 (0.11)	符合当代职业病患者的迫切利益要求	0.43
	适用期是否届满	0.22
	调整对象是否还存在	0.35
科学性 (0.12)	反映经济社会发展的规律	0.32
	与卫生计生事业改革相适用	0.29
	语言表达规范、无歧义	0.39
操作性 (0.16)	是否存在实际执行较为困难的条款	0.43
	是否存在可以进一步简化便民的规定	0.26
	所涉及的机关的权力配置是否明确	0.31
现实性 (0.08)	公众对该实施办法的知晓度	0.36
	执行中,是否存在意见较为集中的条款	0.64

四、《江苏省职业病诊断与鉴定管理实施办法》效果评估的结果

　　指标体系建立后,基于该体系向职业病与法律领域专家发放评分问卷,每个二级指标的分值范围为0～5分,满分为5分,专家针对该实施办法作出具体的评分结果。回收评分结果后采用模糊综合评价法对数据进行分析。模糊综合评价法有一级和多级模型,本研究采用多级模型,应用其中的二级模糊综合评价法。利用合适的模糊合成算子将模糊权矢量 *A*

与模糊关系矩阵 R 合成得到各被评价对象的模糊综合评价结果矢量 B。模糊综合评价法的基本决策模型为 $B=A\times R$。经过数据处理,最终得到该实施办法的二级模糊综合评价结果,如表 3。

表 3　二级模糊综合评价结果表

二级指标	权重	平均评价值	加权平均评价值	综合评价值
是否与上位法相矛盾	0.30	4.89	1.47	4.74
是否与新的法律文件相矛盾	0.29	4.78	1.39	
制定的程序是否符合程序法规定	0.20	4.56	0.91	
是否出现超职能的权限	0.21	4.67	0.98	
是否同其他规范性文件相矛盾	0.70	4.67	3.27	4.50
是否依照规定有步骤制定实施	0.30	4.11	1.23	
符合当代职业病患者的迫切利益要求	0.43	4.00	1.72	4.14
适用期是否届满	0.22	4.44	0.98	
调整对象是否还存在	0.35	4.11	1.44	
反映经济社会发展的规律	0.32	3.33	1.07	3.58
与卫生计生事业改革相适用	0.29	3.44	1.00	
语言表达规范、无歧义	0.39	3.89	1.52	
是否存在实际执行较为困难的条款	0.43	2.89	1.24	2.96
是否存在可以进一步简化便民的规定	0.26	2.89	0.75	
所涉及的机关的权力配置是否明确	0.31	3.11	0.96	
公众对该实施办法的知晓度	0.36	2.78	1.00	2.78
执行中,是否存在意见较为集中的条款	0.64	2.78	1.78	

上述二级模糊综合评价方法能够将定性的问题定量化,对受到多因素制约的对象作出总体的综合评价,对法规的评价也可以引入该评价方法。结合一级指标的各个权重,最终得到该实施办法的综合评分为 4.05,这表明受评估的办法总体是符合要求的,但也存在一些可以提高改进的地方。通过走访职业病诊断、鉴定部门和政府工作部门,并对相关法律专家进行访谈等形式了解该办法在实际工作中的应用情况,从合法性、统一性、必要性、科学性、操作性和现实性六个方面详细进行分析。

(一) 合法性

合法性考察是指在法治原则下,考察实施办法的权限、内容以及程序是否符合法律的授权,是否符合上位法的规定。合法性考察是立法后评估的前提和基础,也是法制统一原则对其他规范性文件的基本要求。成文法律文件的合法性可以因两大事由而被挑战:① 该文件的内容或者说实体方面超越了母法授予的权限;② 在制定的过程中没有遵循正确的程序。我国《立法法》第 4 条规定,"立法应当依照法定的权限和程序,从国家整体利益出发,维护社会主义法制的统一和尊严"。这意味着法律法规的制定从实体到程序都必须是合法的才能是有效的。本文所建立的评估指标体系中,合法性在六个一级指标中所占比重最大,为 0. 35,再次印证"合法性"要素在法律文件评估中的基础性地位。

《江苏省实施办法》是江苏省卫生厅为认真贯彻新修订的《中华人民共和国职业病防治法》和《职业病诊断与鉴定管理办法》(原卫生部令第 91 号),进一步加强职业病防治工作,切实保障劳动者合法权益而组织制定的。其制定主体"江苏省卫生厅"具备此权限,且制定程序符合法律规定。该实施办法的具体规定与宪法、法律、行政法规及江苏省地方性法律法规的立法精神、基本原则以及具体条文规定均无抵触。所以合法性评估结果良好,其定量性考量的结果,即二级模糊综合评价值为 4.74,也是六个一级指标中得分最高的。

具体来说,如在职业病诊断鉴定申请和受理问题上,原来是设有门槛的,不在职业病目录范围内的不予受理,考虑这个规定不利于保护劳动者的合法权益,最新修订的《职业病防治法》第 43 条规定,"承担职业病诊断的医疗卫生机构不得拒绝劳动者进行职业病诊断的要求"。《职业病诊断与鉴定管理办法》第 22 条也作出规定,"劳动者依法要求进行职业病诊断的,职业病诊断机构应当接诊,并告知劳动者职业病诊断的程序和所需材料"。为此,《江苏省职业病诊断与鉴定管理实施办法》第 7 条有同样规定。再比如在诊断鉴定资料提供主体问题上,《职业病防治法》第 47 条规定,用人单位应当如实提供职业病诊断、鉴定所需的劳动者职业史和职业病危害接触史、工作场所职业病危害因素检测结果等资料;安全生产监督管理部门应当监督检查和督促用人单位提供上述资料;劳动者和有关机构也应当提供与职业病诊断、鉴定有关的资料"。《职业病诊断与鉴定管理办法》第 25 条规定,"用人单位未在规定时间内提供职业病诊断所需要资料的,职业病诊断机构可以依法提请安全生产监督管理部门督促用人单位提供"。为此,《江苏省职业病诊断与鉴定管理实施办法》第 11 条有同样规定。诸如此类,不再列举,均为"合法性"的应有之义。

(二) 统一性

统一性即立法的系统化,指是否符合法制统一原则,与同级其他规范性文件不存在矛盾。由于一些地方立法和部门立法中,不同层级法或同层级不同部门法之间的衔接性不够,通过对法律规则的检测,可以及时发现矛盾和冲突并修缮,同时对较长时间不执行、不使用的法规规章,要查清原因,提出修改或废止的意见和建议,从而实现法律价值的最大化。这一指标也包括整体结构和文本形态上的协调统一。"统一性"在六个一级指标中所占权重为 0.18,仅次于合法性,其重要性可见一斑。二级模糊综合评价值为 4.50,表明受评估的实施办法具有较强的统一性,是江苏省贯彻国家卫生计生改革,依照规定有步骤制定实施的成果,且与其他规范性文件无矛盾之处。

通过对受评估办法的更进一步分析,如在职业病诊断鉴定与劳动仲裁相关法律文件的衔接问题上,《职业病防治法》第 49 条规定,"职业病诊断、鉴定过程中,在确认劳动者职业史、职业病危害接触史时,当事人对劳动关系、工种、工作岗位或者在岗时间有争议的,可以向当地的劳动人事争议仲裁委员会申请仲裁;接到申请的劳动人事争议仲裁委员会应当受理,并在三十日内作出裁决。当事人在仲裁过程中对自己提出的主张,有责任提供证据。劳动者无法提供由用人单位掌握管理的与仲裁主张有关的证据的,仲裁庭应当要求用人单位在指定期限内提供;用人单位在指定期限内不提供的,应当承担不利后果。劳动者对仲裁裁决不服的,可以依法向人民法院提起诉讼。用人单位对仲裁裁决不服的,可以在职业病诊断、鉴定程序结束之日起十五日内依法向人民法院提起诉讼;诉讼期间,劳动者的治疗费用按照职业病待遇规定的途径支付"。《江苏省职业病诊断与鉴定管理实施办法》第 13 条规定,"当事人对劳动关系有异议,或者当事人对工种、工作岗位或者在岗时间有异议的,诊断机构应当告知当事人依法向用人单位所在地的劳动人事争议仲裁委员会申请仲裁,并向当事人出具申请劳动仲裁建议书。在当事人向诊断机构提交仲裁结果之前,该职业病诊断应当中止"。这些条款均是职业病诊断鉴定程序与劳动仲裁程序的有效衔接,是"统一性"的体现。

（三）必要性

社会需求是立法发展的基础,立法必须实事求是,从社会实际情况出发,从立法与社会需求之间的关系来考虑。立法数量上,一个社会的法律的量由社会对法律的需求量所决定,立法的规模和发展速度受制于社会需求的大小及其增长率。只有当社会存在通过法律来实现一定利益的需要的时候,以法规范社会关系才是正当的,所立之法也才是质量优良的。所以,职业病相关立法工作的"必要性"也应从这个角度考量。

职业病不同于其他疾病或突发工伤事故,尘肺病等慢性职业病的病症需要经过漫长的潜伏期或者逐渐形成期后才会显现,而一旦发病,往往对劳动者健康损害严重,病程可进展升级,痊愈的可能性较小,并发症、后遗症严重,特别是伤残及丧失劳动能力者后续需要长期进行诊疗及康复,相关费用也较昂贵,给劳动者、用人单位和国家造成严重的经济负担,其所波及的后果更可能导致恶劣的社会影响。在我国整个职业病防治工作当中,职业病诊断鉴定制度的设置直接影响用人单位和劳动者在职业病诊断鉴定过程中各自承担相应的权益与责任,对明确职业病防治责任、落实职业病待遇、保证职业病防治法全面严格实施发挥着关键性作用。

我国《职业病防治法》自 2002 年 5 月 1 日实施以来,对预防、控制和消除职业病危害,防治职业病,保护劳动者健康及其相关权益,促进经济发展发挥了重要的作用。然而,职业病诊断鉴定制度设置已难以适应社会经济发展。政府加紧对相关法律制度进行完善:2011 年12 月 31 日,第十一届全国人大常委会第二十四次会议审议通过了《关于修改〈职业病防治法〉的决定》;根据新修订的《职业病防治法》,卫生部组织对《职业病诊断与鉴定管理办法》进行了修订,并于 2013 年 4 月 10 日实施。响应国家的职业病立法工作,并结合江苏省内具体的实践现状,江苏省卫生厅(现为江苏省卫生健康委员会)于 2013 年 9 月 9 日公布《江苏省职业病诊断与鉴定管理实施办法》,为江苏省内具体的职业病诊断与鉴定程序提供依据,有助于解决具体的社会矛盾,符合江苏省内职业病防治工作的立法需求。从定量角度来说,"必要性"的二级模糊综合评价值为 4.14,表明《江苏省职业病诊断与鉴定管理实施办法》的颁布确实具有较强的必要性。

(四) 科学性

法的科学性首先要求其合规律性,法必须遵循并反映经济、法治和社会发展规律,必须在内容和制度上和现阶段的主要任务与重大决策保持衔接,设计上和社会秩序与进步的规律保持呼应,正确表述社会物质生活条件与法律之间关系。其次,必须紧密结合卫生计生改革发展的重大决策,从社会实际情况出发,与社会需求相符合。最后,法律条款的语言表达规范、无歧义,这属于文本层面的基本要求。只有立法表达规范准确,内容要素完整齐备,逻辑结构规范严密,该立法才可能反映立法的本意,才可能具有实现立法本意的可操作性。本研究显示,"科学性"的二级模糊综合评价值为 3.58,低于以上三项评价值,说明《江苏省实施办法》的科学性还有待提高,当然这和全国范围内的职业病防治工作的基础都有关。具体分析如下:

《职业病防治法》第 10 条规定:"国务院和县级以上地方人民政府应当制定职业病防治规划,将其纳入国民经济和社会发展计划,并组织实施。"为贯彻落实,江苏省政府于 2009 年制定并印发了《江苏省职业病防治规划(2010—2015)》,该文件提出,由于部分用人单位职业病防治主体责任落实不够到位、行政监管存在薄弱环节以及防治工作基础较差等原因,全省职业病防治形势仍很严峻。《职业病诊断与鉴定管理办法》第 5 条又规定:"省、自治区、直辖市人民政府卫生行政部门(以下简称省级卫生行政部门)应当结合本行政区域职业病防治工作制定职业病诊断机构设置规划,报省级人民政府批准后实施。"根据法律法规,江苏省卫生厅发布了《江苏省职业卫生服务机构设置规划(2008—2010 年)》(苏卫疾控〔2008〕14 号),要求全省 13 个地级市都要具备 10 大类的职业病诊断能力[见《关于进一步加强职业卫生服务机构和队伍建设的通知》(苏卫疾控〔2009〕12 号)],可以一家涵盖,也可以多家分工涵盖。

但是直到现在,13 市中仍有 7 个市的职业病诊断机构应开展的服务项目未达到设置规划的要求。具体情况为:常州市缺乏职业性放射性疾病、生物因素所致职业病和职业性肿瘤诊断资质;淮安市缺乏职业性放射性疾病,职业性皮肤病和职业性肿瘤诊断资质;盐城市缺乏职业性放射性疾病、职业性传染、职业性眼病、职业性耳鼻喉口腔疾病和职业性肿瘤诊断资质;扬州市缺乏职业性放射性疾病、职业性传染病和职业性肿瘤诊断资质;镇江市缺乏职业性放射性疾病、职业性传染、职业性眼病、职业性耳鼻喉口腔疾病和职业性肿瘤诊断资质;泰州市缺乏职业性放射性疾病、职业性眼病和职业性肿瘤诊断资质;宿迁市缺乏职业性放射性疾病和职业性皮肤病诊断资质。服务项目的不齐全会给职业病患者的就诊带来很大不便,并且直接造成省级诊断机构工作的堆积。此外,全省目前一共有 27 家诊断机构,但多数是各市的疾控中心承担大部分的诊断工作,原因在于许多医疗机构不愿意做诊断,因为诊断机构既没权,也没利,却要面对很多责任、纠纷和风险,而医疗机构虽承担着一定的社会公益性,但其本质仍是趋利的。《职业病诊断与鉴定管理办法》第 11 条规定:"设区的市没有医疗卫生机构申请开展职业病诊断的,省级卫生行政部门应当根据职业病诊断工作的需要,指定公立医疗卫生机构承担职业病诊断工作,并使其在规定时间内达到本办法第 6 条规定的条件"。根据法律规定,省级卫生部门可以指定,但被指定的机构必须具备相关能力。现在有许多医疗机构,都是当地条件较好的医院,是具备一定的能力的,但它们一年内诊断的职业病数量很少,虽被指定但实际很少做相关工作,最终还是由疾控中心或其他医疗机构承担。关于这部分,《江苏省实施办法》缺少具体的改进内容。

此外,诊断鉴定费用也是考量"科学性"的重要因素。《职业病防治法》第 55 条规定:"疑似职业病病人在诊断、医学观察期间的费用,由用人单位承担"。《江苏省实施办法》第 52 条也作出同样规定。法律明确规定职业病诊断费用由用人单位承担,诊断结果即使不是职业病,该费用也由用人单位承担。因为与用人单位相比,劳动者处于弱势地位,《职业病防治法》等法律法规的立法宗旨就是要保护劳动者,因此在包括费用等多种情况下,还是倾向于劳动者。但是《江苏省实施办法》里并没有对诊断鉴定的费用作出具体的额度规定。在江苏省内现行标准为,职业病诊断费用每例 150 元,鉴定费用每例 500 多元。诊断收费较低,但医院投入较多,因此医院不愿意做诊断。

(五) 操作性

作为地方性的规范性文件,主要是对宪法、法律和法规规定的进一步贯彻和细化,或者是对现实需要的一种政府回应,因此其操作性强应当是地方规章的一个鲜明特征,同时也应当成为立法后评估中的一个重要内容。法律规章的操作性主要指的是它与现实的适应性,也就是说法规中的条文能不能在实践中解决具体的法律问题。在考察这种适应性时,一要注意地方规章设计的制度本身必须与当前的社会发展水平相当,过分超前或落后的制度规范会大大降低操作性。二要注意现实是动态的,客观情况的发展和变化有可能使某些条款逐步丧失了操作性。值得一提的是,操作性往往与地方的权力配置和责任机制有关。权力配置明确,责任清晰,操作性则强。否则,职能部门之间相互争夺、相互推诿的现象就会大量出现,规章本身的操作性将大打折扣。本研究得出的"操作性"二级综合评价值为 2.96,表明还有一定的提升空间,具体分析如下:

我国职业病诊断与鉴定工作实行的是"一级诊断、两级鉴定"形式,这在《江苏省职业病诊断与鉴定管理实施办法》第 27 条也再次提到,"设区的市级鉴定委员会负责职业病诊断争议首次鉴定。当事人对设区的市级职业病鉴定结论不服的,可以在接到职业病鉴定书之日起十五日内,向省级卫生行政部门申请再鉴定,提交职业病鉴定申请书。省级卫生行政部门组织职业病鉴定委员会专家组进行省级职业病鉴定。职业病鉴定实行两级鉴定制,省级职业病鉴定结论为最终鉴定"。所以说职业病诊断机构负责诊断,卫生行政部门负责鉴定,诊断机构、鉴定机构不是同一部门。《卫生部关于如何确定职业病诊断机构权限范围的批复》(卫监督发〔2007〕36 号)里提到"职业病诊断是技术行为,不是行政行为,没有行政级别区分,出具的诊断证明书具有同等效力"。江苏省的省级鉴定机构设在江苏省预防医学会,南京市的设在南京市医学会。江苏省内无诊断、鉴定是一家的情况。

除了劳动者和用人单位等直接利益相关者外,在整个职业病诊断鉴定过程中还涉及很多部门的分工与协作,具体包括职业病诊断机构、鉴定机构、健康体检部门、安监部门、工伤认定机构、劳动能力鉴定机构等。多部门能否在各自的权限范围内切实履行各自的职责，是"操作性"的重要衡量指标。《江苏省职业病诊断与鉴定管理实施办法》第11条就规定："用人单位未在规定的时间内提供或者不提供诊断所需资料的，诊断机构应当出具关于提请协助开展职业病诊断有关工作的函，提请用人单位所在地的县（市、区）级安监部门依法对用人单位进行监督检查和督促用人单位提供职业病诊断所需资料。"在实践中，像劳动者职业健康检查结果、危害因素检测结果这些主要资料都在用人单位，劳动者无法提供。诊断机构会向用人单位发提交材料通知书，资料基本上由用人单位提供，劳动者若有异议，则按照法条处理；若无异议，则签字确认。诊断机构的调查属于专业技术上的核实，提请安监调查是调查取证。现在职业病诊断基本上都是调查取证，除此之外的调查，用人单位通常不欢迎，而且诊断机构也没有执法的职能。但提请安监部门现场调查是在劳动者对职业史、用人单位提供的检测资料有异议时才采取的措施，如果经劳动者确认资料属真实有效，则不再进行。由于诚信缺失，劳动者总会认为单位未如实提交资料。

此外，当劳动者或用人单位对劳动关系有异议，可以提请劳动仲裁。这在《江苏省实施办法》第13条有明确规定："当事人对劳动关系有异议，或者当事人对工种、工作岗位或者在岗时间有异议的，诊断机构应当告知当事人依法向用人单位所在地的劳动人事争议仲裁委员会申请仲裁，并向当事人出具申请劳动仲裁建议书。在当事人向诊断机构提交仲裁结果之前，该职业病诊断应当中止。"由此可见，《江苏省实施办法》针对职业危害检测因素检测、劳动关系有异议都规定了相应的处理办法，但未提出其他有异议的情况怎样处理，给诊断鉴定工作带来一定的困难。比如：对体检资料真实性有异议；对生产原辅料、工艺有异议，认为其未提供关键的工艺，弄虚作假。既然让劳动者对单位的资料进行确认，对确认后方方面面的疑问就要有后续处理办法。

根据《工伤保险条例》等规定，在职业病患者工伤的认定中，工伤认定部门仅进行形式审查，职业病诊断机构实质上承担了工伤认定部门认定工伤的职责。诊断鉴定后可申请进行工伤确认，在这方面其实也不存在实质的"权力重合"。

总体而言，《江苏省实施办法》简化了职业病诊断与鉴定工作流程，扩大了劳动者选择职业病诊断机构的范围，完善了部门协调配合机制，强化了监督管理，更加有利于劳动者进行职业病诊断与鉴定。此外，还明确了劳动者在诊断与鉴定过程中享有选择诊断机构就诊、知情、申请劳动仲裁、异议申诉、选择鉴定专家、隐私受保护等权利，是对劳动者权益保护工作的完善之举。

（六）现实性

立法后评估应当检验立法是否以人为本，是否以实现公民权利为终极目标，即始终以是否保障公民的合法权益为核心，必须在立法的出发点和归宿上与实现人民的根本利益与长远利益相吻合。为此，本文主要通过《江苏省实施办法》的实际运行状态和社会公众的反应，了解公众对办法的知晓度、认同度和对一些具体条款的心理态度和反应等，并借此了解该办法预期的立法目的和意图的实现情况。

为了解公众的态度，课题组采取问卷调查的方式。调查地点主要有南京中国科学院皮肤病医院和江苏省疾病预防控制中心。共发出 50 份职业病调查问卷,实收回 37 份,回收率 74%。在我们的问卷调查结果中,对职业病的诊断与鉴定有所了解的人占 51.35%,有 48.65% 的群众对此并不了解,其中主要以农民和工人居多。而农民和工人又是职业病的高发人群,他们的法律意识淡薄,流动性大,是职业病潜在患者中的"弱势群体",且他们的薪资水平相对较低,因此患病后如何采用正确的途径来维护他们的合法权益,又该如何保障他们的治疗费用便是一个急需解决的重要任务。诊断鉴定工作在我国已经成为一种"举证责任倒置"的准仲裁活动,还隐藏着裁定责任的功能,所以在整个职业病诊断鉴定过程中需要提供大量的证据,要进行大量的判定和仲裁活动。由于我国的用工复杂,职业病诊断工作中取证非常困难,也导致职业病诊断工作引发了很多的纠纷和诉讼,相比其他发达国家和地区,整个诊断鉴定程序略显繁杂。所以有专家提出,职业病可以分类,有些病种医疗机构可以承担,如尘肺病,医疗机构可以出具客观的影像结论。可以将尘肺病等具有特殊性质的职业病单独列出让临床医生诊断,然后到劳动部门确认一下因果关系,以减少诊断鉴定程序。但同时要注意到,这样做也可能导致虚假诊断等混乱的现象出现。

另外,在所调查的对象中,56.76% 的劳动者会定期进行职业健康检查,其中 35% 是自费进行,65% 是由单位组织进行。有 54.05% 的工作单位为员工建立职业健康监护档案,45.95% 的工作单位并没有进行此项工作。职业健康监护档案是一份进行职业病诊断和鉴定的重要材料,加强用人单位对员工的职业健康重视度,需要政府行政部门加强对用人单位的监督和管理。形成企业诚信守法经营、员工积极参与、政府严格监管的良好保障体系仍是全面做好职业卫生工作的关键所在。我们要逐步形成政府主导、社会承担、部门履责、企业自律、工会参与、个人自爱的预防救治机制体系,特别是在建立救济补偿基金、社会团体参与和宣传教育等方面。职业病诊断与鉴定是一项具有法律效应的医学判定过程,不能简单等同于一般的诊断行为,《江苏省实施办法》应当进一步完善关于证据采信规则方面的内容,而且法律中应当增加对提交虚假证据行为的罚则,否则将会出现大量违反诚信规则的行为,浪费社会公共资源和企业的职业病防治成本。

职业病诊断与鉴定是一项涉及医学、法学、社会管理学乃至心理学多学科的专业技术性工作,在生物—社会—心理医学模式下,职业病诊断与鉴定应当借鉴社会科学的思维方式,关注当事者双方的利益关切和思维方式,考虑诊断活动的社会效应,应该在法律法规的框架内,在尊重客观事实的前提下,充分考虑保护劳动者这一弱势群体的合法权益和正当诉求。《江苏省实施办法》第 41 条规定,"职业病鉴定应当遵循公平、公正的原则,专家组进行职业病鉴定时,可以邀请有关部门、单位人员旁听职业病鉴定会,所有参与职业病鉴定的人员应当依法保护被鉴定人员的个人隐私",正体现了这一点。

综上所述,经过文献梳理、调研访谈,本文认为《江苏省职业病诊断与鉴定管理实施办法》不存在与上位法相矛盾之处,制定程序符合程序法规定,且依照有关步骤制定实施,具体内容符合当代职业病患者的迫切利益要求,并能与卫生计生事业改革相适应,但在诊断、鉴定方面仍有一些问题亟待改善,如诊断鉴定机构对虚假证据认证的困难,对资料异议时的处理条款不够全面,诊断鉴定程序稍显烦琐、时间久、不够便民,等等。为了更好地实现受评估办法的合法性、统一性、必要性、科学性、操作性和现实性,更好地维护劳动者的合法权益,维护社会稳定,相关部门还要加强对职业病防治工作的投入。

五、江苏省职业病诊断与鉴定制度存在的问题

(一) 职业病诊断机构权力垄断

根据《江苏省职业病诊断与鉴定管理实施办法》的规定,职业病诊断应当由省级以上人民政府卫生行政部门批准的医疗卫生机构承担。可见,职业病诊断实行的是专门机构诊断制。实践中,通常是卫生行政部门下属的职业病防治机构垄断了这一诊断权力,许多资质等级较高的大型医院往往没有职业病诊断的权力。医疗机构的检查结果并不具有作为职业病诊断证明的法律效力。其实,论医疗技术和水平,这些大医院远远超过了职业病防治所等机构,对职业病的诊断也更加科学,完全可以为职业病诊断和救治提供自己的力量。但是,法律没有能够合理、有效地利用这些医疗资源,导致具有职业病诊断垄断权力的少数机构轻松地以一些理由将患者的申请拒之门外。[1]

很多时候诊断与鉴定机构还存在着一个机构两块牌子的问题,诊断机构与鉴定机构、鉴定专家组成员都是一班人马,在此情况下鉴定作为诊断的后续监督补救程序根本无法发挥应有的效力,试想有几人可以推翻自己在先前所做出的职业病诊断结论? 在此情况下,职业病患者根本无法获得救济。

(二) 职业病诊断机构履行职责缺位

诊断机构未尽依法搜集证据材料的职责,存在严重不作为。《江苏省职业病诊断与鉴定管理实施办法》赋予了诊断机构要求用人单位提供资料的权力并规定了用人单位不提供的法律后果,办法的本意是想防止用人单位不提供这些资料可能导致无法做出诊断,但办法过于相信诊断机构了,恰恰没有规定诊断机构不作为的法律后果。因为该办法没有将当劳动者无法提供有关资料时,诊断机构应当要求用人单位提供作为诊断机构的义务,这样导致诊断机构既可以要求用人单位提供也可以不要求其提供。

职业病诊断机构还存在缺乏质量管理体系的问题,主要表现为:① 工作不规范;② 缺少法定工作程序;③ 资料收集、整理、分析不全;④ 缺少职业接触评价资料;⑤ 个别单位组织不全、职责不清;⑥ 没有病历书写技术规范;⑦ 诊断术语不符合法律法规和职业病诊断标准的要求;⑧ 缺少质量控制和保证人员。[2]

---

〔1〕 刘映春、王宁:《对我国职业病诊断法律制度的讨论——兼论如何破解职业病"诊断难"问题》,载《企业研究》2010 第 22 期,第 115 - 117 页。

〔2〕 罗会英、张君、高星:《北京职业病诊断与鉴定现状及发展战略研究》,载《工业卫生与职业病》2004 年第 6 期,第 381 - 383 页。

(三) 用人单位举证责任难以落实

当前劳动力市场状况仍然是供大于求,劳动合同制度不健全,用工管理混乱,[1]导致劳动者与用人单位之间劳动关系不清,劳动者的职业史和接触职业病危害情况不明确。迫于生计,劳动者不得不放弃自己的一些权利,如没有签订正式的劳动合同,没有缴纳社会保险,没有得到有效的职业健康防护。在受理职业病鉴定诊断过程中,用人单位贪图私利,为逃避责任不提供或不如实提供职业病诊断鉴定所需资料,职业医生监督管理部门又缺乏强有力的制裁手段,加大了职业病诊断鉴定难度。[2]

劳动者承担提交申请材料的责任过重。在职业病诊断申请时,要求劳动者(申请人)提供的证据材料包括职业史、既往史,职业健康监护档案复印件,职业健康检查结果,工作场所历年职业病危害因素检测、评价资料,其他材料等。[3] 这样的规定不太合理,因为上述申请材料大多是被用人单位掌握的,用人单位出于利益考虑往往不会把这些材料提供给劳动者或诊断机构。由于无法获得这些诊断所必需的材料,劳动者在申请职业病诊断时承受着不被诊断机构受理的巨大风险。

现行《江苏省职业病诊断与鉴定管理实施办法》存在缺少证据采信规章、缺少对提交虚假证据罚则和诊断鉴定证明书中缺少对职业病责任单位判定等内容,可操作性不强,无法充分体现职业病诊断鉴定工作的科学、客观、公平、公正原则。[4]

(四) 职业病诊断与鉴定程序规定不清

江苏省现行实施办法关于职业病诊断的规定取消了职业病诊断机构的级别,任何一个具有职业病诊断资格的机构,不论其自身级别的高低,其出具的诊断证明均具有同等的效力。在实践中就出现了这样的情况,大量劳动者出于对诊断水平的考虑,抱着"就高不就低"的态度,不去设区的市级诊断机构进行诊断,而首选省级的医院进行诊断。这其中有省级医院整体医疗水平高于市级医院的原因,也有劳动者规避用人单位与本地区医疗机构相互勾结而做出不科学诊断结论的合理考虑。但是这就造成了省级、市级医院诊断的任务量的不均衡乃至悬殊,可能使得省级医院因为业务量过大为了效率而降低了诊断质量,而市级医院因为投入不足、实践中接触案例过少而导致诊断能力不高。另外,由于诊断是鉴定的前置程序,实践中还会出现所谓的职业病诊断鉴定"程序倒流":劳动者对省级医院做出的诊断结论有异议,他们就必须向市级卫生行政部门提出申请,由设区的市级诊断鉴定委员会做出鉴定结论。

---

〔1〕 欧文:《卫生部通报 2010 年职业病防治工作情况和 2011 年重点工作》,载《安全与健康月刊》,2011 年第 13 期,第 31 页。

〔2〕 张君:《北京市职业病诊断与鉴定问题和对策》,载《中国职业医学》2013 年第 40 期,第 2 页。

〔3〕 管铁流、江虹:《职业病诊断鉴定中常见法律问题应对》,载《中国安全生产》2015 年第 5 期,第 37 页。

〔4〕 陈焕然、邓奕明、邱秀珊:《2 例职业病诊断鉴定案例分析及相关问题思考》,载《中国卫生监督杂志》2012 年第 6 期,第 572 页。

六、完善职业病诊断与鉴定制度的建议

（一）适当规制职业病诊断与鉴定机构的垄断

一方面,明确职业病诊断机构应当具备的条件,使符合条件的医疗卫生机构都可以取得职业病诊断机构资质,增加劳动者自主选择诊断机构的机会;另一方面,规定职业病诊断机构不得拒绝劳动者进行职业病诊断的要求。[1]

现阶段应该适当放宽从事职业病医学诊断的医疗卫生机构的限制性条件,增加更多具备诊断鉴定能力的机构进入。这样一方面诊断鉴定机构主体更为多元化,大部分机构可以脱离行政直属,可以减少行政干预的可能性,另一方面通过引入部分的市场机制、多元化的诊断鉴定主体,可以做出更为准确的诊断鉴定。

加强对职业病诊断机构的资质认证与管理、严格实施年终目标考核责任机制、强化诊断机构内部质量控制管理、完善诊断设备、提高职业病诊断医师技术水平和责任意识是保证职业病诊断结果准确、避免职业病诊断纠纷的主要途径。[2]

（二）建立合理利用医学诊断结果的受理劳动者申请的机制

从医疗水平、医疗设备、医疗资质等诸多条件来看,或许这些大型医院更能做出科学、合理的诊断结论,但它们没有做出职业病诊断证明的资格。那么这些医院所做出的这些医学诊断结果(性质不同于职业病诊断机构所做出的诊断结论),能否作为职业病诊断机构受理劳动者申请的参考依据呢? 这些医学诊断结论的科学性、权威性比较高,因为这些医院是按正常的医疗服务合同收费进行诊断得出的结论,不受是否要做出具有法律意义的职业病诊断结论的影响,能够做到客观、公正,而它们没有取得职业病诊断资格的原因就像有学者指出的,它们觉得会"招惹矛盾,得罪人,无利可图",其次才是人力、技术与设施问题。如果克服这些障碍,医院应该会参与职业病诊疗竞争的。职业病防治所过度夸大职业病的特殊性,似乎只有它才能诊治,这实际是一个既得利益的问题。所以,在这种情况下,只要劳动者持有相应等级资质的医疗机构出具的职业病医学诊断结果证明材料,法律应当强制规定职业病诊断机构必须受理劳动者的申请。然后由诊断机构根据法律、规章和有关通知的规定要求用人单位补充有关材料。当然,由于职业病诊断的重要意义和特殊性,为防止劳动者滥用这样的特殊规定,应对有关医疗机构的资质等级、医学诊断证明的正当性等问题做出细致的规定,而且要对医疗机构提供虚假的医学诊断结果的责任做出规定。

（三）重新分配提供申请材料的举证责任规则

举证责任,有的学者也称之为证明责任,理论上对其主要有三种界定,即行为责任说、双

---

〔1〕 张维:《〈职业病防治法〉草案将重点修改职业病诊断制度》,载《安全与健康》2011 年第 19 期,第 28－29 页。

〔2〕 康明、秦晓飞、高天超:《〈职业病诊断与鉴定管理办法〉应用实例》,载《中国工业医学杂志》2015 年第 2 期,第 12 页。

重含义说、危险负担说。在我国,目前理论上很多人主张采用危险负担说,但在诉讼实践中,主要是按双重含义说来理解证明责任的。双重含义说认为,证明责任包括行为意义上的证明责任和结果意义上的证明责任这两层含义。现行职业病诊断法规确定的是劳动者承担提供被用人单位掌握的相关材料的责任,这一规定的缺陷前文已经论述。因此,在用人单位已经处于强势地位的情况下,法律有必要通过申请材料举证责任制度来矫正这种不公平性。

《江苏省职业病诊断与鉴定管理实施办法》第 6 条所提及要求申请诊断劳动者提供的职业病诊断材料中的每一项都需要用人单位和有关机构提供或者配合提供,很多情况下用人单位不提供相关资料,究其原因,第一是因为一些用人单位明知作业环境不符合职业卫生标准,如果请专业机构检测,检测结果一定违反职业卫生标准要求,因此很多企业从一开始就未保存相关资料。第二是用人单位没有购买工伤保险,假如员工被诊断为职业病,企业要就依照工伤条款进行赔偿,故用人单位会拒绝提供诊断鉴定所需材料。所以应合理分配劳动者与用人单位在职业病诊断中的举证责任,同时规定不履行相应举证义务的用人单位所将承担的不利法律后果。对用人单位不提供或者不如实提供诊断所需资料的,职业病诊断与鉴定机构应当根据当事人提供的自述材料、相关人员证明材料、卫生监督机构或取得资质的职业卫生技术服务机构提供的有关材料,按照《职业病防治法》的相关规定作出诊断或鉴定结论。对于用人单位未与劳动者签订劳动合同的,可参照下列凭证认定双方存在劳动关系:(1) 工资支付凭证或记录(职工工资发放花名册)、缴纳各项社会保险费的记录;(2) 用人单位向劳动者发放的"工作证""服务证" 等能够证明身份的证件;(3) 劳动者填写的用人单位招工招聘"登记表""报名表" 等招用记录;(4) 考勤记录;(5) 其他劳动者的证言等。其中,(1)(3)(4)项的有关凭证由用人单位负举证责任。[1]

职业病诊断与鉴定是一项具有法律效应的医学判定过程,不能简单等同于一般的诊断行为,《江苏省管理实施办法》应当进一步完善关于证据采信规则方面的内容,增加对提交虚假证据行为的罚则,否则将会出现大量违反诚信规则的行为,浪费社会公共资源和企业的职业病防治成本。

职业病诊断与鉴定是一种以医学知识为基础,以解决职业健康权益责任纠纷为最终目的的举证责任倒置的准仲裁活动。[2] 职业病诊断与鉴定是一项涉及医学、法学、社会管理学乃至心理学多学科的专业技术性工作,在生物-社会-心理医学模式下,职业病诊断与鉴定应当借鉴社会科学的思维方式,关注当事者双方的利益关切和思维方式,考虑诊断活动的社会效应,应该在法律法规的框架内,在尊重客观事实的前提下,充分考虑保护劳动者这一弱势群体的合法权益和正当诉求。[3]

〔1〕 李涛:《关于我国职业病诊断与鉴定制度的思考》,载《工业卫生与职业病》2010 年第 1 期,第5 页。

〔2〕 胡世杰:《我国职业病诊断与鉴定制度性质试析》,载《中国职业医学》2008 年第 1 期,第49 - 50 页。

〔3〕 陈茂招、李莉、杜琼等:《职业病门诊心理障碍病例处理体会》,载《中国职业医学》2008 年第 1 期,第 85 页。

七、结　　语

　　通过法规实施效果的评估,可以知晓法律法规的有效性状态,并及时地予以修改或者废止,并在总结过去立法经验的基础上,根据社会经济发展的需要来逐步完善现有的法律体系,提出可行的立法和修法规划。职业病诊断与鉴定是一项涉及医学、法学、社会管理学乃至心理学多学科的专业技术性工作,其相关法律法规的实施效果对于职业病患者的权益保护意义重大。采用定性与定量相结合的研究方法,通过建立《江苏省职业病诊断与鉴定管理实施办法》评估指标体系,结合职业病相关法律法规的实施现状,对江苏省职业病诊断与鉴定制度的实施和管理的效果进行评估,从合法性、统一性、必要性、科学性、操作性和现实性六个方面详细进行分析,并提出完善职业病诊断与鉴定制度的建议,以加强制度的保障作用,促进经济社会协调发展。

关于中医医师执业管理制度的商榷

——兼评《中医药法》第 15 条

吴颖雄 *

2016 年 12 月 25 日,全国人民代表大会常务委员会公布《中华人民共和国中医药法》(简称《中医药法》),自 2017 年 7 月 1 日起实施。该法对中医医师执业资格的取得做出了颇具特色的制度安排,规定以师承方式学习中医或者经多年实践医术确有专长的人员,参加省级中医药主管部门组织的考核,应当由至少两名中医医师推荐。这一规定是对师承和确有专长人员执业的进一步"松绑"。但是,中医医师执业管理仍然存在一些制度性障碍,使得部分能够提供安全有效中医医药服务的人员不能取得中医医师执业资格。因此,当前中医医师执业管理制度仍有可商榷之处。

一、推行中医医师分类管理

根据《中医药法》第 15 条的规定,中医医疗人员分为两类:一是通过现行的中医医师资格考试取得中医医师资格的人员;二是经省级中医药主管部门考核、两名以上中医医师推荐的师承或确有专长的人员。《中医药法》对中医医疗人员的分类延续了《中华人民共和国执业医师法》(简称《执业医师法》)和《传统医学师承和确有专长人员医师资格考核考试办法》(简称"52 号令")立法精神,没有突破现行中医医师执业管理模式,当前中医医师执业管理中存在的问题仍然得不到有效解决,如部分民间中医医师的执业资格问题。而 2014 年 7 月,国务院法制办公布的《中医药法(征求意见稿)》(简称《征求意见稿》)则提供了一个较好的中医医师执业管理思路,将中医医师分为中医临床医师和传统中医医师。其中,中医临床医师是依法取得中医执业医师资格并经注册,在医疗、预防、保健机构中按照其注册的执业范围从事相应医疗工作的人员,可以有限制地取得使用现代化诊疗手段和开具西药处方的权利;而传统中医医师仅能提供中医辨证论治,中药治疗和中药调剂、中药汤剂煎煮等中药药事服务以及采用针灸、拔罐、推拿等非药物疗法。师承和确有专长人员以及其他能够提供安全有效的中医药服务但不能取得中医医师执业资格的人员即可纳入传统中医医师管理。

---

* 吴颖雄,男,南京中医药大学卫生经济管理学院讲师。

二、调整医师执业类别,明确中医医师执业范围

1999 年卫生部发布的《医师执业注册暂行办法》规定执业类别为临床、中医、口腔以及公共卫生,2001 年卫生部发布《关于医师执业注册中执业范围的暂行规定》(简称《暂行规定》),明确中医类别医师执业范围包括中医专业、中西医结合专业以及蒙医专业等。不过,令人遗憾的是,2017 年 2 月 28 日国家卫生和计划生育委员会公布的《医师执业注册管理办法》仍将临床与中医分列,给完善中医医师执业管理制度设置了障碍。

(1)《医师执业注册管理办法》将临床类别和中医类别分列使得中医医师的某些执业行为遭到质疑,如中医医师是否可以使用现代化的诊疗手段、是否可以开具西药? 从我国中医教育情况来看,中医专业培养计划中设置了一定量的西医类课程。中医教育已经为中医医师在执业中使用现代化诊疗手段以及开具西药奠定了基础,不过这也是一部分中医医师“中医不精、西医不通”的重要原因。为解决上述问题,在借鉴《征求意见稿》对中医医师分类管理立法思路的基础上完善《医师执业注册管理办法》,将医师执业类别分为临床(西医临床和中医临床)、传统中医(师承、确有专长和其他)、口腔以及公共卫生四类,并且明确中医临床医师的执业权限,有限制地赋予其运用现代化诊疗手段和开具西药的权利。

(2) 中医类别医师执业范围不明确限制了中医医师的执业。《暂行规定》对中医类别医师执业范围较为笼统地界定为中医类别医师执业范围仅包括中医、中西医结合等专业,使得中医医师只能在综合性医院的中医科或中医机构执业,而中医机构的数量要远比西医机构少。对此,相关统计数据亦有佐证,2015 年全国中医药统计摘编显示中医机构有 46 541 个,占全国卫生机构的 4.73%,[1]且中医机构每年接收的毕业生中西医专业兼有,进一步限制了中医类毕业生的就业选择。另外,当前综合性的中医医疗机构都是按照中医二级学科对科室进行分科管理,普遍设立了内、外、妇、儿等临床科室,中医学的二级学科亦逐步与临床分科相吻合,不论在理论上还是在医疗实践中,《暂行规定》仍对中医类别医师执业范围予以笼统界定都与实际情况不一致。故中医临床医师执业范围的划分应当考虑中医医疗机构的临床分科、中医学二级学科的发展状况,明确中医临床医师的执业范围,扩大中医临床医师的执业选择,为患者提供更加有效的中医药服务。但是,由于传统中医医师的特殊性,中医临床医师执业范围的划分可暂不适用于传统中医医师。

三、制定合理的中医医师执业准入制度

目前,《执业医师法》、“52 号令”、《乡村医生从业管理条例》以及 2007 年卫生部、国家中医药管理局发布的《关于妥善解决中医民族医医师资格认定工作有关问题的通知》(简称《通

---

〔1〕 国家中医药管理局. 全国中医药统计摘编. http://www.satcm.gov.cn/2015tjzb/全国中医药统计摘编/atog/2015/A01.htm.

知》)等规范性文件共同构建了相对完善的中医医师执业准入体系,促进了中医医师的规范化管理,但也存在不少问题亟待解决。

(1)《执业医师法》实施后,我国尚有一部分能够提供安全有效的中医医药服务的民间中医师囿于学历因素不能取得行医资格。基于此,2006年卫生部依据《执业医师法》制定"52号令",为师承和确有专长人员提供了取得医师执业资格的通道。不过,由于准入门槛较高、申请程序烦琐,增加了师承和确有专长人员取得执业资格的难度。同时,在取得"传统医学师承出师证书"或"传统医学医术确有专长证书"后,师承和确有专长人员还要参加中医医师资格考试。对于缺乏系统性院校教育、知识结构相对单一的师承和确有专长人员来说,通过医师资格考试取得执业资格并非易事[1],民间中医医师取得执业资格的难度仍然很大。

(2)为妥善解决1989年12月31日前,经县级以上(含县级)卫生、中医药行政部门批准取得有效行医资格,但未取得医学专业技术职务任职资格的师承或确有专长中医、民族医从业人员的医师资格问题,2007年国家中医药管理局发布《关于妥善解决中医民族医医师资格认定工作有关问题的通知》。《通知》确实解决了部分中医、民族医从业人员的执业资格问题,但是仍存在一些问题。一是该《通知》没有明确符合条件的人员经考核合格后认定为执业医师抑或执业助理医师。如果认定为执业助理医师,那么根据《执业医师法》的规定,就不具有个体行医资格,而多年以来,此类人员往往又一直个体行医,由此引发了多起行政复议和行政诉讼。二是《通知》解决了1989年12月31日前中医、民族医从业人员的执业资格问题,但是尚未解决1990年至《执业医师法》实施前符合条件人员的执业资格问题。

综上考虑,目前应当基于对中医医师的分类管理构建合理的中医医师执业准入制度。第一,完善中医临床医师的执业准入制度。中医临床医师准入条件仍以《执业医师法》等法律为限,但是为解决中医临床医师是否可以使用现代化诊疗手段以及是否具有西药处方权等问题,可以借鉴我国台湾地区的中医医师执业管理模式,即只要修完规定的课程,取得相应资格,中、西医师可以相互开具对方学科的处方。由于我国大陆地区的中医专业学生都修习一定的西医课程,同时为体现"中医医师资格考试的内容应当体现中医药特点"的要求,当前进一步完善医师资格考试制度:将中医类别考试科目中中西医内容单列为中、西医两科,中医科目的考核应与中医临床紧密结合,突出中医药特点;西医科目的考核应与中医临床医师限制性的执业及处方权限相吻合。待中医类考生参加并通过医师资格考试,赋予其有限制的西医执业及处方权限,如许可使用第一类医疗技术以及开具基本药物目录中药物,而可否使用其他医疗技术和药物应当慎重。第二,构建合理的传统中医医师执业准入制度。《中医药法》第15条第2款的立法本意是解决以师承方式学习中医或经多年实践确有专长人员的执业资格问题,此类人员并非"新入行",而是"熟练工"。因此,参照《乡村医生从业管理条例》以及卫生部、国家中医药管理局发布的《将农村具有中医药一技之长人员纳入乡村医生管理工作方案》等规范性文件中建立的执业准入制度,传统中医医师的执业准入可采取"考

---

〔1〕 吴颖雄、田侃:《传统中医师执业规制探讨》,载《时珍国医国药》2016年第7期,第1692-1693页。

核＋注册"的形式,适当降低参加考核的门槛,删除"由至少两名中医医师推荐",规定经省级中医药主管部门组织的临床技能和群众认可度考核,考核合格并经注册,由县级中医药主管部门发给"传统中医医师执业证书",并可以此作为设立传统中医诊所的条件之一,不过其执业地点应当限制在本县域范围内,同时,只可采取中医传统诊疗方式如望、闻、问、切,处方权宜以开具中药饮片、中成药为限。

四、结 语

中医医师于中医药事业的发展至关重要。目前,当以《中医药法》为核心构建符合中医药特点的中医医师执业管理制度,保障中医医师的合法权益,充分发挥其在中医药事业发展中的作用。唯有如此,才能有效落实各项中医药政策,推动中医药事业健康前行。

第七章　医药知识产权保护的法律问题

法定犯如何坚守罪刑法定原则[*]

——以陆勇销售假药案为重点的分析

刘艳红[**]

随着市场经济的发展,风险社会的到来,国家安全管理方略不断调整。各国纷纷加大了动用刑罚管控风险的范围和力度,"与此相适应就出现了法律上的犯罪形态的结构性的变化,也就是说,犯罪形态在数量变化上由传统的自然犯占绝对优势演变为法定犯占绝对比重这样的局面"。[1] 法定犯时代的到来,意味着实践中法定犯罪的数量骤增。当社会治理效果不彰时,人们转而将目光纷纷投向刑法。社会公众日益希冀法定犯扮演着社会治理万能器的角色,试图通过刑法的适用,助力国家监管,改变社会公共政策在社会治理中的"肌无力"现象。尤其是在社会出现大规模风险性事件或后果之时,公众对刑法的认知更加聚焦,渴求更加强烈,社会上弥漫着一股急需用刑法拯救管理失范与道德缺失的急迫气氛。公众试图用最严厉的刑罚遏制如假疫苗之类的恶害,但是非理性的情绪却使他们忘记了刑法本身就是一种恶害,以一种恶害制止另一种恶害,无异于饮鸩止渴,而且效果不彰。同时,在非理性情绪之下,试图冲破刑法构成要件、渲染以刑制罪、鼓吹超越刑事立法规定、建议修改刑法加重犯罪处罚力度等种种现象,在法定犯的适用中不断出现且尤为明显。为了不让法定犯的适用冲破刑法边界,法定犯的认定中如何坚守罪刑法定原则,一跃成为我们这个时代非常急切的问题。

一、法定犯坚守罪刑法定原则的重要路径：坚持法秩序统一原理

坚持法秩序统一原理,根据行政管理法规确定法定犯的违法性,是法定犯坚守罪刑法定原则的重要路径。

各国法律体系都是以宪法为顶点的法律系统,刑法作为所有部门法的保障法,其违法性在宪法层面之下,在行政法民商事法层面之上,这种具有类似金字塔"阶层构造而存在的法规范形成一个体系的时候,被称为'法秩序'"。[2] 法律是国家治理社会的手段,各种手段之间都是基于国家统制社会的目的而设立,它们相互之间是一个层级高低不同、处罚力度和内

---

* 本文首发于《中国刑事法杂志》2018 年第 6 期。

** 刘艳红,女,东南大学法学院教授,博士生导师,教育部"长江学者奖励计划"特聘教授。

〔1〕 储槐植:《要正视法定犯时代的到来》,载《检察日报》2007 年 6 月 1 日第 3 版。

〔2〕 [日]曾根威严:《刑法学基础》,黎宏译,法律出版社,2005 年,第 212 页。

容不同且互相配合的有序体系。因此,国家管理目的也赋予了法律体系亦即法秩序统一性。为此,基于法秩序统一原理,"在刑法学中,存在违法性的概念是在所有的法领域或者犯罪中统一进行理解,还是要根据各个法领域或者犯罪,个别地加以理解的问题"。[1] 换言之,对于既违反了行政管理法规又违反了刑法的法定犯,其违法性的判断,是应该坚持国家法秩序高低位阶之统一,由行政或民事违法性的判断进而上升为刑事违法的判断,还是认为刑事违法性的判断应该独立,从而抛却行政与民事违法性的判断来讨论法定犯违法性的问题,这是一个需要首先明确的问题。"违法性在根本上,在法秩序的整体当中是统一的","作为国家意思的'违法还是合法的判断',在整体法秩序之下,应当尽量没有冲突"。[2] 由于法定犯的特性,为了保持法秩序统一原理,不至于出现没有违反行政管理法规的行为却违反了刑法,避免在违法位阶上的矛盾性,富有成效地确定法定犯的行政违法性并进而为其刑事违法性的判断提供充足的前提条件。由此可见,法定犯具有行政违法性与刑事违法性,比如刑法第182 条操纵证券、期货市场罪,首先要求行为人实施了违反证券法、期货法有关行政管理法规的行政违法行为,其次此种行为还达到了刑法第 182 条要求的"情节严重",才能构成该罪。因此,法定犯的构成要件必须首先依照其所违反的有关行政管理法规确定,否则其构成要件符合性无从判断;离开了构成要件符合性的判断,只剩下"违法和有责的犯罪论原理",无疑"跟罪刑法定原理和谦抑原理的条件毫无关系"。[3] 为了充分发挥罪刑法定原则的人权保障机能,考虑到法定犯与自然犯之不同,从法秩序统一性原理出发,强调法定犯构成要件符合性判断应结合行政管理法规而进行,才能全面而充分地判断法定犯构成要件符合性,而这正是法定犯坚持罪刑法定原则的前提。根据法定犯所违反的行政管理法规解释确定其构成要件,才能够使构成要件通过"试图保障实现罪刑法定原理所要求的严格解释的努力"[4]来满足罪刑法定原则保障人权的要求。

　　罪刑法定原则是刑法教义学中最重要的成果,它既是刑法的基本原则,也是刑法教义学中的基础教义。"法教义学为什么会产生呢? 原因在于法学是关于现行法的学问,而现行法是不可能面面俱到的,法官又不能以法无明文规定而拒绝裁决,因为法学(就是法教义学)的任务就是解释制定法,填补其中可能的漏洞,为法官判决提供可供选择的论据。"[5]法定犯如何坚守罪刑法定原则? 这取决于法定犯与自然犯的不同之处。自然犯是侵害或威胁的法益侵犯了传统伦理道德的天生恶的犯罪;法定犯是指为国家行政管理的需要而在刑法中规定的犯罪,其本身不是侵犯的如"不得杀人、不得偷盗"等传统伦理道德秩序,而是侵犯国家行政管理秩序的犯罪。因此,对法定犯进行解释适用时,要根据法定犯所采用的空白罪状,或者不成文的构成要件要素即刑法条文规定的"违反规定",来解释确定其构成要件,再辅之

〔1〕 [日]曾根威严:《刑法学基础》,黎宏译,法律出版社,2005 年,第 213 页。
〔2〕 [日]曾根威严:《刑法学基础》,黎宏译,法律出版社,2005 年,第 214 页。
〔3〕 [日]宗冈嗣郎:《犯罪论与法哲学》,陈劲阳、吴丽君译,华中科技大学出版社,2012 年,第 51 页。
〔4〕 [日]宗冈嗣郎:《犯罪论与法哲学》,陈劲阳、吴丽君译,华中科技大学出版社,2012 年,第 53 页。
〔5〕 [德]伯恩·魏德:《法理学》,吴小春、吴越译,法律出版社,2003 年,第 156 页。

以刑事违法性的判断,从而最终为法官提供判决依据,这正是法秩序统一原理的要求。

二、法定犯坚守罪刑法定原则的实务经验:
如何坚持法秩序统一原理

从司法实务分析,法定犯的违法性判断离开行政管理法规几无可能。凡是坚持以法秩序统一原理,根据行政管理法规确定法定犯的行政违法性,在此基础上再判断刑事违法性,案件的定罪量刑均不会出现偏离罪刑法定原则的情况。

例如,被告人杨某携带自己购买的电瓶和捕鱼器到村水库下游,用电击的方法猎捕属国家保护的"三有"野生动物中华蟾蜍 4 只、中华林蛙 322 只。[1] 刑法第 341 条第 2 款规定,"违反狩猎法规,在禁猎区、禁猎期或者使用禁用的工具、方法进行狩猎,破坏野生动物资源,情节严重的",构成非法狩猎罪。本案中,杨某捕捞的中华蟾蜍和林蛙属于国家保护的"三有"野生保护动物,即《野生动物保护法》规定的,有重要生态、科学、社会价值的陆生野生动物。同时,杨某采用了禁用的工具和方法。《中华人民共和国陆生野生动物保护实施条例》第 11 条规定,"禁止猎捕、杀害国家重点保护野生动物",第 18 条规定:"禁止使用军用武器、气枪、毒药、炸药、地枪、排铳、非人为直接操作并危害人畜安全的狩猎装置、夜间照明行猎、歼灭性围猎、火攻、烟熏以及县级以上各级人民政府或者其野生动物行政主管部门规定禁止使用的其他狩猎工具和方法狩猎。"本案中,被告人杨某没有按照《野生动物保护法》及其实施条例的规定办理猎捕证,并采用了电击这一"歼灭性围猎"的方法猎捕国家保护的野生动物中华蟾蜍和林蛙,因此其行为属于违反狩猎法规,使用禁用的工具和方法对野生保护动物进行狩猎的非法狩猎行为。同时,根据 2000 年 11 月 27 日最高人民法院《关于审理破坏野生动物资源刑事案件具体应用法律若干问题的解释》第 6 条规定,非法狩猎野生动 20 只以上即可认定为情节严重。因此,杨某的行为构成非法狩猎罪。可见,在法定犯中,遵循法秩序统一原理,根据有关行政管理法规确定行为的行政违法性并进而确定刑事违法性,正是法定犯的司法实践做法。

再比如,在有关组织偷越国(边)境案中,同样也是遵循法秩序统一原理来认定法定犯的违法性。被告人郭某先后四次组织开封籍妇女耿某等 4 人以团队旅游的名义,从开封市公安局出入境办证大厅办理往来港澳通行证及团队旅游签证,后郭某安排冯某等人将耿某等人由深圳罗湖口岸领入香港非法滞留并为其提供住处、介绍非法务工场所,郭某收取相关费用计人民币 4 万余元。法院审理认为,被告人郭某等人"违反国家边境管理法规,组织他人偷越边境,其行为已构成组织他人偷越边境罪"。[2] 本案中,被告人郭某的行为是否构成刑法第 318 条组织他人偷越国(边)境罪,需要首先确定其行为是否违反了有关国(边)境管理法规。2012 年 6 月 30 日《中华人民共和国出境入境管理法》(简称《出境入境管理法》)第 11

---

〔1〕 (2016)陕 0124 刑初 32 号。

〔2〕 (2014)金刑初字第 11 号。

条规定,"中国公民出境入境,应当向出入境边防检查机关交验本人的护照或者其他旅行证件等出境入境证件,履行规定的手续,经查验准许,方可出境入境"。郭某给耿某等多名妇女,以团队旅游为名办理旅游签证,并在签证到期之后滞留不归留港打工,而打工行为是需要工作签证的。郭某对此明知但却未给耿某等人办理打工所需要的签证和手续,有组织地实施了将耿某等人非法组织出境,其行为系以虚假的旅游签证骗取了海关的信任,从而违反了《出境入境管理法》[1]第 11 条的规定。同时,虽然刑法第 318 条并未要求后果或者情节严重,但是根据组织犯的基本构罪条件,一般组织三人/次以后才能成为组织犯。为此,郭某的行为已符合刑法第 318 条组织他人偷越国(边)境罪的构成要件,并具备了值得处罚的违法性和有责性,从而成立本罪。再如林某甲偷越国(边)境罪案中,法院判决指出,"被告人林某甲违反出入国(边)境管理法规,冒用他人身份证件骗取大陆居民往来台湾通行证、出国护照等证件,多次非法出入国(边)境,情节严重,其行为已构成偷越国(边)境罪。公诉机关指控罪名成立"。[2] 遍览中国裁判文书网上的判决书,几乎所有偷越国(边)境的案例都是根据出入境管理的有关行政法规来认定其违法性。难以想象,离开这些法律法规的规定,又如何认定何为国(边)境。法秩序统一原理,正是通过一个个罪的判决,使得法定犯的认定中没有偏离罪刑法定原则。

坚守法秩序统一原理,根据行政管理法规确定行政违法性进而作为刑事违法性判断的依据,有利于实现合理出罪,实现罪刑法定原则的人权保障机制。罪刑法定原则的形式侧面如明确性原则等要求入罪合法,其实质侧面如处罚的妥当性等要求出罪合理;只有同时实现了这二者,才能说遵守了罪刑法定原则。司法实践中,很多法定犯的出罪认定或者说无罪判决,正是根据法秩序统一原理,根据相关行政管理法规来解释法定犯的构成要件要素,才得以实现罪刑法定原则出罪合理的要求。于萍泄露国家秘密案即为适例。被告人于萍律师在担任马某某贪污案一审辩护人过程中,应马某某的家属要求,将复印的马某某贪污案有关案件材料留给了马某某亲属朱某等人。朱某等人详细翻看了复印的案卷材料,并针对起诉书进行研究。次日,朱某等人根据案卷材料反映的情况,对有关证人逐一进行寻找和联系,并做了工作。由于于萍故意泄露了国家秘密,马某某贪污案开庭审理时,有关证人作了虚假证明,扰乱了正常的诉讼活动,造成该案两次延期审理的严重后果。检察机关认为,被告人于萍的行为构成了故意泄露国家秘密罪。[3] 本案的疑点在于,于萍所透露的普通刑事案件的材料是否属于国家秘密? 根据《中华人民共和国保守国家秘密法》第 9 条规定,"维护国家安全活动和追查刑事犯罪中的秘密事项","泄露后可能损害国家在政治、经济、国防、外交等领域的安全和利益的,应当确定为国家秘密";该法第 17 条规定,"机关、单位对承载国家秘密

---

[1] 在《出境入境管理法》颁布之前,该罪适用《中华人民共和国外国人入境出境管理法》和《中华人民共和国公民出境入境管理法》两部法律;《出境入境管理法》颁布之后,其中第 93 条宣布了这两部法律"同时废止"。

[2] (2015)珠横法刑初字第 55 号。

[3] 《河南省沁阳市人民检察院诉于萍故意泄露国家秘密案》,载《最高人民法院公报》2004 年第 2 期。

的纸介质、光介质、电磁介质等载体以及属于国家秘密的设备、产品,应当做出国家秘密标志。不属于国家秘密的,不应当做出国家秘密标志"。于萍所透露的马某某贪污案件材料只是个人普通刑事案件,并不涉及国家安全或者军事利益,即便透露,也未对国家安全活动有任何侵害或威胁。同时,马某某贪污罪的案卷材料也不属于追查刑事犯罪中的秘密事项,该案的案件卷宗上也未标明密级(秘密、机密、绝密)等国家秘密的必备标志。因此,于萍将复印的案卷材料交给朱某某等当事人家属的行为不构成刑法第 398 条故意泄露国家秘密罪。本案中,如果离开了《中华人民共和国保守国家秘密法》,被告人于萍泄露的秘密是否为国家秘密,进而其行为是否构成刑法第 398 条故意泄露国家秘密罪,都将难以确定。正是依照有关国家秘密的行政管理法规的规定,本案才顺利实现了对被告人的出罪,从而实现了罪刑法定原则所要求的处罚值得处罚的行为这一实质派生原则之要求,对于保障公民人权,合理限制刑法处罚范围发挥着重要作用。

法定犯的认定中,如果违反法秩序统一原理,抛开有关行政管理法规来认定其违法性,就会造成入罪不合法,从而违反罪刑法定原则。司法实践中将买卖工业盐认定为非法经营罪的大量案例即为适例。如某一案例中被告人王某为某县盐业公司经理。2015 年,本县某食品公司需要腌制高菜食品,请求王某帮忙联系购买盐。王某遂通过张某分两次以每吨 500 元的含税价格从河北省沧州黄烨市元海盐业有限公司共购进工业盐 70 吨,分两车将 70 吨工业盐送至该食品公司,以每吨 700 元的价格卖给该公司腌制高菜。法院判决指出,"王某为牟取非法利益,将作为化工原料的工业盐销售给食品加工企业用于食品加工,违反了国家有关盐业管理的规定,扰乱了食盐市场经营秩序,情节严重,构成非法经营罪"。[1] 此案的判决即没有根据有关行政管理法规确定行为人所经营的物品是否为国家所禁止经营。刑法第 225 条规定的非法经营罪必须是"违反国家规定,有下列非法经营行为的"才构成犯罪,因此是否违反了有关物品经营的国家规定是判断这类案件违法性的关键。本案被告人王某经营的是工业盐。1990 年 3 月 2 日发布的《盐业管理条例》第 3 条规定,"国家鼓励发展生产,对盐的生产经营实行计划管理";第 20 条规定,"盐的批发业务,由各级盐业公司统一经营。未设盐业公司的地方,由县级以上人民政府授权的单位统一组织经营"。第 22 条规定,"禁止在食用盐市场上销售下列盐制品:(一)不符合食用盐卫生标准的原盐和加工盐;(二)土盐、硝盐;(三)工业废渣、废液制盐"。如果依据该条例,王某将工业盐充当食用盐进行贩卖,其行为侵犯了国家对工业盐的专营制度,且数额较大,构成犯罪。但是,国家有关盐业的管理规定在 1995 年发生了变化。1995 年 11 月 8 日国家计委、国家经贸委《关于改进工业盐供销和价格管理办法的通知》(以下简称《通知》)第 1 条第 1 款指出,"改进工业盐价格和供销管理的具体办法""将现行工业盐的计划分配改为在国家总量计划指导下的合同订货……同时取消现行的工业盐准运证和准运章制度"。据此,工业盐不再属于专营物品,根据合同订货即可进行工业盐的买卖。司法实践中涉及买卖工业盐的不当入罪的判决还很多,这些判决表明,离开行政管理法规来认定作为行政犯罪的法定犯之违法性,就会导致擅入人罪。

---

〔1〕 (2016)晋 06 刑终 112 号。

再如,在缪绿伟非法经营一案中,2008 年 11 月 28 日,最高人民法院对江苏省高院就该省昆山法院审理的某工业盐非法经营案提出的请示做出批复,明确指出,根据前述《通知》,"工业盐已不再属于国家限制买卖的物品。因此,被告人缪绿伟经营工业盐的行为不构成非法经营罪"。[1] 据此进一步分析本案,被告人王某的行为发生在 2015 年,其时间在 1995 年《通知》之后,尤其是在最高法做出缪绿伟经营工业盐无罪的批复之后。然而,当地法院罔顾国家有关盐业管理法规的更新变化,罔顾工业盐早已放开管制不再属于专营物品这一事实,仍然以非法经营罪对王某定罪量刑。这一判决,意味着对刑法第 225 条"违反国家规定"这一先决条件置之不理,将没有违反盐业国家管理规定的行为定性为行政违法进而根据数量又确定其刑事违法性,从而超越了刑法对非法经营罪构成要件的规定,僭越了罪刑法定原则这一刑事法治国的底线。

对法定犯所有案例进行分析是不现实的,但是,经过笔者分析中国裁判文书网上串通投标罪、侵犯著作权罪、侮辱国旗国徽罪、虚假广告罪、泄露国家秘密罪、非法采矿罪、非法狩猎罪等上百个法定犯罪罪名共计万余份判决书后发现,基本上所有法定犯都是根据法秩序统一原理,先以行政管理法规为依据确定行政违法性,进而在此基础上进一步判断刑事违法性。然而,司法实践中对法定犯的构成要件符合性之判断偏离相关行政管理法规的不在少数。在入罪及重刑思想主导下的我国文化背景下,刑法往往被作为社会治理的最重要手段,构成要件符合性的判断常常罔顾有关行政管理法规的规定,导致不违反行政法规、没有行政违法性的行为却被认定为具备刑事违法性,并因而构成犯罪。对于此种情形,在法定犯的适用中必须予以警惕。当然,是否所有法定犯违法性的认定都要严格且一致地遵守法秩序统一原理来认定行为的违法性,这个问题可能还需进一步探讨。一般而言,法定犯的认定应坚持法秩序统一原理,但不排除少数例外或特殊情况。至于这些例外或者特殊情况有哪些,则是法定犯中需要进一步深入探讨的问题。但无论如何,一般而言,坚持法秩序统一原理,正是法定犯坚持罪刑法定原则的重要路径。

三、法定犯出/入罪坚守罪刑法定原则的双重运用:以现实版"药神"案为视角之分析

法定犯坚守法秩序统一原理,并根据行政管理法规判断了行为的行政违法性之后,并不意味着该行为一定具备刑事违法性。前述案例在刑事违法性的认定上基本没有疑义,因此,它们在法定犯行政违法性的判断上具有典型性,但是在法定犯双重违法性的判断上不具有代表性。那么,在面对更为复杂的行政与刑事违法性的判断时,如何坚守罪刑法定原则,则是需要进一步展开的问题。现实版抗癌药代购第一人案即"药神"陆勇案,既有根据罪刑法定原则体现入罪的一面,也有根据罪刑法定原则出罪的一面,从而提供了法定犯出罪与入罪坚守罪刑法定原则双重运用的经典视角。

---

[1] (2008)刑他字第 86 号。

白血病患者陆勇需长期服用抗癌药品,医生推荐他服用某公司的抗癌药"格列卫",售价23 500 元一盒。2004 年,由于一个偶然的机会,陆勇开始从印度购买仿制的"格列卫",药效基本相同,售价每盒 4 000 元。从此,陆勇开始直接从印度购买此药,并且帮助病友购买,药品价格逐渐降低,直至每盒售价 200 余元。为方便给印度公司汇款,陆勇网购了 3 张信用卡用于帮病友代购药品。2013 年,湖南省沅江市公安局在查办一个网络银行卡贩卖团伙时将陆勇抓获,检察院以涉嫌妨害信用卡管理罪和涉嫌销售假药罪对陆勇提起公诉。陆勇最后被判无罪。[1] 根据本案改编的电影《我不是药神》于 2018 年 6 月份在全国上映以后,陆勇案再次回到公众的视线,引起法学者尤其是刑法学者的广泛关注。检察院提供的《对陆勇决定不起诉的释法说理书》中指出,"销售是以货币为媒介的商品交换过程中卖方的业务活动,是卖出商品的行为,卖方寻求的是商品的价值,而买方寻求的则是商品的使用价值。全面系统分析该案,陆勇的行为是买方行为",而不是"销售行为"。[2] 分析本案,检察机关的不起诉决定固然赢得了社会公众的一致肯定,然而,其不起诉理由,亦即陆勇案的出罪理由却是违背罪刑法定原则的。

　　分析本案,首先,陆勇买进印度"格列卫"并不加价卖给病友的行为是销售行为。"作为制定刑法原理的罪刑法定主义""其原理是法官要认定犯罪和判定刑罚,必须依据预先规定何种行为构成犯罪并科以何种刑罚的法律。由于这种罪刑法定主义的确立,国民才确实得以避免来自国家权力机构的意外打击"。[3] 但是,这绝不意味着,可以通过违反罪刑法定原则的途径来实现该原则所蕴含的人权保障机能;否则,即便最终达到了出罪结果,但因解释路径的错误,同样违背了罪刑法定原则。刑法第 141 条规定,"生产、销售假药的,处三年以下有期徒刑或者拘役,并处罚金;对人体健康造成严重危害或者有其他严重情节的,处三年以上十年以下有期徒刑,并处罚金;致人死亡或者有其他特别严重情节的,处十年以上有期徒刑、无期徒刑或者死刑,并处罚金或者没收财产"。本罪中的行为不是买卖行为,亦即不需要包括购买行为,只要是单纯的销售行为,即为本罪中的行为。2001 年 4 月 9 日最高人民法院、最高人民检察院公布的《关于办理生产、销售伪劣商品刑事案件具体应用法律若干问题的解释》第 2 条规定,"刑法第一百四十条、第一百四十九条规定的'销售金额',是指生产者、销售者出售伪劣产品后所得和应得的全部违法收入"。这意味着,销售,亦即出售,即出卖产品的行为。刑法第 141 条与第 140 条、第 149 条同属生产、销售伪劣商品的行为,因此,毫无疑问,生产、销售假药罪中的销售,同样应该作此理解。至于销售者在出售商品比如假药时,是为了寻求何种价值,以及销售者是否自用其所销售的商品,都不影响销售行为的认定。根据文义解释方法,销售也是出售之意,出售,即卖出某种商品的行为。为此,陆勇案中陆勇虽

　　〔1〕 汤维骏:《公正司法彰显法律的温暖——本报记者就"陆勇案"专访湖南省检察院副检察长卢乐云》,载《检察日报》2015 年 3 月 11 日第 2 版。

　　〔2〕 阮占江:《"抗癌药代购第一人"被不予起诉　检察机关详解陆勇案撤诉缘由》,载《法制日报》2015 年 2 月 28 日第 8 版。

　　〔3〕 [日]西原春夫:《刑法的根基与哲学》,顾肖荣等译,中国法制出版社,2017 年,第 17 页。

然自己使用其所购买的产品,但是,其从印度购买"格列卫"并卖给病友的行为亦即以出售的方式向第三方提供产品的行为,就是销售行为。检察院《对陆勇决定不起诉的释法说理书》中强行将陆勇的销售行为解释为"买方行为",违背了刑法第 141 条销售假药罪客观构成要件的规定,因此,其所进行的解释违背了罪刑法定原则。更何况,"从人民网法治频道中人们看到陆勇这样辩称:病友通过向我的卡上打钱,印度公司收款发货,自己没赚任何差价,印度公司每月给自己提供免费药",而《百度百科》中有关销售的含义是:介绍商品提供利益,以满足客户特点需求并从交换的过程中得到适度的报酬。陆勇的行为一是帮助病友购买抗癌药;二是提供病友与印度公司交易的账号;三是接受印度公司每月提供免费药。把以上三个特征结合起来看,陆勇在代购药品的过程中获得了对价,即印度公司所提供免费药的利益,此时焉能说陆勇从事的不是销售行为"。[1] 可见,试图通过否定陆勇的行为是销售行为的事实,以达到出罪的目的,从而实现刑法的人权保障机能,最终可能适得其反。有观点认为,陆勇案中,"病患购买药品不能解释为销售行为,尤其是不能通过共同犯罪的理论"[2]解释为销售行为。这种观点是错误的。事实上,印度公司是销售方,但它是国外销售方,不适用中国刑法;陆勇本人既是病患且购买"格列卫"自用,同时他又未经审批将此药引向国内药品市场予以一定价格出售给其他病患,这种行为就是在国内销售"格列卫"的行为。换言之,对陆勇销售行为的认定,与印度公司的行为没有任何关联,也无须将陆勇行为和印度公司销售行为绑定并使用所谓的共犯理论。同时,以往我国司法实务中对于刑法分则第三章第一节生产、销售伪劣商品罪中销售行为的认定也是采取此种标准的,亦即无论是否获利,也无论是否与源头销售方为共犯,只要行为人有出售行为,即为本节犯罪中的销售行为。

在另外一个案例中,被告人张某甲自 2007 年开始通过河南台前籍"老某"提供的地址,为"老某""刘某某"等人对外代邮假药,张某甲被定以销售假药罪。[3] 2014 年开始,被告人郑宝裕通过其本人使用的手机微信,发布销售泰国减肥药 yanhee 的信息,待有被害人向其购买后,由被告人郑宝裕通过泰国曼谷某医院一名护士购买减肥药 yanhee,后该护士通过快递邮寄到被告人郑宝裕的珠海市南屏坪岚路 77 号 A 栋 306 房仓库,再由被告人郑宝裕通过快递邮寄给购买药品的人。被告人郑宝裕最终被认定为销售假药罪。[4] 这两个案件中,前一个案件中的张某甲还有其他生产、销售假药的行为,但是,仅就其海外帮助他人代购药品行为本身,即被司法机关认定为销售假药罪,且其代购行为并未加价;后者郑宝裕案中,郑宝裕"只是从中赚取小额差价"[5],这两个案件被告人的行为与陆勇类似,均为从国外通过非法渠道代购药品并在国内出售的行为,该种行为均被认定为销售假药罪中的"销售"行为,对

〔1〕 顾晓宁:《不起诉案件应坚持的基本理念——从陆勇案说起》,载《中国检察官》2015 年第 9 期,第 35 - 36 页。

〔2〕 王晨光、劳东燕等:《法学和医学的高端对话——"陆勇案"研讨会实录》,载《中国案例法评论》 2015 年第 2 期,第 42 - 69 页。

〔3〕 (2014)南刑初字第 9 号。

〔4〕 (2017)粤 04 刑终 270 号。

〔5〕 (2017)粤 04 刑终 270 号。

此不存在疑义。这意味着,只要其从国外购买的药品在国内市场上以一定价格出售给他人,至于实际是否营利,是否自用,是否加价出卖,不影响对销售行为的认定。因此,以陆勇买药自用为由认为其行为不是销售,无疑是刻意回避其同时将药卖给其他病患使用这一事实。根据刑法文义解释,以及有关司法解释,并结合实务判决,陆勇买进印度"格列卫"并卖给其他病患的行为应为销售无疑。违背刑法销售假药罪客观构成要件的规定,罔顾陆勇案的整个客观事实,否定陆勇的行为是销售行为,从而做出不起诉决定,这种无罪认定的渠道,是违反刑法对生产、销售伪劣商品犯罪之销售行为的规定和认定的,也违背了刑法第141条销售假药罪客观行为的构成要件之规定,因此,检察院不起诉决定看似实现了个案正义,但其路径却是以违背罪刑法定原则为代价的。

其次,陆勇销售的印度"格列卫"是否为假药。有观点认为,陆勇所销售的印度"格列卫"不是假药。[1] 这种观点置我国医药行政管理法规以及法定犯的基本法理于不顾,违背事实,从而是极其错误的。有真实疗效的药品未必不是假药,同时,无论陆勇的行为是否能认定为销售也不影响印度"格列卫"是否为假药的认定。"假药"是刑法第141条的基本构成要件要素,它与行为无关,而只与国家有关药品管理法的规定有关。

作为法定犯,基于前文所说的法秩序统一原理,其对有关构成要件要素性质的认定,要根据行政管理法规的规定。为此,销售假药罪中"假药"的认定,必须依据1984年9月20日《中华人民共和国药品管理法》(2015年4月24日十二届全国人大常委会第十四次会议修改,简称《药品管理法》),该法第48条规定:"禁止生产(包括配制,下同)、销售假药。有下列情形之一的,为假药:(一)药品所含成分与国家药品标准规定的成分不符的;(二)以非药品冒充药品或者以他种药品冒充此种药品的。有下列情形之一的药品,按假药论处:(一)国务院药品监督管理部门规定禁止使用的;(二)依照本法必须批准而未经批准生产、进口,或者依照本法必须检验而未经检验即销售的;(三)变质的;(四)被污染的;(五)使用依照本法必须取得批准文号而未取得批准文号的原料药生产的;(六)所标明的适应证或者功能主治超出规定范围的。"陆勇所卖印度"格列卫"即为"依照本法必须批准而未经批准生产、进口,或者依照本法必须检验而未经检验即销售的"药品。据此,陆勇所销售的药品,根据我国药品管理法的规定,是假药。换言之,即便有真疗效,但是行政审批手续不全面、违规进口的药品,也是国家药品行政管理法所管制亦即不许销售的药品。因此,认为陆勇所出售的"格列卫"对于白血病有真正的疗效而否认其为假药,是对我国药品行政管理法规的误解。换言之,假药有疗效功能意义上的假药和仅欠缺形式资质意义上的假药,前者是实质意义上的假药,如没有疗效的药、成分与国家规定不符的药、变质或被污染的药、超出治疗范围的药;后者是具备实际功效但违反了国家有关药品的行政审批规定、不具备生产或销售资质的假药,亦即形式意义的假药,如国家禁止使用,未获批准生产、进口或未经检验而销售等。虽然陆勇所销售的印度"格列卫"与瑞士进口的"格列卫"具有同等的疗效,但其未经批准而进

---

〔1〕 王晨光、劳东燕等:《法学和医学的高端对话——"陆勇案"研讨会实录》,载《中国案例法评论》2015年第2期,第42-69页。

口乃不争的事实。因此，以陆勇所卖药品具有的实际疗效为由否定其为假药，是违反国家药品管理法规定的。事实上，将后一种意义上的药品认定为假药并非仅为中国所独有。《德国药品法》对药品犯罪的规定是根据潜在危险性的不同而加以区分的，"第一类药品犯罪是彻底的药品伪造"，即"伪造的药剂……成分本身对消费者具有危险性""第二类药品犯罪则是药品的成分及配方都与正版药品完全一致，但却不是由有资质的生产者生产的""第三类药品犯罪则是指，药品虽然由具备资质的生产者生产，但却经由非法的销售渠道投入市场。这种情况通常涉及的是规避处方药品的管理"。[1] 我国台湾地区 1970 年 8 月 17 日通过、2018 年 1 月 31 日最新修订的药事规范第 20 条规定，"伪药，系指药品经稽查或检验有下列各款情形之一者：一、未经核准，擅自制造者。二、所含有效成分之名称，与核准不符者。三、将他人产品抽换或掺杂者。四、涂改或更换有效期间之标示者"。日本没有专门规定假药的概念，原则上，不符合厚生劳动大臣制定的相关标准的医药品、医药部外品都是假药，只要不符合标准即可处罚（行政处罚）。日本 1960 年 8 月 10 日颁布、2014 年 11 月 27 日最新修订的《关于确保医药品、医疗器械类产品质量、有效性及安全性的法律》第 42 条对"医药品等的标准"明确规定："厚生劳动大臣针对在卫生保健上需要特别注意的医药品或再生医疗等产品，可以在听取药事食品卫生审议会意见的基础上，就制造方法、性状、品质、储存方式等事项制定必要的标准。厚生劳动大臣为了防止保健卫生危害发生，针对医药部外品化妆品或医疗器械，可以在听取药事食品卫生审议会意见的基础上，就其性状、品质、性能等制定必要的标准。"[2] 很显然，根据德国和我国台湾地区有关规定，假药的认定并非仅针对实际疗效，还涉及形式审批手续、销售渠道等是否违反药品行政监督管理，这正是刑法第 141 条作为法定犯的特质；离开对法定犯是否违反行政违法性的认定，其刑事违法性的认定将会成为无源之水。而日本对于假药的规定同样以违反有关行政管理法规为前提，而行政管理法规对假药的规定虽然并不明确，但可以发现，日本对于假药的认定范围宽广且富有弹性，非常强调对药品安全性的监管。总之，假药的认定，并非只是根据实际疗效和成分是否与正版药一致来判断，是否在生产、销售等环节违反药品行政监管制度也是判断其是否为假药的重要标准。既然如此，试图在我国《药品管理法》之外，在刑法领域独创一个假药的认定标准，并认为陆勇所销售的印度"格列卫"具有与正版药同等功效来说明其不是假药，是违背法定犯法秩序统一原理，以及我国和其他国家和地区有关假药实质与形式双重标准的错误看法。

在陆勇案之前，我国司法实践一直就是根据《药品管理法》来认定何为假药的。例如，2011 年 7 月以来，犯罪嫌疑人温某因患有哮喘，在山东苑康斋购入复方咳喘净胶囊，由于使用后疗效显著，温某开始销售该药品给其他患者服用，销售金额达 40 万元。经某市食品药

〔1〕 ［德］阿恩特·辛恩：《抗制药品安全犯罪：现状与未来》，徐凌波译，载方小敏主编：《中德法学论坛》（第 14 辑·下卷），法律出版社，2018 年，第 198 页。

〔2〕 日文中的"医药部外品"是一个处于医药品和化妆品之间的特殊概念。医药品必须要有治疗疾病的目的，也有治疗的效果和效能。医药部外品针对特定症状，有一定的预防目的和功效。而化妆品只有皮肤美容的功效，不具有治疗和预防疾病的效果。总体来说，关于效果和效能，医药品＞医药部外品＞化妆品。因此，对于这三者的管制和监督力度也有所不同。

品监督管理局鉴定，该"药品"被认定为假药。但相关行政部门同时认定该药品对哮喘疾病有治疗效果。本案中，温某所买卖的复方咳喘净胶囊即被认定为假药。"是否属于假药的认定，不应仅以药物的疗效为依据，而应以法律的规定为依据。根据刑法第141条之规定，假药是指依照药品管理法的规定属于假药和按假药处理的药品、非药品。根据药品管理法第48条之规定，依法必须批准而未经批准生产的药品应按假药论处。本案中的复方咳喘净胶囊即属于依法必须批准而未经批准生产的药品，属于刑法意义上的假药"。[1] 还有一个案例是，林某为贴补家用，在小区开了一家母婴店，并有代购婴儿专用药品的业务。林某认为自己销售的不是假药，在微信朋友圈或实体店进行销售的都是国外亲友从正规医院开具或从国外官方网站直接下单购买，自己的孩子也服用，药效非常好。司法机关认定林某涉嫌销售假药罪，理由是，"药品是否为假，并不是药品本身，而是要看有没有取得'进口药品注册证'，这个是关键"。[2] 可见，刑事司法实务中对于假药的认定，是根据《药品管理法》的有关规定并严格执行的，相关判决也认可基于法秩序统一原理来认定作为法定犯的生产、销售假药罪中的"假药"。如果仅仅因为陆勇案的特殊情况，就否定涉案的"格列卫"是假药，无异于抛却行政管理法规的相关规定，而在刑法解释领域自创假药的标准。这种做法，违背了法定犯违反行政管理法规的首要特质，严重践踏了罪刑法定原则。

总之，对于生产、销售假药罪中假药的认定"应坚持形式判断标准，实行严格责任，即只要具备药品管理法规定的八种情形之一，无论药品本身效用如何、是否对人体产生危害，都应当认定为刑法意义上的假药"。[3] 陆勇所买进卖出的印度"格列卫"即属《药品管理法》规定的八种情形之一，认定其为假药，正是法定犯认定中坚守罪刑法定原则之体现。虽然这会导致"从发达国家（例如德国）进口按更高技术标准生产出来、疗效优异的真药，只是违反行政管理规范而未经批准进口，即直接认定为'假药'"，这样的管理方式或者认定标准也许过于简单，甚至还会导致"销售了未经批准进口的'真药'会触犯销售假药罪，要比生产销售过期疫苗只定为生产销售劣药罪要重得多"[4]的后果，但是，只要坚持罪刑法定原则，就必须承认，如果不坚持《药品管理法》对于假药的认定标准，而是只坚持药品疗效等实质标准，那么，假药以及劣药的认定将陷入无穷无尽的人为主观标准的混乱之中，其所带来的后果，远比罪刑不均衡更加严重。

然而，最后，既然陆勇的行为是销售行为，其所销售的印度"格列卫"也被认定为假药，那么，陆勇的行为能否构成销售假药罪？基于实质刑法所主张的，只有达到了值得处罚的法益侵害性，行为才具有可罚性。符合犯罪构成要件的行为不一定都处罚，只有其违法性亦即对法益的侵害达到应受处罚的严重程度，才可能成立犯罪。而是否达到应受处罚的法益侵害

〔1〕 赖玲：《未经批准销售药品如何定性》，载《检察日报》2013年2月17日第3版。

〔2〕 丁国锋、蒋丽娇：《海外代购药猫腻：未经批准的药品按国内法律是卖假药》，载《法制日报》2017年10月11日第8版。

〔3〕 杨赞、江学：《销售假药行为的认定须从三方面入手》，载《检察日报》2015年6月11日第3版。

〔4〕 刘昌松：《肝癌患者代购救命药被刑拘 再次拷问"假药"认定标准》，载《新京报》2018年8月15日第A3版。

性,是基于结果无价值的判断。"出于国民利益的考虑,有应予处罚必要性的犯罪行为"是指"从国民的视角来看侵害了重要的利益"[1]的行为,这是实质犯罪论的要义,也是实质刑法立场的出发点。分析陆勇案,其行为并未造成法益侵害的后果,不具有刑事可罚性。

一方面,陆勇的行为并未造成实际危害后果。虽然陆勇的行为侵犯了国家药品监管秩序,但是,作为法定犯,这样的秩序或者说法益是抽象的,也是空洞的,仅仅只是秩序受到侵犯,如果没有发生任何侵害公众生命或者身体健康的法益侵害性,则意味着其没有达到值得处罚的法益侵害性。虽然生产、销售假药罪不要求足以严重危害人体健康,而是只要具备生产或销售假药的行为,就可以构成犯罪。但是,陆勇案中的"格列卫",实际功效则与正版药相同,它毕竟只是《药品管理法》第48条规定的"按假药论处"的假药,和真正的假药有本质不同。正因如此,对于此种"按假药论处"的假药,如果没有侵害或者威胁人体健康或者社会公共安全,换言之,没有任何实际的法益侵害,对于销售此类假药的行为,应该建立不同于生产、销售第48条规定的"药品所含成分与国家药品标准规定的成分不符"以及"以非药品冒充药品或者以他种药品冒充此种药品的"假药行为的出罪机制,对于前者,应该基于实质刑法立场建立"有罪不一定罚"的实质出罪通道,[2]对于后者,只要具备行为即可构成犯罪。事实上,法定犯的法益均存在过于抽象的缺陷,因为法定犯重视的是国家行政管理秩序,是团体利益的法秩序。但是,面对法定犯的日益增加,刑法作为公民人权的最后保障法,仍然要牢牢树立具体法益观。"在行政法中,团体利益渐具重要性,这促使人们去思考团体利益的正当性位阶以及团体利益与个人利益的关系",延伸到刑法领域,须随时警醒并树立个人法益观,因为"法秩序是以个人利益存在为前提"[3]的。为此,即便陆勇们的行为看似侵犯了国家药品管理秩序这一抽象法益,但是,当其所生产或销售的并非真正意义上的假药而只是欠缺资质"按假药论处"的药品时,则应该提倡以侵害或者威胁了具体的个人利益作为定罪的前提。否则,就会导致行政法与刑法之间的界限模糊,导致法定犯成为行政违法行为的刑事表达,从而失去其作为刑事犯罪的定型性。

另一方面,陆勇们的主观方面并不具备归责可能性。在销售"按假药论处"的陆勇案及类似案件中,行为人一般都是出于救治自己或者他人疾病的正当目的,而非为了营利,其主观上并无犯罪的恶意,只是由于疾病的困扰被迫违反了国家行政管理法规,基本不具备主观归责可能性。面对一盒2.35万元人民币的正版"格列卫",需要长期服用此药的普通老百姓无疑无力应对,甚至富裕阶层也未必能长期购买。因此陆勇们为了医治疾病,不得不违规从国外进口药品,陆勇们也因此成为病友们的"救命稻草"。正因如此,"湖南省沅江市人民检察院认为陆勇虽然违反了金融管理法规,但其目的和用途完全是白血病患者支付自服药品

〔1〕 [日]前田雅英:《刑法总论讲义》(第6版),曾文科译,北京大学出版社,2017年,第16、17页。
〔2〕 刘艳红:《刑法的目的与犯罪论的实质化》,载《环球法律评论》2008年第1期,第40-47页。
〔3〕 [德]施密特·阿斯曼:《行政法总论作为秩序理念》,林明锵等译,台湾元照出版公司,2009年,第164页。

而购买抗癌药品",[1]并因此不认为是犯罪。这表明,如果行为人销售假药罪的主观方面并不具备犯罪的故意,而只是不得已而为之,那么,无论是用紧急避险理论抑或是期待可能性理论,均可表明,行为人的主观归责性欠缺,不应对之定罪处罚。陆勇们之所以被认为不仅仅是"药神"而是"药侠",其原因也在于此。同时,从国家行政管理层面分析,由于我国缺乏药品专利强制许可制度,导致本该属于国家的责任转嫁给公民个人,但是,这种转嫁不能过度。专利强制许可制度是指专利行政部门在法定的情形下,不经专利权人许可,授权他人实施发明或者实用新型专利的法律制度,取得实施强制许可的单位或者个人应当付给专利权人合理的使用费。面对重大疾病救治等公共利益,出于公共利益的目的,国务院医药专利行政部门应该给予实施发明专利或者实用新型专利的强制许可,以此保护病患者的权利。但遗憾的是,我们始终没有实施药品强制许可,"相反,印度、泰国、巴西等国家依照国际法授权实施药品强制许可,用主要来自我国药企的原料药生产廉价仿制药,包括抗艾滋病和抗癌等重大传染病和严重疾病的药物,提高了国民药品的可及性",而"由于多方面原因,包括长期缺乏国家产业政策支持,药品审批烦琐、周期长,我国制药企业大而不强,制剂药在全球医药市场占有额微乎其微。因国家未启动强制许可,我国药企无法在仿制专利药品方面有所作为"。[2]在此社会背景之下,陆勇们如果不自救就是等死,这本该属于国家行政管理的职责却被不当转嫁给了个人。如果再对陆勇们定罪,则意味着这种责任转嫁已经越界,越过了公民与社会可以承受的界限。

综上所述,对于陆勇案及类似案件,不能简单根据行为形式上符合构成要件就予以定罪,而必须结合"现实产生的客观结果、实际实施的行为、犯人主观方面的情况来进行判断",[3]如果判断没有产生值得处罚的侵害结果,就不应该构成犯罪;国家的正义必须建立在"法律之上,根据该法律,每一个强制都必须以其必要性为条件"。[4]实质刑法立场正是根据此原理发展出对刑法处罚合理性的价值诉求,唯有如此,才能实现法的正义价值。相似案例还有很多,2016年7月25日,有4年抗癌经历的翟一平因帮助他人代购抗癌药,涉嫌销售假药罪被刑拘,[5]疫苗版"药神"案,即美华门诊部从新加坡采购11种儿童用进口疫苗并用于孩子接种使用,[6]对于这类类似陆勇药品代购的案件都应秉承同样的理念。总之,陆勇的行为虽然是销售,其对象虽然也是假药,但是综合陆勇客观行为的违法性与主观层面的有责性,其行为没有侵害具体法益,不具备应受刑法处罚的法益侵害性,其主观上不具备归责性,综合判断不应定罪。

〔1〕 周如飞:《不是药神,是药侠》,载《环球人物》2018年第13期,第106页。

〔2〕 谢文英:《希望陆勇事件不再重演》,载《检察日报》2015年3月23日第7版。

〔3〕 [日]前田雅英:《刑法总论讲义》(第6版),曾文科译,北京大学出版社,2017年,第17页。

〔4〕 [德]费尔巴哈:《德国刑法教科书》(第14版),徐久生译,中国方正出版社,2010年,第32页。

〔5〕 冯海宁:《现实版"药神"案带来的思考》,载《法制日报》2018年8月17日第7版。从2016年开始,翟一平帮助在QQ群里认识的病友从德国代购抗癌药,一些肝癌晚期的病友因此延续了生命。两年下来,他成为病友群里的顶梁柱,有许多病友发病历请教他。

〔6〕 马肃平:《疫苗版'药神'真相》,载《南方周末》2018年7月19日A1-A2版。

以上的分析路径表明,无论对法定犯入罪或是出罪,均应恪守罪刑法定原则。出罪有利于人权保障,但是,不能因为出罪而违背刑法构成要件之规定,脱离法律条文的基本含义,抛却文义解释这一刑法解释的最基本方法,而强行将符合构成要件的行为解释为不符合;不能为了出罪,置法定犯的行政违法性与刑事违法性双重特点于不顾,离开有关行政管理法规独创性地解释法定犯的基本构成要件要素的内涵。这样的做法,都是违背罪刑法定原则的。同时,对构成要件符合性的判断即便都得出肯定结论,也不意味着犯罪一定成立,借助违法性与有责性两个阶层进一步综合判断,才能最后得出结论。此时所得出的出罪结论,恰恰是对罪刑法定原则实质侧面即处罚的妥当性的理解和运用,也因此是完全符合罪刑法定原则的。对陆勇案销售行为与假药的肯定,以及最终对陆勇案的出罪结论之得出,演绎了法定犯在坚守罪刑法定原则中的全面性和复杂性。

四、并非结语的结语

如果说陆勇案因为司法部门的正确判断而使情与法、抽象正义与个案正义得到了很好的实现,那么,山东假疫苗案则欠缺这样的效果。山东假疫苗案因其严重的危害性从一开始即人神共愤。然而,这其中涌现出来的违反罪刑法定原则的各种观点则令人大跌眼镜。罔顾事实和国家药品管理法于不顾,仅仅为了实现对犯罪人的重罚而将假疫苗解释为假药而不是劣药者有之;违背刑法犯罪构成要件的定型性,将本为生产销售劣药的行为解释为以危险方法危害公共安全罪者有之;大力提倡以刑制罪甚至最好抛弃刑法构成要件规定的不可思议的"故意杀人罪"的观点有之……种种"奇葩说",竟然均来自刑法学者,这除了令人惊叹之外,更令人深思,面对法定犯时代的到来,如何在法定犯的认定中恪守罪刑法定原则,可能是如同如何在中国构建诚信社会一样,是一个难上加难的问题。当社会失信、管理失策之时,寄希望于刑法无异于缘木求鱼。假疫苗事件引发的公众怒火固然可以通过死刑等刑罚手段快意恩仇,但这也只是暂时性、一次性的,对于整个社会治理无济于事,而且容易养成"懒政"思维,即发生问题通过刑法解决,最终国家与社会将会疏忽而忘记如何寻找有效的公共治理对策。强制推行法定犯所保护的公共福祉这样的"基本价值,意味着要求建立积极而有益的行为标准,而不只是简单地阻止积极危害行为。例如,刑法可以用来执行社会的某些基本职能,如确保人们能够相互合作从而提升平等的社会关系和经济关系,以及能够促进整体福祉的其他方式,如为那些生活极端无助的人提供适当帮助"。[1] 治标容易,治本困难,当刑法屡屡用来治理社会失范之各种恶害之标时,最终整个社会尤其是违法犯罪分子必然麻木,如同贝卡利亚所形容的死刑对人的思想的麻痹作用。果真如此,将意味着刑法将会发展到连治标都不力。当刑法的作用已然失效、刑法失威之时,则整个社会的治理将会出现灾难性失范,法治的建设也会愈行愈远。为此,面对法定犯的司法适用,尤其要坚守罪刑法定原则。

---

〔1〕 〔英〕威廉姆・威尔逊:《刑法理论的核心问题》,谢望原等译,中国人民大学出版社,2014年,第36页。

基于印度经验的药品专利强制许可制度探析

田　侃* 　俞铖航** 　喻小勇*** 　周亮亮****

药品专利强制许可只能是在法律授权的情形下才能施行,主要是用来对药品专利垄断行为起到规制以及搞活药品良性市场竞争机制作用。如果不能启动专利强制许可程序,当国家处于紧急状态或人民的生命财产受到极大威胁时,对此威胁唯一有效的药品却由于受到专利保护而无法让公众获得,这显然不符合专利法的立法初衷[1]。与其说药品专利强制许可与药品专利权保护是对立的,不如理解为维护公共利益、促进公共健康也是专利法的应有之义。

一、专利强制许可制度概述

(一) 专利强制许可制度概念与起源

专利强制许可制度是指政府在公众健康受到重大威胁的情况下颁布强制许可,允许第三方在未经专利权人授权的情况下生产专利产品或使用专利工艺。该制度基于防止专利权滥用的基本考虑,是发达国家与发展中国家、不发达国家之间利益的权衡与妥协,是知识产权保护与公共健康之间的权衡,是专利保护灵活性原则之一[2]。

专利权强制许可制度最早出现在 1884 年生效的《保护工业产权巴黎公约》(简称《巴黎公约》),其中规定:"本联盟各国都有权利采取立法措施规定授予强制许可,以防止由于行使专利所赋予的专有权而可能产生的滥用,例如,不实施。"专利强制许可制度也是《TRIPs 协定》《TRIPs 协定与公共健康多哈宣言》(简称《多哈宣言》)的重要内容,均允许未经权利持有人授权的其他有条件使用,包括政府或经政府授权的第三方的使用。强制许可具有非独占性、不可转让性和有偿性的特点。

(二) 药品专利强制许可制度的定义与实践

药品专利强制许可制度又称药品非自愿许可制度,是指一国专利行政机关根据一定条

---

* 　田侃,男,南京中医药大学卫生经济管理学院教授,博士生导师。
** 　俞铖航,男,上海市寄生虫病防治研究所。
*** 　喻小勇,男,博士,南京中医药大学卫生经济管理学院讲师。
**** 　周亮亮,男,南京中医药大学硕士研究生。

〔1〕 丁锦希、姚雪芳、刘维婧:《中国药品专利强制许可政策定位研究——基于全球药品专利强制许可实施案例的定量分析》,载《中国新药杂志》2016 年第 18 期,第 2136 - 2141 页。

〔2〕 杨悦:《药品专利强制许可与公共健康平衡》,载《中国医药报》2018 年 7 月 16 日第 3 版。

件,不经药品专利权人同意,依法授权药品申请主体实施专利,并给予专利权人合理补偿的一种权利限制性法律制度[1]。强制许可不是发展中国家的特殊待遇,而是包括发达国家在内的国际协议签署方共同拥有的权利和义务。药品专利强制许可制度是发展中国家获得专利药品的有效途径之一,而发达国家往往利用强制许可制度进行价格谈判以降低药价。

发展中国家药品专利强制许可时有发生,且强制许可的药品范围覆盖传染性疾病、肿瘤、心血管疾病等诸多领域。南非、马来西亚、印尼等国家曾实施过药品专利强制许可,大多是针对传染性疾病药品,如艾滋病、结核病等疾病的二线药物、固定剂量复方制剂和儿童制剂的仿制药。2006 年开始,泰国政府批准了多个药品专利强制许可,包括抗 HIV 药依非韦伦、心血管药物波立维以及 3 个抗肿瘤药物弗隆、塔西法和泰索帝。

发达国家的强制许可有些真正实施,有些并未真正实施,而是由强制许可转化为专利药价格谈判,在与专利药企达成共识后,显著降低专利药价格[2]。美国、加拿大、欧洲等均在法律层面确认强制许可制度。意大利于 2005 年对默克公司抗生素亚胺培南西司他丁实施专利强制许可,2006 年对葛兰素的治疗偏头痛药品琥珀酸舒马曲坦授予专利强制许可。法国于 2004 年修订了《专利法》,明确当公共健康利益需要,并且缺乏与专利持有人自愿性协议的情况下,可以对以下任何专利请求强制许可:(1)某一药品、医疗器械、用于体外诊断的医疗器械,以及相关治疗产品;(2)制备工艺,或获得这类药物必需的产品或制备产品的工艺;(3)某一体外诊断方法。

二、印度药品专利强制许可制度及其实施情况

(一)印度专利强制许可制度

1. 印度专利强制许可法律梳理

印度目前实行的《专利法》于 1972 年实施,并分别在 1999 年、2002 年和 2005 年进行了三次较大的修改,不断健全、完善药品专利强制许可制度。

印度专利法第 84 条规定,自专利授权之日起满三年,在公众的合理要求未能得到满足,或者公众无法以合理价格获得此专利发明的情况下,任何人都可以请求专利局给予实施该专利的强制许可。这部专利法对于印度医药产业从简单地仿制外国专利药品到实现本国制药行业能够独立自主研发新药起到了巨大的作用,同时也为印度应对其国内严重的公共健康危机提供了强有力的制度保障。在 2002 年的第二次修改中,印度将"国家突发事件、其他非常紧急情况以及专利产品的公众非商业化使用"作为行使强制许可的理由。

2005 年,印度对专利法进行了第三次修改,准许药物及农业用产品申请专利,并新增第 92 条第 A 款第(1)项规定:"扩大制造、出口已取得专利的药物产品之强制许可范围,使其能出口至无生产能力的地区、国家,只要这些地区、国家借由通知书准许接受这样的进口产

---

〔1〕 周长玲:《谈专利法中的强制许可制度》,载《知识产权》2003 年第 6 期,第 46 - 48 页。

〔2〕 王林:《专利强制许可制度的一般问题》,载《企业科技与发展》2018 年第 5 期,第 34 - 36 页。

品。在下述情势下则可获准强制许可：（A）主要为了供应印度市场；（B）补救反竞争之习惯；（C）供应给具有公共卫生安全疑虑，且无法自我生产此类药品的国家。"此条明确扩大了制造、出口已取得专利的药品的强制许可范围，使印度仿制药品可以出口到无相关生产能力的地区和国家，几乎消除了原专利法对于印度仿制药厂商的影响。

但该规定后还附加了"仅在购买药品进口国已经同意授予以进口为目的而使用强制许可时，印度才会同意授予以出口为目的实施强制许可"的限制条款，这样会导致很多缺乏制药能力的国家无法从印度进口强制许可所生产的药品，因此被一些需要进口仿制药的发展中国家抗议[1]。

此外，第 11 条第 A 款第（7）项规定"在 1995 年至 2005 年间申请专利的药品的仿制药，可以在支付完合理的权利金之后继续生产"，对保护仿制药的生产和稳定市场价格起到重要作用，使得印度的那些供应全球市场的仿制药厂商们可避免遭遇因专利权人要求行使权利而导致停止生产的后果，也稳住市场供应，避免药价的快速上涨。

2. 强制许可三通道申请模式

印度《专利法》经过三次修订，建立起完整的强制许可三通道申请模式，主要包括政府通道、社会通道和出口通道。具体而言，政府通道包含政府制定实施及公共健康危机、严重紧急状态、基于非商业公共用途出口强制许可三种情况。社会通道是基于该发明专利无法满足公众合理的需求，公众无法以合理的价格获取该专利产品，该发明获得专利后未在印度境内投入实施等三点原因[2]。出口通道是指印度制药公司在其他没有或者缺乏药品生产能力发展中国家遭遇公共健康危机的情形下，通过印度专利法第 92 节第 1 条所规定的途径可生产并且向这些发展中国家出口药品。

这一制度主管机构包括印度专利的主管部门专利局以及对专利局实施的专利许可具有复核权的印度知识产权申诉委员会。其运行模式分为四个阶段，具体分为准备与启动阶段、审查与决定阶段、强制实施阶段、终止阶段。

（二）印度药品专利强制许可实践

印度首次实施强制许可来自德国拜耳公司生产的用于治疗不能手术的晚期肾细胞癌的药品，此次"强制许可"的最大争议点在于强制许可实施条件中，"公众的需求没有得到合理满足"中的"合理"一词的界定存在质疑。

印度是一个癌症发病人口庞大的国家，WHO 公布的《2014 年全球癌症》显示，印度目前有 250 万癌症患者，并以每年新增 70 万新增患者的速度增长。拜耳研发的多吉美（索拉非尼，Nexavar）主治晚期肾癌，于 2008 年获得印度专利，其临床效果良好，极大程度延长了罹癌患者生命，但每月高达 280 428 卢比（约 5 700 美元）的昂贵价格是人均年收入仅 1 316 美

〔1〕 陈永法、雷媛、伍琳：《印度药品专利强制许可制度研究》，载《价格理论与实践》2018 年第 8 期，第 90－93 页。

〔2〕 俞铖航、田侃、喻小勇：《印度药品专利强制许可制度分析及对中国的启迪》，载《中国新药杂志》2016 年第 3 期，第 253－257 页。

元的印度国民所不能承受的。因此印度仿制药公司 Natco 公司以药品没有在印度本土充分利用,仅 1‰的患者能够可及以及药品价格过高不能为大多数印度患者所承受为由向印度专利局提出强制许可申请。印度专利局于 2012 年通过该强制许可申请,批准依据分别为:公众的需求没有得到合理的满足;药品价格过高,印度公民无力承担。同时判决 Natco 公司将支付 6%的销售提成给拜耳公司作为专利使用的补偿。此后,拜耳公司分别向印度知识产权上诉委员会(IPAB)和印度最高法院提请申诉,但均被驳回。

1. 印度实施强制许可后的积极作用

强制许可引发了欧美国家的强烈争议,但积极作用亦十分显著。首先药价得以大幅度下降,以药品多吉美为例,从每月 5 500 美元的价格直接降至 175 美元,从而提升印度民众的药品可及性。其次,受印度严格的专利制度影响,跨国公司往往选择放弃在印度申请新药专利,而直接授权其国内制药企业进行仿制。如美国吉利德公司将旗下的重磅药品 Solvadi 直接授权印度的制药公司生产,放弃专利费后,印度民众享受到比其他国家更廉价但品质相同的药品。最后,缩小专利保护范围,给予本国制药企业充分的发展空间,同时通过生产仿制药大量出口,促成原始资本积累。

2. 印度实施强制许可后的消极影响

首先,印度实施强制许可政策反响强烈,欧美跨国制药公司意识到印度制药行业的知识产权环境不容乐观,也可能造成跨国公司不再将专利引入印度。同时,美国 FDA 明显加强了对印度仿制药公司的监管审查,多次实施异地飞行检查。美国贸易办公室也多次针对印度实施执法行动,对印度施加知识产权方面的压力,阻止印度制药公司在印度专利法的庇护下生产更多的廉价仿制药。其次,制药行业是一个依赖于创新科技进步的领域,在发达国家的跨国公司高投入产出新药后,印度公司通过专利庇护所销售仿制药,大幅度减少原研药公司的获利,可能会造成创新能力的下降[1]。

三、我国药品专利强制许可制度发展现状

(一) 我国强制许可的发展

1984 年旨在加入《巴黎公约》的中国根据《巴黎公约》的条款约束颁布了第一部专利法,其中第六章"专利强制许可"共有 8 条相关条款,但内容以模仿《巴黎公约》为主,较为简单。1992 年,我国面对美国"301"条款中的贸易制裁威胁,两国政府签订《关于保护知识产权的谅解备忘录》,中国政府同意采取行政措施保护美国药品、农业化学物质产品的发明,并于 1992 年修订专利法,并打破"法不溯及既往"的原则,承诺保护 1986 年 1 月 1 日至 1993 年 1 月 1 日之间获得禁止他人在美国制造、使用或者销售的独占权美国药品、农业化学物质产品的发明创新。在强制许可方面也免去权利人部分义务,收紧强制许可的条件,首次增加了国

---

〔1〕 宋瑞霖、桑国卫、程音齐:《印度专利案件裁决对中国的启示》,载《中国新药杂志》2014 年第 15 期,第 1726 - 1733 页。

家可以在公共健康危机背景下由政府实施强制许可,进一步突出强制许可制度的公益性。可以说,1992 年的专利法的修订,无论是公益性的目的还是权利义务的标准,已经与 TRIPs 条款基本达成一致,为专利制度和强制许可制度的完善迈出了坚实的一步。

我国为适应市场经济以及国际贸易新准则,于 2000 年、2008 年两次对专利法进行修改,在第六章强制许可部分都有相应改动,在 20 年期间相继颁布了两部部门规章《专利强制许可实施办法》和《涉及公共健康问题的专利实施强制许可办法》,目前也已经被 2012 年 5 月 1 日实施的《专利实施强制许可办法》(知识产权局令第 64 号)取代,其对药品强制许可实施的具体内容有了更加详细的交代。虽然强制许可制度已经颁布 30 年,在制度体系的层面与第一部 1984 版专利法中的内容相比有了长足的进步,但是在操作层面我国政府持有谨慎的态度,以至于至今没有一例强制许可实际操作案例。

(二)"达菲"授权实践

磷酸奥司他韦(商品名:达菲)由罗氏公司制造出品,2001 年 10 月在中国上市。在传染病 SARS 疫潮和 H1N1 甲型流感暴发之际,"达菲"均成为明星药物。但由于产能限制,罗氏集团满足不了全球对"达菲"的需求,加之专利保护,其高昂的价格给多数患者都造成了极大的经济负担。鉴于此,国内外对"达菲"实施专利强制许可的呼声都非常高。最终罗氏集团同意在全球范围内授权一些企业生产"达菲"。以我国为例,罗氏制药在 2005 年 12 月主动允许上药集团在可能来临的流感大暴发时生产政府采购的奥司他韦。但为了保证"达菲"在中国的市场份额,其提出了非常苛刻的条件:全部药品必须由政府定向采购,且商品名称不能叫作"达菲"。故上药集团下属的三维制药承担了该药品的生产,生产的产品商品名称为"奥尔菲"。

四、中印强制许可对比

随着全球化和国际贸易的进程,各国政府交流密切,发达国家为争取更多本国利益,在与发展中国家的协调中不断推出国际协约以制衡发展中国家的经济发展,TRIPs 条款作为知识产权领域双方制衡的重要产物也代表了发达国家和发展中国家双方的利益。中国、印度两国作为发展中国家,分别在 2001 年和 1995 年进入 WTO 并受到该条约的束缚,但是两国对于条约态度大不相同。

(一)立法内容

中印两国在与发达国家的国际协调过程中不断完善本国的专利法,两国在完善的过程中都以国家利益和改善人民群众健康为目的,我国以公益性质色彩和完善强制许可内容为主要修订方向。印度政府以致力于将好处惠及本国广大贫困人群为目的,在修订过程中针对以下问题做决策:① 哪种政策更能满足印度的需要。② 这种政策是否与印度的国际责任相一致。③ 不管国内政策是否与国际责任相一致,都要考虑采用这些政策能否给印度民众带来更多利益。通过表 1 可以看出两国的强制许可制度的区别,印度的政策制度更为宽松,有利于保护本国医药产业和惠及本国人民群众利益。

医学进步的法律挑战及应对

表 1　中印两国强制许可实施内容

项目	中国	印度
强制许可可授予人	具备实施条件的单位或者个人	任何利害关系人
强制许可实施条件	① 专利权人自专利权被授予之日起满 3 年,且自提出专利申请之日起满 4 年,无正当理由未实施或者未充分实施其专利的。② 专利权人行使专利权的行为被依法认定为垄断行为,为消除或者减少该行为对竞争产生的不利影响的	① 对公众需求无法得到满足的。② 专利发明的价格是公众所不能承受的。③ 专利发明没有在印度合理利用的
政府实施强制许可条件	在国家出现紧急状态或者非常情况或者为了公共利益的目的	① 国家紧急情况。② 极端紧迫的情况。③ 公共利益目的,公共利益目的包括公共健康危机,如有关获得 AIDS、HIV、肺结核、疟疾或其他传染病
强制许可补偿费决定	支付合理的使用费,其数额由双方协商;双方不能达成协议的,由国务院专利行政部门裁决	直接由专利行政部门裁决,现有案例采取 WTO 最高标准
出口药品强制许可条件	为了公共健康目的,对取得专利权的药品,国务院专利行政部门可以给予制造并将其出口到符合中华人民共和国参加的有关国际条约规定的国家或者地区的强制许可	为了向不具有药品制造能力或者药品制造能力不足的国家提供解决其面临的公共健康问题的相关药品,可以颁发强制许可允许制造和出口受专利保护的该药品。只要该国已颁发了强制许可或者以通报或其他方式允许进口印度制造的受专利保护的该药品
强制许可终止条件	无	专利持有人满足强制许可人提出的申请要求,如果成立,补偿金也应当退回

(二) 立法效果

　　我国现行强制许可法规主要有两部,分别是全国人民代表大会颁布的 2008 版《中华人民共和国专利法》和国家知识产权局制定的《专利实施强制许可办法》,两部法规由不同立法层次颁布,执法操作困难,不利于强制许可的执行。另外我国对执行强制许可持有谨慎态度,也促成我国至今零强制许可执行的现状。印度方面在 1970 年专利法中缩小专利保护范围,给予本国制药企业充分的发展空间,促成原始资本积累。在新专利法中提出了可以对制药能力薄弱的欠发达国家及地区出口的相关规定。这一举措有效促进印度仿制药出口药品到制造能力欠发达的国家,弥补了新专利法给予药品专利保护措施造成的印度制药公司的损失。通过表 1 可以看出即使印度在新专利法颁布后,专利制度仍然比我国的宽松,以及印度政府在强制许可致力方向的因素促成印度第一次强制许可的实施。

　　我国政府对于药品专利强制许可制度仍是零使用,但是通过与印度专利法的比较可以看出我国专利强制许可制度为尽快与国际制度接轨,有一系列的特色:颁布时间仓促;内容和 TRIPs 生硬一致;没有合理考虑我国为发展中国家、医疗保健体系不健全的国情。这些造成我国的强制许可制度标准高于印度强制许可标准,甚至高于 TRIPs 的实施标准,不利于为人民提供更廉价的药品。

五、完善我国药品专利强制许可制度的建议

（一）完善强制许可的实施范围

我国至今无强制许可案例，不仅存在外界因素，同时我国的强制许可过于僵化，以TRIPs 为模板直接复制，甚至高于 TRIPs 要求，导致专利申请以及强制许可实施难度较大。例如，TRIPs 中对申请人的规定为"拟使用人"，即任何需求使用者都可以申请。我国专利法中所采用的强制许可人要求更为严格，须"具备实施条件"的单位或者个人才可申请，且对申请人的生产条件提出了相应要求，建议降低申请人门槛；我国实施强制许可条件要求过于严格，相比于印度的 4 种"公众的需求无法得到满足""公众无法承担药品价格""紧急情况""公共目的"，我国仅在后两者情况下可以申请强制许可，而且我国公众药品负担尚比较重，医疗保障体系不够健全，大病重病甚至可能"因病返贫"，为更好地惠及民生，建议适当调整放宽强制许可实施条件。

（二）用庞大的中国药品市场换取药品可及性

《2013 中国肿瘤登记年报》显示，我国每天新增肿瘤病例约为 8 550 例，每分钟就有 5 人死于癌症。HIV/AIDS 染病人数也已经超过 100 万，这些疾病都极大威胁了我国人民的健康。我国政府可以通过将国内庞大的市场作为筹码和跨国制药公司进行谈判，以获得更加优惠的团购价格来满足人民对于药品的需求。

（三）建立健全强制许可补偿机制

强制许可的实施打破了专利人与社会公众、专利垄断性和技术实施性两个平衡，为维持平衡，应当合理补偿在平衡机制中的损失利益方专利持有人。我国并未清楚界定补偿费的给付标准，在《专利法》第 57 条中对补偿费的标准只有"合理"和"参照国际条约"，缺乏严格的操作。合理的补偿机制可以减少专利持有人的损失，不打消其对我国投资环境的积极性，也为我国未来实施强制许可培养了更好的土壤。

（四）合理使用强制许可作为降低民众医疗费用的手段

药品研发是一个高投入、高度依赖知识产权保护的高风险行业。如果没有专利保护，同类仿制药上市，新药研发公司就无法收回高额的前期投入，扼杀了新药研发公司创新的积极性，不利于行业的健康发展[1]。强制许可行为是政府行政干预的行为，在实行强制许可被起诉后，政府将被作为被告方，这对于我国国际贸易发展同样不利。所以在当前政策环境下，应当谨慎实施强制许可措施，取而代之的是将强制许可的实施作为一种降低药品价格的手段。如 20 世纪 90 年代艾滋病的蔓延一度困扰着巴西政府，同时高昂的艾滋病药品让许多巴西公众难以承受。由此，巴西政府曾在 2001 年 9 月宣布对罗氏制药公司生产的抗 HIV药物奈非那韦（nelfinavir）启动药品专利强制许可。正是基于对抗 HIV 药物强制许可的考

---

〔1〕 杨莉：《药品专利保护与专利强制许可》，载《中国医药报》2018 年 7 月 11 日第 3 版。

量,罗氏制药公司自愿将其拥有专利权的抗 HIV 药物在巴西的价格降低了40%。强制许可的实施可能会带来一系列的消极作用,但我国可借鉴印度、巴西等国家,通过使用强制许可的威慑性迫使高价原研药降价,合理平衡专利权人和公众的利益,同时避免强制许可所带来的消极因素。

(五) 强制许可后专利持有人的保障性措施

强制许可的执行可以有效促进社会公众的公益性,同时也损害了专利持有人的原有利益,针对专利持有人的合理保障性后续措施是强制许可制度的重要措施之一,可避免专利持有人的二次损失。首先,对于已授权在我国强制许可的产品,应当提出严禁出口其他国家,合理补偿专利持有人。其次,对于授权出口我国专利强制许可产品也应提出管控条例,避免出现二次出口、走私现象。最后,对于专利强制许可的转让、期限、续展和终止等采取保障性措施,进一步保障专利持有人的权利,维护专利人和公众利益的平衡,塑造良好的医药投资环境。

(六) 构建适应国家医药保障体系现状的惠民药品强制许可机制

我国药品专利强制许可制度的实施应更多地考虑中国为发展中大国、人均收入不高的实际情况,在遵守规则的前提下仍应更多地考虑惠及民生,让部分患者尽快用上价格可以负担的救命药,以患者获益作为相关法规政策的最终目标。当公共健康危机发生时,体现公民生命健康权益的公共利益和财产权益往往存在冲突,如不能很好地兼顾这两种利益的平衡,此时作为负责任的政府制定的法规政策应着重体现生命健康权益的公共利益高于或优先于财产权益。

检察机关以"双报制"模式加强知识产权司法保护的思考与探索

宋 华* 李 飞** 张奇圣***

近年来,随着我国创新驱动发展战略和知识产权强国战略的深入实施,我国知识产权保护事业有了长足发展,知识产权司法保护越来越受到社会的广泛关注,司法保护知识产权的主导作用进一步显现。创新,离不开法治护航。发挥知识产权司法保护的主导作用是司法的本质属性和知识产权保护规律的内在要求,是全面推进依法治国的重要体现。检察机关依照宪法赋予的法律监督权,可以细化到知识产权行政管理及民事、刑事、行政司法中。但是,以检察视角进行问题分析,检察机关需要从相关职能整合、拓宽案件来源、提升办案水平、延伸检察职能等方面入手,才能切实发挥检察机关在知识产权司法保护中的作用。

一、检察机关保护知识产权的意义

实现中华民族伟大复兴的中国梦,极大地激发了大众创业、万众创新。创业者、创新者依法获得的产权应当受到法律的保护。知识产权作为重要的产权类型,通过转化应用,可以形成先进的生产力,这是当前和今后一段时期推动我国供给侧结构性改革,淘汰落后产能,提升国际竞争力的必然选择。因此,检察机关作为法律监督机关,应加强知识产权司法保护,充分实现知识产权价值,促进创新性成果的创造和转化应用,为建设知识产权强国和世界科技强国提供有力的司法保障。

《宪法》第 134 条规定,人民检察院是法律监督机关。根据刑事诉讼法、民事诉讼法等法律法规,检察机关的法律监督权体现为对行政机关执法行为,公安、法院诉讼活动的监督。《国家知识产权战略纲要》中知识产权执法和管理体制包含了司法保护体系和行政执法体系。从各机关的职能来看,唯有检察机关具有可以跨越行政、司法,涵盖民事、刑事、行政的法律监督职能。根据《刑事诉讼法》的规定,检察机关的立案监督、侦查监督、审查逮捕、审查起诉、审判监督、执行监督贯穿了整个刑事诉讼活动。刑事处罚在司法活动中具有最严厉的打击力度和最深远的警示效力。检察机关在知识产权保护领域履行法律监督职能,可以发

---

* 宋华,成都高新区技术产业开发区人民检察院党组书记、检察长。

** 李飞,成都高新区技术产业开发区人民检察院党组成员、副检察长。

*** 张奇圣,成都高新区技术产业开发区人民检察院工作人员。

现保护中的问题,供企业和司法保护体系、行政执法体系的各方予以完善,亦可以将保护经验分享给企业,加强企业知识产权保护意识和管理能力,增强我国企业市场竞争力和提高国家核心竞争力。

二、知识产权保护存在的问题

知识产权作为一项财产性权利,对企业发展起着至关重要的作用,它可以保持企业竞争优势、转让出售、授权使用、知识产权(技术)合作等等。综合来看,知识产权不单是一个法律问题,也是一个商业问题,还是一个企业管理问题[1]。而该部分的知识产权保护问题主要是从法律角度分析企业在知识产权管理和维权中的问题及司法机关办理案件过程中存在的问题。

(一) 企业管理、保护知识产权意识不强

"创业难,守业更难"是对企业创立和发展的描述,也是知识产权对企业影响的一个表现。知识产权会在创业、守业中发挥着巨大的作用,因为知识产权不仅包括传统的专利权、著作权、商标权,还包括商业秘密、植物新品种权、集成电路布图设计权等等,一个企业的知识产权基本代表了该企业的核心技术。对初创企业而言,首要面临的是生存压力。如何研发出核心技术或者具有核心竞争力的产品,在同类企业脱颖而出,是大多数初创企业的第一要务。企业管理者自然将工作重心投入在研发和资金筹集方面,基于对共同创业者和研发人员的信任,相对忽略了对知识产权的保护。随着企业的发展,会出现内部的分家、技术的外泄,外部的复制、模仿、反向研发等问题。在技术即将成功研发,或者市场前景更加广阔的关键节点,这类问题更为突出。而这些企业发展中的障碍大多涉及对知识产权的侵犯。

实践中,企业对这类问题的重视不够,应对也明显不足。在一些知识产权交流会议上,初创企业的代表多为行政管理人员,或者法务人员,没有专职知识产权工作人员或者团队。在双创园区等举行知识产权保护宣传活动中,企业的参与热情也比较低。那么企业对知识产权保护是一切尽在掌握,还是不知者无畏呢? 通过办理侵犯知识产权案件,发现绝大多数都属于后者。企业对知识产权的管理、保护都存在较大问题。比如,企业没有妥善保管知识产权,将核心源代码交由主要研发人员保管,而企业却无备份,主要研发人员一旦离职,企业便处于瘫痪状态;又如,企业保密制度不完善,没有涉密人员、岗位的划分,保密费用未在工资中单列。最终,这些问题给企业维权和报案后司法机关介入取证造成了障碍。这与企业前期对知识产权保护和管理的疏忽密不可分。

(二) 企业权益受到侵犯后面临维权难

企业知识产权受到侵犯后,主要有协商、申请行政查处、(民事、刑事)诉讼等途径。其中,协商要求对方的配合,具有较大的不确定性,如果协商不顺利,甚至可能促使侵权人毁灭

---

[1] William W. Fisher Ⅲ, Felix Oberholzer-Gee. Strategic Management of Intellectual Property: An Integrated Approach. California Management Review,2013,55(4): 157 - 183。

证据;行政机关在专利、商标侵权方面的查处比较迅速,而对于著作权(特别是软件著作权)、商业秘密的查处则基于其本身的复杂程度较为漫长,而且行政查处还不具有终局性;诉讼虽然具有终局性,但是由于司法机关对证据的要求更高,其维权难度在行政查处之上,而且诉讼还有民事、刑事的区分,两种诉讼程序又具有较大差异。总的来说,企业维权存在成本问题、取证问题、程序问题。

1. 成本问题

在企业进行知识产权维权过程中,维权成本高是较为突出的问题。据统计,在美国,专利诉讼的平均成本在 300 万至 500 万美元。对比美国,虽然在中国可以通过行政途径,律师费用也相对较低,但是企业仍需要聘请专门的调查人员(律师)收集证据、委托鉴定等,支付较高的劳务和鉴定费用。根据《四川省司法鉴定项目和收费标准》[1],涉及软件的鉴定费用包含固定、提取、搜索、相似性鉴定,其中相似性鉴定是按照每 100 个程序行来收取费用。而在办理涉及网游的知识产权案件中涉及的程序行基本都在几十万行,单是相似性鉴定费用都需要几十万元。这些成本属于维权需要支出的费用,还不包括企业在维权期间所遭受的经营损失。

2. 取证问题

维权取证问题主要体现在企业查找侵权人、还原侵权行为过程,以及收集相关证据证明侵权成立。维权取证和司法机关的调查、侦查在内容上并无太大区别,而且权利人不具有司法机关调查、侦查的强制力,以其与侵权人平等的诉讼地位,取得证据的难度更大。此外,由于企业平时管理不够细致,没有对重要岗位、重要设备进行特别管理,导致侵权人的查找、还原侵权过程都难以实现,或者说找到了嫌疑对象,在对方拒不承认的情况下,也难以凭平时的办公记录作为证据来证实对方的侵权行为。

3. 程序问题

权利人采用不同的维权途径,需要面对不同的程序,有行政处罚程序、民事诉讼程序、刑事诉讼程序以及行政诉讼程序。在民事诉讼程序中,权利人与侵权人地位相当,双方平等对抗,权利人需要自行起诉、举证。在行政处罚程序和刑事诉讼程序中,行政机关和司法机关会依职权进行调查、侦查,权利人的举证责任相对较轻,但是程序的启动、程序的进展都不由权利人控制。对于知识产权案件而言,程序启动所需要的证据材料也不一定少于其民事起诉所需材料。当权利人不服行政机关的行政处罚决定时,才会涉及行政诉讼程序;行政诉讼程序在行政处罚程序之后才可能进行。

检察机关在参与刑事诉讼的过程中发现,权利人面临比较突出的程序问题是立案难。据 C 市一个基层公安分局统计,知识产权案件立案数与受案数比例不足三成。七成多的案件由于报案材料中商业秘密不易界定、损失数额无法认定或者未达到追诉标准、侵权人主观认知证据不足等原因,公安机关难以决定立案,以致刑事诉讼无法启动。权利人寻求刑事司

---

〔1〕 2017 年 4 月《四川省发展和改革委员会、四川省司法厅关于规范司法鉴定服务收费管理的通知》附件。

法保护的道路被堵死。根据最高人民法院在 2017 年 4 月发布的《2016 年度中国法院知识产权司法保护状况》,2016 年知识产权民事案件数量 13 万件,知识产权刑事案件 8 000 余件[1]。刑事案件不到民事案件的 10%。除去知识产权刑事案件与民事案件本身的差异外,还有部分既可以进行刑事追诉,又可以民事诉讼的案件,因为权利人选择或者刑事立案的困难,进入了民事诉讼程序。

（三）知识产权案件专业性强、取证难

知识产权案件的专业性,可以从苹果公司和三星公司持续多年的专利侵权案中看出其中的复杂程度。对于这类行业顶尖的公司,其技术的领先程度以及被他人侵权的内容,可能除了他们本身的工程师,外界很难弄清楚。实践中又存在研发替代技术、技术升级、使用部分技术等多种情况,判定是否侵犯知识产权,不是仅仅用双方产品(技术)进行对比这么简单。实践中,司法机关认定是否侵犯知识产权比较依赖鉴定机构的鉴定意见,但是鉴定机构往往是由权利人或者侦查机关委托,前面所提到的高昂鉴定费用也多是由权利人或者侦查机关来支付。鉴定的客观性容易受到质疑,而且在审查鉴定意见的过程中,发现除了专业性问题以外,鉴定还存在调查不严密、论证不清楚等问题,致使无法直接采信。这也是刑事诉讼中商标侵权相对容易判定,而商业秘密侵权比较困难的原因[2]。

据 C 市一个基层检察院统计,其近年来办理的侵犯知识产权犯罪案件从公安机关受理案件到提起公诉,平均需要 22 个月进行侦查、补充侦查、审查起诉来完善指控的证据体系。除权利人在维权过程中面临取证难问题外,司法机关在办理知识产权案件过程中同样面临取证问题。主要是侵权产品(技术)的专业性强,在侵权人不主动配合的情况下,不易找到侵权人侵权的方式,并收集相关证据来还原侵犯知识产权的过程,证明侵权行为造成的结果等等。

三、发挥检察职能加强知识产权保护的作用和意义

检察机关基于行政、司法双重属性,在司法过程中发挥社会治理的作用,面对知识产权保护中存在的问题,也需要积极发挥知识产权司法保护的作用。检察机关整合其覆盖整个刑事诉讼的侦查监督、公诉、刑事执行检察职能和涉及民事、行政诉讼的民事行政检察职能,能够在一定程度消减障碍,使权利人维权在检察机关的参与下更为便捷、顺畅。然而,检察机关也需要清醒地认识到,知识产权保护工作尚在起步阶段,2016 年全国侵犯知识产权罪的刑事案件只有 3 903 件,其中侵犯商业秘密案件只有 40 件,相关职能整合发挥效果还需要不断地积累和总结,才能发挥更大的作用。

---

〔1〕 除侵犯知识产权罪案件 3 903 件外,还包含涉及侵犯知识产权的生产、销售伪劣商品罪案件 2 855 件,涉及侵犯知识产权的非法经营罪案件 1 551 件,涉及侵犯知识产权的其他罪名案件 292 件。

〔2〕《中国法院知识产权司法保护状况(2016 年)》表明审结涉商标类侵犯知识产权案件共 3 336 件,占审结侵犯知识产权罪案件 3 903 件的 85%;而审结案件中侵犯商业秘密案件仅 40 件。

（一）检察机关的职能

《刑事诉讼法》《民事诉讼法》《行政诉讼法》将《宪法》赋予人民检察院法律监督职能明确为三个诉讼程序中诉讼监督职能。其中，检察机关在刑事诉讼中的职能最为全面，包括了接受报案、立案监督、侦查监督、审查起诉、出庭公诉、审判监督以及刑事执行监督。在民事、行政诉讼中，检察机关具有对民事、行政诉讼审判活动、裁判结果、执行的监督职能，对行政执法的监督职能，以及针对弱势群体的支持起诉职能。

（二）对知识产权保护的作用

从企业维权成本角度来看，通过行政执法、刑事诉讼途径维权的成本是较低的，因为较大部分的取证、侵权认定工作是由行政机关、司法机关依职权进行。而检察机关在刑事诉讼中的职能相对完整，以此为基础，可以较好地发挥知识产权司法保护的作用。具体而言，在于以下两个方面：

1. 破解立案难

企业通过刑事诉讼维权过程中遇到的程序问题主要就是"立案难"。普通刑事案件报案主要是由公安机关受理，检察机关通常接触不到，所以不清楚知识产权报案未受理、未立案的数量。根据《刑事诉讼法》的规定，检察机关有接受报案的义务。权利人在知识产权受到侵犯的时候，既可以向公安机关报案，也可以向检察机关报案，即"双报"。检察机关将原有的受理报案、举报职能充分发挥，便为权利人提供了另一条刑事维权途径，促使权利人积极报案。同时，整合行政执法与刑事司法的"两法衔接"平台，形成检察机关收集报案信息的综合平台。

只有在收到报案信息的前提下，检察机关才能打破公安机关对报案信息的独家垄断，掌握报案情况，为立案监督奠定基础。在受理报案后，检察机关督促公安机关展开初查，掌握案件受理后的工作进展，防止受案之后久拖不查，推动尽快立案正式进入刑事诉讼程序。适时主动向权利人了解知识产权被侵犯情况，主动对应立不立的侵占知识产权案件履行立案监督职能。

2. 破解取证难

在刑事诉讼中，检察机关通过审查逮捕、审查起诉工作积累了丰富的证据审查、证据组合运用的经验。根据《人民检察院刑事诉讼规则（试行）》的规定，检察机关可以派员参加公安机关的侦查活动[1]，运用证据认定、组合方面的经验引导公安机关侦查，从检控角度提出取证方向和意见，促进知识产权案件的取证。

针对知识产权案件的复杂程度，检察机关可以将引导侦查职能延伸至公安机关的初查阶段，确保证据收集的全面性、时效性，避免关键证据因未及时提取而灭失。立案后，检察机关根据公安机关侦查需要动态式引导侦查，并对侦查活动进行监督，确保取证的合法性。

检察机关的提前介入还可以在一定程度上确保鉴定意见的证明力。经过提前审查鉴定意见，检察机关可以向鉴定人了解其中的专业知识、鉴定方法，并根据需要聘请专家证人进

---

〔1〕 详见《人民检察院刑事诉讼规则（试行）》第五百六十七条。

一步核实知识产权鉴定意见的准确性,以便在庭审中有效地举证和安排鉴定人、专家证人出庭作证。

然而,单纯发挥检察职能还不能解决知识产权司法保护中最为重要的专业性问题,需要通过其他配套措施来进行解决。随后的"双报制"的开展方式中会具体提出解决专业性问题的配套措施。

(三) 促进检察职能深化的意义

1. 深化刑事检察的意义

在自侦部门转隶之后,检察机关亟须深耕主业,深化检察职能。长期以来,检察机关除了在刑事案件审查过程中主动进行侦查监督、审判监督外,主要依赖于外界的举报、控告作为监督线索,比如刑事立案监督绝大多数是源于报案人不服公安机关的不予立案决定,或者利益相关人不服公安机关的立案决定。检察机关监督的信息源瓶颈始终未能打破,可是与行政机关共享其行政信息的过程中又遇到了较大的阻力,主要原因在于被监督者与监督者之间存在的天然利益冲突。

然而,从知识产权案件入手,比较容易得到公安机关和其他行政机关的配合,打破盲区,扩大信息源。一是因为国家保护知识产权的大背景。十九大报告提出"加快建设创新型国家",要求强化知识产权保护。最高人民法院近年的《中国法院知识产权司法保护状况》反映知识产权案件呈逐年上升趋势。在知识产权对地方经济贡献日益明显的背景下,参与知识产权保护的机关容易达成将知识产权保护作为重点工作的共识,共同投入一定的人力、物力,互相配合。二是行政机关的需求。知识产权的专业性给行政执法、司法裁判带了不小的障碍。公安机关侦查案件中绝大部分是普通刑事犯罪,作为经济案件中较为特殊的一类,知识产权案件在证据收集、法律适用方面的复杂程度都相对较高。因此,检察机关主动提前介入,提前研判解决一些证据、法律问题容易得到相关机关的响应。即使在提前介入中展开法律监督,也是建立在共同开展知识产权保护寻求多赢的局面之上,监督阻力会相对减弱。

检察机关积极参与知识产权保护的过程中,扩大了监督的信息源,在公安机关接受报案的同时就能掌握相关信息,将被动监督变为主动监督;在提前介入时,又将传统审查中的事后监督变为事中监督;再延伸引导侦查为引导初查,又能将立案决定做出后的立案监督变为初查监督。此外,虽然检察机关的侦查职能在转隶后进一步弱化,但是通过知识产权案件的办理,检察机关的引导侦查职能会通过办案实践得到加强,检察人员的侦查思维和与警察的合作经验不会明显弱化,反而更加契合日本等大陆法系国家"检主警辅"的侦查模式。检察人员参与关键证据的收集过程,亦是对关键证据的证据能力、证明力的审查过程,通过案中参与形式的审查代替结案后案卷材料的审查,可以提高审查效率、节约诉讼资源。经过一定实践,此种检警配合工作模式可以复制到其他重点、疑难、复杂案件的办理,形成检察主导刑事控诉的办案经验,对检察机关发展具有深远的意义。

2. 促进民事行政检察的意义

民事行政检察作为今后检察工作的重点领域,信息来源、信息渠道少仍是限制其职能发挥的障碍之一。通过"双报"打开的信息源,可以作为知识产权相关行政执法监督、民事诉讼监督的信息源,亦可以将针对弱势群体、损害公共利益、国有资产流失案件的支持起诉扩展到"双创"中小微企业知识产权受侵犯案件的支持起诉。

民事行政检察的参与可以丰富检察机关知识产权保护经验,提供更为全面的司法意见,弥补检察机关常年主攻刑事检察而缺少民事思维的短板。接到报案后,经过民事、刑事的共研,提出最为合适的处理方法,兼顾打击知识产权犯罪和保护经济主体间的平等。民事检察与刑事检察在提前介入过程中根据案件进展、查明事实、适用法律等情形进行自然过渡。

四、开展"双报制"的方式

前面在检察职能加强知识产权保护的作用和意义部分已经谈到检察机关在知识产权司法保护中对刑事检察职能、民事行政检察职能的整合与延伸,这里不再赘述。然而,检察机关开展知识产权司法保护工作,还要设置与检察职能相配套的方式。"双报制"模式设置的配套方式主要在于以下三个方面:

一是提供便捷的"双报"渠道。"双报"渠道作为权利人与检察机关接触的第一步,必须便利易行。同时,作为报案信息,渠道又具备安全性。公安机关是以深入基层的派出所和110报警平台作为报警渠道。检察机关却无须进行类似设置,一来建设成本与实际需求不成正比,二来检察机关也没有足够的资源确保增设机构的运行。相反,结合知识产权企业现代化办公的特性,以专用电子邮箱、微信公众号等互联网渠道作为主要的"双报"渠道,辅以12309检察服务热线电话、邮政专用渠道等,即可成为安全、便捷的"双报"渠道。

二是寻求必要的"智力"支持。"知识产权的专业性"是知识产权保护工作中的主要障碍,那么检察机关必然要想办法突破这个障碍。"专业找专家"是一个解法。检察机关可以建立包含知识产权、信息技术、法学等领域专家的检察智库,为知识产权工作中遇到的专业问题及适用法律问题提供专家咨询。由于案件涉及知识产权的多样性,检察机关完全没有必要建立一个大而全的检察智库,可以根据实际需求建立一个具有地方知识产权特色、方便动态调整的检察智库。比如,如果当地某项制造工业比较发达,便可以邀请该行业的专家加入智库。遇到案件知识产权涉及新的专业,根据需求再聘请行业专家,解决专业问题。

需要注意的是,智库的运用不限于检察机关审查案件的阶段。其实,智库专家在检察机关提前介入的案件初查、侦查环节提供智力支持,更能发挥作用,以防止错误采取侦查措施,对犯罪嫌疑人造成权利侵害。

三是传授有效的"保护"经验。外因必须通过内因起作用,知识产权保护也不例外。权利人也需要加强知识产权保护意识和管理能力,将知识产权作为武器来保护企业竞争力。检察机关可以在办案中梳理出企业管理知识产权的常见问题,提出完善方案,并整理出其中成功经验,形成较完整有效的知识产权保护经验。借办案的契机,通过合作企业、行业协会、企业聚集地运营商等渠道,传授知识产权管理、保护经验,提升企业保护能力。同时,检察机关又可以借机宣传知识产权司法保护的模式,为企业提供"静默式"[1]的知识产权保护。

"双报制"模式只是检察机关知识产权司法保护的初步探索,还需要在跨专业办案能力上不断提升,培养精通知识产权、检察业务的检察人员,并在保护方式上不断迭代升级,在知识产权司法保护中发出检察机关的声音。

---

〔1〕"静默式"是指检察机关在提供司法保护时,不打扰企业经营,而在企业园区等聚集地留下方便企业联系检察机关的微信公众号、检察邮箱、联系电话等,让企业在需要检察保护的时候,能够在第一时间找到检察院,提供"不请不到,有请必到"的工作模式。

人类胚胎干细胞研究及成果的可专利性伦理论争与法律回应[*]

杜珍媛^{**}

人类胚胎干细胞研究是生物技术研究的一部分,对于科学研究、疾病诊断有着重大的理论和实践价值。在不少发达国家,由于在人类胚胎干细胞的获得方法中需要使用人类胚胎,人类胚胎干细胞相关发明的专利申请都引发了极大的争议。从人类胚胎中提取干细胞是否意味杀害人类早期生命,存在不符合生命伦理之忧?这种伦理困境阻碍着人类胚胎干细胞研究成果像其他生物技术发明那样,顺利进入专利保护的范畴。是否对人类胚胎干细胞研究成果进行法律保护,以及采取何种法律保护,是当前各国面临的重大难题和争论的焦点。通过法律规范,保护与促进生物技术的发展已经成为一个亟待解决的现实课题。

一、人类胚胎干细胞科技专利保护的伦理问题

人类胚胎干细胞科技是否具有可专利性涉及专利法上的伦理道德判断,主要包括人类胚胎干细胞的来源、应用、获得方式等与社会伦理道德观念的冲突。

首先,关于人类胚胎干细胞的概念,因其尚未确定,成为专利法考量的难题。胚胎干细胞是指一类起源于胚胎,处于未分化状态,可以长期自我分化和自我更新,具有在一定条件下分化形成各种组织细胞潜能的细胞。[1] 欧盟相关法律条文没有对"人类胚胎"进行界定。但是为了保证欧洲专利制度的统一性和稳定性,欧洲法院不断调整,力求给出适当的"人类胚胎"概念。2011 年,德国最高法院在 Brüstle v. Greenpeace e. V. 案中,[2]解释了"人类胚胎"的概念,即人类胚胎是那些拥有启动人类发育进程能力的细胞类型,包括人类受精卵、植入了成熟人类细胞的细胞核的未受精人类卵子,以及受到孤雌刺激而分裂和继续发育的未受精人类卵子。该案将人类胚胎的保护延展至体外胚胎,使得相关的发明不能获得专利保护。2014 年 12 月,在对 International Stem Cell Corporation v. Comptroller General of

---

* 本文系四川医事卫生法治研究中心课题(yf16 - y23)成果。

** 杜珍媛,博士,南京中医药大学卫生经济管理学院副教授,江苏省卫生法学会理事,江苏省医学人文青年委员会副会长。

[1] 陆士新:《干细胞与肿瘤》,中国协和医科大学出版社,2009 年,第 3 页。

[2] Brüstle v. Greenpeace e. V. ,C - 34/10,Slg. 2011,I - 9821.

Patents,Designs and Trade Marks 案的前置裁定中,欧洲法院解除了对孤雌未受精卵的禁止,认为孤雌细胞不具备发育成为人类的内在能力,所以不属于人类胚胎,承认了其专利适格性,缩小了"人类胚胎"概念的范围。"人类胚胎"概念从 Brüstle 案的"宽"陡然转向国际干细胞公司案的"窄",实现了欧洲给人类胚胎干细胞专利解锁的目的。[1]

其次,关于人类干细胞主要来源的胚胎在法律地位上是否等同于人? 一些观点认为,如果胚胎等同于人,是人类生命的一种形式,那么破坏胚胎提取干细胞等同于终止人类发育,势必违反人类社会公认的伦理道德,也不被法律所允许。[2]

再次,一些观点认为给予人类胚胎有关的产品和方法专利保护会涉及对胚胎中提取的部分组织进行商业化,这将损害到人类权利。

最后,一些观点认为,某些知识的专利化会对相应基础知识产生垄断,阻碍了其他公民对这些本应当处于公共领域的知识的自由获取,包括人类胚胎干细胞方面的信息,由于牵涉到公众利益和社会利益,应加强资源共享和公开化,而不应该被一小部分人垄断获利。还有观点提出对人类胚胎干细胞研究的专利化会提高研究成本,从另一个角度阻碍了科学的发展进步。

二、人类胚胎干细胞研究成果的可专利性

生物技术研究涉及的是无形的、有价值的智力成果和技术,应当采用知识产权的保护形式,而采用专利权来保护胚胎干细胞研究成果最为合适,专利法应当成为人类胚胎干细胞研究者保护自己劳动成果的首选法律。

(一)人类胚胎干细胞研究成果的专利保护范围

世界各国法律对授予专利权的条件都作了规定,基本上认为授予专利权应考虑该项发明创造是否具备创造性、新颖性和工业实用性这三性的实质性条件。随着工业和科技的发展,专利法已经丧失了其原先的手工业的特征,产生了很多分支,比如生物技术、半导体、电脑硬件和软件,电器和电子通信,可见国际社会已认可生物技术可专利性。如果生物技术不违背公德与公共秩序,不对自然环境造成影响,具备了新颖性、创造性和工业实用性,那么无论产品或者方法都可被授予专利。如关贸总协定知识产权协议(简称 TRIPs 协议)第 27 条第 1 款、第 3 款的规定:"凡不违反公共秩序、社会公德及危害人类、动物、植物的生命与健康的任何生物技术发明,均属可专利的范围";"一切技术领域中无论产品发明或方法发明的任何发明,只要其具有新颖性、创造性并具有工业应用的价值,均应可能授予专利……"[3]

〔1〕 刘媛:《欧美人类胚胎干细胞技术的专利适格性研究及其启示》,载《知识产权》2017 年第 4 期,第 88 页。

〔2〕 刘强:《我国人类胚胎干细胞可专利性问题——以专利复审委员会决定为样本》,载《福建江夏学院学报》2018 年第 1 期,第 39 页。

〔3〕 郑成思:《WTO 知识产权协议逐条讲解》,中国方正出版社,2001 年,第 32 页。

经过各国立法的修改,原先的新颖性、创造性和实用性的标准都已经针对生物技术发明的特征发生了一些改变,如美国专利商标局颁布的《实用性审查指南》规定,实用性有三个标准:特定性、实质性和可行性。商业上或者医疗上的功用,都可以作为具备实用性的依据。如果不能证明一项申请有独特的实用性,那么则不能授予专利。

(二) 人类胚胎干细胞研究及成果专利授予的"三性分析"

人类胚胎干细胞的研究及成果是否符合专利授予的条件,应在何种范围内被授予专利保护,结合专利的"三性"的新要求分析如下:

首先,新颖性。各国专利法对新颖性的定义不尽相同,但基本含义是一致的。新颖性是指一项发明或实用新型在申请日前未被公开发表过、未被公众领域所知晓,对现有领域来说是全新的。生物技术发明的出现,对新颖性的标准提出了新的要求。自然界已经存在的天然的基因或 DNA 片段,仅是一种科学发现,不能被授予专利权。但是如果这些基因或 DNA 片段首次被分离或提取,其碱基序列也未曾被记载过,且能用于工业生产、产生价值,则可以考虑将该基因或 DNA 片段及提取的方法给予专利保护。

虽然以上法律规定仅仅针对基因或者 DNA 片段的新颖性的评判标准,但这条标准也同样适用于人类胚胎干细胞相关发明的新颖性的判断。也就是说,围绕着人类胚胎干细胞的提取、培养、分化等新的技术方法,以及在特殊介质中培养产生的新的细胞,也都具有新颖性。

其次,创造性。创造性是指申请专利的发明创造与现存的技术在本质上具有差异。各国对于创造性含义的理解不同,评价创造性的标准也不同。在人类胚胎干细胞研究中,即使是该领域的专业技术人员,也很难通过未分化的干细胞推断出将来可能分化的趋势或者方向,因为人类胚胎干细胞在细微的介质差异中,或受到稍微不同的外界刺激,都会分化成具有不同功能的干细胞,所以这些发明通常都是不可预测的,因此具备"创造性"。

最后,工业实用性。人类胚胎干细胞由于其独特的不可替代性,是相关研发活动的物质基础,本身不具有经济利益,不能用于商业化生产,所以不具备工业实用性,不可能视为私人拥有的财产,而且未经分化的人类胚胎干细胞本身不具备特定的用途,无法投入工业化生产中去,缺乏专利必备三要件之一,无法授予专利权。而经过体外改造或基因修饰的人类胚胎干细胞,如果取得了工业实用性,则可以认为该发明具备专利性。由于人类胚胎干细胞的提取、培育方法和衍生发明等可以大规模地生产,能够被运用到工业、商业中,因此具有工业实用性。

因此,不应将人类胚胎干细胞和其研究成果混为一谈加以对待,人类胚胎干细胞属于一种物质,如果不符合专利授予的条件不应授予专利,但是人类胚胎干细胞的提取、利用、培育方法,甚至人类胚胎干细胞的衍生物是可以授予专利权加以保护的。在研究授予专利权的客体时应根据具体的标准和情境区别对待,促使该技术既能健康发展造福人类,也不会造成滥用,引发伦理等社会问题。

三、国内外对于人类胚胎干细胞科技的法律保护

(一) 国外立法述评

目前大多数国家对人类胚胎研究持观望的态度,更较少涉及是否给予法律保护的问题。利益驱动使发达国家争先恐后给予生物技术专利保护,但仍未有统一的立法规范。[1]

1998 年欧盟议会通过的《生物技术指令》即 98/44/EC 指令,是欧盟直接针对生物技术发明专利法律保护的文件。该指令第 3 条规定了可以授予专利的总的原则。第 5 条和第 6 条规定了人体和胚胎专利性问题。第 6 条第 2 款则具体列举了包括克隆人的方法、对人胚胎工业或者商业目的使用等四种违背公共秩序和道德而不具有可专利性的情况,但在立法过程中,并没有排除利用人体基因进行疾病治疗可授予专利的问题。[2] 由于在该指令最后颁布的时候,第一个人类胚胎干细胞还没有被提取出来,因此对于是否授予专利权的客体只提到了人类胚胎,却没有提到人类胚胎干细胞。

虽然根据 98/44/EC 指令的规定,人类胚胎的工业或商业目的的应用被视为违反伦理道德,不能被授予专利权,但是在欧洲,各国对于人胚胎的工业或商业目的的应用的范畴尚未统一和确定。2014 年,欧洲法院就德国联邦最高法院提交的 Brüstle v. Greenpeace e. V. 案所作出的裁决,从宪法角度阐明了人类胚胎的概念,将人类胚胎的保护延展至体外胚胎,使得相关的发明不能获得专利保护。[3]

英国立法明确支持人类胚胎干细胞研究,其对于干细胞研究持开放政策,在专利法中曾明确规定可授予专利权。英国在 1990 年的《人类生育和胚胎学法案》中对涉及人类胚胎及其发育的操作进行了规范,并对从人类胚胎获得干细胞的方法、全能干细胞和胚胎多能干细胞的专利性问题在《涉及人类胚胎干细胞的发明》的实践通告中分别进行了阐述。将工业或商业目的的人类胚胎的应用划分为不可授予专利的发明,因此从人类胚胎中获取干细胞的方法将不会被授予专利权。在 2001 年的《人类生育和胚胎学(研究目的)修正案》中增加了可授予研究许可证的情形条款,放宽了对人类胚胎干细胞研究的限制。德国联邦议院(Bundestag)为了平衡科研和道德伦理的冲突,根据"现代医学法律与伦理调查委员会"(Enquete Kommission Recht und Ethik der modernen Medizin)的干细胞研究报告通过了《干细胞法》(Stammzellgesetz),仅准许在有限的范围内进口干细胞进行研究。[4] 该法主要规范了开展胚胎干细胞研究的条件、干细胞研究中央伦理委员会的职责及法律责任等,但缺乏胚

---

〔1〕 Graeme Laurie. Patenting Stem Cells of Human Origin. European Intellectual Property Review,2004,26(2):59 - 66.

〔2〕 Philipe Bouvet. Patentability of Inventions involving Human Stem Cells in Europe. Journal of Commercial Biotechnology,2002(9):43.

〔3〕 范长军、李波:《人类胚胎干细胞技术的可专利性—欧洲法院 Brüstle v. Greenpeace e. V. 专利案述评》,载《科技与法律》2014 年第 3 期,第 560 页。

〔4〕 李国炜、陈碧渊:《德国"干细胞法"及其述评》,载《医学与哲学》2004 年第 7 期,第 77 页。

胎干细胞研究成果保护的具体规范。法国对于胚胎干细胞的研究态度在近几十年发生了从正式反对到在批准特定条件下使用的转变。法国国家健康和生命科学伦理委员会(CNNC)主张保护胚胎,禁止人类胚胎干细胞研究,其关于人类胚胎干细胞的研究伦理原则和法律框架也在近年发生深刻变革,不再一味禁止人类胚胎干细胞研究,如 CNNC 确定了两个原则作为该委员会分析这一问题的基本框架:"可接受的人类细胞商品化的本质和限界"和"父母对研究的'知情同意'"。其认为在捐赠者(无报酬且非商业化)与研究者之间的非商业化行为应被允许,而成本或商业用途的赔偿可用于身体元素的"足够"或"彻底"转化。[1] 相应的,2013 年法国修改生命伦理法案,允许一定条件下的人类胚胎干细胞的研究,同时规定了一些弹性的附加条款。

美国联邦政府没有完全禁止克隆研究,但在 2004 年《统一联邦拨款法案》(Consolidated Appropriations Act)中明确禁止将联邦政府的研究基金用于人类胚胎干细胞的研究,可见联邦政府对于此项研究较为谨慎;而各州政府对于人类干细胞研究的态度较联邦政府开放,研究者可寻求州基金或私有基金资助进行相关研究,但州政府也并未对私有基金资助的研究规范进行立法。2005 年颁布的《人类胚胎干细胞研究指导原则》中规定了建立胚胎干细胞监督委员会(Embryonic Stem Cell Research Oversight,ESCRO)对此缺憾进行了弥补。该原则在 2008 年的第二次修改中扩大了可授予专利的干细胞的范围,将"通过插入外源基因获得的多能干细胞在内的非胚胎来源的人类多潜能干细胞"也划入可授予专利的范畴中。

美国现有的专利法并没有为生物技术制定特别的制度或者法律标准,所以专利法也适用于生物技术。美国专利法第 103 条明确规定了生物技术方法的可专利性问题,将人体和从人体分离得到的产品,包括器官、基因、DNA 序列以及细胞等相区别,对于人体强调了不可专利性,对这种主题申请专利是违宪的,从人体分离得到的产品则认可了其可专利的性质。此外,2003 年的《韦尔登修正案》(The Weldon Amendment)也明确禁止了对人类胚胎授予专利。该修正案排除了人体器官可以申请专利的情境,但是并未禁止胚胎干细胞的制作方法以及经过基因改组后的干细胞获得专利,经过科学方法被提取或制造的具有新功用的全能和多能干细胞也可以获得专利。

(二) 国内立法述评

我国对人类胚胎干细胞研究有较强的接受度,但并不是一味鼓励、没有限制。我国坚持不完全禁止人类胚胎干细胞专利,但在"人类胚胎"和"为工业和商业目的"的概念解释上过于苛刻,极大地限制了人类胚胎干细胞技术的发展。

2003 年科学技术部和卫生部联合颁发的《人胚胎干细胞研究伦理指导原则》规定,用于研究的人胚胎干细胞只能通过体外受精时多余的配子或囊胚、自愿捐献的生殖细胞等四种方式取得,并且在研究中,研究者必须遵守一定的行为规范。该原则还规定了人类胚胎干细胞的研究单位应成立伦理委员会行使监督职责,其组成人员应包括生物医学、法律、社会学

---

[1] 姜莹、邹明明、李枞译:《干细胞生物技术的伦理研究:法国和欧洲的法规和伦理考量》,载《医学与哲学》,2015 年第 3 期,第 10 页。

等方面的研究者。我国怠于保护人类胚胎干细胞研究的成果,2001 年修订通过的《中华人民共和国专利法》第 5 条规定:"对违反国家法律、社会公德或者妨害公共利益的发明创造,不授予专利权。"第 25 条也规定了不授予专利权的情形。专利法中没有明确涉及胚胎干细胞的相关研究成果的法律保护,这一欠缺在国家知识产权局制定的《审查规则》(2006)中得到了弥补,审查规则 9.1.1.1 规定,人类胚胎干细胞及其制备方法均属于专利法第 5 条规定的不能被授予专利权的发明。

2006 年国家知识产权局制定的《专利审查指南》已经开始顺应科技发展的进步和其他国家的普遍做法,肯定了生物技术发明成果如基因或者 DNA 片段,化学产品,微生物和动植物的细胞、组织、器官的专利性。这一立法上的进步是值得肯定的,但其排除了人类胚胎干细胞及其制备方法的专利性,人类胚胎干细胞的提取、培育、制作方法,以及利用人类胚胎干细胞的方法,还有利用这些方法制造出的新的细胞,应当获得专利保护。胚胎干细胞制备方法和后续发明如同胚胎干细胞一样,专利法肯定了动植物品种的生产方法可以授予专利,《专利审查指南》也肯定了生物技术发明中的基因、DNA 片段、药品的制备方法等可以授予专利,所以没有理由单独排除胚胎干细胞的制作方法。对胚胎干细胞制作方法则不应当有类似的顾虑,因为这只是一种技术技能、方式方法,是一种应当受法律保护的智力成果。同样,经过胚胎干细胞研究产生的衍生细胞也应当可以授予专利。[1]

四、人类胚胎干细胞研究成果专利保护制度探讨

人类胚胎干细胞的研究涉及伦理、生命安全和宗教等问题,法律上的规范调整具有重大意义。现有的国际相关法律制度,欠缺比较研究和总体评价,并未找到与我国国情相适应的结合点。我国应对此进行专利保护,进行相关法律制度的设计,以利于有效地保护发明创造,刺激生物技术的研究,促进国家科学技术的迅速发展,提高社会福利。

(一)在专利法中明确对人类胚胎干细胞研究的专利保护的合法性

考察国际现有立法,专利法是对人类胚胎干细胞研究成果进行保护的最佳选择,如美国就用专利制度对胚胎干细胞相关研究成果进行了保护,欧盟的《生物技术指令》也指出对生物技术发明的法律保护并不必然需要创建一部新的法律。[2] 我国对生物技术发明(包括符合专利要求的发现)的法律保护,可以借鉴美国和欧盟的做法,不再单独另设新的专门法律代替现有专利法的规定,仍将专利法的相关规定作为保护生物技术研发成果的基础。只是在专利法第 5 条规定的基础上,细化相关研究工作的规范,针对包括人类胚胎干细胞研究在内的生物技术研究,从研究方向(比如禁止人类复制性克隆)、研究方式、研究物质来源等方面进行限制。将符合条件的人类胚胎干细胞研究及其成果作为客体调整加入专利法中去。

---

〔1〕 朱鹏:《初探人类胚胎干细胞相关发明的专利性》,华东政法大学 2008 硕士学位论文,第 45 页。

〔2〕 Directive 98/44/EC of 6 July 1998 on the legal protection of biotechnological inventions.

(二) 明确"不可授予专利"的客体范围

由于人类胚胎干细胞相关研究获得专利保护,可能会给科研和医疗带来一定的负面影响,应当对专利客体范围进行限制或对专利保护范围进行限制。因此笔者建议在专利法中进一步明确关于"不可授予专利"的客体范围:由于人类胚胎干细胞缺乏工业实用性,不应当获得专利保护;与人类胚胎干细胞有关的产品和方法中人类胚胎干细胞的提取方法,人类胚胎干细胞的衍生发明(通过基因改造或者其他方式),培育人类胚胎干细胞的方法,利用人类胚胎干细胞的方法(分化或者移植),人类胚胎干细胞的制作方法,包括提取方法、培育方法,以及其他利用人类胚胎干细胞的方法,还有利用这些方法制造出的新的细胞,应当获得专利保护,前提是按照指导原则研究产生,不违反国家法律、社会公德或者妨害公共利益。克隆人类、改变人类种系遗传特性、将人类胚胎干细胞用于商业目的、改变动物基因特征且可能造成动物的痛苦,或对人类或动物以及由该方法产生的动物没有任何实质性医学利益等情形的研究可视为违反社会公德和公共利益,都不得授予专利权。

五、结　语

我国确定的"人类胚胎"概念外延广泛,对不同的胚胎干细胞领域采用了不同的态度。在伦理道德底线下,宜采用限定的方式,把"人类胚胎"概念限定在拥有发育成人的内在能力的胚胎范围内,既能防止一刀切,允许和鼓励那些基于不能发育成人的干细胞技术的研究与产业化,把资源从危害人类胚胎的领域转移到更符合伦理道德要求的方面,同时也为日后发现更多的干细胞类型或潜能提供审查依据,避免随意性,更好地促进干细胞产业的发展。

我国的《专利审查指南》明文规定了人类胚胎干细胞及其制备方法不在专利授予的范畴之内。这一规定排除了人类胚胎干细胞发明在我国获得授权的可能。基于这种考虑的原因在于人类胚胎干细胞的研究会涉及人类胚胎的使用,引发伦理纷争,违反社会公德。在目前的技术条件下,人类胚胎干细胞的制备很大程度会涉及人类胚胎的使用。但如果可以通过不破坏人类胚胎的方法取得人类胚胎干细胞,或者利用现有的人类胚胎干细胞系等进行科学研究,便可避免所涉及的伦理问题。而事实上,这些新技术已经开始出现,如细胞核移植技术、细胞编程技术(Induced Pluripotent Stem Cells,简称 iPSCs)等,因此,一味地排除胚胎干细胞的专利权缺乏科学合理性。在专利技术已成为国家或企业核心竞争力的重要组成,全球专利大战愈演愈烈的今天,更为明智的做法是扩大对人类胚胎干细胞专利授权的范围,不能仅以"涉及人类胚胎干细胞的发明违反公共道德和利益"而不授予其专利,而应以申请公开的内容中是否涉及人类胚胎的使用作为标准才更为可行。

药品专利链接制度的理论基础和风险分析

梅术文* 宋 歌**

一、问题的提出

药品专利链接制度,是指药品行政主管部门将仿制药上市批准与原研药的专利状态相"链接"。药品行政主管部门在仿制药注册审批环节不仅对申请注册的药品的安全性、有效性和质量可控性进行审查,同时还要考虑该仿制药所涉及的相关专利是否在有效期内。如果仿制药存在侵犯他人专利权的情况,主管部门不再核准仿制药上市。药品专利链接制度能够最大限度地防止仿制药上市后的专利侵权纠纷,同时,也达到了延缓仿制药上市、保护原研药专利权的效果。

药品专利链接制度最早由美国 1984 年通过的《药品价格竞争与专利期恢复法》(Drug Price competition and patent Term Restoration Act)建立,这一法案又称 Hatch-Waxman 法案。Hatch-Waxman 法案创设了药品实验例外制度,赋予了仿制药公司在原研药专利有效期内为获取上市审批数据而实施专利行为的侵权豁免。为了避免药品实验例外制度实施后可能增加的专利权纠纷,缓冲对原研药企业的影响,Hatch-Waxman 法案创设了药品专利链接制度与之相互制约。药品专利链接制度将仿制药上市与专利权联系起来,从程序上降低了仿制药侵犯原研药专利权的情况。美国作为药品专利链接制度的发起者,在世界范围内推动该制度的建立,加拿大、澳大利亚、韩国等国家通过与美国签订的自由贸易协定规定了药品专利链接制度。然而,不同国家对药品专利链接制度的态度可谓是"此之甘饴,彼之砒霜"。事实上,极少数的国家会主动选择建立药品专利链接制度,印度、欧盟明确反对药品专利链接制度,印度甚至认为药品专利链接制度并非法律问题,而是一个政策问题。[1] 越南、马来西亚、菲律宾、泰国、印度尼西亚、文莱等主要亚洲国家也未建立药品专利链接制度,[2] 在多数发展中国家,药品专利链接制度更是面临一致反对的尴尬境地。

---

* 梅术文,法学博士,南京理工大学知识产权学院副教授,博士生导师。
** 宋歌,南京理工大学知识产权学院硕士研究生。

〔1〕 S Muralidhar. Bayer Corporation & Anr vs Union Of India & Ors. [2018 - 08 - 05]. https://indiankanoon. org/doc/1123372/.

〔2〕 Mirandah Asia. Patent linkage in Asian countries compared to the US. Asia IP magazine,2012,50 (4).

在我国,建立药品专利链接制度已成为大势所趋。2017年5月,国家食品药品监督管理总局公开了《关于鼓励药品医疗器械创新保护创新者权益的相关政策(征求意见稿)》(以下简称《征求意见稿》)。该《征求意见稿》第1条指出要建立药品专利链接制度,并规定了专利挑战、批准等待期等配套措施。同年10月,中共中央办公厅、国务院办公厅印发的《关于深化审评审批制度改革鼓励药品医疗器械创新的意见》第16条指出,要探索建立药品专利链接制度。我国作为仿制药的生产大国,医药行业的转型与发展方兴未艾,药品专利链接制度的建立无疑会给当下医药产业格局带来重大的影响。

二、药品专利链接制度的理论基础——以利益平衡为中心

药品专利链接制度建立在原研药和仿制药的利益平衡之上。美国 Hatch-Waxman 法案规定,申请人在提交新药注册申请(New drug application)时必须向美国药品主管部门(Food and Drug Administration,FDA)提交文件,列明与该申请上市的新药相关的专利情况。FDA 将这些专利登记在《经治疗等同性评价批准的药物》(Approved Drug Products Through Therapeutic Equivalence Evaluation,以下简称橙皮书)中,同时每月动态性地将专利情况在 FDA 的网站上更新公布。原研药公司在仿制药上市过程中,一旦发现侵权行为,可以向法院提出专利侵权诉讼。FDA 给予原研药公司30个月的时间进行诉讼,在法院未作出判决或双方未达成协议的情况下,FDA 不能在这30个月的等待期内批准该上市申请。这一做法能够有效延缓仿制药的上市时间,减少仿制药的侵权行为,极大地维护了原研药公司的利益。

对仿制药公司而言,Hatch-Waxman 法案创设了简化性的仿制药注册申请程序。仿制药的上市只需要进行生物等效性的研究,无须重复证明药品的安全性以及有效性,缩短了仿制药上市的时间,减少了仿制药上市前的经济成本。同时,药品专利链接制度允许仿制药注册申请人在审批过程中发起对权利人的专利挑战,对首个提出专利挑战并获取成功的仿制药申请人给予180天不再批准其他仿制药上市的市场独占期。该条款有利于鼓励仿制药公司挑战原研药公司的专利权,同时弥补仿制药公司因诉讼而耗费的财力。

美国在建立药品专利链接制度后,因仿制药上市所引发的专利权纠纷案件迅速降低,1984年至2004年仿制药上市后所引一做法能够有效延缓仿制药的上市时间,减少仿制药的侵权行为,极大地维护了原研药公司的利益。

对仿制药公司而言,Hatch-Waxman 法案创设了简化性的仿制药注册申请程序。仿制药的上市只需要起的专利纠纷受理数仅占总数的6%。[1]众所周知,一项新药的研发具有投资大、风险高、回报周期长等特点,如果新药专利像"公共草地"一样被其他竞争对手过度使用,将会严重挫伤研发者的研发热情以及相关投资者的投资兴趣,导致药品的创新停滞不

---

〔1〕 丁锦希、郭璇、姜晖:《中美药品上市审批过程中的专利链接问题研究》,载《中国卫生法制》2011年第5期,第21-28页。

前,最终损害公共集体健康,而药品专利链接制度有效避免了这一"公地悲剧"的发生。[1]与此同时,药品专利链接制度也促进了仿制药产业的发展,在该制度创设之初,仿制药占处方药的比例不足 20%,2012 年这一比例已超过 80%。[2] 美国出现了迈兰(Mylan)、绿石(Greenstone)和帕尔制药(Par Pharma)等强大的仿制药产业,[3]提高了仿制药的市场占有率,有效平抑了原研药垄断地位所造成的药品高价,增强了药品的可及性,最大限度地解决了公共健康问题。美国药品专利链接制度取得了原研药产业与仿制药产业双赢的结果,在药品可支付性和可及性方面实现了动态平衡。由此看来,建立在利益平衡机制上的美国药品专利链接制度无疑是成功的。

然而,药品专利链接制度的政策目标可能是相似的,但不同的国家和地区出于不同的政治、经济、公共健康的考量,药品专利链接制度却呈现出不同的初始启动条件。随着药品专利链接制度在不同法域的演变、成长,最终实施的效果也存在巨大的差异。例如,加拿大在引入药品专利链接制度后,并没有像最初预期的一样提高国家医药公司的全球竞争力,反而削弱了仿制药产业的发展。因此,在我国建立药品专利链接制度之前,需要结合我国医药产业创新能力以及发展现状,全面了解其制度风险,思索与探讨该制度的引入是否真正会带来原研药和仿制药公司的利益平衡,是否有利于药品可及性与公共健康的保障。

三、域外国家和地区引进药品专利链接制度的风险分析

(一) 印度引进药品专利链接制度的风险分析

一直以来,药品专利链接制度在印度引发了激烈的争议。2010 年 12 月,经印度最高法院最终裁定,备受关注的 Bayer Corporation & ors v. Cipla Ltd 案以拜耳公司败诉的结局尘埃落定。拜耳案清楚地指出,药品专利链接制度在印度是不被允许的。事实上,对仿制药进行政策扶持是印度的一贯做法,药品专利链接制度这一明显倾向于原研药公司的法律规则,在印度政府和法院看来,存在巨大的风险。

在印度,药品专利链接制度被认为超出了 TRIPs 协议所规定的范围,属于"TRIPs PLUs"规则,而印度尚未与任何国家签署任何有关 TRIPs PLUS 规则的双边或多边协议。[4] 印度认为,像美国和中国这样已经签订了相关协议的国家,正在稳步加快"TRIPs PLUS"规则的推进。在这一点上,印度需要面对的问题是,如何能够避免 TRIPs PLUS 规则对印度的影响。TRIPs 协议以及印度专利法中的 Bolar 条款,满足了公众对卫生健康的基本人权需求。然而,药品专利链接制度将推迟仿制药进入市场的时间,从而对依赖药物生

〔1〕 胡潇潇:《药品专利实验例外制度研究》,知识产权出版社,2016 年,第 57 页。

〔2〕 Aaron S Kesselheim,Jonathan J Darrow. Hatch-Waxman Turns 30:Do We Need a Re-Designed Approach for the Modern Era? Yale Journal of Health Policy,2015,15(2):293 - 347.

〔3〕 参见梁志文:《药品专利链接制度的移植与创制》,载《政治与法律》2017 年第 8 期,第 104 - 114 页。

〔4〕 Sandeep K Rathod. Patent linkage and data exclusivity:a look at some developments in India. Journal of Generic Medicines,2011,8(3):140 - 149.

存的患者产生不利影响。延迟一种可以挽救生命的药物上市是极其危险的,如果药品专利链接制度被采纳,将会对公共卫生健康造成严重威胁。[1]

同时,印度认为专利链接制度将印度药品管理总局(Drug Controller General of India, DCGI)对仿制药的上市审批与专利权紧密联系,模糊了专利主管部门与 DCGI 之间的职责划分。专利审查和专利有效性的确定是非常复杂的问题,只能由专利局和法院来决定。由于药品管控人员(drugs controller)缺乏必要的专业知识,让他们承担额外的监督专利权的责任是不谨慎的。DCGI 仅仅应当对药品的安全性、有效性和质量问题进行审查,专利状态的考量不属于其管辖权范围。[2] 药品专利链接制度的相关规定迫使药品管控人员充当起"专利警察(patent police)"的角色,然而这个角色显然超出了 DCGI 的专业范围。印度法院认为,如果最终做出有利于拜耳公司的裁决,认为药品专利链接可以被解读为有关药品法案和专利法案的条款,这将会引发严重的宪法问题。在这种情况下,药品管理局(Drugs Authority)将制定药品专利链接制度的实施细则,这违反了授权立法的原则。[3]

另外,印度作为一个发展中国家,无法接受专利链接制度带来的药物价格增加风险。与发达国家相比,印度承担不起高昂的药品价格,药品专利链接制度对消费者和政府来说都产生了巨大的成本与负担。在 Bayer 案中,Cipla 公司生产的药物售价远远低于拜耳公司,消费者更倾向于获得一种价格适中的药物。印度还没有完全准备好面对一个只充斥着原研药、放弃仿制药的世界,药品专利链接制度将影响印度公众获得安全、有效和可负担得起的药物的机会。

(二) 欧盟引进药品专利链接制度的风险分析

与印度相同,欧盟并没有从区域层面完全接受药品专利链接制度。欧盟地区的原研药公司曾多次尝试引入药品专利链接制度,但最终都遭到了强烈的反对。目前,仅有葡萄牙、匈牙利、捷克斯洛伐克等少数欧盟成员国规定了药品专利链接制度。例如,匈牙利卫生部第 52/2005 号法令第 7 条第 9 项规定,仿制药在申请上市许可时需要声明其不侵犯专利权,并且在专利到期之日前不会将产品投入市场销售;葡萄牙规定原研药公司可以对仿制药公司的上市批准提起诉讼。[4] 由于欧盟内部多数国家坚定地反对药品专利链接制度,欧盟委员会对少数支持该制度的国家采取了一系列措施以统一立法。同时,欧盟在与加拿大签订的《全面经济贸易协定》(The Comprehensive Economic and Trade Agreement)中表明了欧盟反对药品专利链接制度的一贯立场。

---

〔1〕 S Muralidhar,supra note 1.

〔2〕 Lawteacher:System Of Patent Linkage In India. [2018 - 08 - 05]. https://www. lawteacher. net/ free-law-essays/constitutional law/system-of-patent-linkage-in-india-constitutional-law-essay. php.

〔3〕 Anshul Mittal. Patent Linkage in India:Current Scenario and Need for Deliberation. Journal of Intellectual Property Rights,2010,15(3):187 - 196.

〔4〕 Ravikant Bhardwaj. The Impact of Patent Linkage on Marketing of Generic Drugs. Journal of Intellectual Property Rights,2013,18:316 - 322.

欧洲仿制药协会(European Generic Medicines Association)认为,药品专利链接制度违反了欧盟的监管法(EU regulatory law),破坏了旨在鼓励仿制药快速进入欧盟市场的 Bolar 条款,欧盟禁止将药品的上市许可与原研药的专利状态相联系,专利权不能成为拒绝、暂停或者撤销药品上市申请的依据。[1] 2008 年 11 月 28 日,欧盟委员会制药业部门初步调查报告(*The European Commission's Pharmaceutical Sector Inquiry preliminary report*)警告,药品专利链接制度将成为阻碍仿制药以及创新的障碍。[2] 药品专利链接制度推延了仿制药的上市时间,形成了原研药公司的市场垄断,导致药品价格居高不下,影响了公共卫生健康安全。同时,欧盟通过严格的诉前禁令制度有效控制了仿制药的侵权行为,也避免了原研药公司利用药品专利链接制度的漏洞,滥诉仿制药公司以阻止药品监管部门对仿制药上市许可的情况发生。

四、我国药品专利链接制度的风险分析——以《征求意见稿》为视角

根据《征求意见稿》的相关规定,我国拟建立的药品专利链接制度包括以下五个方面的内容:(1)专利声明及告知制度。根据《征求意见稿》第 1 条的规定,药品注册申请人在提交注册申请时,应提交涉及相关权利的声明,挑战相关药品专利的,申请人需要声明不构成专利侵权,并在提出注册申请后 20 天内告知专利权人。(2)专利挑战及诉讼解决程序。药品专利权人认为申请人发起的专利挑战侵犯其专利权的,应当在接到告知后 20 天内向司法机关提起专利侵权诉讼,并告知药品审评机构。(3)设立批准等待期。药品审评机构可设置最长 24 个月的批准等待期,在批准等待期内,如双方达成和解或司法机关作出生效判决的,药品审评机构应当根据双方和解或司法机构的生效判决决定药品是否上市,超过批准等待期,药品审评机构可以批准药品上市。(4)建立中国版的橙皮书——上市药品目录集。该《征求意见稿》第 4 条规定,在中国批准上市的药品,载入《中国上市药品目录集》,注明所列药品的有效成分、剂型、规格、上市许可持有人等信息,以及所享有的专利、监测期和试验数据保护等专属权利信息。(5)加强药品监管部门与专利管理部门之间的协调与沟通。结合《征求意见稿》的内容以及域外国家和地区药品专利链接制度的实施效果与相关评价,目前,我国拟构建的药品专利链接制度存在以下三个方面的风险。

(一)关于批准等待期的风险

对于专利侵权诉讼而言,专利权人或者利害关系人在起诉前停止侵权产品的上市必须得到法院的临时禁令。然而,批准等待期的设立使得专利权人变相取得了临时禁令,这种做法显然有失公平。根据美国专利法第 283 条规定,法院应对核发禁令的条件进行逐一审查,

---

[1] Anshul Mittal, supra note 10.

[2] Mirandah Asia, supra note 2.

具体内容包括胜诉可能性、损害是否无法恢复、双方当事人的损益平衡以及对社会公众的影响。[1] 与传统临时禁令发放的审慎态度相比，药品监管部门暂停审批的条件极为宽松，原研药公司提起专利侵权诉讼后，不需要进行程序和实质审查，药品监管部门即停止对仿制药的上市批准。批准等待期这一制度的最大问题在于其适用的依据并非侵权主张是否成立，给予了原研药专利权人过度的保护，造成了利益的不平衡。另外，将药品申请上市视为侵犯专利权的行为，直接进入批准等待期的做法与我国《专利法》第 69 条规定的 Bolar 例外相矛盾。

同时，设置时长为 24 个月的批准等待期意义不大。一般情况下，药品专利侵权诉讼较普通案件更为复杂，耗费时间长，案件很难在两年内终结。[2] 如果专利侵权诉讼未在 24 个月的最长批准等待期内做出最终判决，仿制药便可以上市。然而，此时仿制药上市所面临的风险不啻在未规定批准等待期时直接上市所带来的风险。如果法院最终判定侵权，这就意味着仿制药公司在等待 24 个月获得上市后，仍要面临巨额的侵权赔偿，同时还要负担高昂的专利诉讼费用。如果不能在早期有效避免专利侵权行为的发生，批准等待期设置的意义不大。

除此之外，批准等待期容易带来原研药厂商恶意滥诉的风险。批准等待期的设立大大增加了原研药公司提起专利侵权诉讼的概率，从而达到故意延缓仿制药上市时间的目的。加拿大药品专利链接制度规定，仿制药公司有权向原研药公司请求赔偿自药品上市许可应该核发之日至诉讼被撤回、中止、驳回、败诉为止所受到的损害，而我国拟构建的药品专利链接制度缺乏以不正当手段恶意滥诉获取批准等待期的惩罚机制。在这种情况下，原研药公司将策略性地选择申请"常青专利（Evergreen patent）"。常青专利是指原研药公司围绕已经存在专利保护的药品申请多个新专利，这些新专利通常并不保护专利本身，也不是新的药用活性成分，往往涉及药品的代谢物、服用剂量、其他生产环节等。原研药公司通过申请大量常青专利，从而引发多个批准等待期，这种情况排斥了仿制药进入市场，遏制了仿制药的市场竞争。即便原研药公司明知涉案专利早已达到被无效的条件，仍可以肆无忌惮地提起专利侵权诉讼，这将给仿制药公司带来巨大的经济损失，使仿制药公司饱受法律诉争之苦，与批准等待期设立的目的背道而驰。

（二）关于专利挑战及和解协议的风险

根据《征求意见稿》的规定，药品注册申请人挑战相关专利的，需要声明不构成对相关药品专利侵权，专利权人认为侵犯其专利权的，应当提起专利侵权诉讼，在批准等待期内双方可以达成和解，药品审评机构应当根据双方和解协议作出批准或不批准药品上市的决定，对于挑战专利成功的药品给予 1.5 年的数据保护期。由于在数据保护期内，药品审评机构不

〔1〕 陈敬、史录文：《美国药品专利链接制度研究》，载《中国新药杂志》2012 年第 22 期，第 2591 - 2595 页。

〔2〕 鲁周煌：《批准等待期成药品专利链接制度利益博弈点》，载《中国知识产权》2018 年第 133 期，第 54 页。

再批准其他申请人同品种药品的上市申请,这将激发仿制药公司发起专利挑战的积极性。目前,我国原研药专利无效审查日趋严格,仿制药公司在发起专利挑战时普遍选择宣告专利权无效。从我国医药支柱企业恒瑞医药、正大天晴、中信国健发起的专利无效案判决结果来看,专利无效的成功率超过50%,从行政诉讼程序的判决结果来看,基本维持了无效决定,仿制药专利挑战成功率很高[1]。同时,由于专利诉讼结果的不确定性很大,原研药公司在面对专利挑战时变得愈发保守,即便对自己的专利非常有信心或者知道自己赢得诉讼的概率很大,原研药公司仍倾向于通过协议而非诉讼的手段解决争议。和解协议设立之初的目的在于节省诉讼的时间与成本,这种情况下,和解协议更容易演变为反向支付协议(reverse payment)。一般的和解协议通常指侵权者向权利人支付一定的金钱赔偿,而反向支付协议是由专利权人给予专利挑战者一定的金钱赔偿,以求终止其对专利权人发起的挑战。反向支付协议在一定程度上是一种可被接受的终止争议的方法,然而在专利挑战制度背景下,反向支付协议的弊端却较为明显。

一方面,原研药公司为了避免专利被宣告无效的处境,往往会向仿制药公司支付高昂的和解金,以便终止仿制药的专利挑战,原研药公司甚至可以要求仿制药公司永远都不要对原研药公司的专利发起挑战。另一方面,原研药公司容易假借和解协议之名,限制仿制药公司进入市场的机会,造成侧面交易(side deals),最常见的形式是原研药公司向仿制药公司支付金钱或者提供商业上的好处,使仿制药公司承诺推迟药品进入市场的时间,这种情况会导致原研药在某个医疗领域具备垄断地位。双方达成和解不是因为原研药公司的药品专利价值,而是源于原研药公司的经济诱惑,通过分享垄断带来的利益达成协议从而避免互相竞争。[2]这种"明修栈道,暗度陈仓"的做法使仿制药进入市场的时间较晚并且创新程度有所下降,根据FTC的报告,2010年美国因和解协议延迟仿制药上市17个月,使消费者每年多花35亿美元。[3]由此可见,和解协议影响了市场的公平竞争,同时也使消费者失去了以低廉价格购买药品的机会,进而降低了药品的可及性。

(三) 关于专利管理部门和药品监管部门权责分配的风险

药品专利链接制度将仿制药的上市审批与专利权相结合,涉及专利管理部门和药品监管部门之间的职能链接,对两部门的协调、沟通与配合有较高的要求,二者之间权责分配问题也将带来诸多风险。

其一,药品专利链接制度将产生专利管理部门和药品监管部门之间衔接不当、各自为政的风险。目前,我国药品上市注册机关与药品专利审批管理机关之间没有构建必要的衔接

〔1〕 明志会、黄文杰、刘彩连等:《医药领域专利无效周期及成功率研究分析》,载《中国新药杂志》2018年12期,第1334-1339页。

〔2〕 傅宏宇、谭海波:《知识产权运营管理 法律实务与重点问题诠释》,中国法制出版社,2017年,第257-259页。

〔3〕 Federal Trade Commission: FTC Staff Report Finds 60 Percent Increase in Pharmaceutical Industry Deals That Delay Consumers' Access to Lower-Cost Generic Drugs. [2018-08-05]. https://www.ftc.gov/news-events/press-releases/2011/05/ftc-staff-report-finds-60-percent-increase-pharmaceutical.

与沟通机制,也没有法律对两部门在药品专利链接制度中的权利与义务作出规定,二者在履行职责的过程中基本上是各自为政,互不相干,[1]这种情况会给药品专利链接制度的正常运行带来不可避免的公共管理风险。

其二,药品专利链接制度将模糊专利管理部门和药品监管部门之间的权责界线。由于《专利法》和《药品管理法》的目标之间存在差异,药品监管部门和专利管理部门的职责并不相同。药品监管部门通过实施公共卫生监管措施,对药品的安全性、有效性和可靠性进行审查,侧重于国内生产、销售、进口和分销药品的质量,以最大限度地减少药物使用者的风险,保障公共药品卫生安全。有关药品专利的情况不在其审查范围之内,将专利权的情况作为暂缓仿制药上市审批的依据扩大了药品监管部门的权力范围。专利管理部门的职责在于依据专业知识,在客观的基础上判断药品专利是否具备新颖性和创造性,从而判断是否授予发明人专利权。药品专利链接制度将药品的上市审批与专利权相结合,容易造成两部门之间职能交叉重叠、职责不清、权责不一的现象,引发效率低、重复、拖延、相互推诿等问题。这种权责配置的不稳定性将增加政府运行成本,容易诱发各种短期行为。

由此可见,在我国建立药品专利链接制度并非可以一蹴而就。我国药品企业的自主创新能力和研发实力与发达国家相比仍存在较大差距。我国仿制药占药品市场的95%以上,由于仿制药生产领域长期以来缺乏高水平的质量标准与控制体系,部分获批上市的仿制药质量普遍不高,仿制药重复开发、恶性竞争的现象也十分严重。[2]我国是仿制药大国,但却不是仿制药强国,仿制和模仿创新是我国今后相当长一段时间内开发新药的基本途径。同时,"看病难、看病贵"仍是我国医药体系面临的主要问题,鼓励仿制药尽早上市以降低药品价格,满足公众对廉价药品的需求,惠及公众健康是我国当下应当解决的首要问题。药品专利链接制度更关注原研药产业的发展,专利挑战、批准等待期、和解协议容易加剧药品市场的不正当竞争,而竞争的成本最终由消费者负担,影响了药品的可及性和公共健康。药品专利链接制度要求药品监管部门和专利管理部门进行衔接、协调、配合,如果没有良好的公共治理机制,药品专利链接制度的运行成本也会大幅增长。

五、结 语

公共健康问题是社会关注的焦点,健康权是一项基本人权。药品专利链接制度试图达到专利权和公共健康权的平衡,但究其本质,反而是更加侧重于保障原研药公司的利益。构建我国的药品专利链接制度,必须客观、理性地认识与分析当前药品创新能力、药品产业发展状况,结合域外实践审慎面对该制度的潜在风险。

我国作为发展中国家,原研药自主研发水平、创新能力与发达国家相比仍有较大差距。

---

[1] 胡潇潇:《药品专利实验例外制度研究》,知识产权出版社,2016年,第237-238页。
[2] 搜狐网:《〈中国仿制药蓝皮书〉发布,打破现状提高我国仿制药质量》,https://www.sohu.com/a/144203812_750202,最后访问时间:2018年8月5日。

我国应当鼓励仿制药产业的发展,降低药品价格,减轻医疗负担,进而惠及公众健康。当然,一味支持仿制药的发展并非长远之计,立足药品自主创新,激发原研药公司的创新动力,促进新药问世来对抗新疾病是我国药品政策的长期目标。药品专利链接制度的构建应当从长计议、循序渐进,避免操之过急。有鉴于此,我国可建立较为弱化的"药品专利链接制度",也就是吸纳其中较为成熟的声明制度和上市药品目录集规则,暂缓规定批准等待期、专利挑战和和解制度等。质言之,药品注册申请人在提交注册申请时,应提交其知道和应当知道的涉及相关专利的声明。药品监管部门应完善涵盖药品基本信息、药品相关专利信息的上市药品目录集,保证目录集内容准确,以网络形式每月进行更新、发布。至于针对这些专利存在的无效争议,仍按照现行机制,由专利行政管理部门和司法机关进行解决。

美国医药产业创新政策环境
研究及对中国的启示[*]
——基于阿法依泊汀研发的实证研究

颜建周[**]　董心月　陈永法　王梦媛　邵　蓉[***]

引　言

　　生物医药产业作为全球最具竞争力的高技术新兴产业之一,其创新发展不仅与人类健康息息相关,而且有助于提升各国在生命科学领域的综合实力。然而,创新药物研发投入成本高,且要面临研发成功、研发回报的不确定性以及其他不可预知的影响因素。因此,许多制药企业都难以持续维持创新研发活动。中国正处于医药产业创新升级的关键时期,创新模式 2.0 阶段已经基本完成,现在应当向创新模式 3.0(医药创新生态系统)转变,期间,对医药创新政策环境的优化举足轻重。现阶段虽然已初步建立起医药产业创新研发政策体系,但相关制度尚待调整和完善。鉴于此,本文以全球医药创新发展程度最高的美国为研究对象,在简要分析美国医药产业创新研发政策的基础上,采用案例剖析法,以安进公司的阿法依泊汀为研究对象,通过真实案例验证美国医药创新政策环境的具体作用机制及实施绩效,以期为完善中国医药产业创新政策环境提供经验借鉴。

一、理论构建

　　"创新"这一名词最早由熊彼特(Joseph Schumpeter)在 20 世纪初提出,此阶段的创新发展理念处于初级水平,也被称作"创新发展 1.0 模式"。此后,日本的迅速崛起使得 1985 年朗德沃尔提出的"创新系统"概念风靡一时,1987 年弗里曼(C. Freeman)进一步深入探讨了国家建立"创新系统"推动科技发展、激励创新研发的重要性和必要性。这一时期已经开始强调创新企业与高校、科研机构之间的互动,被称作"创新发展 2.0 模式"。20 世纪末期,"创新生态系统"随着硅谷持续辉煌的发展被正式提出,并在 2003 年美国总统科技顾问委员会

---

　　*　原文首发于《中国科技论坛》2018 年第 1 期。

　　**　颜建周,男,中国药科大学国家药物政策与医药产业经济研究中心,讲师。

　　***　邵蓉,女,中国药科大学国家药物政策与医药产业经济研究中心,教授,博士生导师。

(PCAST)的阐述中得以明晰和落实。2009 年,朱迪·埃斯特琳又进一步明确阐释了创新生态系统的概念。各国纷纷着手建立一个新型的、充满活力的创新生态系统,而在这个过程中,要想完成对创新研发的激励,应当首先确立起一个完善、灵活的创新政策环境以推动创新生态系统的构建,此阶段则被称为"创新发展 3.0 模式"[1]。

二、理论检验与案例分析框架

(一) 理论验证

医药行业是科技领域中的朝阳产业,随着创新理念的提出和发展,也经历了从医药创新、医药创新系统至医药创新生态系统的递进式转变。与上述三个创新历程相对应,医药行业的创新范式已经完成线性范式(创新范式 1.0)、创新体系(创新范式 2.0)阶段,开始向创新生态系统(创新范式 3.0)迈进。美国已经领先完成了医药创新生态系统的构建,而中国仍处于医药创新体系"2.0 模式"的阶段,因此通过吸取美国优秀经验、学习其典型产品和企业的发展路径、创新模式,完成"2.0 模式"向"3.0 模式"[2]的转变尤为重要。

医药创新生态系统是一个动态的、持续发展的活力系统,其结构包括核心企业、创新链和创新环境三个部分[3]。创新环境的地位举足轻重,尤其是创新政策环境的确立和构建可以直接影响到核心企业的引领作用与创新链的有效衔接。随着创新需求的增大,对政策环境的需求也与日俱增。由"2.0 模式"向"3.0 模式"的转换迫使我们适应创新需求,改变政策供给,通过创建一个新型的创新政策环境来推动创新生态系统的建设[4]。

(二) 研究方法与案例分析框架

2006 年国务院颁布的《国家中长期科学和技术发展规划纲要(2006—2020 年)》明确提出了创新政策环境的建设为下一步的重点开发领域,配套的政策与措施将会涉及科技投入、税收激励、金融支持、创造和保护知识产权等十多个政策建设计划,推动创新生态系统(创新模式 3.0)的建成。医药创新 3.0 的兴起是创新体系向创新生态体系的升级,需要第三代医药创新政策环境的部署,以建立一个优良的制度框架、有力的政策支持(见图 1)。

---

[1] 曾国屏、苟尤钊、刘磊:《从"创新系统"到"创新生态系统"》,载《科学学研究》2013 年第 1 期,第 4-12 页。

[2] 李万、常静、王敏杰等:《创新 3.0 与创新生态系统》,载《科学学研究》2014 年第 12 期,第 1761-1770 页。

[3] 曹祎遐、高文婧:《企业创新生态系统结构发凡》,载《产业经济与企业趋势》2015 年第 4 期,第 135-141 页。

[4] 刘恒志:《创新食品药品机制强化社会管理职能》,载《中国食品药品监管》2011 年第 9 期,第 51-52 页。

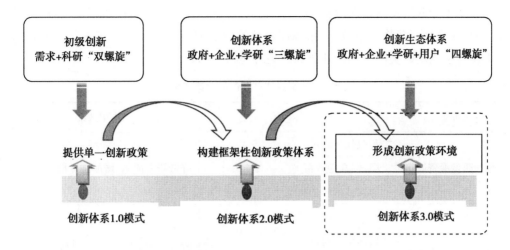

图1 医药创新生态系统(创新模式3.0)的演化过程

文章接下来将利用案例研究方法对上述理论进行验证,以药物创新生态系统的构建为基础,将"创新模式3.0"作为模板,通过研究安进(Amgen)公司对阿法依泊汀(EPO)的创新研究和开发过程,明确建立医药创新政策环境对推动"创新模式3.0"的构建及激励医药行业创新研发的重要意义,并通过分析美国创新政策环境的实施效益对中国医药创新政策环境的建设提出建议(如图2)。

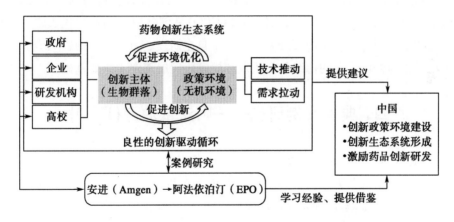

图2 通过案例研究构建医药创新生态系统的框架模型

三、美国医药产业创新政策环境研究

从药品生命周期的角度,美国医药产业创新政策环境可分为研发、上市和流通三个阶段来研究,分别对应创新药物的研发扶持政策、注册审评政策和市场回报政策。其中,研发扶持政策有助于降低研发制度性成本,增加研发资金扶持力度[1][2];注册审评政策可以缩短审评周期,提高创新药物上市效率;市场回报政策则能够帮助创新主体快速获得创新回报,进而推动持续创新。美国医药产业创新政策环境梳理如表1。

表1 美国医药产业创新政策环境

政策类型	具体政策	作用效果
创新研发融资政策	税收优惠政策	降低研发成本,增加研发投入
	财政、金融政策	
	专利技术转让制度	
创新药物注册审评政策	IND备案制	缩短审评周期,提高创新药物上市效率
	特殊审评通道	
	付费审评制	
	定期交流机制	
创新研发市场回报政策	知识产权保护(数据保护和专利保护)	获得创新回报,推动各主体持续创新
	定价机制(垄断价格)	

在上述政策作用下,美国制药企业实现了可观的创新产出,创新药物的研发、上市数量均长期居于全球领先地位。其中,阿法依泊汀(EPO)是创新成果的典型代表之一。该药物是美国最大的生物制药公司安进(Amgen)第一个自主研发、上市的生物技术药物,其上市后巨大的市场回报为公司后来的持续创新研发和规模化发展奠定了重要基础。

四、典型案例研究——阿法依泊汀(EPO)

阿法依泊汀(EPO),商品名为EPOGEN,通用名为Epoetin alfa。它是美国生物医药公司安进成立9年后获批在美国上市的第一个生物技术药物。经FDA批准的适应证为慢性肾功能衰竭导致的贫血、恶性肿瘤或化疗导致的贫血、失血后贫血等。

EPOGEN的活性物质为α-促红细胞生成素(Erythropoietin,EPO),能直接促进红血细胞的生成,对人体来说是重要的内源性生理物质。正常人体内一般不缺EPO,但肾衰竭患者的肾脏中EPO分泌量急剧减少从而出现贫血现象,故补充外源性EPO能够挽救严重肾衰患者的生命。EPOGEN就是基于这种原理,应用DNA重组技术及细胞培养技术而获得的外源性EPO。EPOGEN的发展进程如图3。

[1] 李中华:《美国新药研发的资金来源筹措及其工具》,载《中国医药技术经济与管理》2007年第1期,第35-40页。

[2] Jayadev Arjun,Stiglitz Joseph. Two ideas to increase innovation and reduce pharmaceutical costs and prices. Health Affairs Web Exclusives,2008,28(1):165-168.

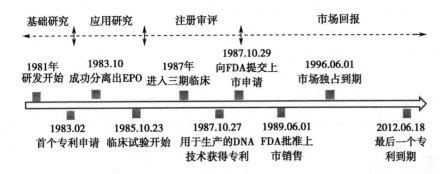

图 3　EPOGEN 的发展进程

在阿法依泊汀（EPO）研发的不同阶段，美国的医药创新政策环境对其发展起到了不同的激励和推动作用，具体作用机制如表 2 所示。

表 2　美国医药创新政策环境对 EPO 发展的作用机制

研发阶段	具体政策		对 EPO 研发的影响
基础研究	专利技术转让制度		使公司获得了可快速获得新药收益的原始研究成果
应用研究	研发融资政策		支持了 EPO 由实验室研究向人体研究过渡的关键阶段
	专利技术转让制度		使公司能够在已有研究成果的基础上继续开展应用研发，缩短了企业获得创新回报的周期
注册审评	孤儿药激励政策		EPO 的审评时间明显低于同期平均水平，缩短了企业获得创新回报的周期
	税收优惠政策		助其缩小上市成本，激励持续创新
	研究基金补助政策		主要用于一期和二期临床试验，进一步收回其开发成本
市场回报	知识产权保护	专利保护制度	使公司的产品独占市场，获取高额利润
		孤儿药法案	给予了其额外的市场独占权，为安进带来高额回报
		垄断定价	使公司获得丰厚市场回报，弥补上市前研发投入

（一）EPO 的基础研究和技术转让

美国创新研发基础研究一般由大学、科研机构开展，企业则直接购买基础研究成果用于商业化开发。而基础研究向应用研究过渡的重要途径之一就是专利技术转让。该制度始于1980 年颁布的《拜杜法案》，主要精神是"放权"，即以大学、中小企业和非营利研究机构为规范客体,允许其对政府资助所得的研发成果拥有知识产权而非无偿上交政府[1][2]。

所以,EPO最早并不是由安进公司发现,而是来自芝加哥大学 Eugene Goldwasser 教授带领的生物学研究小组。安进成立后,初步确定了 15 个产品项目和 7 个技术项目进行应用研发,而 EPO 的雏形就是其中一项早期科研成果。安进在购买这项研究成果的同时,也承诺如果产品最终能够上市销售,将向 Eugene Goldwasser 支付 1% 的技术使用费。

这种大学和企业之间的专利技术转让,使得安进公司能够在已有研究成果的基础上继续开展应用研发,缩短了企业获得创新回报的周期,推动了企业创新研发的可持续发展。

(二)EPO的应用研究阶段

EPO 的早期研发资金为公司成立初期时通过风险投资筹集到的资金,共计 1 940 万美元。最初预计这笔资金可以支持公司四年的研发活动,然而这笔资金仅维持到 1983 年便基本耗尽,EPO 的研发工作面临停滞危险。为此,安进开始尝试利用已有研究成果吸引外来资金投入,在 1983 年到 1987 年间共开展了 6 次大规模融资,总融资金额达到 2.066 亿美元,由此获得的资金投入支持了 EPO 由实验室研究向人体研究过渡的关键阶段。其中,最重要的两种融资渠道分别为与大型企业的合作和发行股票。

(1)与大型企业的合作——技术许可

在安进早期的对外合作中,最重要的莫过于与日本麒麟啤酒株式会社和强生公司的合作,安进通过 EPO 生产权、销售权的转让融得资金,这种向特定对象承诺产品上市后,允许其在一定范围内生产、销售 EPO 的合作模式,实质上属于技术/专利许可。具体合作方式如表 3。

表 3　安进通过与其他企业合作筹集研发资金的方式

时间	合作对象	合作方式	获得利益
1984 年	日本麒麟啤酒株式会社	组建合资企业,共同开展 EPO 研发。合资公司获得 EPO 在日本的生产权、销售权,以及亚洲其他地区的销售权,商品名为 EXPO	4 450 万美元 EXPO 年销售额的 5%
1985 年	强生公司	强生向安进直接投资,获得安进 EPO 的生产权,以及在以下地区的销售权:① 美国,除肾性贫血外的其他适应证,商品名为 Procrit;② 欧洲,EPO 全部适应证,商品名为 EPREX	1 000 万美元 Procrit 年销售额的 10%

注:在与麒麟公司的合作中,安进由于资金缺乏仅能投入 400 万美元现金,余下 800 万美元为公司所拥有的知识产权的价值评估。

---

[1]　李晓秋:《美国〈拜杜法案〉的重思与变革》,载《知识产权》2009 年第 3 期,第 90 - 96 页。

[2]　单美玉、李彩霞、王戴尊等:《〈拜杜法案〉对美国大学基础研究的影响》,载《技术与创新管理》2014 年第 6 期,第 576 - 579 页。

（2）通过金融市场融资——发行和出售股票

安进公司在成立后两年半，即 1983 年 6 月在美国纳斯达克证券市场（National Association of Securities Dealers Automated Quotation System，简称 NASDAQ）实行首次公开募股（Initial Public Offerings，IPO），最终募集资金 4 300 万美元。安进将 IPO 募集的资金全部用于 EPO 的继续研发，但这部分资金尚不足以支持 EPO 最终上市。因而在 1986 年和 1987 年，安进又分别通过向 SmithKlin 公司出售所持有股票和增发股票两种形式，先后募集到 3 450 万美元和 7 500 万美元。此后不久，EPO 顺利完成临床试验并在美国获批上市，其迅速攀升的销售额彻底解决了安进的资金问题。

（三）EPO 的注册审评阶段

安进公司于 1987 年 10 月向 FDA 提交了新药上市申请（New Drug Application，NDA），并于 1989 年 6 月 1 日获批上市，审评周期为 19 个月，明显低于同期平均水平（30 个月左右）[1]。安进提交 EPO 的 NDA 申请时，美国尚未建立处方药审评付费制度，也并未开通优先审评、加速审批等特殊审评通道。因此从审评周期来看，与推行付费审评制（13.8 个月）和建立特殊审评通道后相比，EPO 的审评效率并未发挥本质作用。

不过 EPO 研发上市时，正值美国刚刚颁布《孤儿药法案》不久。FDA 考虑到 EPO 的创新性和在罕见疾病领域的临床疗效，于 1986 年 4 月 10 日和 1991 年 7 月 1 日两次给予 EPO 孤儿药地位，并由此为安进提供了以下几个方面的经济优惠[2][3]：第一，EPO 上市后享有 7 年市场独占权，且该保护不受专利权影响；第二，给予一定税收优惠，即 EPO 临床试验费用的 50% 可抵减税额；第三，向安进公司提供开发补助及研究基金，年总计约 20—30 万美元，主要用于其他新药的一期和二期临床试验。

（四）EPO 的市场回报阶段

1. 基于知识产权保护

EPO 之所以能长期占据贫血疾病药物的主要市场地位，与其良好的知识产权保护紧密相关。EPO 的知识产权保护情况（见表 4）如下：

（1）专利保护

早在 1983 年，安进公司就对合成 EPO 基因片段的工艺进行专利申请，并于 1985 年获得美国专利局的批准。此后，公司不断以专利为武器击败强生（Johnson & Johnson）、基因泰克（Genentech）、安万特（Aventis）遗传公司等潜在的市场竞争对手，并最终获得在美国境内长达 32 年的专利保护期，为 EPO 获得高额市场回报奠定了良好基础。

[1] 邵蓉、殷天红：《美国药品审评付费制度对我国加快药品审评的启示》，载《中国药科大学学报》2014 年第 3 期，第 281－285 页。

[2] Haffner M E，Whitley J，Mose M. Two decades of orphan product development. Nature Review Drug Discovery，2002，1(10)：821－825.

[3] 张延军、王静波、郭剑非：《美国孤儿药法案及其对新药研发的影响》，载《中国药物经济学》2010 年第 1 期，第 27－34 页。

表 4　EPO 核心专利在美国的申请和公开情况

	专利名称	申请人	申请时间	优先权日	专利公开日
1	EPO 单克隆抗体的形成	麒麟-安进合资公司	1983.02.04	1983.02.04	1985.12.10
2	EPO 的生产		1984.12.11	1983.12.13	1987.10.27
3	EPO 的提纯		1985.06.20	1985.06.20	1987.05.19
4	铁过载的治疗方法		1986.11.21	1986.11.21	1991.05.07

数据来源：Thomson Reuters Integrity。

经分析，可以发现安进公司主要从以下几个方面加强 EPO 的专利保护：

① 专利分割。安进从 1983 到 1986 年间先后为 EPO 在美国申请了四个核心专利（不包括外围专利），所有专利申请都包括了 EPO 研发工作的相同描述，但每项申请又提出了不同的主张。比如，原始专利覆盖的是 EPO 基因，但其他专利分别涉及了用于生产 EPO 的基因工程改造细胞、生产工序以及治疗方法。因此，虽然首个专利已于 2004 年失效，但由于其他专利在 20 世纪 90 年代中后期才陆续获得批准，EPO 实际的专利保护期比一般药品更长。

② 反复提交。很多专利申请并不能一次成功，EPO 专利申请被多次拒绝或作废后，安进公司又重新用不同的表达方法提交专利申请，从而使这部分专利申请多年来一直处于审核阶段，如"铁过载的治疗方法"专利审核期长达五年。这种方式相当于变相延长了专利保护期。

此外，EPO 在专利保护期内经历了美国专利法改革（专利保护期从专利发布之日起 17 年内改为从申请之日起 20 年内），但安进对 EPO 几项专利所提交的专利申请都是在新专利法生效之前，因此，EPO 的专利仍然是从发布之日开始生效，加之安进与强生、基因泰克等公司频繁就 EPO 的专利问题引发诉讼案，使得 EPO 最后一项专利直至 2012 年才到期，总专利期远远超出美国专利法所设定的界限。

（2）市场独占

市场独占是《孤儿药法案》对孤儿药创新研发最大的激励政策[1]，在此支持下，EPO 获得了长达 8 年零 7 个月的市场独占期（1989 年 6 月 1 日至 1997 年 12 月 31 日），在此期间不批准其他仿制药品在美国上市。在这种独占模式下，虽然安进此前将 EPO 在亚洲、欧洲以及美国的部分市场转让给麒麟和强生，但余下的市场空间仍能为安进带来高额回报。《孤儿药法案》赋予 EPO 的市场独占权如表 5 所示。

----

〔1〕　易八贤、王广平、姬海红等：《美国孤儿药法案 30 年历程与我国新药创新制度体系完善》，载《中国新药杂志》2014 年第 10 期，第 1107－1114 页。

表 5　EPO 相关的市场独占权

治疗领域	授予时间	生效时间	市场独占期	结束时间
肾衰竭晚期所致的贫血症	1989.04.10	1989.06.01	7 年	1996.06.01
HIV 感染或治疗所致的贫血症	1991.07.01	1991.12.31	7 年	1997.12.31

数据来源：FDA，Search Orphan Drug Designations and Approvals。

此外，由于生物药物的仿制难度比化学药物更高，且美国近几年才放宽生物类似物的政策，因此 EPO 实际的市场独占期要远高于 FDA 所赋予孤儿药的市场独占期。

2. 基于垄断定价

美国是采取自由定价的国家之一[1]，政府不直接干预药价，药品价格主要由政府保险部门/商业保险医药公司和药品生产企业谈判制定[2]。美国的肾透析患者大部分被涵盖在联邦政府的 Medicare 计划内，因而政府的医保基金是 EPO 的重要来源。EPO 上市初期，安进为提高药品的市场份额将其价格定得较低，随着用药人群的迅速增加（EPO 上市时为 10 万左右，到 20 世纪末已经接近 30 万人），安进公司又重新与 Medicare 谈判，将每个患者的 EPO 使用费从 4 000 美元/年提升到 8 000 美元/年。对此，华尔街分析家曾预测，价格上涨和用药人群增加使得安进从 EPO 中获得的收益将从 1.5 亿美元/年上涨到 10 亿美元/年。

美国健康和人类服务部（Department of Health and Human Service，HHS）内部数据表明，EPO 的研发总投入只有 1.7 亿美元，但上市两年内政府就为其支付了 4.6 亿美元，而生产企业实际只获得了其中的 5%[3]。

五、基于案例的美国医药创新政策环境实施效果研究

在美国医药创新政策环境的影响下，EPO 在美国上市后取得了轰动性的市场效果，不仅为安进带来了可观的直接经济效益，而且对安进日后走创新发展道路起到了决定性作用。

（一）EPO 产生的直接利润

作为全球首个重组人促红细胞生成素产品，EPO 上市后首月销售额就达到 1 700 万美元，并持续快速攀升，至 1996 年时年度销售额已超过了 10 亿美元，2009 年则达到 26 亿美元的峰值，成为名副其实的"重磅炸弹"药物（见图 4）。据安进公司年报统计，从 1989 年到 2011 年，该药为公司带来超过 370 亿美元的收入（不包括麒麟和强生的特许经营收入）。不仅如此，当 2012 年 EPOGEN 最后一个专利期满后，其销售额虽然在仿制药的冲击下有所下

〔1〕 杨莉、刘春艳、张建静等：《国际药品价格管制方式及效果研究的系统综述》，载《中国卫生政策研究》2011 年第 7 期，第 17－24 页。

〔2〕 李秀娟、孙ílí华、刘皓：《美国药品价格政策——促进研发与保障消费之间的权衡取舍》，载《中国药物经济学》2009 年第 6 期，第 41－46 页。

〔3〕 Merrill Goozner. The ＄800 Million Pill：The Truth Behind the Cost of New Drugs. University of California Press，2004：1878－1878.

降,但仍然维持在 20 亿美元左右的较高水平,并在 2013 年全球 EPO 市场中继续占据 28% 的市场份额,由此可见其在血液疾病药品中的重要地位。

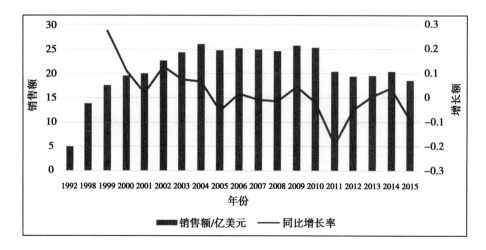

图 4　EPOGEN 上市后的市场销售情况

资料来源：根据安进公司年报整理。

(二) EPO 对安进发展的影响

一方面,EPO 为安进带来高额的直接经济回报,使得公司不再受资金掣肘,能够持续开展其他药品的研发工作。另一方面,EPO 的上市也整体提升了安进的市场竞争力,其中最直观的反映为安进在股市上的表现。如图 5 所示,安进自 1984 年上市以来股价一直低迷,但 EPO 上市后则开始大幅上涨。这种良好的成长趋势使得安进逐渐成为生物制药领域的龙头企业,并吸引了更多投资方和合作方,为企业日后的快速成长打下了坚实基础。

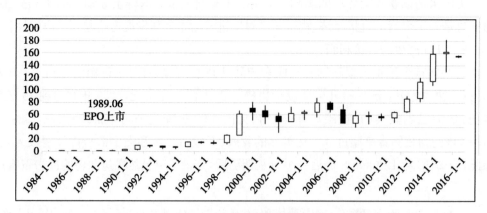

图 5　安进公司成立以来的股价情况

资料来源：根据安进公司年报整理。

六、研究结论以及对中国的启示和建议

医药创新生态系统(医药创新 3.0 模式)的构建离不开创新政策环境的支持。EPO 的成功上市是美国医药产业创新政策环境引导下企业发展创新的一个缩影,其接力创新合作模式(表6)也为中国创新药物研发提供了典范。虽然多年来,相关利益主体对于 EPO 的专利、市场独占和价格一直存在争议,但不可否认,这些政策对促进制药企业加大创新药物研发投入,进而带动医药产业创新升级有显著的正向激励作用。

表 6　EPO 的接力型合作创新模式

研发阶段	关键政策/制度	作用效果
阶段 1:创新研发阶段	研发税收优惠政策 研发资金扶持政策 人才培养政策	为创新知识(内源性 EPO)的发现提供良好平台,实现基础创新
阶段 2:市场准入阶段	财政金融政策 专利技术转让制度 审评审批制度	推动基础研究成果(创新知识)向应用研究(临床试验)转化
阶段 3:市场回报阶段	知识产权保护制度 医保报销制度 科学的定价机制	实现创新成果(EPOGEN)的商业化,为创新主体(安进)带来利润以支持新的创新

对于发展中国家来说,提高技术创新含量、加快国际市场融合是制药企业在产业升级中的两个必然努力方向[1]。因此,走创新发展道路是中国制药企业发展最核心、最根本的转型方向和路径。随着中国医药产业逐渐向"完全自主创新"模式过渡,中国开始积极促进医药产业的转型升级,相关改革措施已经逐步开展。然而,医药创新政策环境的构建不仅在于单一制度的改革或建立,更在于促进制度间的相互作用,推动形成能够作用于药品全生命周期的创新政策环境,最终形成高效、可持续的医药创新循环。

中国应当建立起医药创新生态系统(医药创新 3.0 模式),该系统由研发激励政策、融资激励政策、注册审批政策和特殊审批政策四大政策组成,作用于药品创新研发的基础研究、研究开发、成果转化和应用以及反馈四个核心环节,充分发挥高校、科研机构、研发公司、政府、中介服务机构各主体的作用,解决研发上市过程中对于物质流、能量流和信息流的需求,最终实现促进创新药物顺利研发和上市的目标。在此基础上,建议继续从以下几个方面调整和完善中国的医药创新政策环境:

(1)加强知识产权保护力度,完善奖励措施。完善的知识产权保护是创新药物得以获得高额市场回报的重要前提。建议国家及地方相关政府部门充分发挥引导作用,强化制药企业的知识产权保护意识;完善对专利持有人的奖励制度,提高中国医药产业自主创

---

〔1〕 赵扬、胡豪、王一涛:《基于发展中国家相关案例探索我国制药企业产业升级的突破路径》,载《中国药房》2011 年第 33 期,第 3076 - 3078 页。

新的积极性;有计划、分步骤地建立或完善相关的专利保护、数据保护等相关政策,加强保护力度。

(2) 加强技术、知识产权资本化意识,建立多元化融资渠道。通过案例研究可发现,技术和专利资本化是EPO研发期间筹资的主要方式之一。与美国相比,中国虽已初步建立起医药知识产权融资政策体系,但其实施绩效尚不明显。建议政府部门进一步完善知识产权融资政策,创新融资模式;优化知识产权价值评估体系,增强评估方法的科学性和可操作性;积极构建技术、知识产权转让和交易平台,为技术、知识产权融资提高后续风险处置保障。

我国中医药知识产权保护的主要问题与对策研究

刘长秋[*]

依据我国《中医药法》，中医药是包括汉族和少数民族医药在内的我国各民族医药的统称，是反映中华民族对生命、健康和疾病的认识，具有悠久历史传统和独特理论及技术方法的医药学体系。中医药是植根于中华传统文化并作为中华文化的重要组成部分而与之一脉相传的一种极为宝贵的知识体系与技术方法，是我国重要的卫生、经济、科技、文化和生态资源，也是世界公认极具特色的健康服务资源。以中药配方为代表的中医药传统知识，在我国经历了几千年的历史发展，为我国乃至世界医疗卫生事业做出了卓越的贡献，并以天然、低毒、疗效可靠等特点享誉全球，在维护人们生命健康以提高人类健康水平方面发挥着无以替代的重要作用。当前，伴随着环保意识在世界范围内的增强以及"回归自然"理念在全球的兴起，中医药作为一种产生于我国并提倡返璞归真的重要资源，已经获得了越来越多的青睐。而"一带一路"倡议的实施则给中医药国际化带来极好的契机，有利于我们打造中医药海外发展全方位开放的新格局，参与全球医药卫生发展新规则和秩序的构建，同时又可推动国内中医药产业发展战略调整，打造并延伸产业链条，构筑起开放包容的自主中医药国际贸易体系。可以说，"一带一路"倡议将为中医药国际化插上腾飞的"翅膀"，为中医药产业国际化提供发展的创新思路和内在动力。而在中医药产业国际化发展方面，知识产权保护问题无疑成为最为重要的影响和制约因素，尤其是在当代科学技术的发展已经越来越依赖知识产权保护的背景下。2016年10月中共中央、国务院印发的《"健康中国2030"规划纲要》提出，推进医学科技进步，"重点部署创新药物开发、医疗器械国产化、中医药现代化等任务，显著增强重大疾病防治和健康产业发展的科技支撑能力。力争到2030年，科技论文影响力和三方专利总量进入国际前列，进一步提高科技创新对医药工业增长贡献率和成果转化率"，对中医药知识产权问题提出了明确目标和要求。这使得中医药知识产权保护问题成为近年来国内学术界探讨较多的一个热点议题。

一、我国中医药知识产权保护立法的历史演进

自中医药产生之日起，中医药界自我保护的传统手段一直都是技术保密，这使得我国中

---

* 刘长秋，法学博士，上海政法学院教授。

医药界对中医药知识产权保护的意识严重不足。1984年3月第六届全国人大第四次会议通过的《中华人民共和国专利法》(简称《专利法》)是新中国历史上首部专利法,对我国知识产权保护的推进产生了积极影响,对中医药知识产权保护也产生了思想启蒙作用。但由于我国药品研发水平比较低,原创药物比较少,仿制药比较多,1993年之前对中医药在内的各种药品更多的只是提供行政保护,因此该法最初实际上并没有真正被适用于中医药知识产权保护。1992年10月14日中华人民共和国国务院令第106号发布了《中药品种保护条例》,该条例第2条明确规定:"申请专利的中药品种,依照专利法的规定办理,不适用本条例。"这使得《专利法》于1993年1月1日(1993年1月1日,《中药品种保护条例》开始生效)起开始对药品实施专利保护,中医药产品开始被纳入专利权保护框架。但中医药行业对于知识、技术、产权在企业发展中的作用还认识不足,以致对中医药专利保护问题的重要性没有清醒的认识。为了加强和推动中医药行业对以专利为核心的知识产权保护工作的认识,加强中医药专利管理机构的建设,强化中医药专利管理职能,有效指导中医药管理部门、企事业单位做好中医药知识产权保护工作,根据《中华人民共和国专利法》及其《专利法实施细则》《企业专利工作办法》,中医药管理局于1995年9月发布了《中医药专利管理办法(试行)》,对中医药的专利管理、专利申请、专利实施与许可及专利保护进行了明确规定,该办法第16条明确要求:凡能形成专利的中医药科学研究项目(新工艺、新方法、新产品),必须申请专利。在此影响下,中医药专利的申请和授权数量开始持续快速增长。不过,总体来看,在我国中医药单行法产生之前,国内相关企业与个人在中医药知识产权保护方面的意识一直都不强,技术创新的动力也不太大。

2003年4月2日国务院第3次常务会议通过了《中华人民共和国中医药条例》,该条例是当时我国效力层次最高的一部保护中医药的立法,其中有很多规定涉及中医药技术成果及其应用。如第22条:"中医药科学研究应当注重运用传统方法和现代方法开展中医药基础理论研究和临床研究,运用中医药理论和现代科学技术开展对常见病、多发病和疑难病的防治研究。中医药科研机构、高等院校、医疗机构应当加强中医药科研的协作攻关和中医药科技成果的推广应用,培养中医药学科带头人和中青年技术骨干。"第23条:"捐献对中医药科学技术发展有重大意义的中医诊疗方法和中医药文献、秘方、验方的,参照《国家科学技术奖励条例》的规定给予奖励。"第24条:"国家支持中医药的对外交流与合作,推进中医药的国际传播。重大中医药科研成果的推广、转让、对外交流,中外合作研究中医药技术,应当经省级以上人民政府负责中医药管理的部门批准,防止重大中医药资源流失。"但总体来看,该条例的理念是推动中医药知识的普及、应用和共享,对中医药知识产权的保护问题不够关注和重视,并没有明确提出中医药知识产权保护问题,没有专门对此进行规定。

但值得欣慰和肯定的是,在该法出台前后,很多地方都出台了地方性的中医药立法,如《深圳经济特区中医药条例》《贵州省发展中医药条例》《广西壮族自治区发展中医药壮药条例》《北京市发展中医条例》等。其中不少省市、自治区的地方性法规都明确对中医药知识产权问题进行规定,如《贵州省发展中医药条例》[1]《广西壮族自治区发展中医药壮药条例》[2]《陕西省发展中医条例》[3]《北京市发展中医条例》[4]、《黑龙江省发展中医药条例》[5]等。尽管这些规定在实际保护中医药知识产权方面所发挥的作用远低于预期,但作为地方立法,能够对中医药知识产权保护有这样的意识显然难能可贵。

2016 年 12 月 25 日中华人民共和国第十二届全国人民代表大会常务委员会第二十五次会议通过的《中华人民共和国中医药法》(简称《中医药法》)对中医药知识产权保护问题给予相对较为全面的关注和重视,该法第 8 条规定:"国家支持中医药科学研究和技术开发,鼓励中医药科学技术创新,推广应用中医药科学技术成果,保护中医药知识产权,提高中医药科学技术水平。"第 23 条规定:"国家建立道地中药材评价体系,支持道地中药材品种选育,扶持道地中药材生产基地建设,加强道地中药材生产基地生态环境保护,鼓励采取地理标志产品保护等措施保护道地中药材。"而第 43 条则规定:"国家建立中医药传统知识保护数据库、保护名录和保护制度。中医药传统知识持有人对其持有的中医药传统知识享有传承使用的权利,对他人获取、利用其持有的中医药传统知识享有知情同意和利益分享等权利。国家对经依法认定属于国家秘密的传统中药处方组成和生产工艺实行特殊保护。"显然,该法不仅明确宣示了要保护中医药知识产权,肯定了中医药传统知识持有人对其持有的中医药

---

[1] 《贵州省发展中医药条例》第 19 条规定:"县级以上人民政府管理知识产权工作的部门,应当加强对中医药知识产权的管理和保护工作,组织引导中医药机构和人员及时申请中医药专利、地理标志、植物新品种等知识产权,帮助开发中医药专利产品、注册专用商标。"第 20 条规定:"鼓励中药企业在中药材、药效物质、中药新用途以及制药工艺等技术环节申请产品专利、方法专利或者中药新用途专利。对不适宜专利保护的工艺、方法等,可以采取技术秘密的方式实施保护。"第 21 条:"中医药知识产权以及中医药秘方、验方、专有技术和科研成果等,可以依法转让,也可以作为智力要素作价出资,参与开发和分配。未经权利人许可,任何单位和个人不得公开出版研究整理民族医药文献,不得披露、使用或者许可他人使用权利人的中医药秘方、验方、专有技术和未经公开的科研成果。"

[2] 《广西壮族自治区发展中医药壮药条例》第 22 条规定:"县级以上人民政府负责知识产权工作的部门,应当依法加强对中医药、壮医药知识产权的管理和保护工作,组织、指导、帮助相关单位或者个人申请中医药和壮医药专利、地理标志产品、植物新品种、注册商标等知识产权保护。中医药、壮医药的知识产权,包括秘方、验方、专有技术和科研成果等,可以依法转让,也可以作价出资,参与开发和分配。未经权利人许可,任何单位和个人不得披露、使用或者许可他人使用权利人的中医药、壮医药秘方、验方、专有技术和未经公开的科研成果。"

[3] 《陕西省发展中医条例》第 23 条规定:"依法保护中医药知识产权。有关部门应当为中医药专利、商标注册申请人及时办理专利申请、商标注册。公民、法人和其他组织所有的中医药秘方、验方、专门技术和科研成果可以依法转让,也可以作为智力要素作价出资,参与开发和分配。"

[4] 《北京市发展中医条例》第 25 条规定:"依法保护中医药知识产权。有关部门应当为中医药专利、商标注册申请人及时办理专利申请和商标注册。公民、法人和其他组织可以以中医秘方、验方、专门技术和科研成果等智力要素作价出资,参与分配。"

[5] 《黑龙江省发展中医药条例》第 40 条规定:"县级以上知识产权管理部门应当组织中医药机构和中医药从业人员申请中医药专利、地理标志、药用植物新品种等知识产权,帮助开发中医药专利产品、注册商标及对有关中医药著作进行版权登记。对不适宜专利保护的工艺、方法等,可以采取技术秘密的方式实施保护。未经权利人许可,任何组织和个人不得披露、使用、占有权利人的中医药秘方、验方、专有技术和未经公开的科技成果,不得侵犯他人中医药著作权。"

传统知识所享有的权利,对经认定属于国家秘密的传统中药处方给予特殊保护,且鼓励对道地中药材采取地理标志产品保护等措施。这表明我国立法对中医药知识产权的保护已经达到了一个更高的阶段,不仅立法的效力层次有了明显提高,而且其保护措施已经不再局限于专利,而有了更多种形式。

二、中医药知识产权保护的现状与问题分析

从实践论的角度上来说,法学研究的目的在于研究现实生活中出现或存在的问题,据以判断其法律性质并找出应对这些问题的对策建议。在此意义上,分析并研判立法的缺憾与不足,并依据科学立法的理念与原则完善现行的立法与制度,无疑应当是法学研究的一个内含之义。[1]一方面,我国中医药知识产权保护经历了由最初单纯依赖技术保密手段到逐渐依靠法律手段的演进过程。在这一过程中,我国中医药知识产权获得的立法支持越来越强。这极大地推进了我国中医药知识产权保护工作。然而另一方面,受制于中医药自身的特点等在内的多方面因素的影响,我国中医药知识产权保护还存在多方面的不足。而分析这些不足并据以提出有针对性的对策建议,就成为学者们尤其是生命法学研究者与知识产权研究者理应肩负的一项重要使命。

(一) 公知中医药的保护成为当代知识产权制度保护之殇

现代知识产权制度是建立在西方文明发展之上,以西方的科学技术为基点的一种保护制度,而中医药则是建立在东方文明尤其是我国文明发展之上的、以我国传统知识为基点的一种知识技术体系。这种知识技术体系与西方的知识技术体系有着根本性不同。由于这种不同,如果完全站在西方知识技术体系下去理解中医药,很多时候甚至会引申出中医药是伪科学、伪技术的判断。近年来学术界对于中医是否是伪科学的争论就是一个很好的注脚。实际上,中医在中国历史上存在了这么多年且帮助和救治了无数生命的不可抹杀的事实以及中医药在日本、韩国等国家的风靡,已经清楚地表明,中医并不是伪科学,而只是与西医分属于不同的文化与文明,拥有不同的知识技术体系。中医药的科学性是毋庸置疑的。不过另一方面,中医药的这一特点却给建立在西方科学与文明之上的中医药知识产权保护带来了极大的困扰和制约。例如,依据 TRIPs 协议的相关规定、我国专利法的规定以及专利保护的基本原理,任何专利要想获得专利保护必须符合"三性",即创造性、适用性与新颖性。对于以强调新颖性为特征的西医西药而言,"三性"要求实际上相当于是为其量身定做的要求,有利于保障西医药的技术创新。而中医药则不同,中医药中的很多医药技术尤其是公知中医药技术已经不再具备新颖性的要求。这使得传统中医药难以具备新颖性,无法获得专利法的保护。而一些发达国家则利用这一点,并充分发挥其强大的技术优势,对我国的公知中医技术或中药配方进行二次开发,并在此基础上申请专利,进行独占性开发、使用和许可,从中获得高额利润。例如,日本根据我国中药典籍记载,在中药复方制剂六神丸的基础上开

〔1〕 刘长秋:《我国生命法及其立法完善研究》,《法治研究》2013 年第 7 期,第 57 - 66 页。

发出了"救心丸",能快速缓解心绞痛,并得到专利授权,出口金额多达上亿美元。[1] 不仅如此,日本人还用现代科学方法对中医经典《伤寒论》和《金匮要略》所记载的 269 个方剂进行系统研究和论证,将其中一百多种常用方剂按原方制作成药,并申请了相关专利,获得了巨大的效益。[2] 这种生物海盗行为已经对我国中医药中的公知中医药带来了巨大伤害,使得原出于我国并作为我国古人智慧结晶的中医药产品为其他国家所抢占并利用。

我国目前中医药的古籍基本都是公开的,像《神农本草经》《伤寒杂病论》《金匮要略》《千金方》《本草纲目》等重要典籍大多已进入公共领域,这使得我国很多传统的中医药都成为"公共知识",不再受专利权保护。任何一个国家的企业或个人都可以通过这些古籍轻易地获取相关的中医药技术或配方,并在此基础上进行二次开发,从而形成新的专利。而国家现行的立法并没有对这类典籍的保护采取有效的应对策略,使得我国在中医药传统知识保护方面还存在较大漏洞,成为我国很多传统中医药技术或配方外流的重要原因。

(二) 中医药自身的传承方式与知识产权保护的要求不相容

中医药学的发展历史悠久,体系庞杂,许多有关疾病治疗的方式方法等,特别是民族民间医药知识与技术,主要采用口传心授、师徒传教等方式代代相传;加之传统传承观念影响,一些尚存于世的名老中医对于自己经过长期临床总结出来的、疗效卓著的验方秘而不宣,只通过家传的方式流传,比较注意对独家技艺或配方的保护。就此而言,我国中医药技术有自己的一套自我保护机制,而这种保护机制在信息并不发达且极为封闭的古代社会是具有一定作用的。只不过,这种自我保护机制对于弘扬中医药技术,使更多的人受益于中医药技术乃至适应中医药技术产业化是极为不利的。在当代知识产权制度日益发展且在保护科学技术创新与传承方面发挥着越来越重大作用的情势下,传统中医药的自我保护机制已经与中医药进一步发展的需要格格不入,急需重新审视,另谋新图。同时,传统的口传心授以及家族式传授的单一保护模式,不仅极其容易导致处方因所有人意外身故等突发原因失传,也极容易因所有人外流而流失。非但如此,在这种单一保护模式下,保护与传承有着内在的矛盾,更多的传统保护习惯是保密,致使中医药处方中绝大多数为祖传秘方,口传心授,无物质载体,无成套的体系和标准。这不仅给收集整理增加了难度,也使得中医药处方在运用现有的需要提供严格标准才能开展认定的知识产权保护、专利保护时很难像西药一样做到化学结构式具体、专利保护范围明确、技术特征容易划分。[3]

(三) 我国中医药技术创新能力尚存在严重不足

当代生物医学的发展极为迅速,这使得很多国家都将生物产业的发展作为本国经济发展的一个新的重要增长点而在政策与法律上给予大力支持。在生物医学技术的发展方面,

〔1〕 李安迪、牛田园、张博源等:《伦理学视野下对我国传统中药知识保护机制的探索》,《中国医学伦理学》2016 年第 3 期,第 683－687 页。

〔2〕 周时更、许尔泳、魏晋才:《我国传统医药知识产权专利申请与授权分析》,《医学与社会》2017 年第 4 期,第 60－63 页。

〔3〕 黄劲松、魏喜春:《中医药处方知识产权保护的难题与对策思考》,《中国民族民间医药》2015 年第 19 期,第 145－146＋148 页。

包括美国、日本、韩国、德国等在内的发达国家和地区具有绝对的优势,这也成为支撑这些国家和地区生物产业发展的重要保障。相比之下,我国的生物医学技术发展则相对较为缓慢,与发达国家和地区相比还存在不小的差距。这直接制约了我国的中医药知识产权保护工作。2017 年海关数据显示,2017 年植物提取物出口额为 20.10 亿美元,中成药为 2.50 亿美元,中药材及饮片为 11.39 亿美元,保健品为 2.41 亿美元。其中,植物提取物占到了全年出口总额的 55%,相当于其他品种的总和,中成药和保健品的贸易占比非常低。[1] 而相比于植物提取物而言,中成药与保健品对于技术含量的要求显然要更高。这在某个侧面表明了我国中医药技术创新能力的不足。而这一不足直接制约了我国的中医药知识产权保护。欧、美、日、韩等先进国家凭借强大的生物医药能力,对中医药知识进行分析、筛选,很容易获得有效的药物成分并申请专利。如德国研发的银杏提取物,在心血管、肿瘤等方面有良好的疗效,利润丰厚。而作为发源地的中国,因为专利制度的建立较晚,制度不完善,生物产业能力较弱等原因,除青蒿素外没有其他著名的新药。

三、中医药知识产权保护的路径与对策建议

法律是应社会需要而产生并存在的,正如蒲鲁东所指出的,"法律是一种借以满足社会需要的方法"。[2] 而法律对社会需要的满足有赖于其依据社会现实需要而设置的相应制度。当前,我国正在大力发展生物产业,并已将生物产业作为我国未来的支柱产业来加以布局,而中医药则在其中扮演着至关重要的角色。为此,需要高度重视我国中医药知识产权保护问题,采取有效的立法措施切实保护好我国的中医药知识产权。基于此,笔者结合当前我国中医药知识产权保护的主要问题,提出以下几个方面的对策建议:

(一)采取综合性的制度保护措施

中医药的保护需要建立在尊重中医药自身特点的基础之上。为此,需要正视中医药自身的特殊性,尤其是其与西医西药的区别,建立体现中医药自身特点并更契合现实需要的中医药知识产权保护的综合性法律制度体系。具体而言,有必要构建中医药的行业标准,并在此基础之上逐渐谋求建立国家标准,使得专利法至少是我国的专利法可以更好地介入对中医药专利的保护。需要充分利用中药作为国家自然资源的特性,谋求通过《生物多样性公约》中的有关制度(如遗传资源利用的知情同意制度等)做好中药品种保护工作。此外,还需要促进建立商标保护、商业秘密保护、国家地理标志产品保护等在内的法律保护机制,运用多重手段保护我国中医药知识产权。就目前而言,《中医药法》尽管设置了包括道地中药材的地理标志产品保护制度、中医药传统知识利用的知情同意制度等多项制度,注意到了对中医药知识产权的多措施保护,但其规定太过笼统,需要进一步细化,增强可操作性。

---

〔1〕 田浩国、高山:《我国中医药出口发展中存在的问题与改进对策》,《对外经贸实务》2018 年第 6 期,第 145 - 146＋148 页。

〔2〕 [法]蒲鲁东:《什么是所有权》,孙署冰译,商务印书馆,1982 年,第 103 页。

当然,要更好地保护中医药的发展,使之更好地适应我国医药产业进一步发展的需要,提高中医药技术的创新也是必不可少甚至是更为重要的一项工作。知识产权保护的本质在于保护、激励技术创新,只有技术自身存在或者产生创新,这种保护才更有现实意义。就目前来看,我国的中医药技术总体呈现出技术含量低,零附加值,创新无力等特点。很多原出于我国的中药配方或中医技术被其他国家二次利用来注册专利,本身就表明了我国中医药技术创新能力不足。为此,需要加强我国中医药技术创新能力,加大开发诸如青蒿素之类的中医药新产品,为我国中医药知识产权保护提供充分的技术支撑,推进我国中医药产业的持续发展。

(二) 尽快制定专门的《中医药传统知识保护条例》

尽管《中医药法》明确规定了保护中医药知识产权的条款,但这些条款更多的只是对中医药知识产权保护的一种宣示,相对比较粗疏,缺乏可操作性,需要进一步加以细化。而这一工作理论上可以通过三种路径来完成:其一是尽快出台《中医药法实施条例》,在条例中细化以上规定,使其更具有针对性和可操作性,在中医药知识产权保护方面发挥更大作用。其二则是出台专门针对中医药知识产权保护问题的《中医药知识产权保护条例》,或者依据《中医药法》的规定以及当前我国中医药知识产权保护的现实需要,修改之前的《中医药专利管理办法(试行)》,使该办法更契合中医药知识产权保护的需要。其三则是尽快制定专门的《中医药传统知识保护条例》,将中医药传统知识作为一种特殊的知识加以保护。在这样一部条例中,"除了展现传统中医药知识本身所拥有的特殊性,传统中医药知识专门立法还应突出以获取和惠益分享机制为核心的传统中医药知识法律保护专门制度体系"。[1]

相比较而言,笔者倾向于第三种路径,即建议尽快制定专门的《中医药传统知识保护条例》。原因在于:首先,就以上第一种路径而言,尽管《中医药法实施条例》可以对《中医药法》的规定加以细化,但作为实施条例,其不可能完全脱离《中医药法》的内容而单独对中医药知识产权做出特别的规定,这就使得无论其如何细化,都不可能脱离现行《中医药法》已经确立的框架体系,因此难以真正适应我国中医药知识产权保护的实际需要。其次,就第二种路径而言,《中医药专利管理办法(试行)》作为之前我国专门针对中医药知识产权保护出台的规章,尽管发挥了不可抹杀的作用,但毕竟没有正视中医药知识保护的特殊性,难以适应现实需要,否则我国中医药知识产权保护问题也就不需要一次次地被重提;而且该办法只是部委规章,其效力层次偏低,如在中医药系统内适用,其适用的效力与效率并无不妥,但在此之外的领域适用则难免会出现梗阻,显然也不利于保护中医药知识产权。相比之下,第三种路径专门针对中医药传统知识进行立法,将有助于依据中医药自身的特点设置更为有力和有效的制度(如细化《中医药法》已经明确确立的中医药知识产权保护的制度),有利于更好地保护中医药知识产权。

---

〔1〕 李一丁:《论传统中医药知识专门法律保护的几个问题》,载《中国卫生法制》2016 年第 4 期,第 14 -17＋25 页。

（三）推动并积极参与传统知识保护的国际立法工作

中医药知识产权保护需要加快我国相关立法的制定或修改，以使其更契合中医药知识产权保护的需要。但很显然，任何知识产权保护都具有国际性，而我国中医药知识产权保护问题之所以被提出来并被摆到台面上，其背后的根本原因显然并不完全在于我国国内立法对于中医药知识产权保护得不够，而更在于在国际市场上我国的中医药知识产权没有得到有效或有力的保护。换言之，在于我国中医药知识产权并没有依据现有的国际立法获得更有效的保护。基于此，我国中医药知识产权保护举措尤其是公知中药配方的知识产权保护举措"不宜局限于国内，应放眼全球，通过不断努力，力争以相关国内立法引领国际立法，参与相关国际法的制定、修改和完善，力争渗入中国元素，实现国内立法与国际立法的对接，彰显公知中药配方等中医药传统知识的特有属性"[1]。在目前国际上已经有诸如 TRIPs 协议等可以用来对中医药知识产权进行部分保护的情况下，需要首先利用好现有的规则做好中医药知识产权保护工作。同时，考虑到中医药自身不同于西医药的特殊性，应当谋求联合在传统知识或资源方面有着类似需求的广大发展中国家，推动并积极参与制定新的更适宜保护中医药知识的国际法律文件。这显然也是推进我国中医药知识产权保护需要直面的一项重要工作。

---

[1] 杨显滨：《CBD 与 TRIPs 协议冲突视野下公知中药配方的知识产权保护》，载《政法论丛》2017 年第 1 期，第 112-122 页。